MW01705260

ANATOMIE DE L'APPAREIL LOCOMOTEUR

TOME 2

MEMBRE SUPÉRIEUR

Chez le même éditeur

Du même auteur :

Anatomie de l'appareil locomoteur, tome 1 : membre inférieur, 3e édition, 2015, 512 pages.

Anatomie de l'appareil locomoteur, tome 3 : tête et tronc, 2e édition, 2007, 370 pages.

Anatomie des organes et viscères, tête, cou et tronc, 2013, 256 pages.

Biomécanique fonctionnelle, membres, tête, tronc, par M. Dufour et M. Pillu, 2007, 592 pages.

Masso-kinésithérapie et thérapie manuelle pratiques, tome 1 : bases fondamentales, applications et techniques, 2009, 336 pages.

Masso-kinésithérapie et thérapie manuelle pratiques, tome 2 : applications régionales, membre supérieur, tronc supérieur, 2012, 424 pages.

Masso-kinésithérapie et thérapie manuelle pratiques, tome 3 : applications régionales, membre inférieur, tronc inférieur, 2012, 392 pages.

Anatomie, physiologie, biomécanique en STAPS, par P. Delamarche, M. Dufour, F. Multon et L. Perlemuter, 2002, 304 pages.

Collection « Le point en rééducation » :

Comprendre la kinésithérapie respiratoire, du diagnostic au projet thérapeutique, 3e édition, par M. Antonello et D. Delpanque, 2009, 384 pages.

Comprendre la kinésithérapie en rhumatologie, par P. Gouilly et B. Petitdant, 2006, 336 pages.

Rééducation périnéale, par D. Grosse et J. Sengler, 2005, 144 pages.

Autres collections :

Pratique de la rééducation neurologique, 2e édition, par A. de Morand, 2014, 328 pages.

Bien rédiger le bilan-diagnostic kinésithérapique, Mise en œuvre des recommandations de la Haute autorité de santé, par É. Viel, 2006.

ANATOMIE DE L'APPAREIL LOCOMOTEUR

TOME 2

MEMBRE SUPÉRIEUR

Textes et dessins de

Michel Dufour

Cadre de santé en kinésithérapie,
enseignant aux IFMK de Paris à l'EFOM et à l'AP-HP,
à Berck, à Casablanca et à Paris 13

3e édition

ELSEVIER
MASSON

La colorisation des illustrations a été réalisée par Carole Fumat

ISBN : 978-2-294-75021-2
e-ISBN : 978-2-294- 75153-0

Elsevier Masson SAS, 62, rue Camille-Desmoulins, 92442 Issy-les-Moulineaux cedex
www.elsevier-masson.fr

Avant-propos

Je dédie ce document pédagogique à tous les étudiants conscients de devoir mettre leurs connaissances techniques au service de l'humain et non l'inverse.

Ce tome fait suite à celui concernant le membre inférieur, qui comporte une partie « Généralités » présentant les bases élémentaires du discours anatomique (références, nomenclature, termes consacrés, etc.) et soulignant les moyens pédagogiques les mieux adaptés. Il est utile de le consulter, pour une compréhension plus rapide et plus efficace du tome 2.

En effet, trois éléments caractérisent cet ouvrage :

- d'une part, son but n'est pas de fournir au chercheur une base exhaustive de connaissances. Il est de répondre à l'attente de l'étudiant, comme à celle du professionnel qui cherche à se ressourcer : savoir dégager l'essentiel de l'accessoire, cerner la finalité des structures afin d'asseoir ses connaissances sur une approche tangible, logique, et non sur la mémorisation d'un « par cœur » livresque ;
- d'autre part, dans un but de clarté pédagogique, les plans suivis sont toujours simples, identiques, parfois construits sous forme de tableaux (Myologie, Neurologie, etc.). L'étudiant doit être libéré du souci de la forme, afin de garder son attention pour le fond ;
- enfin, le choix des croquis est fondé avant tout sur une finalité précise : la justesse de la compréhension, plus que sur l'esthétique. Le réalisme doit être pragmatique et fonctionnel.

Par ailleurs, un tome consacré au membre supérieur se heurte toujours à un problème de découpage vis-à-vis du tronc. Il est certain que la liaison fonctionnelle du membre inclut des muscles du tronc comme le grand dorsal, le rhomboïde ou l'élévateur de la scapula. Cependant, tant pour des raisons de classification anatomique (ces muscles appartiennent au tronc), que pour des raisons d'équilibre entre les tomes, ces muscles sont traités dans le tome 3.

L'ensemble est plus un instrument de travail qu'un livre de bibliothèque : chaque tome est complété par une autoévaluation (QROC et chrono-QROC), des photos de dissection sur sujet frais, des planches de synthèse.

Michel Dufour

Table des matières

Abréviations

→←	Anastomose
a.	Artère
abd.	Abducteur
add.	Adducteur
ant.	Antérieur
arr.	Arrière
avt	Avant
BCI	Brachial cutané interne
BR	Brachioradial
BTPB	Branche terminale du plexus brachial
CACO	Court palmaire, abducteur, court fléchisseur et opposant du V
CERC	Extenseur radial du carpe
CE	Court extenseur
CF	Court fléchisseur
CMAB	Cutané médial de l'avant-bras
CMB	Cutané médial du bras
COCA	Court abducteur, opposant, court fléchisseur et adducteur du I
CP	Courte portion
Δ	Deltoïde
dd	Dedans
DDC	Digital dorsal commun
DDP	Digital dorsal propre
dh	Dehors
DPC	Digital palmaire commun
DPP	Digital palmaire propre
ED	Extenseur des doigts
EMG	Électromyographie
EUC	Extenseur ulnaire du carpe
EV	Extenseur du 5e doigt
FPD	Fléchisseur profond des doigts
FRC	Fléchisseur radial du carpe
FSD	Fléchisseur superficiel des doigts
FUC	Fléchisseur ulnaire du carpe
ht	Haut
id.	Idem
inf.	Inférieur
IO	Interosseux
IOD	Interosseux dorsal
IOP	Interosseux palmaire
IP	Interphalangienne
IPD	Interphalangienne distale
IPP	Interphalangienne proximale
lat.	Latéral
LCR	Ligament collatéral radial
LCU	Ligament collatéral ulnaire
LE	Long extenseur
LERC	Long extenseur radial du carpe
LFP	Long fléchisseur du pouce
l/l.	Ligament/s
LP	Long palmaire
LP	Longue portion
MC	Musculocutané
méd.	Médial
MI	Membre inférieur
MIO	Membrane interosseuse
m/mm.	Muscle/s
moy.	Moyen(ne)
MP	Métacarpo-phalangienne
MS	Membre supérieur
n/nn.	Nerf/s
post.	Postérieur
PV	Paquet vasculaire
PVN	Paquet vasculonerveux
RC	Radiocarpien
RME	Rétinaculum des muscles extenseurs
RMF	Rétinaculum des muscles fléchisseurs
rmq	Remarque
RP	Rond pronateur
RUI	Radio-ulnaire inférieure
RUS	Radio-ulnaire supérieure
SAECH	Surface articulaire encroûtée de cartilage hyalin
SCM	Sterno-cléido-mastoïdien
SH	Scapulo-humérale (selon le contexte)
SH	Sterno-hyoïdien (selon le contexte)
SIM	Septum intermusculaire
SIMAL	Septum intermusculaire antérolatéral
SIML	Septum intermusculaire latéral
SIMM	Septum intermusculaire médial
SIMPL	Septum intermusculaire postérolatéral
sup.	Supérieur
TFPC	Tapisse la face profonde de la capsule
TM	Trapézo-métacarpienne
TOF	Tunnel ostéofibreux
TSB	Thoraco-scapulo-brachial
UC	Ulnocarpien

INTRODUCTION

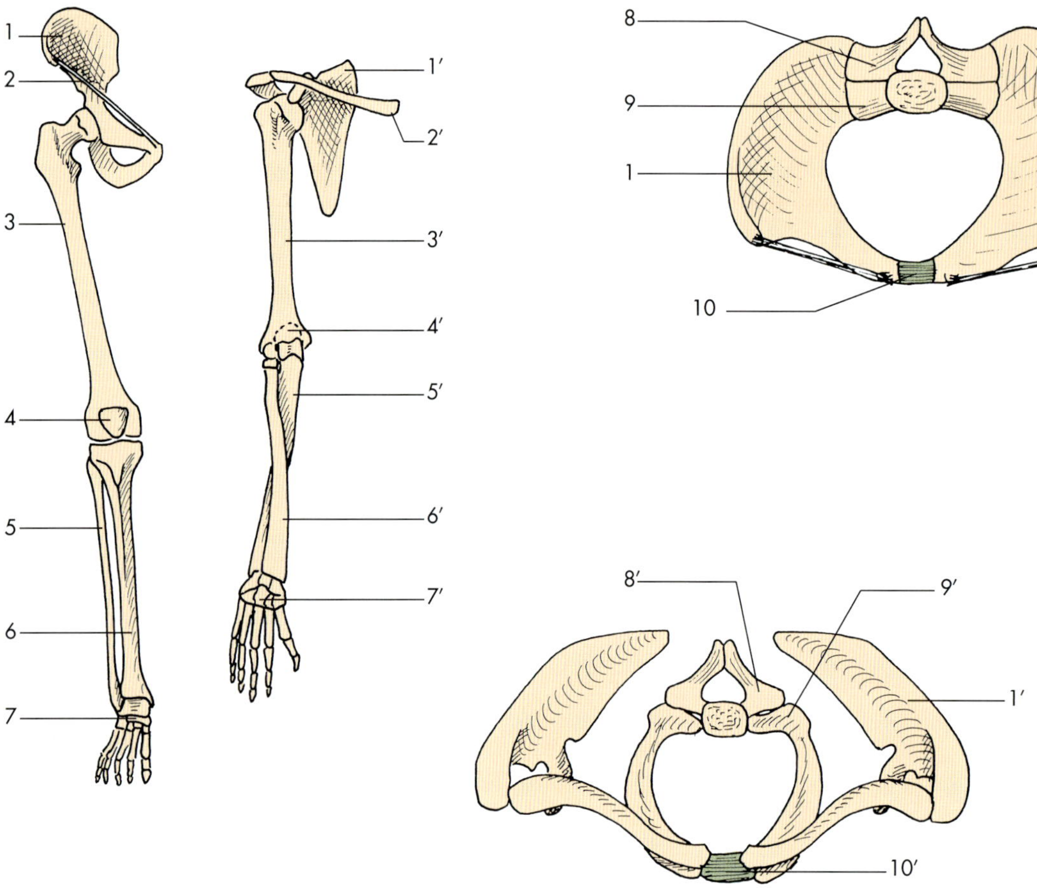

▶ 1

Comparaison entre les membres supérieur et inférieur.

1. Os coxal
2. Ligament inguinal
3. Fémur
4. Patella
5. Fibula
6. Tibia
7. Tarse
8. Processus transverse
9. Aile du sacrum
10. Symphyse pubienne

1'. Scapula
2'. Clavicule
3'. Humérus
4'. Olécrâne
5'. Ulna
6'. Radius
7'. Carpe
8'. *Idem*
9'. Côte
10'. Sternum

Présentation du membre supérieur

Le membre supérieur est celui de l'orientation de **l'extrémité préhensile** dans l'espace. Toutes les structures anatomiques reflètent cette fonction : structures plus fines qu'au membre pelvien, mobilités articulaires plus riches, appareil musculaire polyarticulaire développé, réseau ligamentaire plus fin. La ceinture scapulaire, grêle et libre, ne ressemble en rien à son homologue pelvienne, massive et emboîtée (fig. 1). La construction générale reprend cependant les mêmes schémas : un os proximal, 2 en distal avec une extrémité réduite et polyarticulée. Il reste instructif de comparer le membre pelvien et le membre thoracique afin de mieux cerner les caractéristiques différentielles.

OSTÉOLOGIE

1

CLAVICULE

▶ **1-1**

Situation de la clavicule.

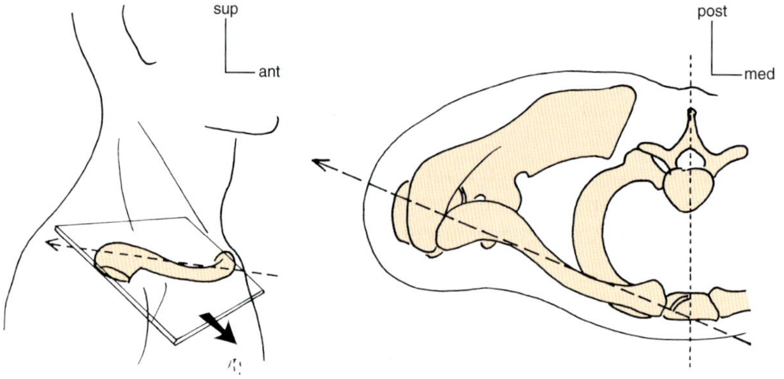

▶ **1-2**

Tractions musculaires s'exerçant sur la clavicule.

1. Deltoïde ant.
2. Trapèze sup.
3. Sterno-cléido-mastoïdien
4. Grand pectoral

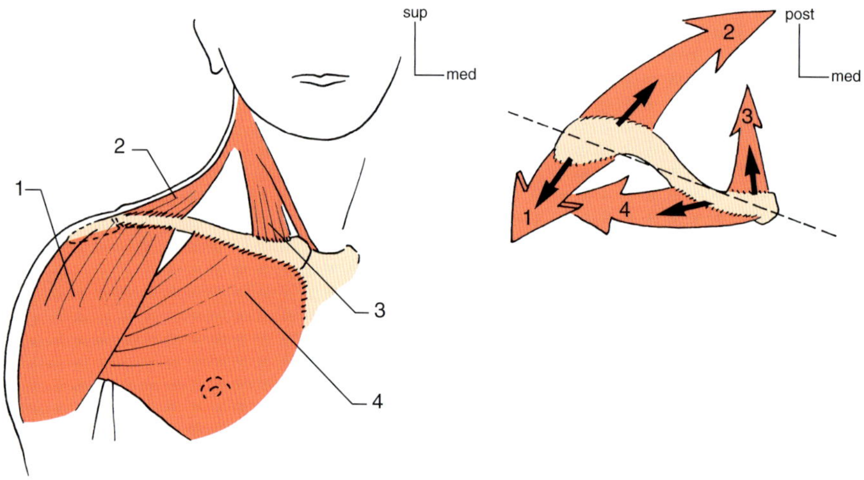

▶ **1-3**

Position de la clavicule sur les os voisins (scapula et sternum – 1er arc costal) et son arrimage ligamentaire.

1. Acromion
2. Ligaments coracoclaviculaires
3. Ligament costoclaviculaire
4. Manubrium sternal

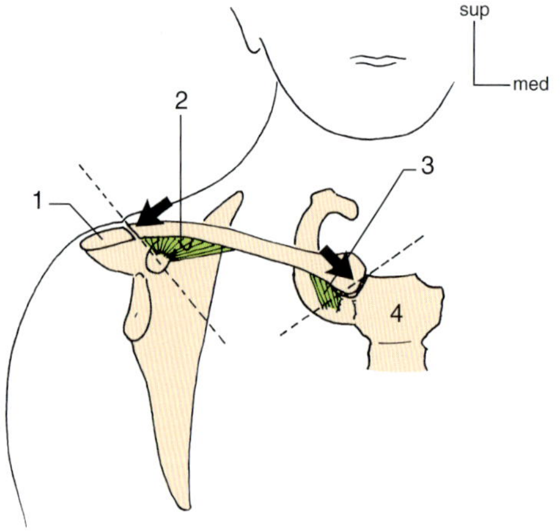

Présentation

La clavicule[1] est située à la **partie antérosupérieure** du thorax, qu'elle sépare de la base du cou, elle est oblique en dehors, en arrière, en haut et située dans un plan oblique en avant et en bas (fig. 1-1). C'est un os **long**, **pair** et **non symétrique**. Il forme le relief antérieur de la **ceinture scapulaire** et représente, mécaniquement, le **pilier antérieur** de la mécanique scapulaire (*cf.* Incidences mécaniques). La clavicule est articulée, en dehors, avec l'extrémité de la scapula appelée acromion et, en dedans, avec le manubrium sternal. Cet os a un aspect contourné **en S italique**[2], forme plus ou moins évoquée par son nom. Ce relief traduit la traction des muscles s'y insérant (fig. 1-2) : le grand pectoral, qui tire les 2/3 médiaux vers l'avant et le bas, le trapèze supérieur qui tire le tiers latéral vers l'arrière et le haut, le deltoïde qui tire la partie toute latérale vers l'avant[3].
La clavicule présente à décrire 1 corps et 2 extrémités. Son orientation fait placer en haut la face lisse, car sous-cutanée, et en dehors son extrémité aplatie, contribuant à former le relief plat de l'épaulette. Le bord antérieur suit le galbe scapulothoracique, donc concave dans sa portion latérale et convexe dans sa partie médiale (fig. 1-2b).

Organisation anatomique

La clavicule, interposée entre le sternum et la scapula, **repose** sur eux (fig. 1-3). Elle surplombe la cage thoracique, faisant la liaison entre cou, thorax et racine du membre supérieur. Elle ne bénéficie d'aucune stabilité osseuse, ce qui explique la présence de fortes formations ligamentaires. Celles-ci n'ont de raison d'être qu'en face inférieure, puisque ce sont des amarres destinées aux éléments proches qui sont sous-jacents (fig. 1-3). La musculature reflète la morphologie évoquée plus haut : muscles postérosupérieurs pour la région cervico-craniale, et antéro-inférieurs pour le haut du bras et la région pectorale (fig. 1-2a et *cf.* fig. 1-8).

[1] Le latin *clavicula*, diminutif de *clavis* (clé), signifie « petite clé ». La ressemblance morphologique n'est qu'amusante ; en revanche la connotation mécanique et fonctionnelle est intéressante : lorsque l'extrémité médiale de la clé (clavicule) cherche la serrure (manubrium), l'autre extrémité se mobilise verticalement, d'avant en arrière et enfin en rotation axiale, comme lorsque l'on cherche le trou d'une serrure et que l'on y tourne la clé.

[2] La forme en S italique donne à la clavicule une certaine compliance face aux chocs sur l'épaule (chutes, etc.). Un os strictement rectiligne serait plus vulnérable.

[3] Il faut noter que la clavicule n'est pas placée horizontalement mais est doublement oblique : d'une part, sa partie antérieure est inclinée vers le bas et la postérieure relevée, d'autre part l'extrémité latérale est légèrement plus haute que la médiale, ce qui s'accentue lors des mouvements d'élévation des épaules.

▶ 1-4
Aspect de la clavicule : 2 faces et 2 bords.

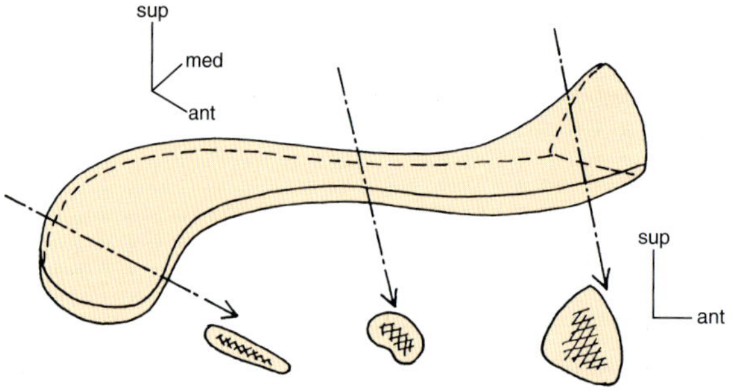

▶ 1-5
Face supérieure.
1. Tubercule deltoïdien
2. Deltoïde ant.
3. Trapèze sup.
4. Sterno-cléido-mastoïdien (en 2 plans)

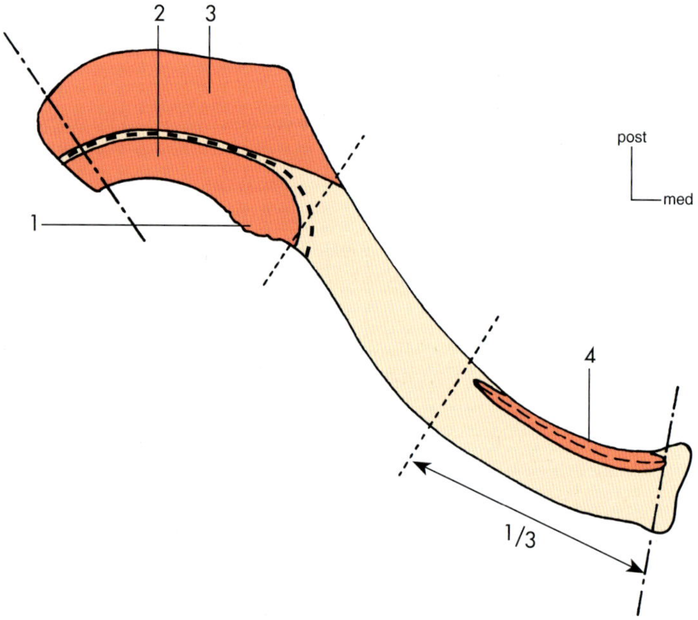

▶ 1-6
Face inférieure.
1. Facette acromiale
2. Ligament trapézoïde
3. Ligament conoïde
4. Sillon subclavier
5. Muscle subclavier
6. Ligament coracoclaviculaire médial
7. Fascia clavi-pectoro-axillaire
8. Ligament costoclaviculaire
9. Facette sternocostale
10. Sterno-hyoïdien

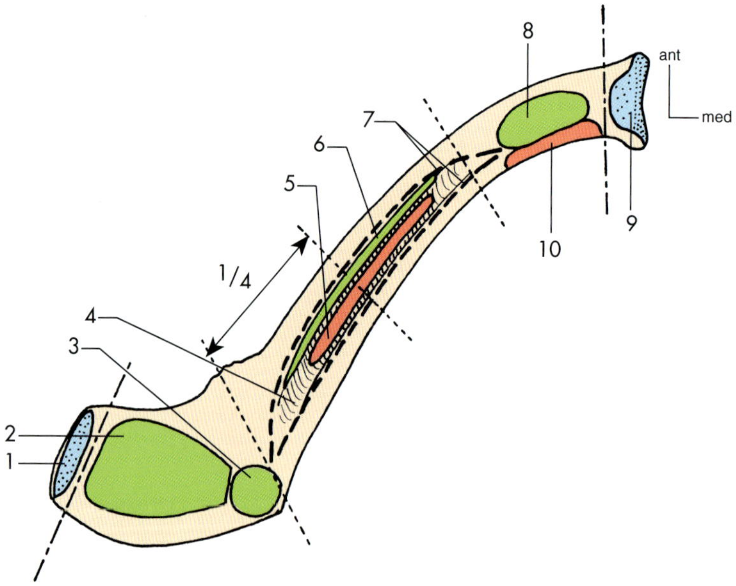

Description du corps

La division en 1 corps et 2 extrémités montre une forme grossièrement aplatie verticalement. Cela permet de dégager 2 faces et 2 bords (fig. 1-4).

Face supérieure

Elle est sous-cutanée, facilement palpable et regarde en haut et en avant. L'examen de sa forme et de ses insertions musculaires la fait diviser en **3 parties**, de dehors en dedans (fig. 1-5) :

- *1/3 latéral.* Il est large, aplati et présente 2 insertions musculaires qui se partagent la largeur de ce segment[4] :
  - près du bord antérieur : insertion du deltoïde antérieur,
  - près du bord postérieur : insertion du trapèze supérieur,
  - entre les 2 : insertion du fascia superficiel ;
- *1/3 moyen.* Il est rétréci et convexe d'avant en arrière. Étant sous-cutané, il est lisse et libre de toute insertion ;
- *1/3 médial.* Cette portion, proche de l'extrémité médiale, modifie légèrement son orientation : elle regarde davantage vers l'avant. Elle s'élargit légèrement en se relevant vers l'arrière, ce qui traduit la traction des fibres du muscle **sterno-cléido-mastoïdien** (SCM) qui s'insère le long du bord postérieur[5], alors que le grand pectoral tire vers le bas (*cf.* Bord antérieur).

Face inférieure

La morphologie de cette face la fait diviser en 3 parties (fig. 1-6), soit, de dehors en dedans :

- *1/4 latéral.* Comme en face supérieure, il est large, mais présente une **rugosité** que l'on scinde en **2 champs**[6] :
  - près du bord postérieur, à la jonction du quart latéral et des 3/4 médiaux, se trouve un relief : le **tubercule conoïde**, qui donne insertion au **ligament conoïde** et fait parfois saillie sur le bord postérieur,
  - sur le reste de ce segment, formant une zone triangulaire à sommet conoïdien, la rugosité donne insertion au **ligament trapézoïde**[7] ;
- *2/4 moyens.* Ils sont étroits et déprimés axialement par un sillon donnant insertion au muscle **subclavier**, destiné à la 1re côte[8]. Le bord antérieur du sillon donne insertion au **ligament coracoclaviculaire médial**, destiné au processus coracoïde de la scapula. Les bords du sillon donnent insertion au **fascia clavi-pectoro-axillaire** (CPA)[9] ;
- *1/4 médial.* Il est plus large que la partie moyenne et présente **2 insertions.**

Au milieu de cette portion, se situe l'insertion du fort **ligament costoclaviculaire**[10]. puis se dirige vers le bas (1er arc costal). Près du bord postérieur, donc se portant vers le haut, se situe l'insertion du muscle **sterno-hyoïdien**[11] (SH).

[4] Trapèze et deltoïde sont en continuité fonctionnelle l'un avec l'autre.

[5] Cette insertion est linéaire, sur 2 plans parallèles : le long du bord : insertion du cléido-mastoïdien, et juste en avant de lui : insertion du cléido-occipital.

[6] La liaison ligamentaire est tellement étroite entre clavicule et coracoïde que certains auteurs décrivent une surface articulaire à ce niveau, inconstante.

[7] Ces 2 ligaments sont destinés au processus coracoïde de la scapula et forment l'ensemble ligamentaire coracoclaviculaire latéral.

[8] Cette partie reçoit le trou nourricier de l'os. Le fascia clavi-pectoro-axillaire joint les zones pectorale et axillaire, il forme la limite ant. de la fosse axillaire.

[9] Il se dédouble au contact du muscle subclavier, qu'il englobe.

[10] Ce ligament est destiné à la 1re côte et forme un pivot dans la mécanique claviculaire, il est renforcé par le subclavier, tout proche.

[11] Anciennement appelé sterno-cléido-hyoïdien du fait de l'insertion conjointe « sternum-clavicule ».

▶ 1-7

Bords antérieur (a) et postérieur (b).
1. Deltoïde ant.
2. Tubercule deltoïdien
3. Fascia cervical superficiel
4. Grand pectoral
5. Trapèze sup.
6. Fascia cervical moyen
7. Sterno-hyoïdien
8. Sterno-cléïdo-mastoïdien

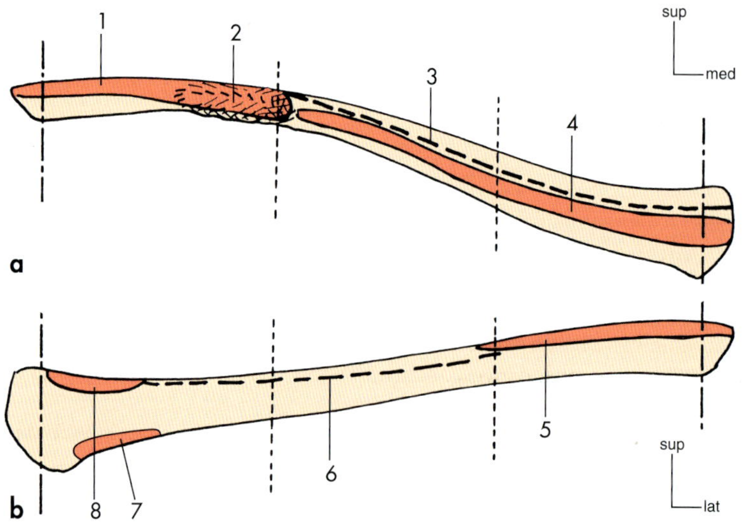

▶ 1-8

Continuité des insertions latérales.
1. Trapèze sup.
2. Peau
3. Deltoïde ant.

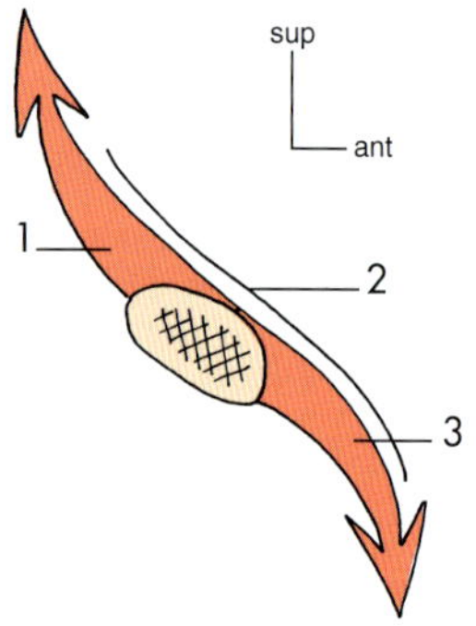

▶ 1-9

Extrémité latérale.
1. Ligament conoïde
2. Ligament trapézoïde
3. Facette acromiale
4. Trapèze sup.
5. Deltoïde ant.
6. Biseau articulaire

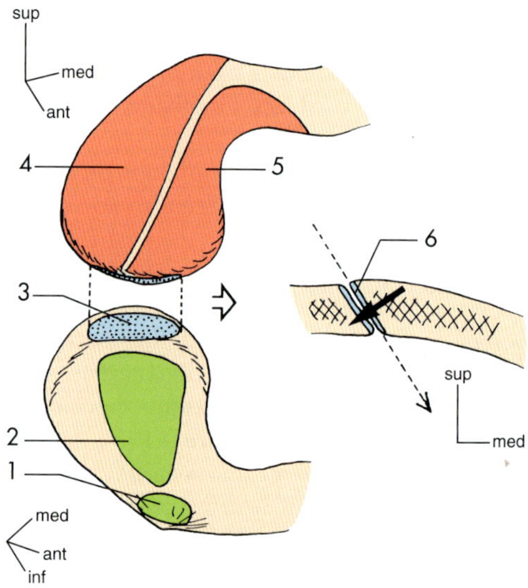

▶ 1-10

Extrémité médiale.
1. Ligament costoclaviculaire
2. Capsule
3. Surface articulaire (2 segments)
4. Ligament ant.
5. Ligament sup.
6. Ligament jugal (interclaviculaire)
7. Ligament post.
8. Processus postéro-inf. (heurtoir)
9. Facette manubriale
10. Facette costale

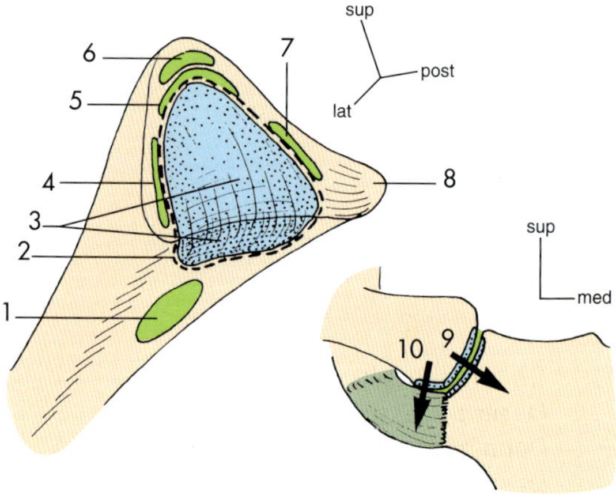

Bord antérieur

Il limite la face supérieure, antéro-inférieurement, et reprend son découpage (fig. 1-7a) :

- *1/3 latéral.* Mince et rugueux, concave, avec souvent une saillie à l'union du tiers latéral et des 2/3 médiaux appelée **tubercule deltoïdien**, ce tiers reçoit le débordement de l'insertion du muscle **deltoïde antérieur** (fig. 1-8) ;
- *2/3 médiaux.* Ils sont épais et lisses, convexes en avant, saillants sous la peau. Cette partie donne insertion au muscle **grand pectoral** et à son aponévrose, laquelle se prolonge en direction du cou par le **fascia cervical superficiel**.

Bord postérieur

Il limite la face supérieure en arrière et en haut. Il en reprend le même découpage (fig. 1-7b) :

- *1/3 latéral.* Il est épais et rugueux, convexe, il reçoit le débordement de l'insertion du muscle **trapèze supérieur** (fig. 1-8) ;
- *2/3 médiaux.* Ils sont lisses et concaves. Ils donnent insertion au **fascia cervical moyen** et, en dedans, au débordement du **sterno-hyoïdien** (en bas) et du sterno-cléido-mastoïdien (en haut).

Description des extrémités

Elles sont au nombre de deux : une latérale et une médiale. Les extrémités de la clavicule sont réduites : une articulation à chaque bout représente l'essentiel de ce qui est à décrire.

Extrémité latérale

C'est l'extrémité de la portion aplatie du corps. On lui décrit 2 parties :

- *une face latérale* (fig. 1-9), qui est réduite à une **facette articulaire** répondant à l'acromion. C'est une **surface plane**, grossièrement ovalaire à grand axe antéropostérieur, et taillée en **biseau** aux dépens de la face inférieure, c'est-à-dire située dans un plan oblique en bas et dedans[12]. Elle regarde en dehors et en bas et est encroûtée de cartilage hyalin. Sa capsule s'insère tout autour du cartilage[13] ;
- *un pourtour*, formant la **jonction** avec les faces et les bords de l'os. À ce titre, on y retrouve le débordement des insertions voisines.

Extrémité médiale

Sa particularité est d'ajouter un **3e bord** à la coupe sagittale de l'os. En effet, le bord postérieur s'épaissit fortement en dedans, donnant un aspect prismatique **triangulaire** à cette extrémité osseuse (fig. 1-4). On lui décrit 2 parties (fig. 1-10) :

- *une partie centrale*, triangulaire, présentant une surface articulaire qui occupe la majeure partie de cette face, plus spécialement la partie antéro-inférieure et débordant à la face inférieure de l'os. Pour cette raison, on distingue classiquement 2 segments : un vertical, sur la face même, et un horizontal, débordant en dessous. L'ensemble répond au manubrium sternal et au cartilage de la 1re côte par l'intermédiaire d'un disque articulaire, formant une articulation de type **en selle**[14]. Elle est globalement convexe de haut en bas, et plane ou légèrement concave d'avant en arrière ; elle regarde en dedans et en bas, légèrement en avant et est encroûtée de cartilage hyalin. La capsule s'insère autour de l'ensemble et est renforcée par des ligaments périphériques (*cf.* ci-dessous)[15] ;
- *un pourtour.* Il correspond aux bords de la surface articulaire et à la jonction avec le corps. Cette bordure est plus large en haut et en arrière. Elle donne insertion : en avant au **ligament antérieur**, en arrière au **ligament postérieur**, en haut au **ligament supérieur** et, au-dessus de lui, au **ligament interclaviculaire ou jugal**[16]. L'angle postéro-inférieur présente un **processus**[17], qui forme une butée protectrice lors des mouvements d'avancée de cette extrémité, au cours du recul du moignon de l'épaule.

QROC sur la clavicule — Corrigés p. 478

1. Où sont situés les principaux ligaments de la clavicule ?
2. Quelle est la caractéristique essentielle de la surface articulaire médiale de cet os ?
3. Donnez l'orientation des surfaces articulaires de la clavicule.
4. Énumérez les insertions musculaires de la partie moyenne de la face supérieure.
5. Où s'insère le muscle sterno-cléido-mastoïdien sur la clavicule ?
6. Qu'est-ce que le heurtoir de Farabeuf ?

[12] Cela explique que la clavicule, reposant sur l'acromion, s'en dégage par des subluxations supérieures lors de traumatismes (chute sur l'épaule).

[13] Une petite portion de ménisque est parfois interposée.

[14] Cette morphologie est due au débordement de la surface articulaire à la partie inférieure de l'os, provoquant ainsi une convexité verticale, le relèvement postérieur correspond au processus postéro-inférieur (*cf.* le pourtour).

[15] On note la présence d'un disque articulaire, ce qui confère à cette articulation une non-concordance autorisant un 3e degré de liberté : la rotation axiale.

[16] Du latin *jugum* : joug, élément de réunion.

[17] Ancien heurtoir de Farabeuf.

▶ 1-11
Vue supérieure.

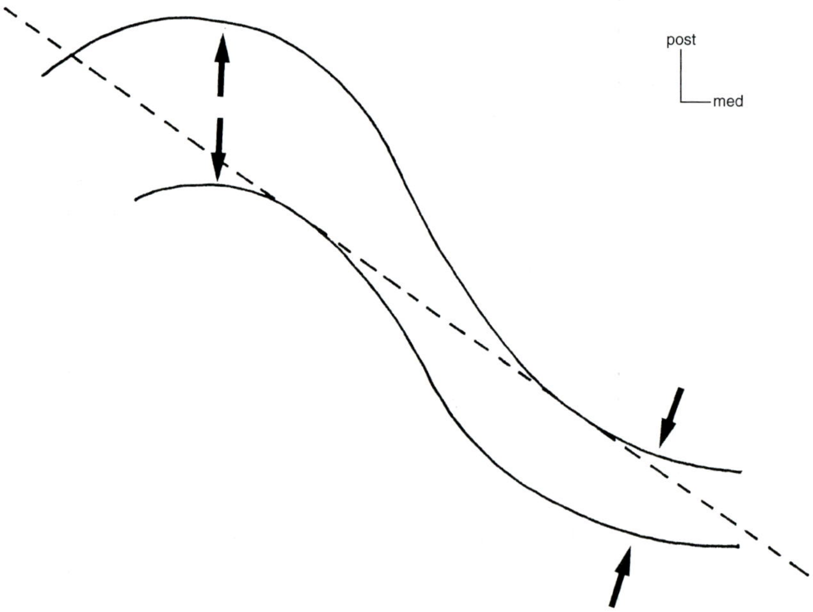

▶ 1-12
Vue antérieure (*cf.* texte).

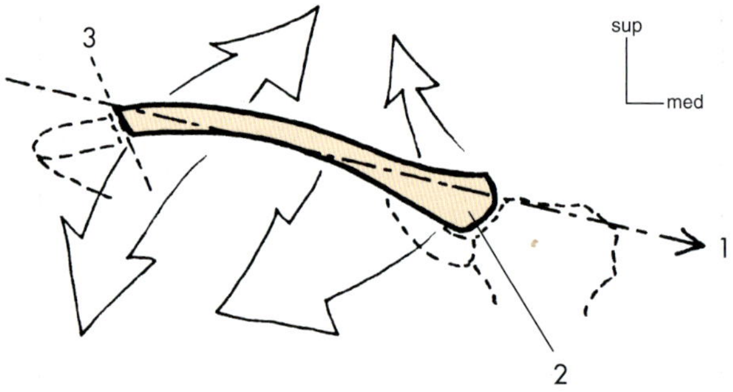

▶ 1-13
Vue antéro-inféro-médiale (*cf.* texte).

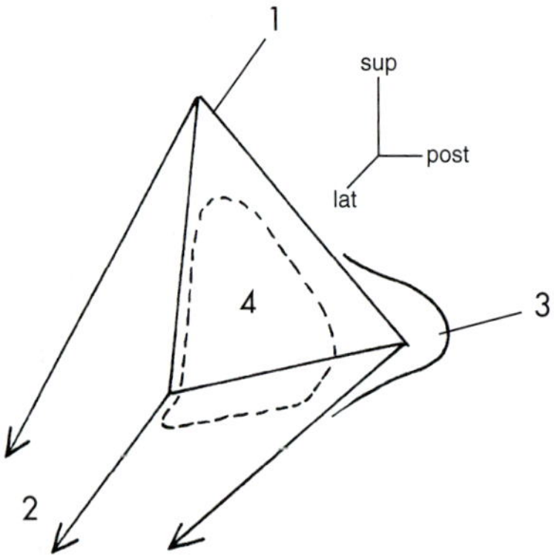

Incidences pratiques

Elles sont liées au complexe mécanique de l'épaule, dont la clavicule représente le pilier antérieur.

Sur le plan morphologique

La clavicule barre transversalement la région cervico-pectoro-axillaire, elle sert de **relais** pour le fascia superficiel : cervical vers le haut, pectoro-axillaire vers le bas.
Les relations musculaires sont faciles à observer et permettent de déduire les insertions osseuses (fig. 1-2b).

- *À la partie latérale*, 2 masses musculaires se détachent de la clavicule : vers le haut et le dedans : le **trapèze supérieur**, vers le bas et le dehors : le **deltoïde antérieur**.
- *À la partie médiale*, 2 autres muscles imposent leur relief : vers le haut et le dehors : le **sterno-cléido-mastoïdien**, qui détache un tendon saillant lors de sa contraction, vers le bas et le dehors : la large nappe du **grand pectoral** forme une masse charnue bien visible, partiellement masquée chez la femme par la glande mammaire. Ce muscle est séparé du deltoïde par le **trigone deltopectoral** (*cf.* Morphologie Topographie), qui est une voie d'abord chirurgicale.

Sur le plan palpatoire

La clavicule est un os **facilement palpable**, dans sa totalité. Ses interlignes articulaires sont aisément décelables. Les insertions musculaires sont repérables et palpables en quasi-totalité.

Sur le plan de la mécanique claviculaire

Cet os forme un **arc-boutant** antérieur pour la scapula. Il empêche le glissement antérieur des 2 scapulas. D'ailleurs, en cas de fracture, l'immobilisation consiste en un port « d'anneaux » qui tirent les épaules en arrière, en l'absence de quoi les fragments fracturés risquent de se chevaucher, avec raccourcissement de la distance acromio-sternale.
Par ailleurs, la clavicule forme **l'un des 3 piliers** de la ceinture scapulaire, qui président à l'orientation spatiale de la glène scapulaire face au contre-appui de la tête humérale. Elle repose à la fois sur l'acromion et sur le sternum (*cf.* fig. 1-3). Un déplacement traumatique ne peut donc se faire que vers le haut et l'avant, il est alors logique que les gros ligaments claviculaires soient inférieurs et légèrement postérieurs. Leur insertion basse ne peut se faire que sur les os immédiatement inférieurs (presque au contact) qui sont : en dehors, le processus coracoïde de la scapula (ligaments trapézoïde, conoïde et coracoclaviculaire) et en dedans, la 1re côte (ligament costoclaviculaire, renforcé par le muscle subclavier).
Tous ces ligaments sont très puissants et complétés, de façon plus discrète, par les ligaments des 2 articulations claviculaires, médiale et latérale (*cf.* Arthrologie).

Sur le plan pathologique

Sous-cutané, donc exposé, cet os est souvent victime de **traumatismes**. Ceux-là peuvent l'atteindre directement, par choc sur la diaphyse, ou indirectement lors de chutes sur le moignon de l'épaule (judo, vélo, ski, cheval, etc.). De même, ces chocs peuvent entraîner une luxation ou une disjonction (subluxation) de l'extrémité latérale. La parade anatomique consiste en une **courbure en S italique** qui permet à la clavicule de mieux supporter les contraintes en compression axiale que ne le ferait un os rectiligne. Par ailleurs, la liaison costoclaviculaire doit attirer l'attention par le fait qu'elle représente une **pince (costoclaviculaire)**, susceptible de comprimer le paquet vasculaire subclavier.

Schématisation de la clavicule

Les vues les plus utiles sont :

- *les vues supérieure et inférieure*. Il est préférable de placer la clavicule dans sa position fonctionnelle et non transversalement à la feuille (fig. 1-11). Il suffit de dessiner un S italique à 2 bords parallèles et évasés en dehors ;
- *la vue antérieure*. Elle permet de voir les interlignes (fig. 1-12) et les rapports musculaires (*cf.* fig. 1-2b). Tracer un axe oblique en bas et en dedans (1), élargir l'extrémité médiale (2). Noter le biseau latéral (3) et l'arrondi de l'extrémité médiale ;
- *la vue médiale* (fig. 1-13 et 1-10) ou, préférentiellement, antéro-inféro-médiale. Tracer un triangle à sommet supérieur (1). Prolonger les angles de ce triangle par 3 traits obliques en bas et en dehors (2). L'angle postéro-inférieur doit être plus volumineux (3). Tracer ensuite les 2 pans de la surface articulaire (4).

SCAPULA

1-14
Vue antérieure strictement sagittale de la scapula, qui est oblique.

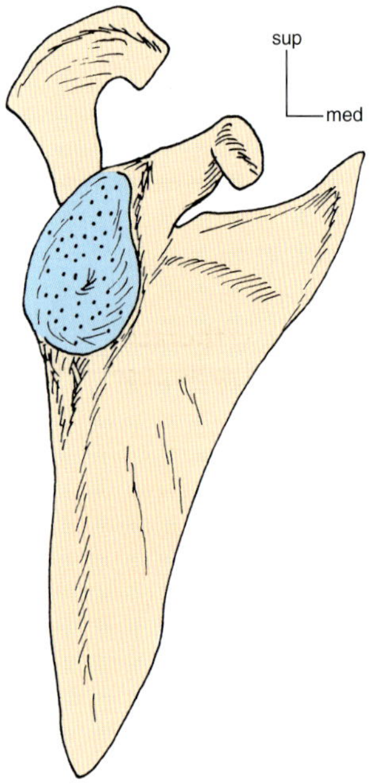

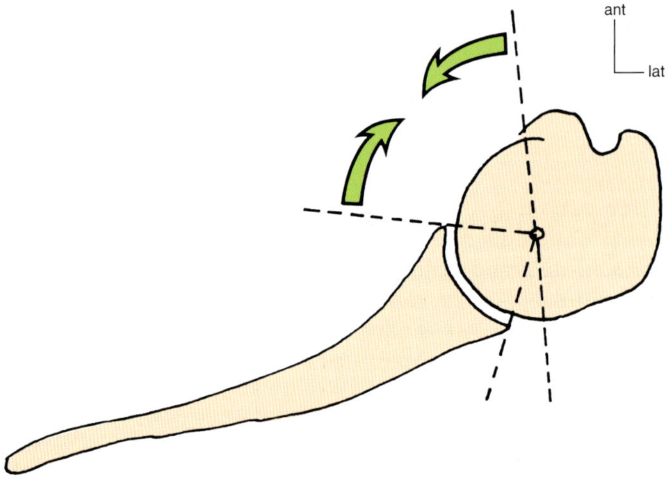

1-17
Jonction scapulo-humérale : justification des ligaments antérieurs.

1-15
Complexe articulaire de l'épaule (coupe transversale schématique).
1. Articulation sterno-claviculaire
2. Articulation acromioclaviculaire
3. Fausse articulation subdeltoïdienne
4. Articulation scapulo-humérale
5. Articulation scapulothoracique

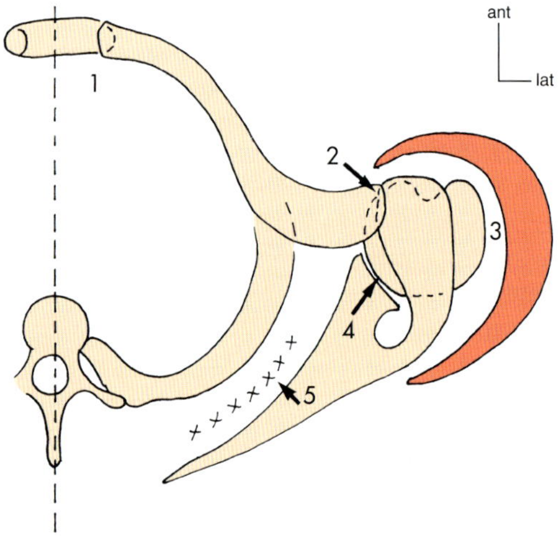

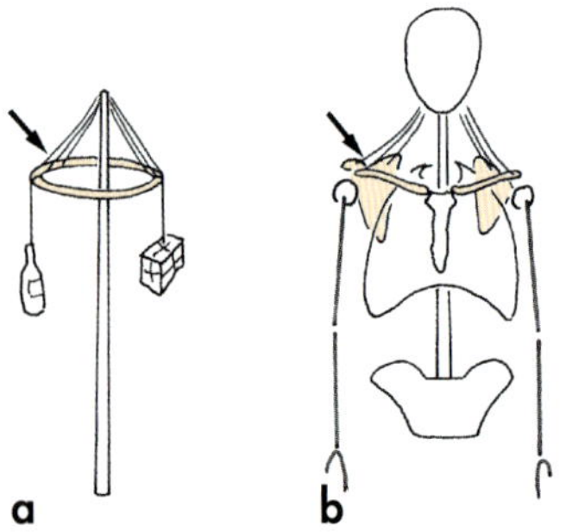

1-16
Suspension de la scapula aux muscles scapulorachidiens.
a. Mât de cocagne
b. Ceinture scapulaire

1-18
La scapula et ses muscles.
1. Grand rond
2. Long biceps
3. Deltoïde
4. Coracobiceps
5. Subscapulaire
6. Trapèze
7. Élévateur de la scapula
8. Rhomboïde
9. Petit pectoral
10. Dentelé ant.

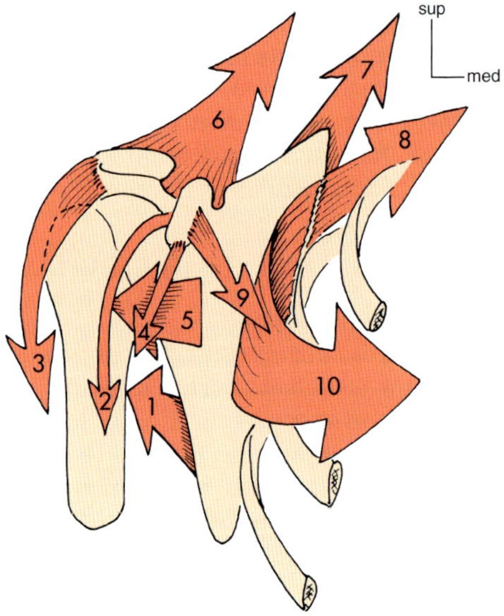

Présentation

La scapula est un os **plat**[18] (fig. 1-14), formant la partie postérieure[19] et la plus mobile[20] de la **ceinture scapulaire** (fig. 1-15). Elle est articulée avec l'humérus, la clavicule et, par plans de glissement interposés, avec le thorax, ce qui forme un ensemble suspendu[21] (fig. 1-16). C'est un os **pair** et **non symétrique**, de forme **triangulaire** à sommet inférieur très aigu. De ce fait, il présente à décrire **2 faces, 3 bords** et **3 angles**. L'orientation[22] de la scapula fait placer sa face concave vers l'avant[23], l'angle présentant une surface articulaire (glène) vers le dehors, et la proéminence osseuse (acromion[24]) surplombant cette surface vers le haut.

Organisation anatomique

- *Sur le plan osseux*, cet os se comporte comme une pièce sésamoïde au sein d'un complexe **thoraco-scapulo-brachial**[25] (TSB). À ce titre, la scapula est au centre de l'entité articulaire de l'épaule et se déplace en glissant ou basculant sur le thorax.
- *Sur le plan ligamentaire*, la scapula n'a aucune surface articulaire avec le thorax, donc pas de capsule, ni de ligament. En revanche, la jonction scapulo-humérale, non congruente et plus découverte[26] vers l'avant, nécessite des ligaments antérieurs (fig. 1-17). On trouve leur insertion sur toute la hauteur du bord antérieur du col scapulaire. Une particularité : le ligament coraco-acromial (scapulo-scapulaire) complète la voûte de même nom et contribue à coiffer l'extrémité supérieure de l'humérus.
- *Sur le plan musculaire*, les **muscles** s'insérant sur cet os assurent une **liaison** (fig. 1-18) soit avec le thorax (trapèze, petit pectoral, rhomboïde) voire le cou (omo-hyoïdien, élévateur de la scapula), soit avec le bras (deltoïde, coracobrachial, coiffe des muscles rotateurs) et même l'avant-bras (biceps, long triceps).

[18] La scapula est un os mince, translucide à la lumière sauf au niveau de 3 zones plus denses :
– 2 jambes de force, formées par l'implantation de l'épine et par le bord axillaire (pilier), convergeant vers la glène ;
– la glène, zone aplatie en rapport avec l'appui de la tête humérale et surplombée par 2 processus.

[19] La scapula est située en regard de l'arc postérieur des 7 premières côtes.

[20] En effet, à la différence de l'os coxal, la scapula est très libre par rapport au tronc.

[21] Il faut imaginer la ceinture scapulaire comme un ensemble osseux, retenant les 2 membres supérieurs qui y sont appendus. Cet ensemble est, en quelque sorte, « enfilé par le haut » et retenu par le haut de la cage thoracique et les muscles stabilisateurs de la scapula, à la manière des objets suspendus à un mât de cocagne. On comprend dès lors, d'une part, la fatigue facile de ces muscles et, d'autre part, la liberté de cette ceinture qui est loin de la cohésion lombo-sacro-ilio-fémorale de la ceinture pelvienne (les 2 scapulas ne sont pas articulées avec l'axe rachidien, comme c'est le cas pour l'os coxal).

[22] La présentation livresque montre toujours une scapula frontalisée et verticale, en réalité le plan de la scapula est fortement oblique (près de 45° dans chacun des 3 plans de l'espace).

[23] C'est-à-dire épousant la forme du thorax.

[24] Acromion signifie, littéralement, « extrémité de l'épaule » (de *akros*, extrémité et *omos*, épaule).

[25] Englobant la scapulothoracique et la scapulo-humérale.

[26] C'est d'ailleurs la zone la plus fréquente des luxations de l'épaule.

1-19

Coupe perpendiculaire au plan de la scapula.
1. Fosse infra-épineuse
2. Fosse supraépineuse
3. Fosse subscapulaire

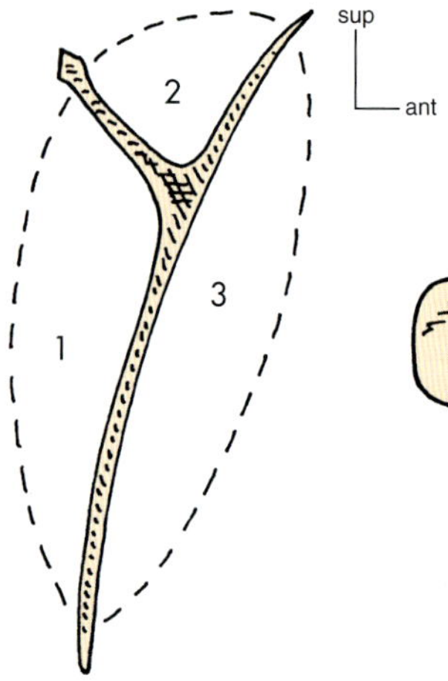

1-20

Face antérieure de la scapula (vue perpendiculaire à la face).
1. Pourtour médial
2. Sillon transversal
3. Partie centrale
4. Limite entre face et col
5. Pilier

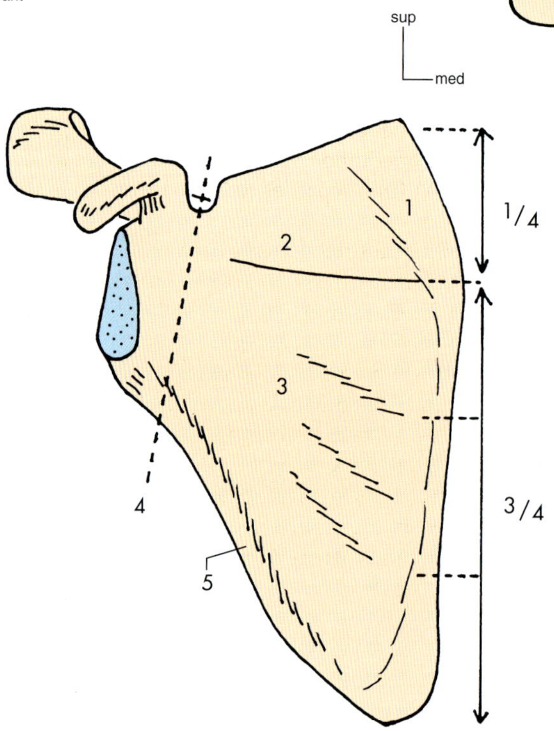

1-21

Insertions antérieures.
1. Subscapulaire
2. Dentelé antérieur

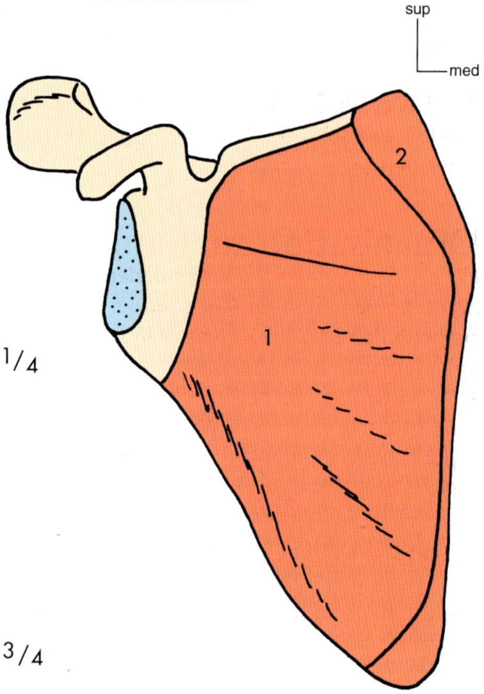

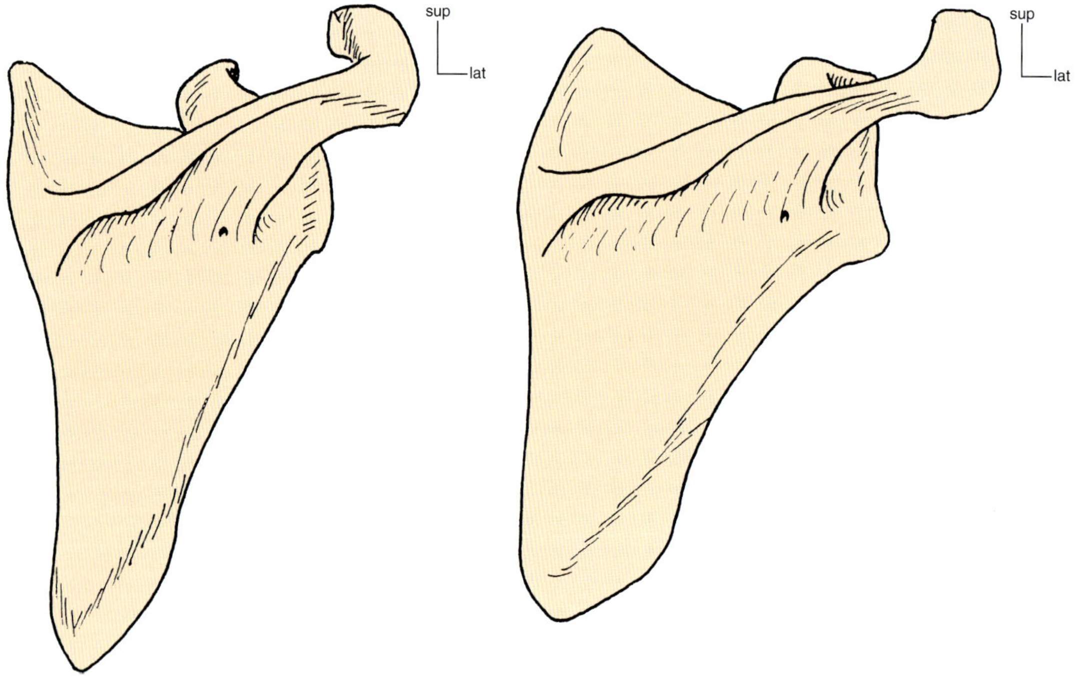

1-22

Face postérieure en vue sagittale (a) et perpendiculaire à la face (b).

Description du corps

La scapula présente 2 faces, inversement conformées (fig. 1-19) :

- *l'antérieure*, plus ou moins plaquée contre le gril thoracique, en est séparée par un plan de glissement musculograisseux ainsi que par le paquet vasculo-nerveux (PVN) situé entre la clavicule et la zone axillaire (*cf.* Neurologie et Angiologie) ;
- *la postérieure* est divisée en 2 fosses musculaires, logeant les muscles se dirigeant vers l'extrémité supérieure de l'humérus et coiffant sa tête. Elles sont séparées par une lame osseuse : l'épine de la scapula.

Face antérieure

Elle est **triangulaire** à pointe inférieure et tronquée à son angle supérolatéral. Lisse, elle regarde en avant, en dedans et en bas, concave en tous sens. Son orientation vers le bas la fait appeler **fosse subscapulaire**. Sa large surface offre des insertions musculaires réparties en **2 zones** : une centrale et une périphérique.

- *La partie centrale* présente un sillon, presque transversal (oblique en dehors et légèrement en haut) qui la partage en deux : 1/4 supérieur et 3/4 inférieurs (fig. 1-20). Le premier est quasiment plat, les seconds sont concaves en avant[27]. L'ensemble donne insertion au muscle **subscapulaire**[28] (fig. 1-21).
- *La partie périphérique* environne la partie centrale et est répartie en 2 secteurs :
  - un latéral, très épais et parallèle au bord axillaire, nommé **pilier** de la scapula. Il donne suite à l'insertion du muscle **subscapulaire**, qui couvre ainsi toute la fosse jusqu'au bord latéral de l'os ;
  - un médial qui s'étend de l'angle supéromédial à l'inférieur. Cette partie est séparée de la fosse subscapulaire par une mince crête parallèle au bord spinal de l'os et, de ce fait, grossièrement concave en dehors. L'étroite bande osseuse ainsi délimitée est évasée à ses extrémités. Sur l'ensemble de cette bande et ses évasements s'insère le muscle **dentelé antérieur** (fig. 1-22).

[27] Les 3/4 inférieurs sont traversés par 3 ou 4 crêtes obliques qui convergent en dehors et en haut. Ce sont les crêtes d'insertion des fibres tendineuses du subscapulaire, qui confèrent à ce muscle une puissance accrue (morphologie penniforme).

[28] Ce muscle se dirige vers l'extrémité supérieure de l'humérus, assurant une protection antérieure à la tête humérale. À ce titre, il fait partie de la coiffe (il est rotateur médial).

▶ **1-23**

Insertions postérieures.
1. Supraépineux
2. Infraépineux
3. Petit rond
4. Grand rond
5. Grand dorsal

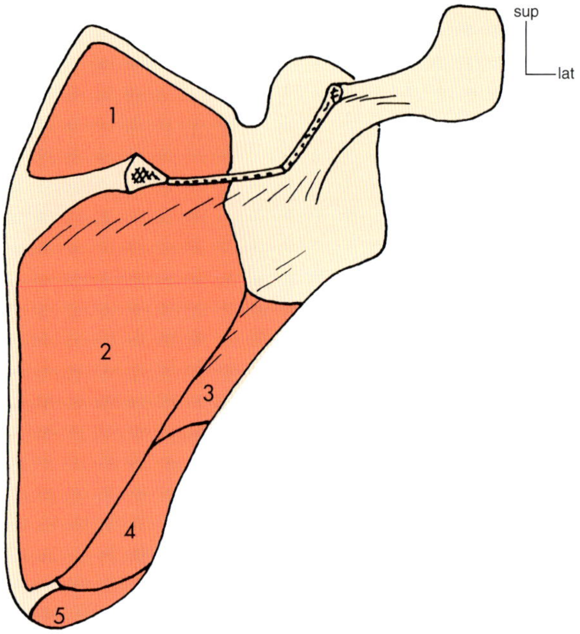

▶ **1-24**

Plan de l'épine (aspect triangulaire).
1. Implantation de l'épine
2. Bord post.
3. Naissance du processus acromial
4. Bord lat.

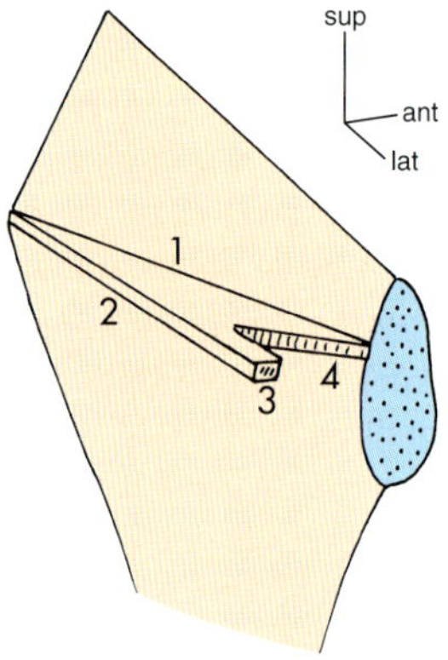

▶ **1-25**

Vue supéro-postéro-médiale de l'épine.
1. Face post. du corps
2. Face sup. de l'épine
3. Bord post. de l'épine
4. Acromion
5. Coracoïde

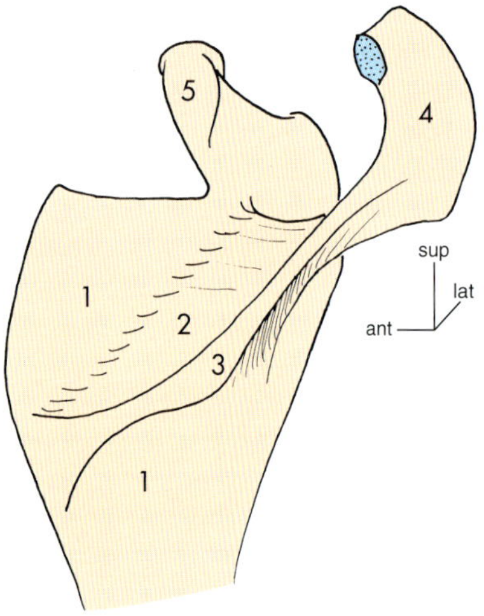

▶ **1-26**

Bord latéral de l'épine.
1. Ligament transverse inférieur
2. Naissance de l'acromion
3. Nerf suprascapulaire
4. Ligament transverse supérieur

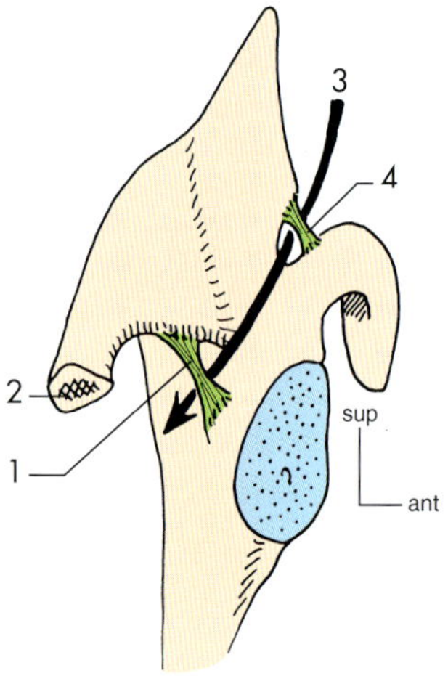

▶ **1-27**

Insertions musculaires de l'épine de la scapula.
1. Trapèze moyen
2. Deltoïde post.
3. Trapèze inf.

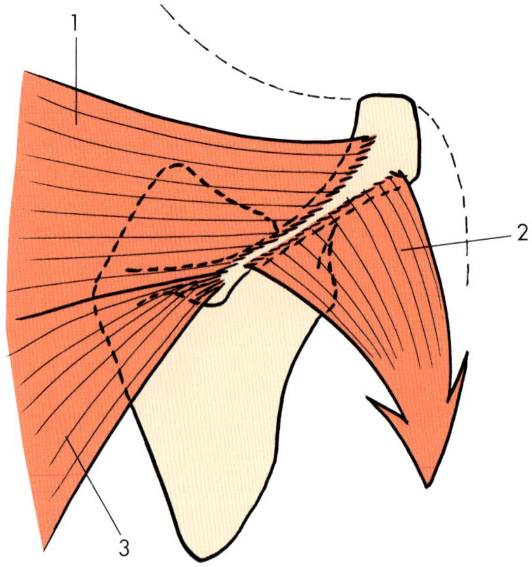

Face postérieure

Elle se distingue de l'antérieure non seulement par sa forme inverse, convexe au lieu de concave, mais surtout par la présence de la saillie d'une lame osseuse (fig. 1-19 et 1-22), presque perpendiculaire au plan du corps de l'os : l'épine de la scapula. On décrit ainsi 3 zones (fig. 1-23) :

- *1/4 supérieur*. Plat et lisse et plus haut en dedans, il contribue à former la **fosse supraépineuse** et donne insertion au muscle **supraépineux**[29]. L'insertion occupe les 2/3 médiaux de cette surface ;
- *3/4 inférieurs*. Plats et lisses, ils contribuent à former la **fosse infra-épineuse**, donnant insertion au muscle **infraépineux**. Celui-ci s'insère sur environ les 3/4 médiaux de la surface. Le quart latéral est séparé de la partie médiale par une crête, plus ou moins marquée, parallèle au bord latéral. Sur la zone latérale, on trouve l'insertion de 2 muscles superposés : en haut celle du muscle **petit rond**, en dessous celle, plus étendue, du muscle **grand rond**[30]. Ces deux insertions sont accolées, les muscles s'individualisant surtout par leur trajet[31] ;
- *zone de jonction* : **l'épine**. Il s'agit d'une lame osseuse aplatie de haut en bas, située dans un plan oblique en arrière et en haut (fig. 1-24). Sa forme est celle d'un triangle effilé en dedans, sa base est latérale, son bord antérieur est soudé au corps de la scapula[32] et son bord postérieur, rugueux et saillant, forme la portion épineuse à proprement parler.

Pour la décrire, le plus simple est de la diviser en 2 faces, 3 bords et un prolongement latéral : l'acromion (fig. 1-25) :

- les 2 faces, supérieure et inférieure, sont lisses et prolongent chacune la face postérieure de l'os, contribuant ainsi à former les 2 fosses supra et infra-épineuses, donnant donc aussi insertion aux muscles **supra** et **infraépineux** ;
- le bord antérieur est accolé à l'os, donc non visible ;
- le bord latéral, court, épais et arrondi, donne insertion au **ligament transverse inférieur** de la scapula[33] (fig. 1-26) ;
- le bord postérieur présente essentiellement l'insertion de 2 muscles superficiels (fig. 1-27) ;

[29] Son anatomie est particulière (son passage sous la voûte acromiale justifiant la densité de son tendon et expliquant ses pathologies). Il fait partie des muscles appelés « muscle de la coiffe des rotateurs » en raison de son intimité avec la tête humérale, bien qu'il ne soit pas rotateur, au sens habituel du mot.

[30] Cette insertion est plus large et l'os forme souvent une saillie sur le bord latéral, visible sur l'os sec et portant le nom de tubérosité du grand rond.

[31] Le petit rond fait encore partie des muscles de la coiffe et se termine en arrière de l'extrémité supérieure de l'humérus, alors que le grand rond ne fait plus partie de ce groupe musculaire, se dirigeant vers l'avant de la diaphyse humérale. Malgré leur nom qui semble les lier, ces deux muscles n'ont aucun point commun. En revanche, le petit rond est très lié à l'infraépineux et le grand rond très lié au grand dorsal.

[32] Ce bord correspond au sillon de la face antérieure. Par transparence, on voit que cette ligne osseuse est dense et résistante. C'est l'un des 2 piliers de la scapula (*cf.* Incidences pratiques).

[33] Ce ligament, court, recouvre le nerf suprascapulaire. Ce n'est donc pas un ligament articulaire mais la partie fibreuse d'un tunnel ostéofibreux.

1-28

Les 3 segments du bord postérieur de l'épine : zones médiale (a), moyenne (b), latérale (c). La coupe perpendiculaire est faite au niveau de la double flèche.

1. Tubercule trapézien (trapèze inf.)
2. Trapèze moyen
3. Deltoïde post.
4. Fascia cervical superficiel

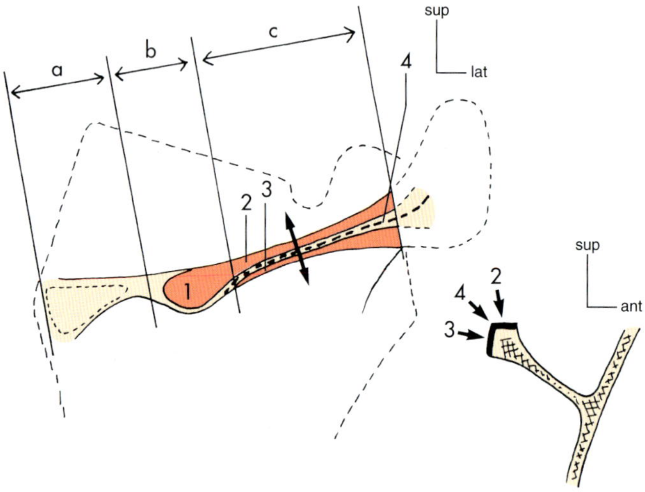

1-29

Acromion. En pointillés, la projection de la tête humérale.

1. Glène
2. Épine
3. Acromion
4. Bourse subacromiale
5. Coracoïde
6. Bourse subcoracoïdienne

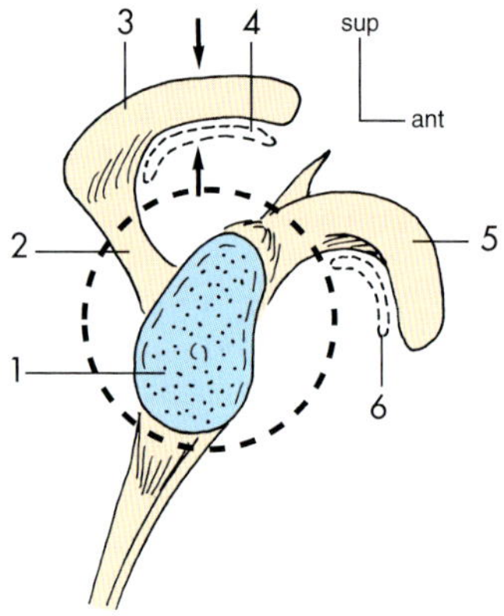

1-30

Face supérieure de l'acromion.

1. Ligament coraco-acromial
2. Deltoïde moyen
3. Fascia cervical superficiel
4. Trapèze
5. Limite avec l'épine

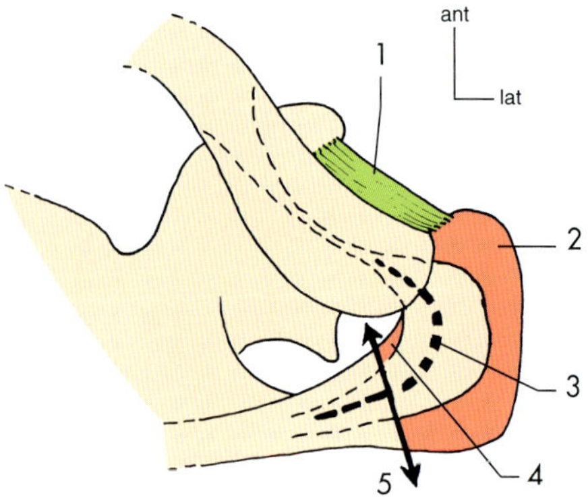

1-31

Bord supérieur de la scapula.

1. Omo-hyoïdien
2. Fascia cervical moyen

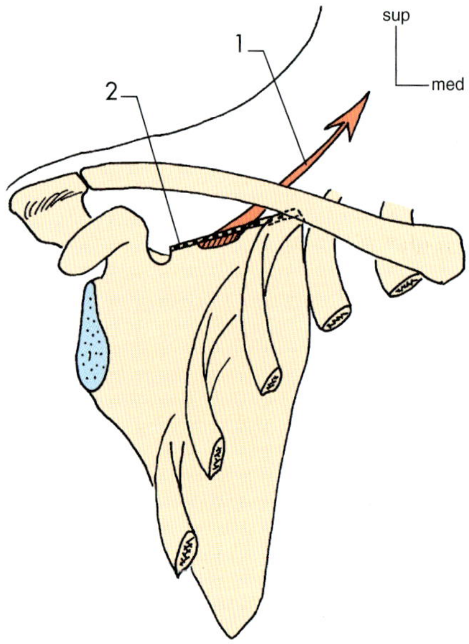

- ce bord postérieur, épais, rugueux et sous-cutané, est une plage d'insertion importante pour des muscles superficiels. On le divise en 3 portions (fig. 1-28) :
  - une petite portion médiale. Aplatie et élargie (triangulaire à base médiale), elle est lisse car elle répond au glissement des fibres du muscle trapèze,
  - une portion intermédiaire, courte et débordant l'épine vers le bas, forme le **tubercule trapézien**. Repérable à la palpation, il donne insertion au **trapèze inférieur**[34],
  - une portion latérale, plus longue, forme une saillie à 2 versants séparés par un sommet :
    - le versant supérieur donne insertion au muscle **trapèze moyen**[35],
    - le versant inférieur donne insertion au muscle **deltoïde postérieur**[36],
    - le sommet, plus sous-cutané, donne insertion au fascia cervical superficiel[37] ;
- l'acromion. L'épine se prolonge postéro-latéralement par le **processus acromial**. L'os s'élargit, s'aplatit de haut en bas et se porte en avant[38]. Il présente 2 faces et 2 bords (fig. 1-29) :
  - le bord périphérique. Il prolonge le versant inférieur de l'épine, se coudant à 90° vers l'avant. L'insertion deltoïdienne se poursuit en changeant de faisceau, il s'agit du muscle **deltoïde moyen**. Ce bord se termine en avant par un apex (ou bord antérieur très court), au contact de la jonction articulaire avec la clavicule[39] (fig. 1-30),
  - le bord médial. Il est très court, puisque faisant un angle aigu entre la continuité de l'épine et la clavicule. On y trouve, d'arrière en avant :
    - le muscle **trapèze**, à sa jonction entre le faisceau moyen de l'épine et le supérieur de la clavicule,
    - une **facette articulaire**, qui répond à la facette acromiale de la clavicule, de type surface plane, de forme ovalaire à grand axe antéropostérieur et taillée en biseau aux dépens de la face supérieure. Elle regarde en dedans et en haut, et est encroûtée de cartilage hyalin. La capsule s'insère tout autour,
    - en avant, on trouve l'insertion, assez étroite, du **ligament coraco-acromial**[40] ;
  - la face supérieure. Elle est sous-cutanée. On y trouve le prolongement des insertions du bord postérieur de l'épine et des bords[41] de l'acromion ainsi que l'insertion du fascia cervical superficiel entre ces deux prolongements ;
  - la face inférieure. Elle est légèrement concave d'avant en arrière, lisse, et répond au glissement de la **bourse synoviale** sous-acromiale (fig. 1-29), qui la sépare du tendon du supraépineux et de la tête humérale[42].

Description des bords

Bord supérieur

- *Situation* : il est compris entre les angles supéromédial et supérolatéral[43] (fig. 1-31). Il est séparé du processus coracoïde par l'**incisure scapulaire**[44].
- *Forme* : court, tranchant, il est oblique en dedans et en haut.
- *Insertions* : elles sont au nombre de 3. On trouve :
  - sur le bord : insertion du **fascia cervical moyen** ;
  - à la partie moyenne du versant antérieur : insertion du muscle **omo-hyoïdien**[45] ;
  - en bordure de l'incisure scapulaire, la petite insertion du **ligament transverse supérieur** de la scapula[46] (fig. 1-26).

[34] Ce faisceau musculaire vient du rachis thoracique inférieur, sous forme d'une nappe aplatie.

[35] Il provient de la partie cervicothoracique du rachis ; ses fibres sont grossièrement transversales (horizontales).

[36] Il se dirige vers la partie latérale du bras (ce qui explique cette insertion inférieure sur l'épine).

[37] Il se prolonge en bas par le fascia superficiel du thorax.

[38] Ce relief aplati forme le méplat de l'épaulette, couramment utilisé dans le port de charges.

[39] Sur laquelle on retrouve l'insertion deltoïdienne sous forme de deltoïde antérieur.

[40] Cet important ligament scapulo-scapulaire intervient dans la composition de la voûte coraco-acromiale.

[41] C'est-à-dire, en dedans : la jonction des trapèzes sup. et moy. et, en dehors, du deltoïde moy. Ces muscles se continuent l'un l'autre réalisant une chaîne musculaire fonctionnelle dans l'élévation latérale du bras.

[42] En la regardant de profil, on remarque la voûte formée par l'acromion, le processus coracoïde et le ligament coraco-acromial. L'ensemble moule parfaitement la tête humérale, avec interposition des tendons des muscles de la coiffe et du long biceps.

[43] En ce qui concerne ce dernier, le bord supérieur s'arrête à l'incisure scapulaire, au pied du processus coracoïde.

[44] Livrant passage au nerf suprascapulaire.

[45] Ce muscle se dirige en haut et en avant du cou (ce qui explique l'insertion antérieure). Il a conservé, curieusement, le nom d'omo-hyoïdien alors que tous les autres éléments sont désignés par des termes composés à partir du préfixe « scapulo- ».

[46] Il passe en pont au-dessus de cette incisure (anciennement : incisure coracoïdienne), la transformant en TOF.

▶ **1-32**

Bord médial de la scapula.
1. Élévateur de la scapula
2. Petit rhomboïde
3. Grand rhomboïde

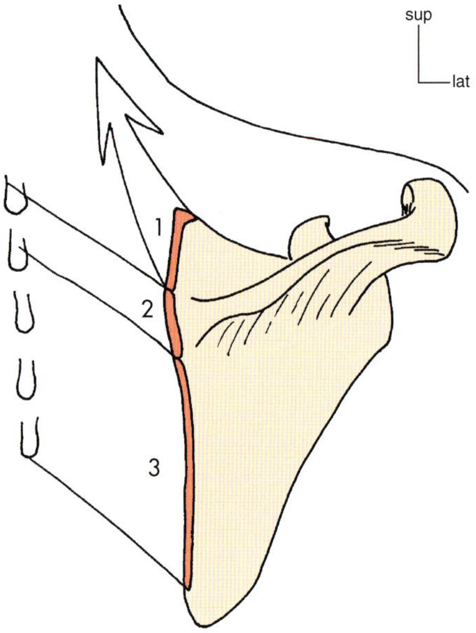

▶ **1-33**

Bord latéral de la scapula.
1. Long triceps
2. Fascia axillaire profond

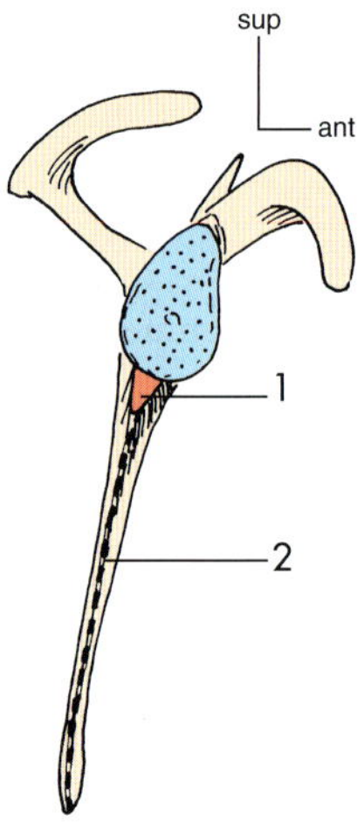

▶ **1-34**

Composition de l'angle supérolatéral.
1. Coracoïde
2. Col
3. Glène

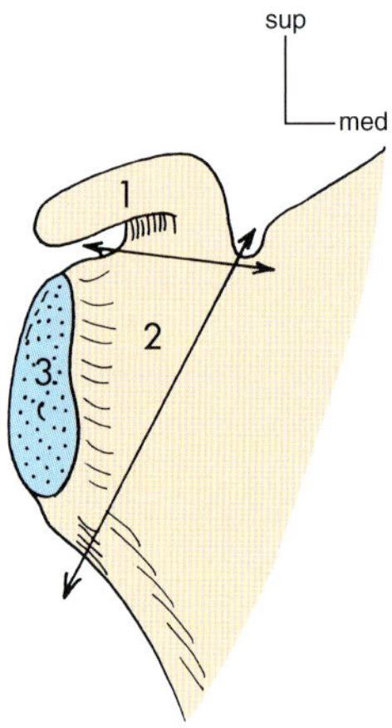

▶ **1-35**

Vue supérieure de l'angle supérolatéral.
1. Nerf suprascapulaire
2. Col
3. Coracoïde
4. Glène
5. Ligament transverse inf.
6. Acromion

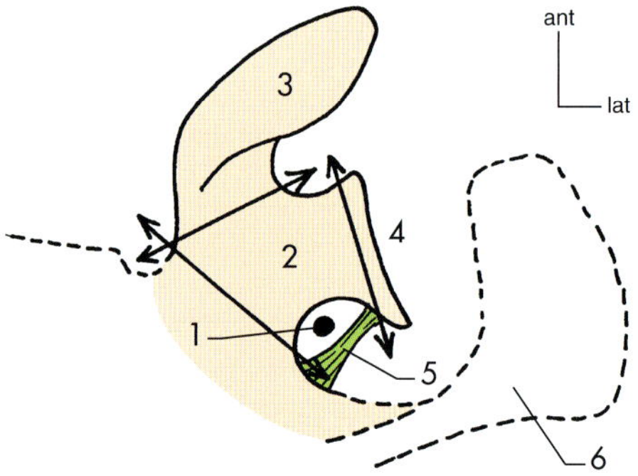

Bord médial (ou spinal)

- *Situation* : il est compris entre les angles supéromédial et inférieur (fig. 1-32).
- *Forme* : c'est le plus long. Globalement convexe en dedans, il est pratique de le subdiviser en 2 portions, haute et basse. Il est morphologiquement visible, notamment en portant la main dans le dos.
- *Insertions* : le quart supérieur, oblique en haut et en dehors, reçoit l'insertion du muscle **élévateur de la scapula**[47] ; les 3/4 inférieurs, obliques en bas et en dehors, reçoivent l'insertion du muscle **rhomboïde**, dont on distingue souvent deux faisceaux[48].

Bord latéral (ou axillaire)

- *Situation* : il s'étend de l'angle inférieur à la base de la glène scapulaire (fig. 1-33).
- *Forme* : il est large, épais et oblique en haut et en dehors. À la partie toute supérieure, il s'élargit, formant le **tubercule infraglénoïdien**[49].
- *Insertions* : sur ce tubercule s'insère le tendon du **long triceps**[50]. Le trajet vers le bas de ce muscle explique que le tubercule soit décrit avec le bord latéral et non avec l'angle supérolatéral comme le tubercule supra glénoïdien (le long triceps qui s'y insère est infrascapulaire). Sur le bord s'insère le fascia axillaire profond.

Description des angles

La scapula comporte 3 angles, l'un d'eux, le supérolatéral, revêtant une importance fonctionnelle plus grande que les autres.

Angle supéromédial

- *Situation* : il est situé à la jonction des bords médial et supérieur (fig. 1-32).
- *Forme* : il forme un angle droit, mince.
- *Insertion* : à ce niveau déborde l'insertion du muscle **élévateur de la scapula**.

Angle inférieur

- *Situation* : il est situé à la jonction des bords médial et latéral (fig. 1-32).
- *Forme* : il a la forme d'un angle aigu, saillant, plus ou moins apparent sous la peau.
- *Insertion* : sa face postérieure reçoit l'insertion, inconstante et étroite, du muscle **grand dorsal**[51].

Angle supérolatéral

- *Situation* : il est situé à la jonction des bords latéral et supérieur (fig. 1-34).
- *Forme* : il est massif et comporte 2 éléments majeurs : la surface articulaire (glène) et le processus coracoïde.
- *Composition* : on y ajoute une zone de transition (col), ce qui fait décrire 3 parties.

Col

- *Situation* : c'est la jonction entre le corps et la glène (fig. 1-35).
- *Forme* : le col est court, il a la forme d'une portion de cylindre aplatie d'avant en arrière. Il supporte la glène. Sa face antérieure est lisse, la postérieure est déprimée en sillon vertical, pour le passage du nerf suprascapulaire[52].
- *Insertion* : à sa partie postérieure on trouve l'insertion du **ligament transverse inférieur** de la scapula (*cf.* fig. 1-26).

[47] Ce muscle a son plus gros paquet de fibres près de l'angle supéromédial de l'os (anciennement muscle angulaire). Il remonte vers les vertèbres cervicales, méritant ainsi son nom d'élévateur.

[48] Le petit rhomboïde s'insère en regard de l'épine, le grand rhomboïde s'insère en dessous de celle-ci jusqu'en bas. Ce muscle rejoint la partie haute du rachis thoracique, ce qui lui donne une forme losangique (du latin *rhomboideus*).

[49] À noter que la partie supérieure de ce bord se continue harmonieusement avec le col huméral, formant le « cintre scapulo-huméral » (dans le plan frontal). Toute dysharmonie radiologique ou toute rupture de ce cintre signe une subluxation de la tête humérale.

[50] Ce tendon forme l'un des 3 chefs du triceps brachial, les 2 autres s'insèrent sur l'humérus, l'ensemble se terminant au coude.

[51] Il s'agit d'une insertion intermédiaire (le muscle est tendu du bassin et du rachis à l'humérus). Selon le niveau de l'insertion rachidienne et la hauteur de la scapula, les fibres peuvent donc croiser la scapula et s'y insérer, ou non. Il est très lié au muscle grand rond.

[52] Il est recouvert par le ligament transverse inférieur de la scapula.

1-36

Glène scapulaire.

1. Tubercule infraglénoïdien
2. Tubercule glénoïdien
3. Projection de la tête humérale
4. Acromion
5. Grand axe glénoïdien
6. Tubercule supraglénoïdien (long biceps)
7. Coracoïde
8. Échancrure du bord ant.

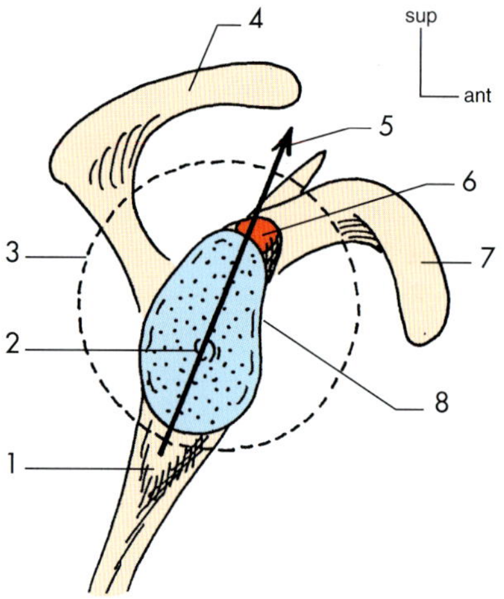

1-37

Orientation de la glène dans les plans transversal (a) et frontal (b).

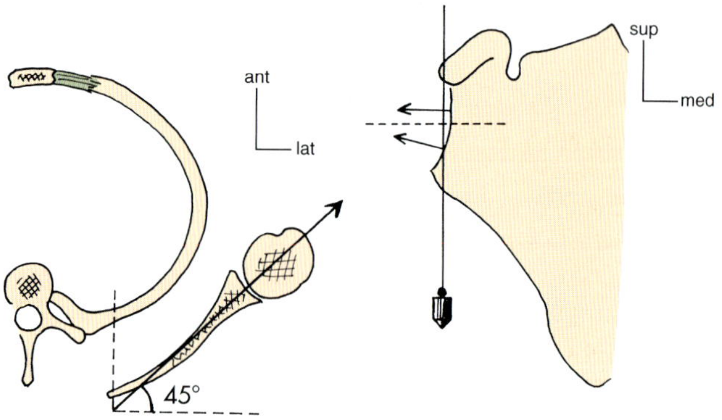

1-38

Processus coracoïde.

1. Segment vertical
2. Segment horizontal

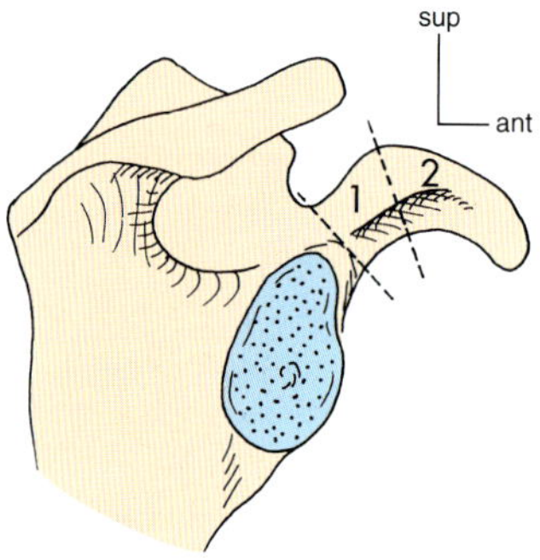

1-39

Forme du coracoïde.

a) Traction verticale par les ligaments claviculaires
b) Abaissement ant. par le coracobiceps et le petit pectoral
c) Déviation lat. par le coracobiceps
d) Bascule méd. par le petit pectoral

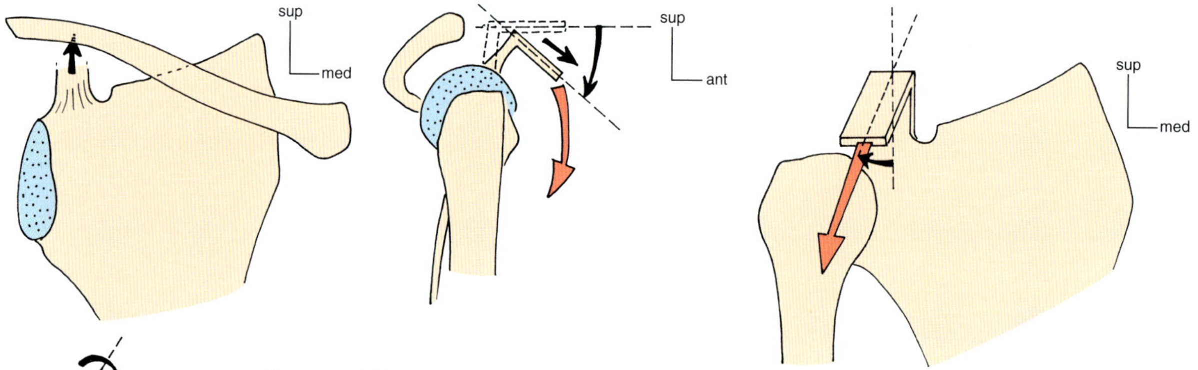

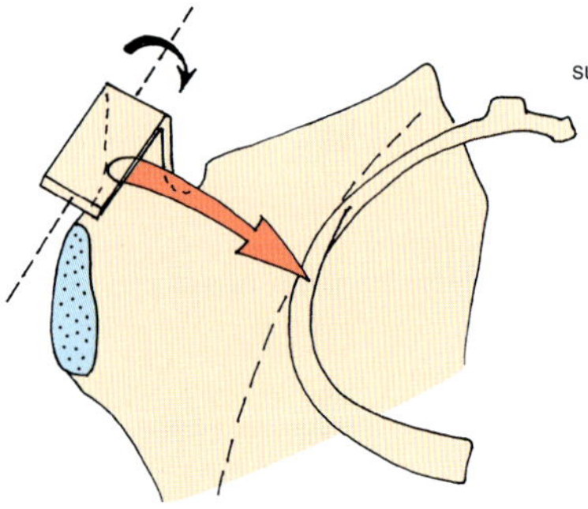

1-40

Bord latéral du coracoïde.

1. Ligament coraco-acromial
2. Ligament coraco-huméral

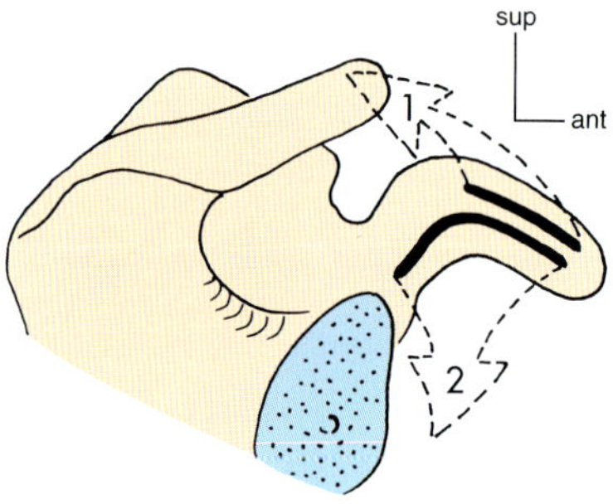

Glène

C'est une surface articulaire, située à l'angle supérolatéral de la scapula et répondant à la tête humérale. Elle est de type **sphéroïde**, non congruente et non concordante[53]. Sa forme est ovalaire à grand axe oblique en haut et en avant (fig. 1-36). C'est une surface très peu creusée. Au centre existe le **tubercule glénoïdien** peu visible qui marque la limite entre une portion supérieure pratiquement plane et une inférieure légèrement concave. Le bord, ou **limbus**, donne insertion à un fibrocartilage : le **labrum**[54]. Le bord antérieur est légèrement échancré[55]. Son pôle supérieur est renflé en un tubercule : le **tubercule supraglénoïdien**, qui donne insertion au tendon du **long biceps**[56]. Symétriquement, au pôle inférieur, se trouve le tubercule infraglénoïdien avec l'insertion du muscle **long triceps** (décrit avec le bord latéral). La glène regarde en dehors et en avant (± 45°) et extrêmement peu en haut (fig. 1-37). Elle est située dans un plan oblique en avant et en dedans, grossièrement perpendiculaire à celui du corps de la scapula. Elle est encroûtée de cartilage hyalin. La capsule s'insère tout autour, englobant le tubercule supra glénoïdien (mais pas l'infraglénoïdien). Les **ligaments gléno-huméraux** s'insèrent tout le long du bord antérieur et débordent sur le labrum.

Processus coracoïde[57]

- *Situation* : C'est une saillie osseuse implantée à la partie supérieure du col. Ce processus est séparé du bord supérieur par l'**incisure scapulaire**[58].
- *Forme* : il a la forme d'un doigt mi-fléchi, dirigé vers l'avant, le bas et le dehors et légèrement basculé sur son versant médial (fig. 1-38). Cela permet de décrire 2 segments grossièrement perpendiculaires. Sa forme s'explique par les contraintes auxquelles il est soumis de la part de ses insertions[59] (fig. 1-39).
- *Rôle* : il offre un fort point d'ancrage pour les ligaments et muscles de cette région et participe à la stabilité antérieure de la tête humérale grâce à sa position en voûte antérosupérieure. Les insertions rayonnées font parler « d'étoile coracoïdienne » (Miramond de Laroquette).
- *Description* : on décrit ainsi 2 segments, un sommet et leur jonction, soit 4 éléments :
  - un segment vertical. En réalité, il est oblique en haut, en avant et en dedans, aplati d'avant en arrière, il présente des insertions ligamentaires :
    - à son bord médial, à sa partie inférieure, la petite insertion du ligament **transverse supérieur** de la scapula (*cf.* fig. 1-26),
    - à son bord latéral : l'insertion linéaire du ligament **coraco-huméral**[60] (fig. 1-40),
    - une face postérieure lisse et terminant, latéralement, la fosse supraépineuse,
    - une face antérieure également lisse, se prolongeant en haut avec la face inférieure du segment horizontal. Elle répond au glissement du muscle subscapulaire ;

[53] Ce qui rend cette articulation très instable sur le plan osseux.

[54] Le labrum est renforcé, en haut, par l'insertion du long biceps et, en bas, par celle du long triceps.

[55] Ce qui correspond au plaquage du tendon du muscle subscapulaire.

[56] La capsule articulaire englobe ce tubercule, rendant le tendon du long biceps intracapsulaire.

[57] Le mot coracoïde signifie « en forme de corbeau », sous-entendu : de bec-de-corbeau, en raison de sa forme recourbée. En pratique, on le compare plutôt à la forme d'un doigt fléchi.

[58] Où passe le nerf suprascapulaire.

[59] En effet, les ligaments (conoïde, trapézoïde, coracoclaviculaire), situés en arrière, sont destinés à la clavicule et tractent cette portion vers le haut. Les muscles insérés à son sommet tirent vers l'avant, le bas et le dehors (court biceps et coracobrachial). Un autre muscle (petit pectoral) tracte la partie moyenne du segment horizontal en direction du thorax, vers le bas et le dedans, ce qui provoque une torsion médiale du segment distal.

[60] Il se prolonge sur le segment horizontal.

1-41

Face supérieure et bord médial du coracoïde.

1. Ligament coraco-acromial
2. Ligament trapézoïde
3. Ligament conoïde
4. Ligament coracoclaviculaire méd.
5. Petit pectoral
6. Coracobrachial
7. Court biceps

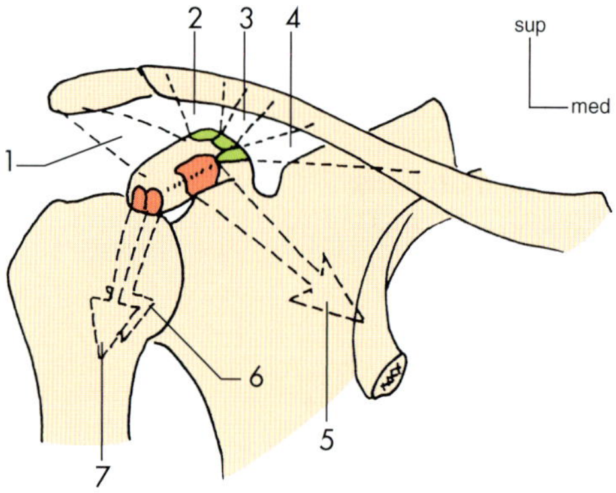

1-42

Vue postérieure.

1. Angle inf. de la scapula
2. Bord inf. du trapèze inf.
3. Bord médial de la scapula
4. Trapèze moyen
5. Acromion
6. Deltoïde
7. Petit rond
8. Grand rond

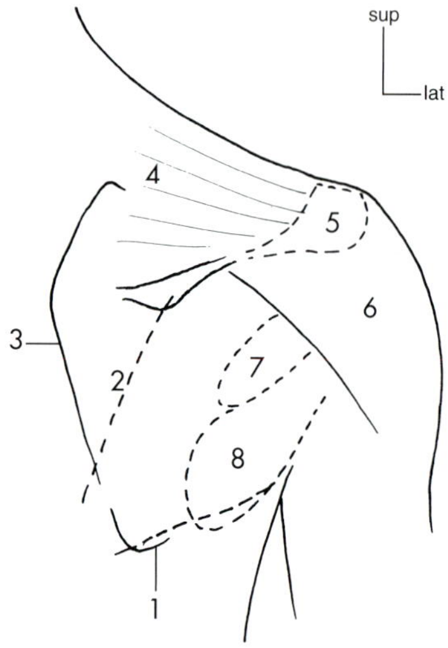

1-43

Vue antérieure.

1. Tubercule mineur
2. Tubercule majeur
3. Acromion
4. Trapèze sup.
5. Clavicule
6. Coracoïde
7. Trigone deltopectoral
8. Grand pectoral
9. Sillon deltopectoral

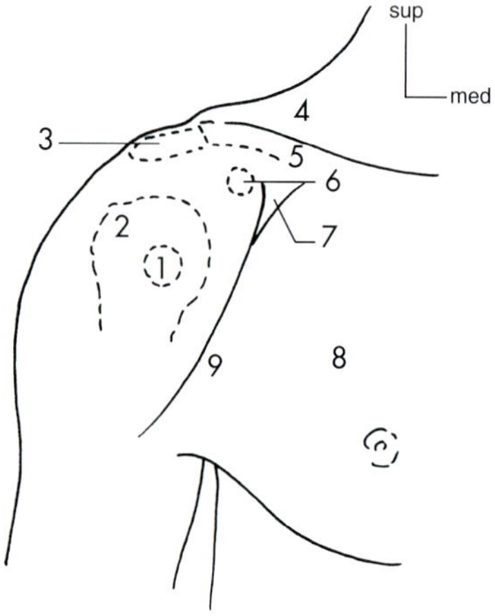

– un segment horizontal. C'est lui qui donne l'obliquité générale du coracoïde : en avant, en bas et en dehors. On lui décrit 2 faces et 2 bords :
  – sa face supérieure présente, près du bord médial et la partie moyenne, l'insertion du muscle petit pectoral[61] (fig. 1-41),
  – sa face inférieure, en continuité avec le segment vertical, lisse, surplombe le subscapulaire dont elle est séparée par la bourse synoviale subcoracoïdienne (*cf.* fig. 1-29),
  – son bord médial reçoit l'insertion du muscle petit pectoral à sa partie moyenne (débordement de la face supérieure). En arrière du muscle se situe l'insertion du ligament coracoclaviculaire médial (*cf.* Clavicule),
  – son bord latéral présente 2 insertions ligamentaires sur toute la longueur : près de la face supérieure, celle du ligament coraco-acromial et, en dessous, celle du ligament coraco-huméral, qui se prolonge sur le versant vertical (fig. 1-40) ;
– un segment d'union, qui correspond au coude que forment les 2 précédents segments. Il forme une arête transversale sur laquelle s'insèrent 4 ligaments, alignés de dehors en dedans (fig. 1-41) :
  – le ligament coraco-glénoïdien[62].
  – l'ensemble ligamentaire coracoclaviculaire latéral : ligament **trapézoïde**, puis ligament **conoïde**,
  – le débordement postérieur du ligament **coracoclaviculaire médial** ;
– un apex ou sommet. Arrondi, il présente l'insertion du muscle coracobiceps. Il s'agit d'un tendon commun à 2 muscles : **court biceps**[63], en dehors, et **coracobrachial**[64], en dedans.

Incidences pratiques

Elles sont nombreuses tant cette région est accessible et possède un important débattement de mouvements.

Sur le plan morphologique

Par la saillie qu'elle offre à l'angle supérolatéral du thorax, l'épaule offre un relief bien visible, à la fois osseux et musculaire.

- *Sur le plan osseux*, on repère facilement le méplat **acromial** et son interligne avec la clavicule. Le processus acromial est suivi, vers l'arrière et le dedans, par le relief saillant de **l'épine** de la scapula et son **tubercule trapézien**. Enfin, arrivant au **bord médial** de l'os, on en devine souvent la saillie, surplombant généralement la zone interscapulaire, plus en retrait. À la partie inférieure de ce bord, l'**angle inférieur** est facilement visible (fig. 1-42). Le **coracoïde** forme parfois un discret relief antérieur, lorsque la musculature est faible (fig. 1-43).
- *Sur le plan musculaire*, les masses qui s'imposent sont celles du **deltoïde**, latéralement, séparée de celle du **grand pectoral** par le trigone deltopectoral[65] (fig. 1-43). La masse du **trapèze** paraît continuer le muscle vers le haut, l'arrière et le dedans.

Sur le plan palpatoire

Tout ce qui est visible morphologiquement est palpable. Sur le plan osseux, on peut ajouter que le **bord supérieur** de l'os peut être perçu sous le bord supérieur du muscle trapèze supérieur, en manipulant un peu l'épaule vers le haut et l'avant. L'apex **coracoïdien** est palpé à la partie supérolatérale du trigone deltopectoral, juste en dessous et en avant de l'extrémité claviculaire.

Sur le plan musculaire, les **supra et infraépineux** sont accessibles en arrière, le premier à travers le trapèze supérieur, le second en partie sous la peau. Le tendon du **long triceps** est palpable en arrière du creux de l'aisselle. En arrière du bord latéral de l'os, on peut palper les **petit et grand ronds** en sollicitant simplement une rotation latérale pour le 1er et une médiale pour le second. Le **petit pectoral** est palpable à travers le grand pectoral, ou en l'abordant en dehors de celui-ci. La palpation du **subscapulaire** n'est que très parcellaire.

Sur le plan de la mécanique scapulaire

La scapula forme une pièce maîtresse du **complexe thoraco-scapulo-brachial** (TSB). Cet os se présente comme une sorte de sésamoïde assurant la liaison entre les muscles thoraco-scapulaires, dits **stabilisateurs de la scapula**, et les scapulo-huméraux.

[61] Ce muscle provient du thorax antérieur, en profondeur du grand pectoral. Il arrive que ses fibres ne se terminent pas, ou qu'incomplètement, sur le coracoïde, et glissent sur lui, se continuant avec le ligament coraco-huméral vers l'extrémité supérieure de l'humérus, tout en s'en différenciant. Même si cette variante est rare, elle doit rappeler l'extraordinaire continuité des éléments anatomiques les uns avec les autres.

[62] Ce ligament se dirige vers la capsule scapulo-humérale.

[63] Ce tendon rejoint le long biceps au bras, pour former un seul et même muscle. L'aspect nacré de ce tendon permet de le dissocier du coracobrachial dont les fibres charnues, rouges, naissent plus rapidement.

[64] Ce muscle se termine à la partie médiale du bras, il est plus court que son voisin court biceps.

[65] Ancienne fossette de Morenheim, cette zone se continue inférieurement par le sillon deltopectoral, voie d'abord chirurgicale pour certaines interventions sur l'épaule.

1-44
Construction de la vue postérieure (et, inversement, de l'antérieure) (*cf.* texte).

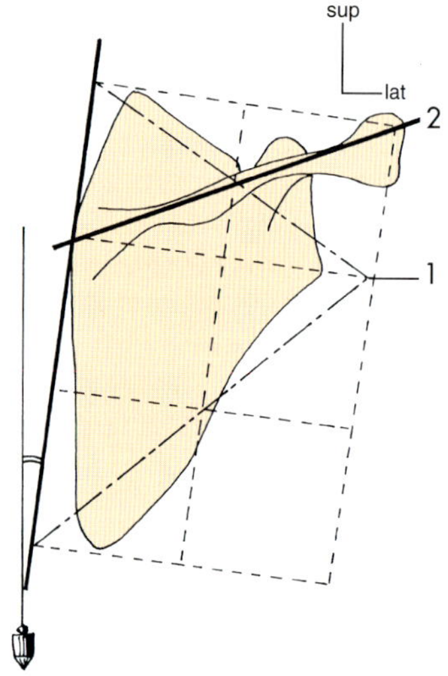

1-45
Vue latérale de la scapula (*cf.* texte).

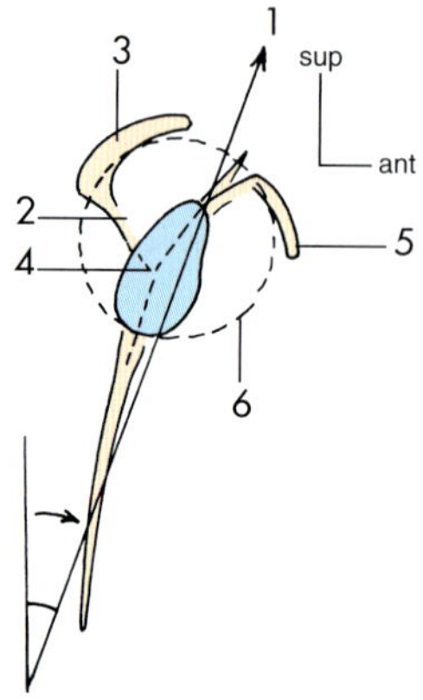

1-46
Coupe transversale de la scapula, passant par la glène (*cf.* texte).

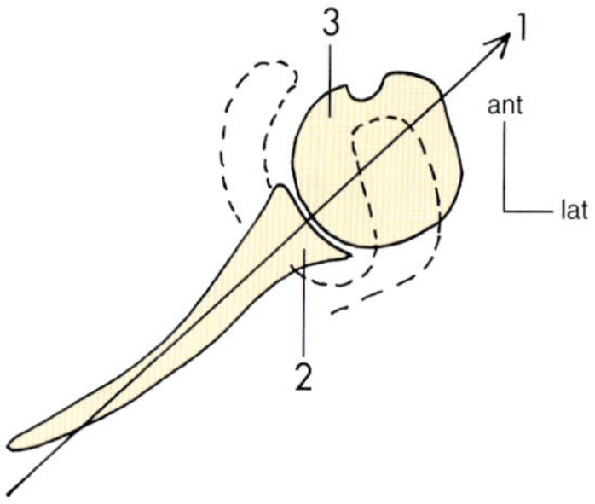

1-47
Vue supérieure de la scapula.

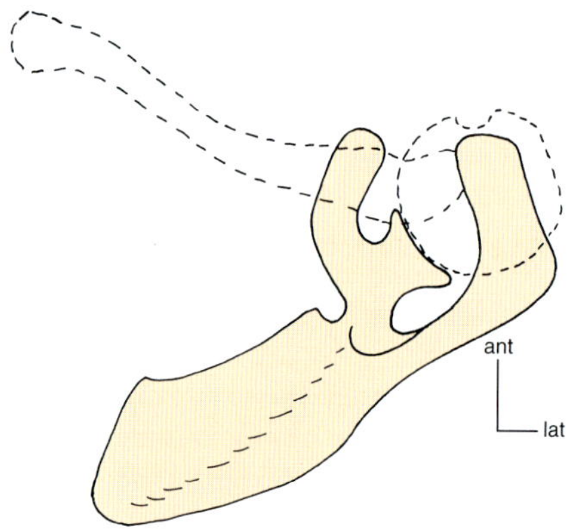

Ces derniers se décomposent en 2 ensembles : d'une part les muscles superficiels, de puissance, tels le deltoïde et les « 3 grands » (pectoral, dorsal, rond), d'autre part les profonds, formant les muscles de la **coiffe**, à vocation stabilisatrice.
Cette coiffe est surplombée par les processus acromial et coracoïdien, ainsi que par le ligament coraco-acromial ; l'ensemble formant la **voûte coraco-acromiale**.
Le TSB est dominé par 2 systèmes : le système **scapulothoracique**, extrêmement simple sur le plan mécanique et donc robuste, et le système **scapulo-huméral**, extrêmement sophistiqué et donc particulièrement fragile.
Le synchronisme de ces 2 systèmes doit faire parler d'**impulsion scapulaire**, lors des mouvements du bras. Il est antifonctionnel d'imaginer une scapula maintenue fixe pendant que l'humérus ferait seul un mouvement.
Il faut rappeler que l'articulation scapulo-humérale, ni congruente, ni concordante, ne doit sa stabilité qu'à la **perpétuelle adéquation** entre le placement réciproque des 2 os la constituant. C'est à la scapula que revient le rôle de débuter le mouvement (ou d'assurer le placement), qui est prolongé par la mobilité humérale.

Sur le plan pathologique

Ce qui vient d'être dit laisse deviner les incidences pathologiques : la scapulothoracique ne présente aucun risque[66], alors que la scapulo-humérale est largement pourvoyeuse tant d'atteintes **rhumatismales**, inflammatoires ou dégénératives, par malmenage ou surmenage, que d'atteintes **traumatiques**, par chocs directs ou indirects : luxations, fractures.
Sur le plan osseux, il faut noter que c'est moins la scapula que l'humérus qui est le siège de pathologies (fractures, etc.). De même, sur le plan musculaire, les lésions sont plus proches de l'extrémité humérale (tendons de la coiffe) que de la scapulaire. En revanche, les muscles stabilisateurs de la scapula engendrent fréquemment des souffrances par activité excessive (contractures de l'élévateur de la scapula et du petit rhomboïde).

Schématisation de la scapula

Il importe de différencier la vue de la scapula dans sa position réelle (*cf.* fig. 1-22a), triplement oblique dans l'espace, de la vue en position de description, qui se situe dans le plan de l'os (*cf.* fig. 1-22b), ce qui permet de mieux fixer l'image des insertions.
Pour la représentation, il faut penser à 3 ou 4 vues :

- *l'antérieure ou la postérieure* (fig. 1-44), en partant d'un triangle, inclus dans un rectangle (côtés de 2 sur 3) comme indiqué (1), tracer l'épine : diagonale des 2 carrés supérieurs (2) ;
- *la latérale* (fig. 1-45), perpendiculaire au plan de la scapula. Tracer une oblique en haut et légèrement en avant (1). Placer postérieurement l'épine, oblique en arrière et en haut, à l'union du quart sup. et des 3/4 inf. (2) et la prolonger vers l'avant par l'acromion (3). Placer la glène à l'intersection corps-épine (4), puis le processus coracoïde (5). Acromion et coracoïde doivent s'inscrire dans un cercle (6) qui englobe la glène ;
- *une coupe transversale*, simplifiée (fig. 1-46), passant par la glène : tracer le plan scapulaire (1) oblique en dehors et en avant. Évaser sa partie latérale pour figurer la glène (2), y appliquer un cercle représentant la tête humérale (3) avec une encoche antérieure (sillon intertuberculaire). Les processus acromial et coracoïdien peuvnt être localisés en pointillés ;
- *la vue supérieure* est utile mais de compréhension moins évidente (fig. 1-47).

QROC sur la scapula

Corrigés p. 478

1. Citez les insertions ligamentaires du coracoïde.
2. Donnez l'orientation de la glène.
3. Citez les muscles s'insérant sur le bord médial, ou à sa proximité immédiate.
4. Quelles sont les caractéristiques essentielles de l'acromion ?
5. Citez les différentes parties que l'épine présente à décrire.
6. Quelle est l'orientation du processus coracoïde ?
7. Où sont insérés les ligaments transverses de la scapula ?
8. Où s'insère le muscle omo-hyoïdien ?
9. Quelle est l'orientation de la fosse subscapulaire ?
10. Où s'insère le muscle petit rhomboïde ?

[66] Cette syssarcose (*cf.* Arthrologie) est remarquable car elle ne possède ni surface articulaire (donc pas d'arthrose) ni capsule (donc pas de luxation) ni ligament (donc pas d'entorse).

HUMÉRUS

1-48

Vue antérieure.

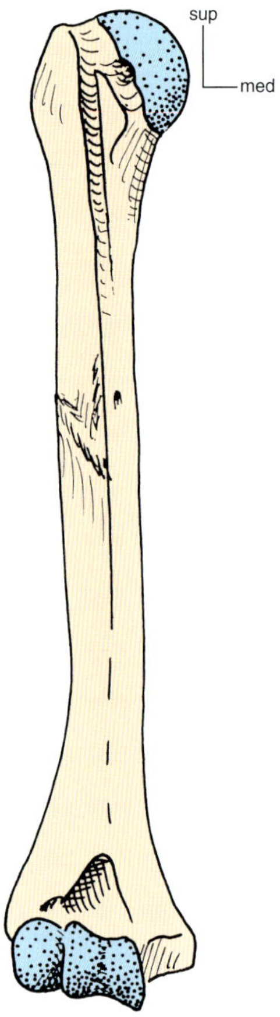

1-49

Répartition des insertions supérieures et inférieures.

1. Supraépineux
2. Subscapulaire
3. Grand rond
4. Grand dorsal
5. Grand pectoral
6. Coracobrachial
7. Deltoïde
8. Brachial
9. Brachioradial
10. LERC
11. CERC
12. Épicondyliens latéraux
13. Épicondyliens médiaux

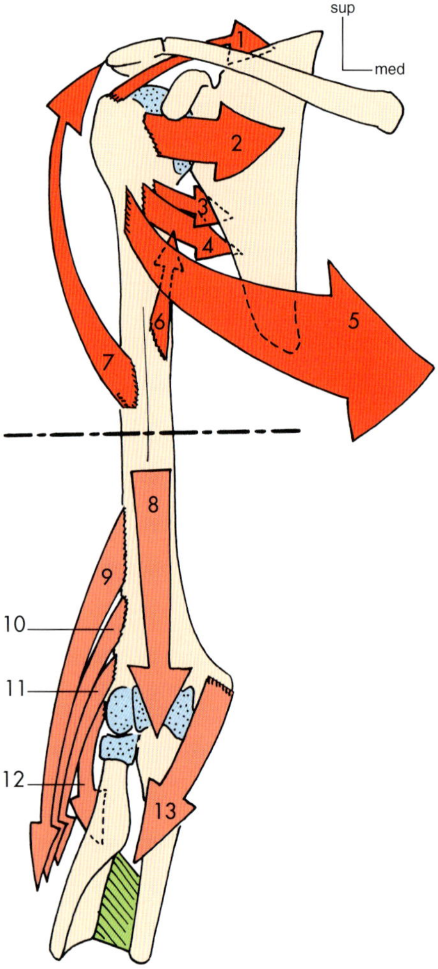

1-50

Faces médiale et latérale.

1. Grand pectoral
2. Grand dorsal
3. Grand rond
4. Deltoïde
5. Coracobrachial
6. Brachial
7. Brachioradial
8. LERC

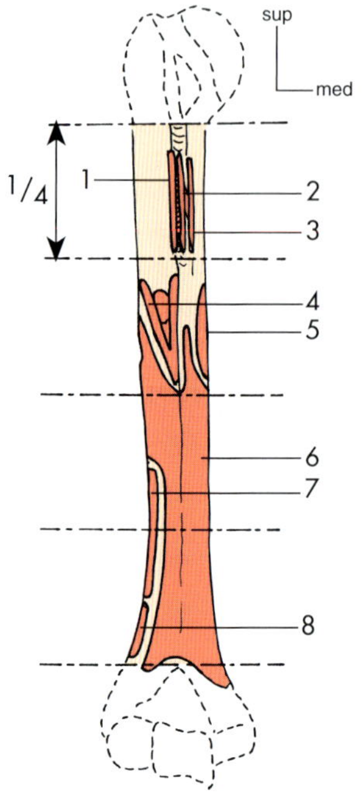

1-51

Faces latérale et médiale schématiques (mêmes légendes que 1-50).

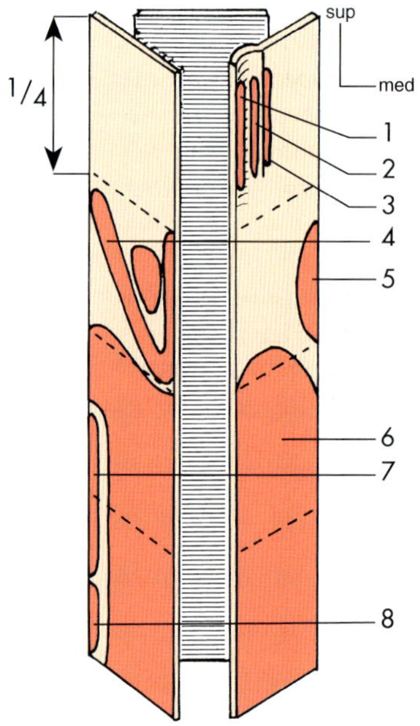

1-52

Classement des muscles moteurs du carpe en 4 fonctions, selon qu'ils sont en avant ou en arrière, en dehors ou en dedans.

1. FRC
2. FUC
3. EUC
4. CERC
5. LERC

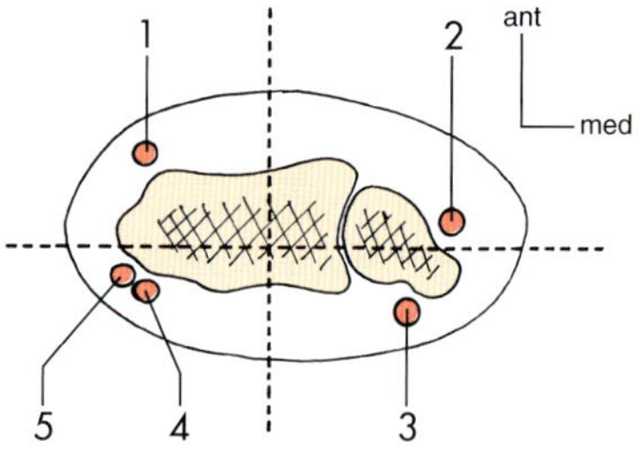

Présentation

C'est un os **long**, **pair** et **non symétrique** (fig. 1-48). Il forme le squelette du **bras**, s'articulant, en haut, avec la scapula et en bas, avec l'ulna et le radius. On lui décrit un corps et 2 extrémités. Pour l'orienter, on place en haut la plus grosse de ses extrémités, en dedans la tête de celle-ci, et en avant le sillon intertuberculaire.

Organisation anatomique

L'os, sauf sa face postérieure, est grossièrement divisé en 2 (fig. 1-49) : la moitié supérieure donne insertion aux éléments en rapport avec l'épaule, l'inférieure à ceux qui sont en rapport avec le coude.

- *La partie supérieure* présente 2 caractéristiques : une rotondité épiphysaire servant la mobilité tridimensionnelle de l'épaule (avec insertions périphériques des tendons qui la coiffent), et en dessous un bras de levier pour les muscles de puissance de cette articulation (le deltoïde et les « 3 grands »[67]).
- *La partie inférieure* présente 3 caractéristiques : à la base (épiphyse) une charnière pour la pliure du coude (et un pivot pour le radius). Cette base est bordée par des muscles fléchisseurs-pronateurs en dedans et extenseurs-supinateurs en dehors. La moitié inférieure de la diaphyse offre un bras de levier pour les muscles puissants de la flexion-extension.

Description du corps

L'os est grossièrement triangulaire à la coupe[68], ce qui permet de décrire 3 faces et 3 bords.

Face latérale

Elle regarde en dehors et en avant. Compte tenu de ses insertions, on la divise en quarts, regroupés selon 3 parties (fig. 1-50 et 1-51).

- *1/4 supérieur.* Il est lisse et répond au glissement de la **bourse synoviale** subdeltoïdienne[69].
- *1/4 moyen supérieur.* Il présente une rugosité en forme de V : la **tubérosité deltoïdienne**[70], donnant insertion à ce muscle. La branche antérieure de ce V est confondue avec le bord antérieur de l'os (*cf. infra*), la branche postérieure[71] donne insertion au faisceau postérieur du deltoïde ; entre les deux s'insère le faisceau moyen.
- *1/2 inférieure.* Elle est lisse et donne insertion aux fibres charnues du muscle **brachial**. Celui-ci remonte le long de la tubérosité deltoïdienne et descend vers l'épicondyle latéral. L'insertion atteint le bord latéral à la partie haute puis s'en écarte pour laisser place à 2 insertions linéaires superposées : en haut le **brachioradial**[72] (BR) et, en dessous de lui, le **long extenseur radial du carpe**[73] (LERC), dont la dénomination indique la fonction (fig. 1-52).

[67] On appelle ainsi les 3 muscles dont les tendons sont regroupés au niveau du sillon bicipital : grand pectoral, grand dorsal et grand rond.

[68] C'est surtout vrai à la moitié inférieure, la supérieure étant plus circulaire.

[69] Un accolement à ce niveau perturbe considérablement la cinétique de l'épaule.

[70] Ancien V deltoïdien.

[71] Une petite dépression longe inférieurement cette branche, on la nomme : faux sillon de torsion (car cette apparence n'existe qu'en vue latérale).

[72] Ancien long supinateur ou huméro-stylo-radial. Son insertion s'étale sur environ 7 cm, soit le double de celle du LERC.

[73] Ancien 1er radial ou long radial externe, sur une hauteur de 3 à 4 cm.

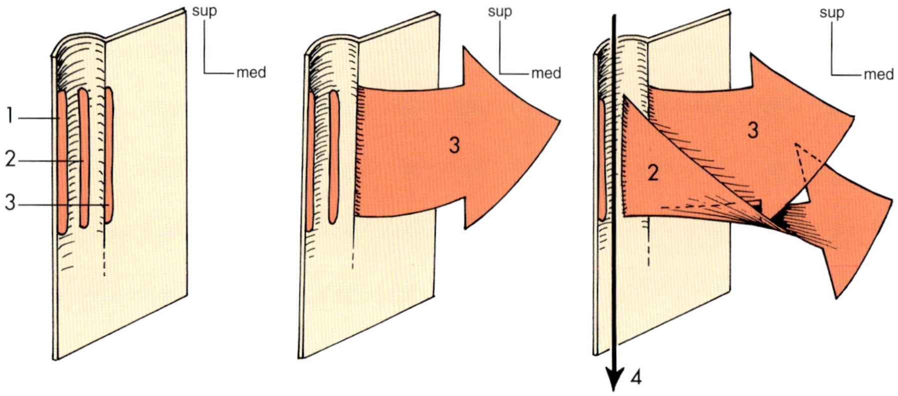

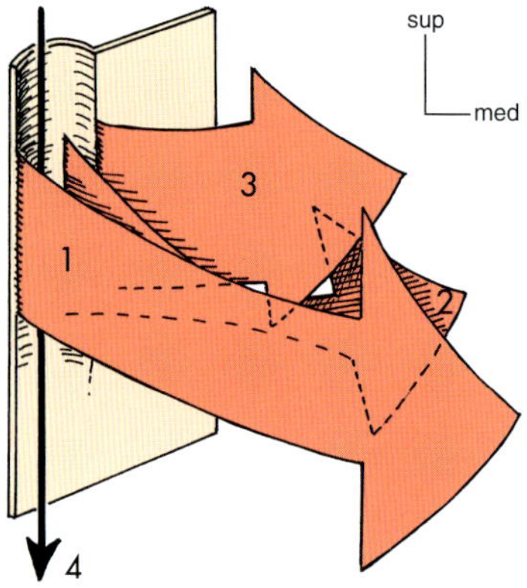

1-53

Sillon bicipital (et bord ant. de l'os).

1. Grand pectoral
2. Grand dorsal
3. Grand rond
4. Passage du tendon du long biceps

1-54

Face postérieure.

1. Chef latéral
2. Arcade du chef latéral
3. Sillon du nerf radial
4. Chef médial

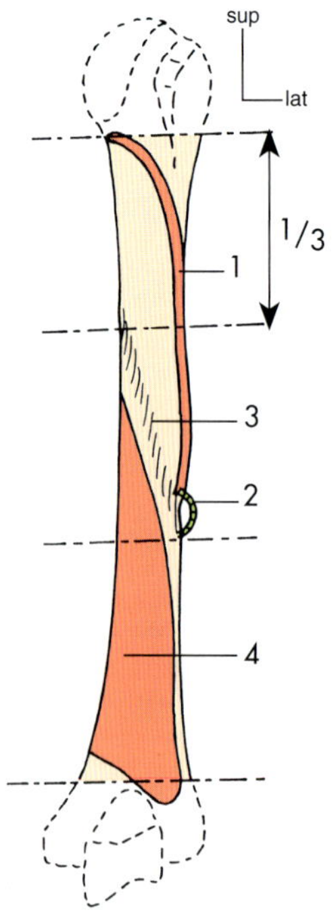

1-55

Face postérieure schématique (mêmes légendes que 1-54).

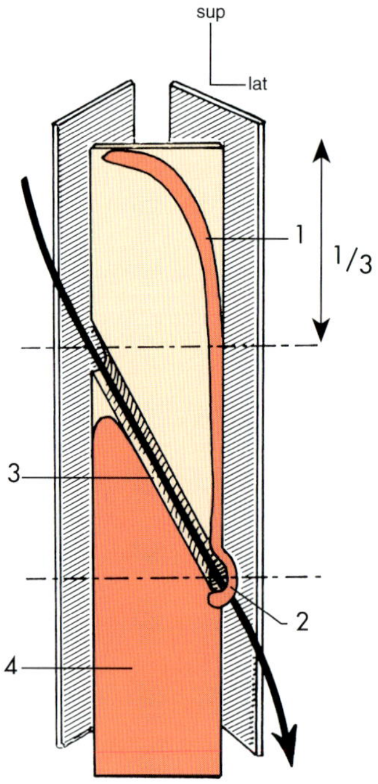

Face médiale

Elle regarde en dedans et en avant. Comme la latérale, on la divise en quarts regroupés selon 3 parties (fig. 1-50 et 1-51) :

- *1/4 supérieur.* Il est divisé en 2 parties :
  - une latérale, étroite et creusée en sillon vertical faisant suite au sillon intertuberculaire : c'est le **sillon bicipital**, qui livre passage au tendon du long biceps (dans sa gaine synoviale). En plus du passage tendineux, il présente 3 insertions musculaires, soit, de dehors en dedans (fig. 1-53) :
    - le **grand pectoral** (sur la lèvre latérale, confondue avec le bord antérieur de l'os) qui recouvre le tendon du long biceps et remonte jusqu'au tubercule majeur,
    - le **grand dorsal** (au fond du sillon),
    - le **grand rond** (sur la lèvre médiale)[74] ;
  - une médiale, plus large, lisse, répond au glissement (bourse synoviale) du tendon du grand rond.
- *1/4 moyen supérieur.* Près du bord médial se trouve l'insertion du **coracobrachial** (on y trouve le trou nourricier de l'os).
- *1/2 inférieure.* Elle donne globalement insertion aux fibres charnues du **brachial**. Celui-ci remonte en pointe entre le coracobrachial[75] et le deltoïde et, en bas, s'étend jusqu'à l'épicondyle médial.

Face postérieure

Elle regarde en arrière, est large et étendue verticalement, barrée obliquement par un léger sillon, ce qui fait décrire 3 parties (fig. 1-54 et 1-55) :

- *partie supérieure.* Elle est lisse, répondant au glissement du long triceps. Près du bord latéral se trouve l'insertion du **chef latéral** du triceps, laquelle remonte vers le dedans au contact de la capsule[76] ;
- *partie moyenne.* Elle est traversée par le **sillon du nerf radial**[77], oblique en bas et en dehors, livrant passage à ce nerf et à l'artère brachiale profonde. Il occupe tout le tiers moyen du corps ;
- *partie inférieure.* Elle est lisse, s'élargit vers le bas et donne insertion aux fibres charnues du **chef médial** du triceps. Elle descend plus bas en dehors qu'en dedans[78].

Bords

Bord antérieur

Situé à l'intersection des faces latérale et médiale, il en a le même découpage en 3 parties (fig. 1-50). Il est plus marqué à sa moitié supérieure du fait du sillon bicipital.

- *1/4 supérieur.* Il est confondu avec le bord latéral du sillon bicipital et donne insertion au tendon du **grand pectoral**[79].
- *1/4 moyen supérieur.* Il est confondu avec la branche antérieure de la tubérosité deltoïdienne (V deltoïdien) et donne insertion au faisceau antérieur du **deltoïde**.
- *1/2 inférieur.* Il est mousse et donne insertion, comme les faces adjacentes, aux fibres charnues du **brachial**.

Bord latéral

Situé à l'intersection des faces latérale et postérieure (fig. 1-56), il est plus marqué à sa moitié inférieure, on le subdivise de la même façon que la face latérale, c'est-à-dire en 3 parties :

- *1/4 supérieur.* Il est lisse et répond à la bourse synoviale du deltoïde ;
- *1/4 moyen supérieur.* Il est marqué par la saillie de la branche postérieure de la tubérosité (ou V) deltoïdienne[80] ;
- *1/2 inférieur.* Il est saillant et donne insertion au **septum intermusculaire latéral** (SIML) ainsi que, de haut en bas, au débordement du brachial, puis au brachioradial, puis au long extenseur radial du carpe.

Bord médial

Situé à l'intersection des faces médiale et postérieure (fig. 1-56), il est plus marqué à sa moitié inférieure. On le subdivise de la même façon que la face médiale, c'est-à-dire en 3 parties :

- *1/4 supérieur.* Il est lisse et répond au **glissement** du tendon du grand rond[81] ;
- *1/4 moyen supérieur.* Il donne insertion au **septum intermusculaire médial** (SIMM) et reçoit le débordement de l'insertion du coracobrachial ;
- *1/2 inférieure.* Le bord est saillant et prolonge l'insertion du SIMM.

[74] L'ordre de ces insertions fait référence au croisement de ces 2 derniers muscles : le grand dorsal s'enroulant autour du grand rond.

[75] Ce qui évoque une chaîne musculaire de flexion : « coracobrachial/brachial ».

[76] Donc proche de la longue portion. Dans 30 % des cas, il existe une arcade fibreuse entre ces 2 insertions (reliquat du muscle latissimo-condiloideus de certaines espèces) [1].

[77] Très peu visible sur l'os sec, ce sillon est transformé en tunnel ostéofibreux par le chef latéral.

[78] Ce qui la met au contact de l'anconé (sur l'épicondyle latéral), lequel constitue en quelque sorte le 4e chef du triceps (même nerf que le chef médial).

[79] Cette insertion est dite en forme de « J » car les fibres les plus basses s'enroulent sur elles-mêmes, vers l'arrière, et remontent très haut, offrant ainsi un plaquage sécuritaire au tendon du long biceps.

[80] À son niveau, le SIML, venant de la partie inférieure du bord, fusionne avec l'aponévrose du deltoïde.

[81] Ce passage se fait à travers le SIMM sous l'arcade du septum (ancienne arcade de Struthers).

1-56

Bords latéral et médial.
1. SIML
2. Deltoïde
3. Arcade du SIMM
4. Grands dorsal et rond
5. SIMM

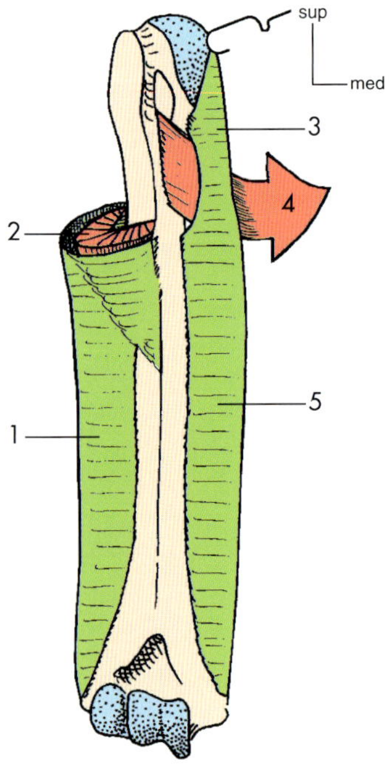

1-57

Extrémité supérieure.
1. Sillon intertuberculaire
2. Tubercule mineur
3. Tubercule majeur
4. Col anatomique
5. Tête
6. Fosse supra-tuberculaire

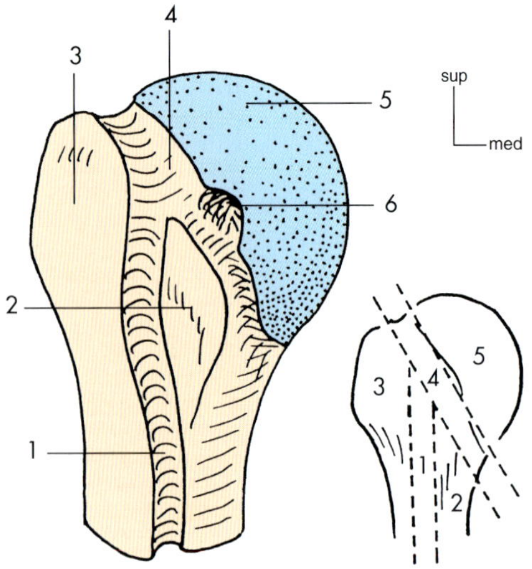

1-58

Limites de la tête
(*cf.* note 84).

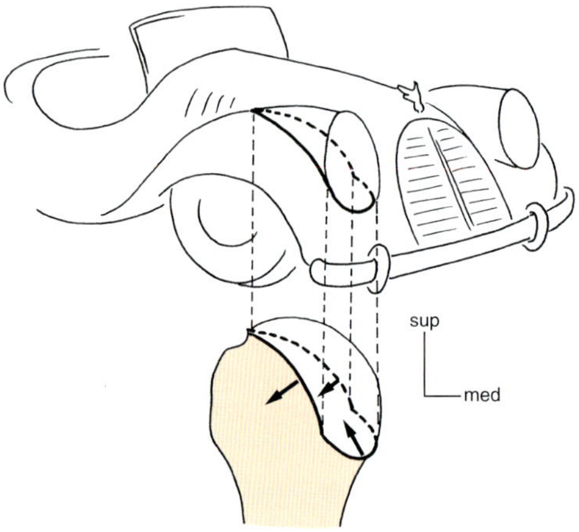

1-59

Angle
cervicodiaphysaire.

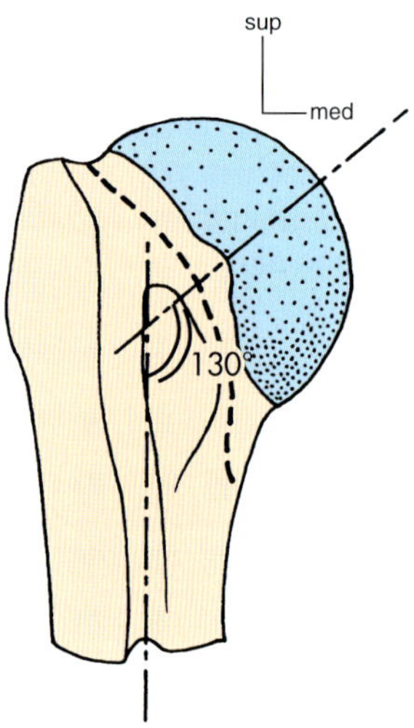

1-60

Rétroversion de la tête
humérale.

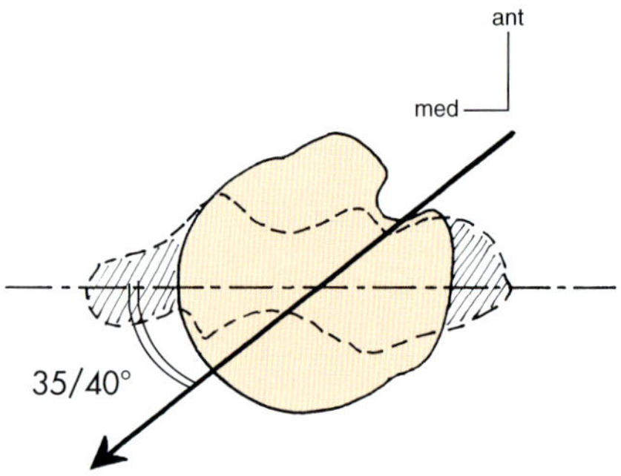

Description des extrémités

Extrémité supérieure

Elle est volumineuse, on la divise en 5 parties (fig. 1-57).

Tête humérale

C'est une surface articulaire, située à la partie supéromédiale de l'épiphyse supérieure, répondant à la glène et à son labrum, de type **sphéroïde** (non congruente et non concordante). Elle a la forme d'un tiers de sphère, de 5 à 6 cm de diamètre[82], légèrement aplatie d'avant en arrière. Elle regarde en dedans, en arrière, en haut, et est encroûtée de cartilage hyalin. Elle est limitée latéralement par le col anatomique.

Col[83]

Il est court, réduit à un sillon sous-capital irrégulier[84] (fig. 1-58). Il donne insertion à la **capsule**[85]. Avec la diaphyse, il forme un angle **cervicodiaphysaire de 130°** (fig. 1-59) et un angle de **rétroversion de 35/40°**[86] [2] (fig. 1-60). À sa partie antérieure, il présente une petite dépression développée aux dépens du cartilage de la tête : la **fosse supra-tuberculaire** (encoche de Welcker), où s'insère le ligament gléno-huméral supérieur.

[82] Cette indication n'a pas de valeur absolue, mais est à rapporter à celle de la tête fémorale, qui lui est inférieure.

[83] Ce col est dit « anatomique », c'est-à-dire finement mis en évidence au pourtour du cartilage, par opposition au col chirurgical, plus grossier, limitant l'épiphyse et la diaphyse.

[84] On dit qu'il décrit 3 lignes courbes : 2 concaves en dehors et en bas, 1 en dehors et en haut. Cela constitue un bon exemple d'assimilation des formes dans l'espace (fig. 1-58).

[85] Sauf en dedans, où elle s'insère plus bas.

[86] Par les mesures externes, on obtenait un angle d'environ 20°, valeur classiquement donnée par la littérature. Des mesures scannographiques ont pu le chiffrer avec précision à 37 ± 3°, c'est-à-dire à une valeur bien supérieure, ce qui correspond mieux à la position de la scapula par rapport au plan frontal (30 à 60°).

▶ **1-61**

Tubercule majeur.
1. Supraépineux
2. Infraépineux
3. Petit rond

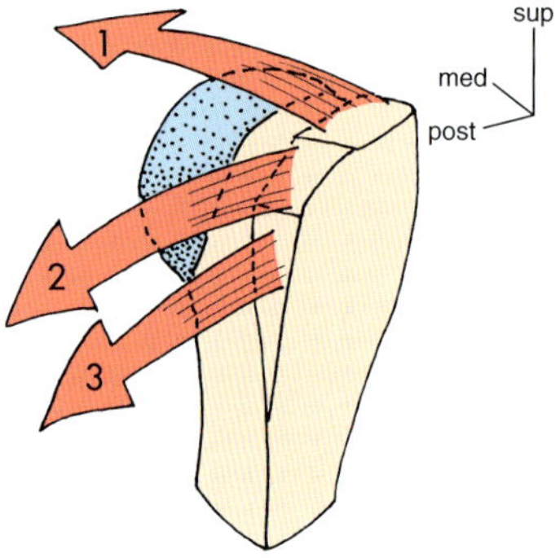

▶ **1-62**

Tubercule mineur.
1. Supraépineux
2. Subscapulaire

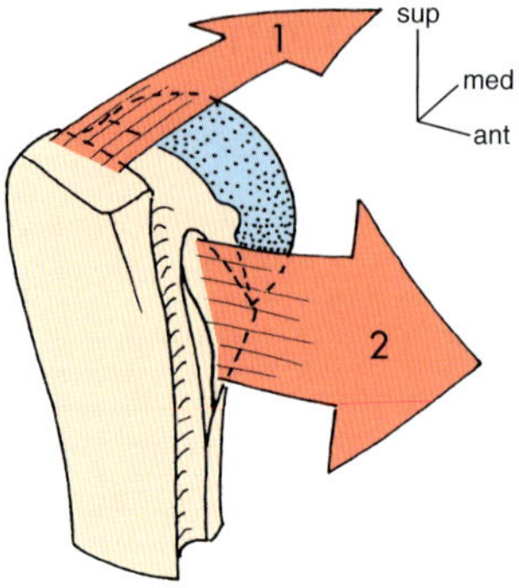

▶ **1-63**

Sillon intertuberculaire.
1. Infraépineux
2. Supraépineux
3. Subscapulaire
4. Tendon du long biceps
5. Ligament transverse de l'humérus

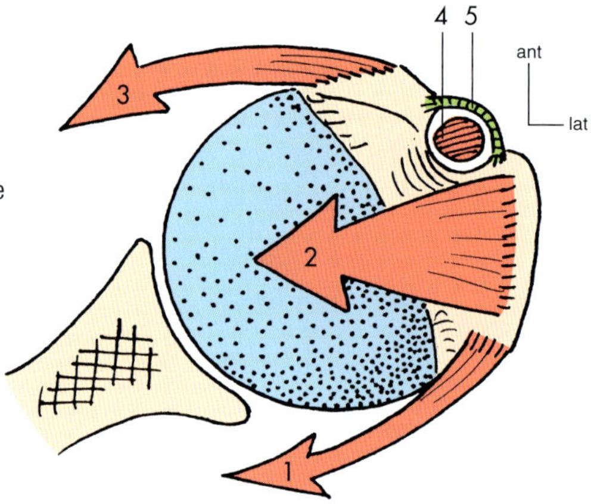

▶ **1-64**

Extrémité inférieure : face antérieure.
1. Capitulum
2. Épicondyle latéral
3. Fosse coronoïdienne
4. Épicondyle médial
5. Trochlée

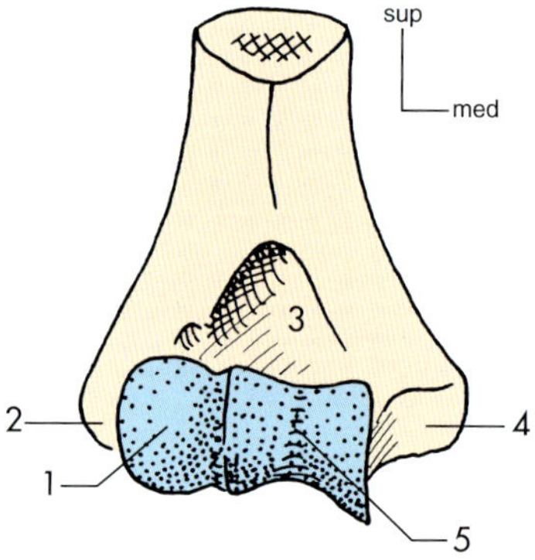

▶ **1-65**

Extrémité inférieure : face postérieure (mêmes légendes que 1-64).
6. Fosse olécrânienne
7. Sillon du nerf ulnaire

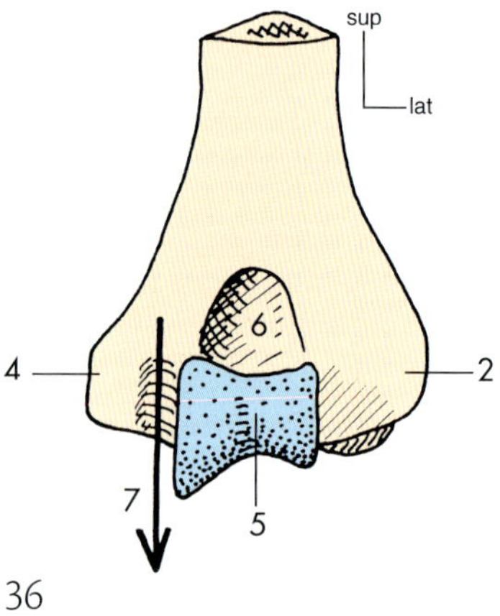

Tubercule majeur[87]

Il est situé à la partie supérolatérale de l'épiphyse. Grossièrement cubique, on lui décrit 5 faces : les faces médiale et inférieure sont accolées à l'os, et les supérieure et postérieure sont séparées par un pan coupé constituant une 5e face (fig. 1-61 et 1-62).

- *Face antérieure.* Elle est étroite et criblée de trous vasculaires. Son bord médial limite le sillon intertuberculaire et donne insertion au **ligament transverse** de l'humérus.
- *Face supérieure.* Étroite et plane, elle donne insertion au tendon du **supraépineux**[88] et son bord médial au **ligament coraco-huméral supérieur**[89].
- *Face postérosupérieure.* Réduite, elle donne insertion au tendon de l'**infraépineux**.
- *Face postérieure.* Elle donne insertion au tendon du **petit rond**[90].
- *Face latérale.* Lisse et large, elle se continue avec la face latérale du corps et répond à la bourse synoviale du deltoïde.

Tubercule mineur[91]

Moins volumineux, il est situé à la partie antérieure de l'épiphyse (fig. 1-62). Il est saillant et de forme triangulaire à base latérale. À son bord supérieur s'insère le ligament coraco-huméral (faisceau inférieur). La moitié supérieure donne insertion au muscle **subscapulaire**, qui se prolonge le long du bord médial jusqu'à la pointe inférieure. Sur ce bord s'insère le **ligament gléno-huméral moyen** et sur le bord latéral (confondu avec le bord médial du sillon intertuberculaire) le **ligament transverse** de l'humérus.

Sillon intertuberculaire

Profondément creusé, il est bordé en dehors par le tubercule majeur et en dedans par le mineur (fig. 1-63). Il donne passage au **tendon du long biceps** et ses lèvres donnent insertion au **ligament transverse** de l'humérus, qui le transforme en tunnel ostéofibreux (TOF). Dans sa partie supérieure, il est vertical puis légèrement oblique en bas et en dedans[92].

Extrémité inférieure

La diaphyse s'élargit et s'aplatit, pour former la **palette humérale** (fig. 1-64 et 1-65). Celle-ci est donc triangulaire à base inférieure et déjetée vers l'avant[93]. On la divise en 4 parties :

- une partie inférieure ;
- une partie médiale ou épicondyle médial ;
- une partie latérale ou épicondyle latéral ;
- une partie centrale.

87 Ancien trochiter.

88 C'est le muscle principal de la coiffe, ses fibres terminales sont totalement accolées à celles de l'infraépineux.

89 Donc au contact du muscle supraépineux, qui le renforce.

90 Ce muscle de la coiffe n'a aucune parenté avec son voisin et homonyme grand rond (qui n'est pas de la coiffe, n'a pas la même action, ni la même innervation).

91 Ancien trochin.

92 Cela confère au tendon du long biceps une résultante poussant le tubercule mineur en dedans (rotation médiale) et légèrement en bas.

93 Cette disposition facilite le secteur de flexion de l'avant-bras.

▶ **1-66**

Surface articulaire inférieure, vue de face.

1. Épicondyle latéral
2. Capitulum
3. Zone capitulo-trochléaire
4. Trochlée
5. Épicondyle médial
6. Fosse coronoïdienne

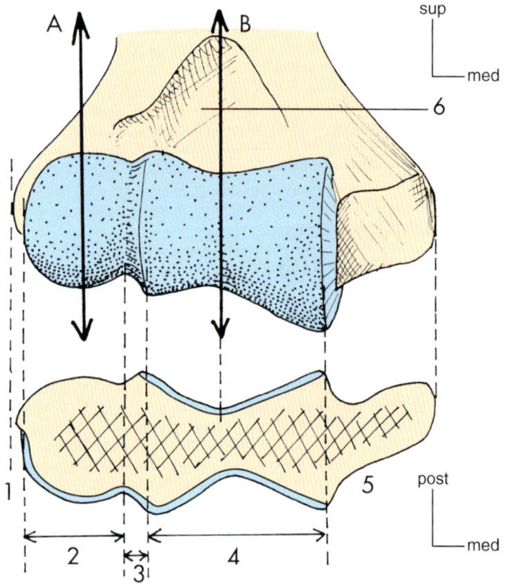

▶ **1-67**

Surface articulaire inférieure : coupes A et B de 1-66.

2. Capitulum
4. Trochlée
6. Fosse coronoïdienne
7. Fosse olécrânienne

Les flèches grasses indiquent l'orientation des surfaces articulaires.

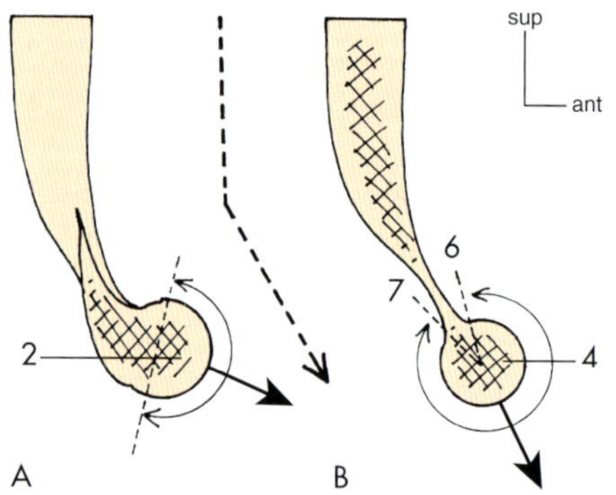

▶ **1-68**

Épicondyle médial.

1. Ligament collatéral ulnaire
2. Rond pronateur
3. FRC
4. FSD
5. Long palmaire
6. FUC

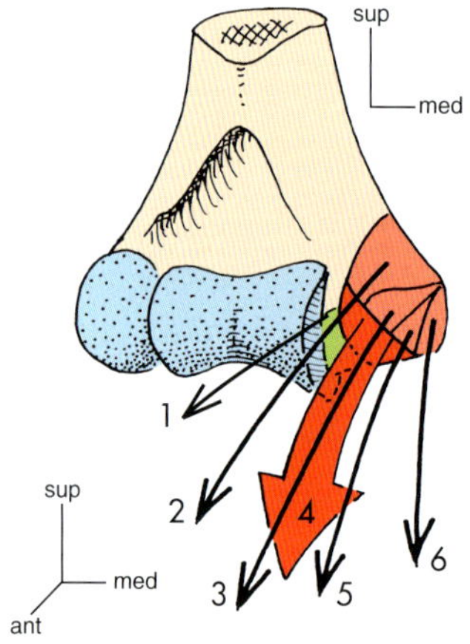

▶ **1-69**

Épicondyle latéral.

1. Anconé
2. EUC
3. Extenseur du V
4. Extenseur des doigts
5. Supinateur
6. CERC

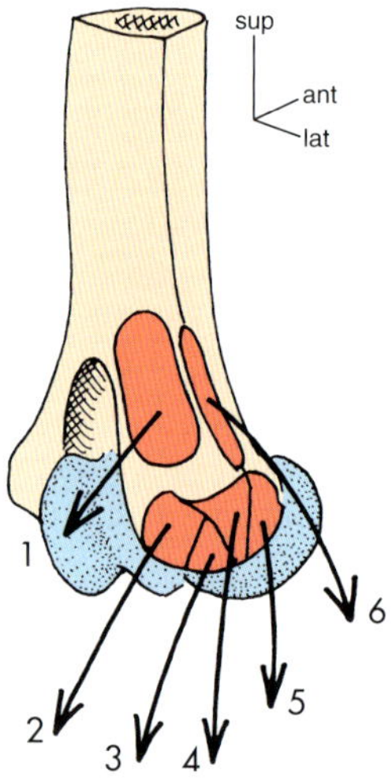

Partie inférieure

Elle forme le bord inférieur de la palette et comporte 2 surfaces articulaires séparées par une mince bande cartilagineuse.

Trochlée (fig. 1-66 et 1-67)

Elle est située à la partie médiale du segment articulaire et répond à l'incisure trochléaire de l'ulna. Elle est de type **ginglyme** congruente[94], avec un secteur de 330° c'est-à-dire proche du cercle complet. Sa forme est celle d'une poulie pleine à grand axe transversal[95]. La gorge est peu marquée[96] et légèrement spiroïdale : verticale à la partie antérieure et oblique, en bas et en dehors, à la partie postérieure[97]. La joue médiale est plus large et descend plus bas que la latérale.[98] La trochlée regarde en bas, en avant et légèrement en dehors. Elle est encroûtée de cartilage hyalin.

Capitulum[99] (fig. 1-66 et 1-67)

Il occupe la partie latérale du segment articulaire et répond à la **fovéa** de la tête radiale. Il est de type **sphéroïde,** non congruente. Sa forme est celle d'une demi-sphère (donc d'un secteur de 180°) aplatie transversalement, regardant en bas et en avant. Il est encroûté de cartilage hyalin.

Zone capitulo-trochléaire[100] (fig. 1-66)

C'est une étroite bande séparant les 2 surfaces précédentes. Elle répond au biseau de la tête radiale et participe à la ginglyme du coude. Elle a la forme d'une portion de tronc de cône, de même secteur que le capitulum. Elle est encroûtée de cartilage hyalin.

Partie médiale ou épicondyle médial[101]

L'os est saillant sous la peau[102]. Cette proéminence offre un bras de levier au tendon commun des **muscles épicondyliens médiaux**. La saillie osseuse est aplatie d'avant en arrière, on lui décrit 2 faces et 1 apex (fig. 1-68).

- *La face antérieure* est divisée en 2 par une crête transversale[103]. Au-dessus s'insère le **rond pronateur**[104], au-dessous s'insèrent, de dehors en dedans : le **ligament collatéral ulnaire** (LCU) du coude et, à son contact, le **fléchisseur superficiel des doigts** (FSD), puis le **fléchisseur radial du carpe**[105] (FRC), le **long palmaire**[106] (LP) et le **fléchisseur ulnaire du carpe**[107] (FUC).
- *La face postérieure* est lisse, déprimée en sillon vertical pour le passage du **nerf ulnaire**.
- *L'apex* est arrondi et donne insertion au débordement du FUC.

Partie latérale ou épicondyle latéral[108]

L'os est moins saillant que du côté médial, il donne insertion aux **muscles épicondyliens latéraux**. On lui décrit une courte face antérieure terminée par un apex, et une face postérieure (fig. 1-69).

- *La face antérieure et l'apex* donnent insertion au tendon commun des épicondyliens latéraux, c'est-à-dire, d'avant en arrière : le **supinateur** (chef superficiel), l'**extenseur des doigts** (ED), l'**extenseur du 5e doigt** (EV) et l'**extenseur ulnaire du carpe** (EUC). Au-dessus de ces insertions, et dans le prolongement du bord latéral du corps, se trouve celle du **court extenseur radial du carpe** (CERC). Au contact du capitulum : insertion du ligament collatéral radial (LCR).

QROC sur l'humérus

Corrigés p. 478

1. Combien de parties l'extrémité supérieure présente-t-elle à décrire ?
2. Quelle est l'orientation de la tête humérale ?
3. Quelles sont les insertions musculaires de la moitié inférieure de la diaphyse humérale ?
4. Décrivez l'épicondyle médial.
5. Décrivez le capitulum.
6. Qu'est-ce que la fosse coronoïdienne ?
7. Donnez les caractéristiques essentielles de l'extrémité inférieure de l'humérus.
8. Décrivez le col anatomique de l'humérus.
9. Énumérez les insertions du tubercule majeur.
10. Quelle est l'insertion principale du bord médial de l'humérus ?

[94] Ce qui lui confère une excellente stabilité osseuse.
[95] Plus précisément : oblique en dedans, en bas et très légèrement en arrière.
[96] C'est une différence entre l'homme et le singe, chez qui la gorge est nette.
[97] Cela favorise le valgus de l'avant-bras en extension du coude et non en flexion.
[98] Cela correspond au valgus en extension, en même temps qu'au fait que la joue latérale est limitée par la présence du capitulum.
[99] Ancien condyle de l'humérus.
[100] Ancienne zone conoïde (en raison de sa forme).
[101] Ancienne épitrochlée.
[102] Saillie accentuée par le valgus de l'avant-bras.
[103] Classiquement décrite comme étant en forme de S italique (concave à sa partie latérale et convexe en dedans).
[104] C'est le seul muscle qui ait un petit bras de levier fléchisseur (chez le singe cette insertion est plus haute).
[105] Ancien grand palmaire.
[106] Ancien petit palmaire.
[107] Ancien cubital antérieur.
[108] Ancien épicondyle (tout court).

▶ **1-70**

Morphologie antérieure (a) et postérieure en extension (b) et en flexion (c).

1. Brachioradial
2. Tendon du biceps
3. Épicondyliens médiaux
4. Tendon tricipital
5. Olécrâne
6. Épicondyle latéral
7. Épicondyle médial

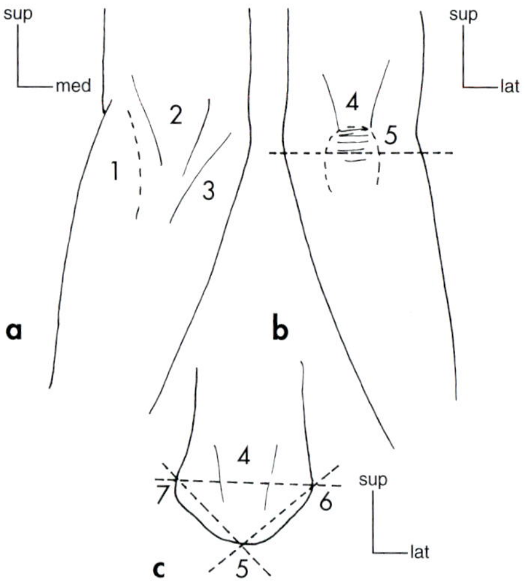

▶ **1-71**

Schématisation de l'extrémité supérieure en vue antérieure (*cf.* texte).

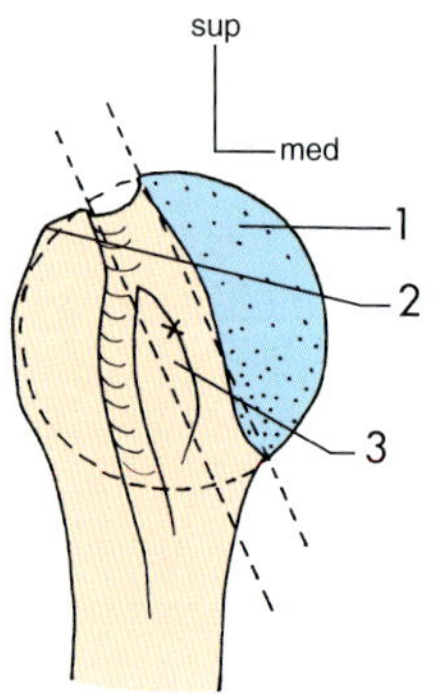

▶ **1-72**

Schématisation de l'extrémité supérieure en vue latérale (*cf.* texte).

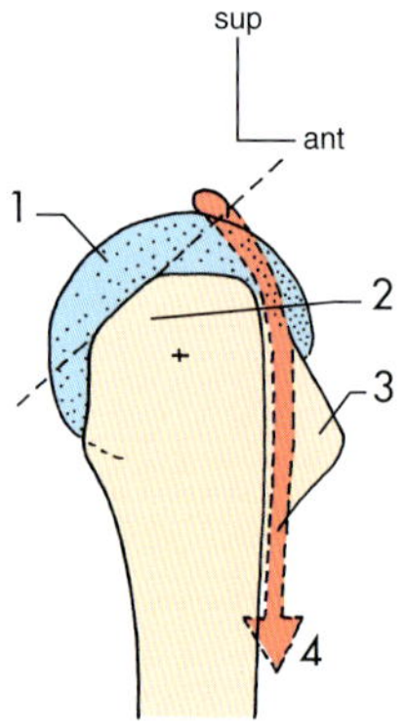

▶ **1-73**

Vue antérieure de l'humérus (*cf.* texte).

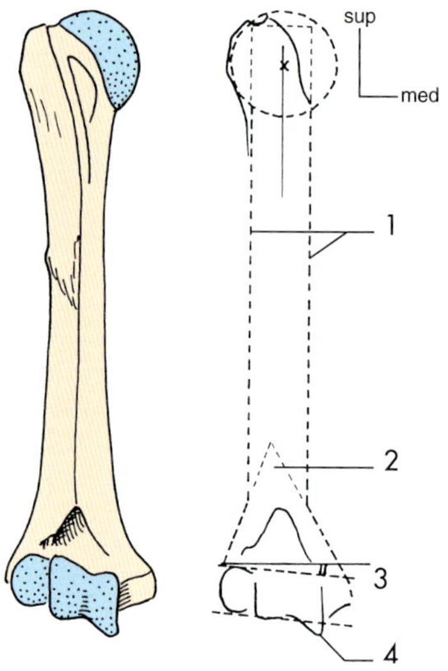

- *La face postérieure* est lisse. Elle donne insertion au muscle **anconé**, qui remonte au contact du chef médial du triceps.

Partie centrale

Du fait de ses limites, c'est une zone de forme triangulaire, très déhiscente sur ses 2 faces[109] (fig. 1-67) :

- *la face antérieure* surplombe la trochlée, c'est la **fosse coronoïdienne**[110] (*cf.* fig. 1-64) ;
- *la face postérieure* surplombe la partie postérieure de la trochlée, c'est la **fosse olécrânienne**[111] (*cf.* fig. 1-65). Elle est plus profonde que la précédente.

La capsule du coude s'insère au pourtour supérieur de ces fosses.

Incidences pratiques

Sur le plan morpho-palpatoire

La partie supérieure est marquée par le galbe du **moignon** de l'épaule (deltoïde) et la présence de **saillies** osseuses visibles ou palpables (acromion, coracoïde, tubercules majeur et mineur, sillon intertuberculaire). Celles-ci sont importantes en raison des pathologies tendineuses de la **coiffe**.
La partie inférieure est marquée à sa face antérieure par le V du pli du coude et ses 2 **gouttières bicipitales** (fig. 1-70a). La vue postérieure permet de repérer 3 saillies osseuses remarquables : l'olécrâne et les 2 épicondyles, alignés en extension et formant un triangle en flexion (fig. 1-70b et c).

Sur le plan mécanique et pathologique

Ces deux aspects intéressent avant tout l'extrémité supérieure : la scapulo-humérale est une mécanique sophistiquée et donc **fragile**. Les mouvements essentiels à l'espace de capture du membre sont la flexion, l'abduction et la rotation latérale, les mouvements inverses s'opérant spontanément sans problème. Deux choses s'imposent : d'une part la **non-congruence** et la **non-concordance**[112] articulaires (avec leur cortège d'instabilités et de luxations), d'autre part l'**abaissement**[113] de la tête lors des mouvements d'abduction.
À l'extrémité opposée, le coude est une charnière modulée par la rotation du radius. On parle de **coude de force** et de **coude de finesse** en fonction des associations possibles entre flexion-extension et pronosupination.

Schématisation de l'humérus

- *L'extrémité supérieure en vue antérieure* (fig. 1-71). Elle s'inscrit dans un cercle (1). Restent à marquer le débordement latéral du tubercule majeur (2) et le placement antérieur du tubercule mineur (3).
- *L'extrémité supérieure en vue latérale* (fig. 1-72). La tête s'inscrit aussi dans un cercle (1), le tubercule majeur est quadrilatère, tronqué à son angle postérosupérieur (2). Le tubercule mineur forme un triangle qui déborde en avant (3), séparé du précédent par le sillon intertuberculaire (4).
- *L'os en vue antérieure :* (fig. 1-73). Tracer 2 verticales pour les bords de l'os (1), puis porter l'extrémité supérieure comme indiqué ci-dessus. Figurer l'élargissement triangulaire de la palette (2), plus marqué en dedans (3). Dessiner enfin les 2 surfaces articulaires inférieures en notant que la trochlée descend plus bas en dedans (4).
- *L'extrémité inférieure en vue latérale :* on note le déjettement antérieur de la palette et le contour des surfaces articulaires. Une coupe médiane reprend le même schéma en marquant la faible épaisseur de l'os en regard des 2 fosses (fig. 1-67).

[109] Il arrive que ces 2 dépressions communiquent, l'os est alors perforé.

[110] Du nom du processus coronoïde de l'ulna, qui vient se loger dans cette fosse lors des mouvements de flexion du coude.

[111] Du nom du processus olécrânien de l'ulna, qui vient se loger dans cette fosse lors des mouvements d'extension du coude.

[112] Cela explique la présence d'une « coiffe » musculaire, responsable du centrage de la tête quelle que soit la position spatiale de l'humérus.

[113] Il s'agit moins d'un abaissement que d'une « anti-élévation », la tête devant toujours rester centrée sur la glène. Le terme d'abaissement reste malgré tout pertinent car les muscles de substitution, lors d'une atteinte de la coiffe, sont ceux dont les fibres sont dirigées vers le bas.

ULNA

▶ 1-74
Vue antérieure des os de l'avant-bras et coupe de l'ulna.

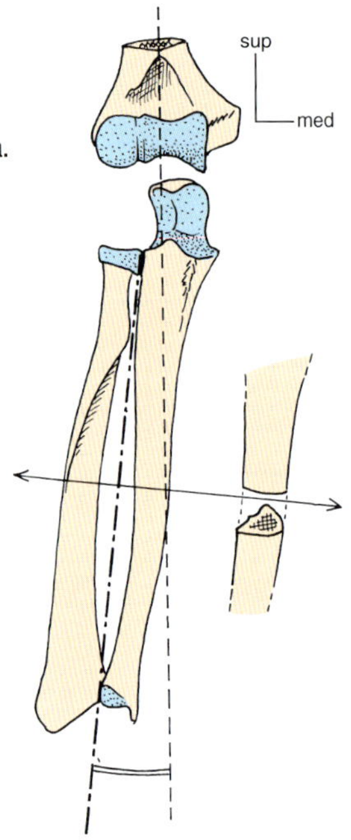

▶ 1-76
Les muscles superficiels proviennent de l'humérus (1), ceux plus profonds de l'avant-bras (2).

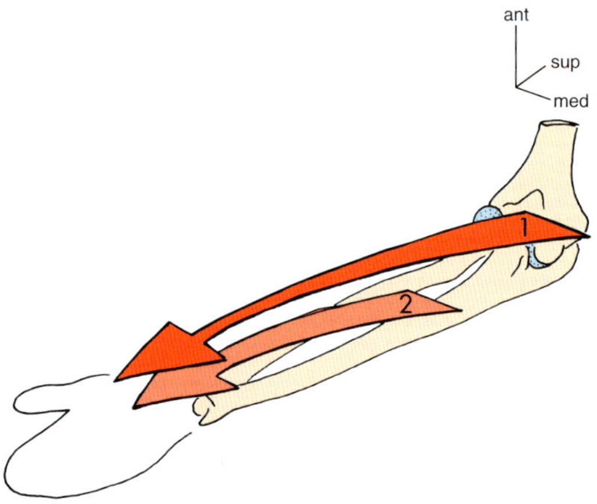

▶ 1-75
Les 3 pôles mécaniques de l'avant-bras.

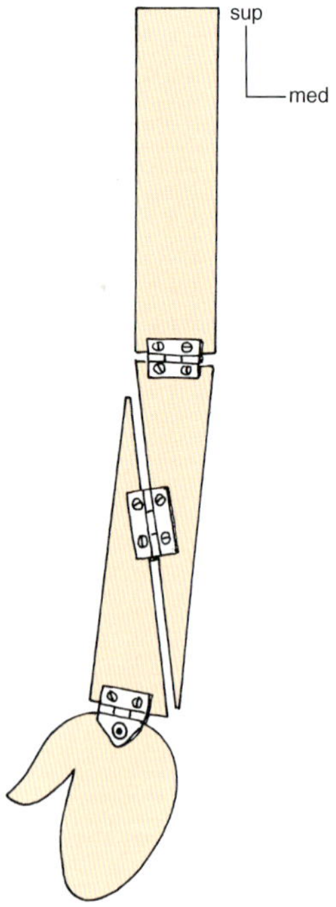

▶ 1-77
Face antérieure du corps.
1. FPD
2. Carré pronateur

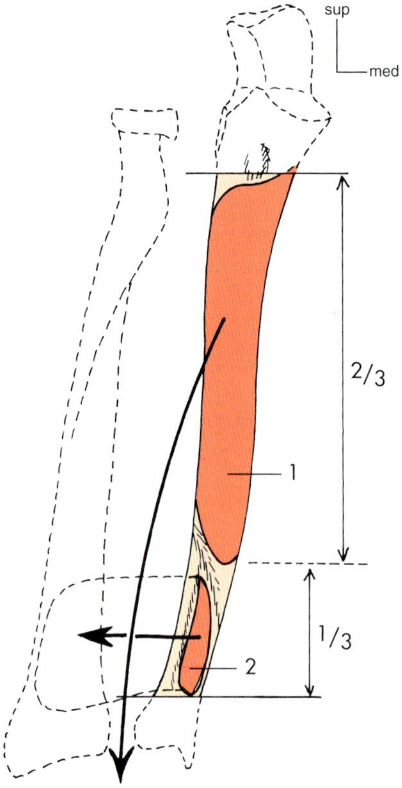

▶ 1-78
Face médiale du corps.
1. FPD

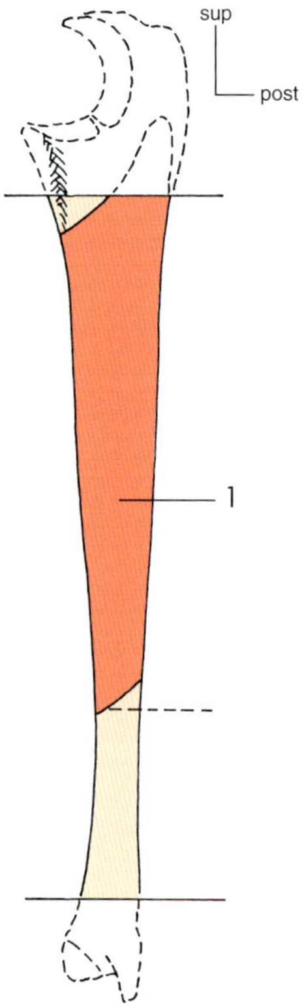

Présentation

L'ulna[114] est un os **long**, **pair** et **non symétrique**. Il forme le squelette médial de l'avant-bras (fig. 1-74) et est articulé en haut avec l'humérus et latéralement avec le radius. Il n'est pas articulé avec le carpe mais seulement avec un fibrocartilage qui l'en sépare.
C'est un os assez **grêle**. On l'oriente en plaçant la plus grosse de ses deux extrémités en haut et la forte excavation de cette extrémité en avant. Toujours à ce niveau, il existe une petite facette articulaire, située sur le côté : elle se place en dehors.
C'est celui des deux os de l'avant-bras qui reste globalement fixe durant les mouvements de pronosupination, le radius pivotant autour de lui.

Organisation anatomique

L'ulna est un os organisé en **3 pôles** mécaniques (fig. 1-75).

- *En haut*, il s'articule de façon efficace et solide avec le bras, à la manière d'une charnière bien congruente.
- *Au milieu*, le corps de l'ulna offre des plages d'insertion pour les muscles du poignet ou ceux extrinsèques de la main (fig. 1-76) et est uni au radius par une membrane.
- *En bas*, il forme un pivot pour le radius en même tant qu'un pôle d'amarrage important (disque et ligament collatéral).

Description du corps

L'ulna est **triangulaire** à la coupe, ce qui permet de décrire 3 faces et 3 bords. Son corps est grêle et d'autant plus fin que l'on se déplace vers l'extrémité inférieure.

Face antérieure

Plus large en haut qu'en bas, on la divise en 3 tiers en raison de la taille des deux insertions qui l'occupent (fig. 1-77) :

- *2/3 supérieurs*. Ils sont légèrement excavés verticalement, lisses[115]. Sur toute cette étendue, ils donnent largement insertion au muscle **fléchisseur profond des doigts**[116] (FPD);
- *1/3 inférieur*. Il est séparé des 2/3 supérieurs par une petite crête oblique en bas et en dedans. La face est plus étroite et convexe transversalement. Sur sa moitié médiale s'insère le muscle **carré pronateur**[117].

Face médiale

Elle ressemble à la face antérieure, dont elle n'est séparée que par le bord antérieur, peu marqué. Comme la face antérieure, elle est plus large en haut qu'en bas et on la divise en tiers, pour les mêmes raisons (fig. 1-78).

- *2/3 supérieurs*. Ils sont légèrement convexes d'avant en arrière, lisses, on y trouve le débordement de l'insertion au muscle **fléchisseur profond des doigts**.
- *1/3 inférieur*. Il est lisse, convexe d'avant en arrière, libre de toute insertion. Cette zone répond au glissement des fibres du muscle fléchisseur ulnaire du carpe.

[114] Ancien cubitus. Ulna signifie « avant-bras », ce qui a donné l'ancienne mesure française, *l'aune*, qui, comme le *pouce* et le *pied* fait référence à l'anatomie humaine.

[115] On y trouve également le trou nourricier de l'os, à la partie supérieure.

[116] Cette insertion se prolonge à la face médiale.

[117] L'autre insertion se fait, en vis-à-vis, sur le radius.

1-79

Face postérieure du corps.

1. Anconé
2. Long abducteur du I
3. Court extenseur du I
4. Long extenseur du I
5. Extenseur du II
6. Passage de l'EUC

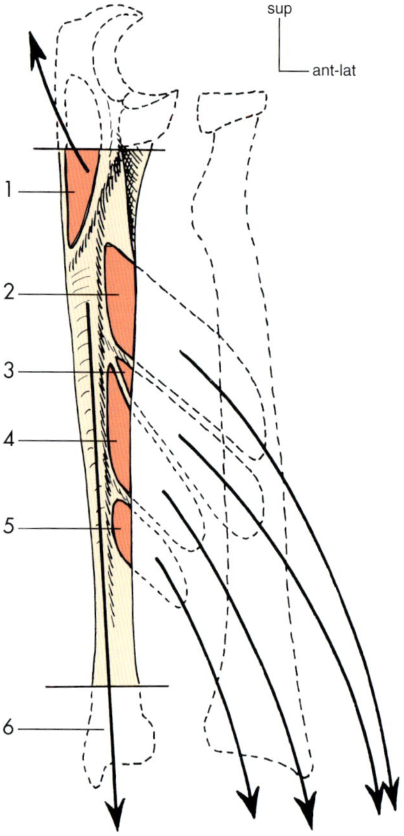

1-80

Localisation des muscles post. profonds : de ht en bas, et de dh en dd : long abducteur du I (1) vers M1 (1'), court extenseur du I (2) vers P1 (2'), long extenseur du I (3) vers P2 (3'), extenseur du II (4) vers l'extenseur des doigts du II (4').

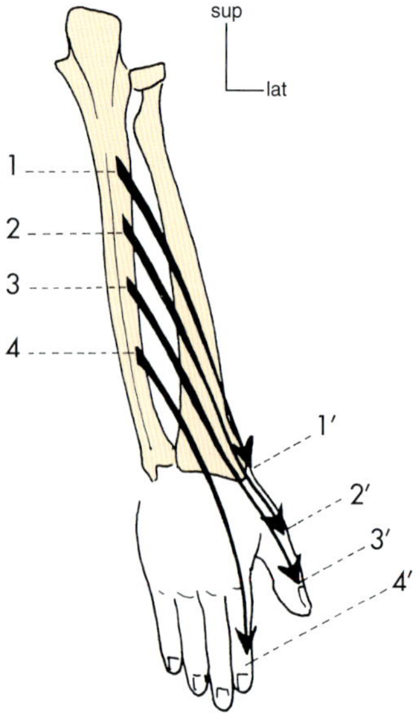

1-81

Situation du bord ant. de l'ulna, entre les faces ant. et méd.

1. Brachioradial
2. LERC
3. LFP
4. CERC
5. MIO
6. Face ant. de l'ulna
7. FUC
8. FPD
9. FSD
10. Long palmaire
11. FRC

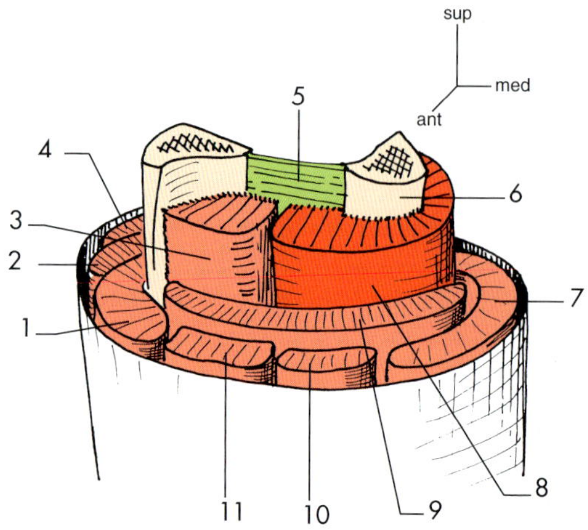

1-82

Bord post. (flèches noires = passage des tendons des 2 muscles).

1. Passage du nerf ulnaire
2. Arcade du FUC
3. FUC
4. EUC

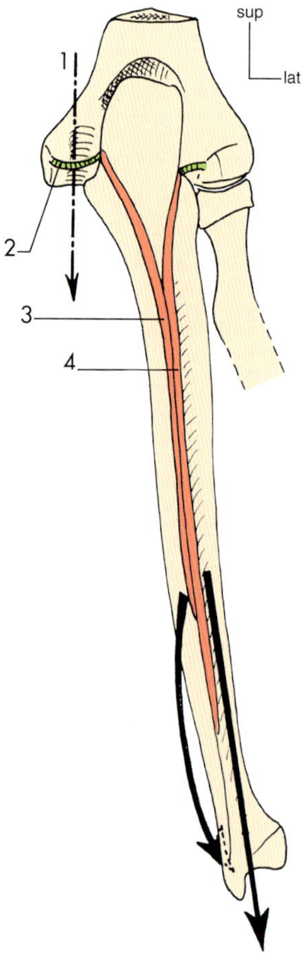

1-83

Bord lat. ou interosseux et orientation des épiphyses.

1. Supinateur (chef superficiel)
2. Orientation antérieure
3. Supinateur (chef profond)
4. MIO
5. Orientation antérolatérale

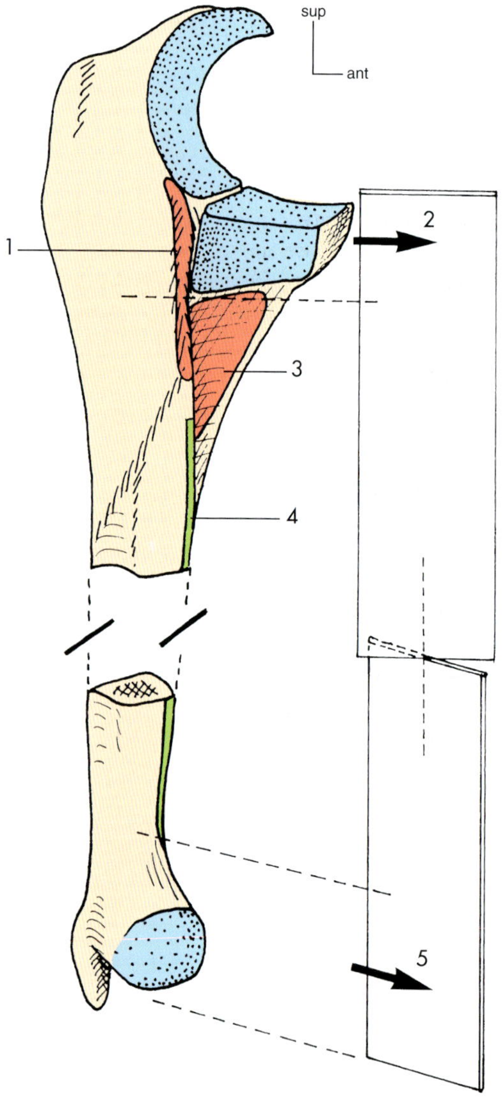

Face postérieure (ou postérolatérale)

Elle regarde en arrière et en dehors. Un peu plus large en haut qu'en bas, on décrit 3 parties en raison de la présence d'une crête oblique à la partie supérieure (fig. 1-79).

- *Crête oblique.* Elle est située au quart supérieur, saillante, oblique en bas et en arrière. Elle s'étend de l'angle postéro-inférieur de l'incisure radiale (*cf.* Processus coronoïde) au bord postérieur de la diaphyse, à l'union du quart supérieur et des ¾ inférieurs.
- *Au-dessus de la crête.* La surface est triangulaire à sommet inférieur, lisse, elle donne insertion au muscle **anconé**[118].
- *Au-dessous de la crête.* La face est divisée en deux par une crête verticale issue de la partie moyenne de la crête oblique et s'étendant presque jusqu'en bas. Celle-ci délimite 2 champs :
  - champ postérolatéral : il donne insertion à 4 muscles destinés à la partie dorsolatérale de la main (fig. 1-80), de haut en bas, le **long abducteur du pouce**, le **court extenseur du pouce**[119], le **long extenseur du pouce**, l'**extenseur de l'index** ;
  - champ postéromédial : il est déprimé en sillon vertical, correspondant au logement du corps charnu du muscle extenseur ulnaire du carpe[120] (EUC).

Bord antérieur

Il est situé à l'intersection des faces antérieure et médiale, il est mousse. Ses 2/3 supérieurs donnent insertion au même muscle que les faces adjacentes : le **fléchisseur profond des doigts** (fig. 1-81). Son tiers inférieur est peu net et se perd à la partie antérieure du processus styloïde.

Bord postérieur

Appelé aussi **crête ulnaire**, ce bord est saillant et sous-cutané sur toute sa hauteur. On lui décrit 3 parties (fig. 1-82) :

- *une supérieure*, courte, dite de bifurcation : le bord se divise en 2 pour remonter de part et d'autre de l'olécrâne ;
- *une moyenne*, étendue et marquée, fait apparaître 2 versants séparés par un sommet. Sur le sommet se trouve l'insertion du **fascia superficiel** de l'avant-bras, sur le versant médial, celle du muscle **fléchisseur ulnaire du carpe**[121] (FUC) et sur le latéral, celle du muscle **extenseur ulnaire du carpe** ;
- *une inférieure*, où le bord est moins marqué et se perd à la partie postérieure du styloïde ulnaire.

Bord latéral

Également nommé bord **interosseux**, c'est le bord le plus tranchant des trois. On le subdivise en 2 parties (fig. 1-83) :

- *une supérieure*, longue environ du quart, où le bord bifurque vers le haut. La branche antérieure de la bifurcation rejoint le bord antérieur de l'incisure radiale, elle est concave en avant et marque simplement la jonction avec la face antérieure de l'os et le processus coronoïde. La branche postérieure monte verticalement et rejoint le bord postérieur de l'incisure radiale. Elle est saillante et porte le nom de **crête supinatrice** car elle donne insertion au **faisceau superficiel du muscle supinateur**. Entre les 2 branches s'étend une partie lisse et excavée, triangulaire à base supérieure : c'est la **fosse supinatrice**, dans laquelle s'insère le **faisceau profond du muscle supinateur**.
- *une inférieure*, longue environ des 3/4, forme le bord proprement dit. Très marqué, il donne insertion à la **membrane interosseuse** (MIO).

[118] Il s'agit du débordement de l'insertion de ce muscle s'insérant à la face latérale de l'olécrâne.

[119] Cette insertion est inconstante car très réduite. Ce muscle, constant, s'insère principalement sur le radius et la membrane osseuse. Son insertion peut remonter ou non jusqu'à l'ulna.

[120] Ce muscle s'insère sur l'épicondyle latéral de l'humérus et sur le bord postérieur de l'ulna. Les fibres qui se détachent de ce bord forment un corps charnu qui se plaque contre lui sur toute sa longueur, dans le sillon vertical.

[121] Celui-ci descend moins bas que l'EUC car il se porte antérieurement avant l'épiphyse inférieure.

▶ **1-84**

Subdivisions de l'extrémité supérieure.

1. Olécrâne
2. Incisure trochléaire
3. Coronoïde
4. Diaphyse ulnaire

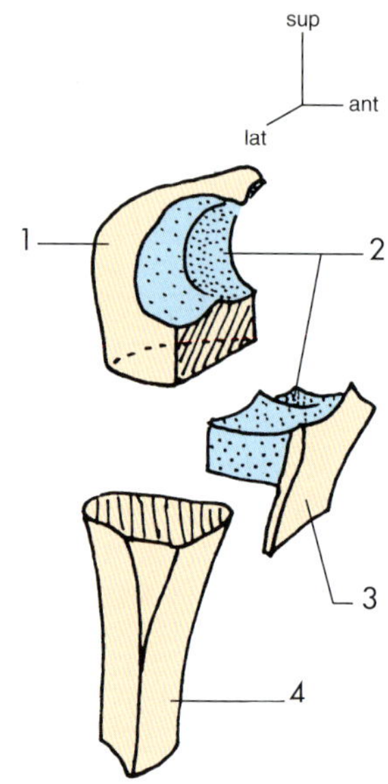

▶ **1-85**

Face ant. du coronoïde.

1. Corde oblique
2. Brachial
3. Faisceau ant. du LCU
4. Capsule
5. Faisceau moyen du LCU
6. FSD
7. Rond pronateur

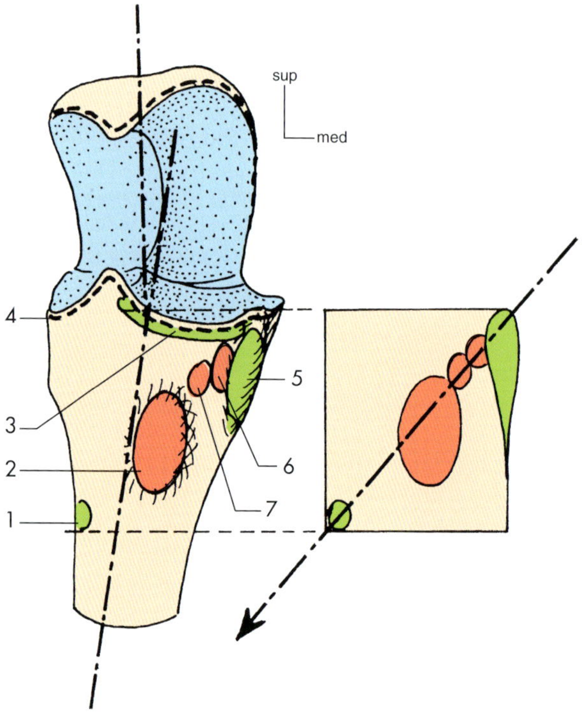

Description des extrémités

Les extrémités sont au nombre de deux : une supérieure et une inférieure.

Extrémité supérieure

Elle est nettement plus volumineuse que l'inférieure. Elle est composée de deux processus (fig. 1-84) encadrant une surface articulaire très concave : l'**incisure trochléaire**[122], ce qui, de profil, lui donne l'aspect d'une grosse clé anglaise.

Processus coronoïde

Le coronoïde[123] a une forme de prisme triangulaire plaqué transversalement contre le corps de l'ulna par l'une de ses faces, ses 2 bases étant disposées sur les côtés. On lui décrit 4 faces, puisque la 5e est soudée à l'os.

Face supérieure

C'est une **surface articulaire**, ou plus exactement la partie horizontale de l'incisure trochléaire (*cf.* Arthrologie) (fig. 1-84). Elle répond à la trochlée humérale et est de type **ginglyme** : sa forme est celle d'une portion de poulie creuse à grand axe transversal – c'est-à-dire présentant 2 joues, concaves d'avant en arrière et séparées par une crête sagittale. Cette crête, concave en haut, se termine en avant par un bec saillant[124] : le **bec coronoïdien**. La joue latérale est moins large que la médiale[125]. Cette face regarde en haut et est encroûtée de cartilage hyalin. La capsule ne s'insère qu'en avant et en dedans. En effet, latéralement la surface articulaire se continue vers le bas par l'incisure radiale, et en arrière elle se continue par la face antérieure de l'olécrâne, dont elle est séparée par un sillon transversal dépourvu de cartilage.

Face antérieure

Elle est située dans un plan oblique en bas et en arrière, elle regarde donc en bas et en avant. Son relief, plus ou moins rugueux, se prolonge ensuite avec la partie lisse de la face antérieure de la diaphyse. Grossièrement rectangulaire à grand axe vertical, on lui décrit quelques insertions, très schématiquement situées sur une diagonale oblique en bas et en dehors. On trouve, de haut en bas et de dedans en dehors (fig. 1-85) :

- le **ligament collatéral ulnaire du coude**[126] (faisceau moyen[127]), dans l'angle supéromédial, inséré sur une saillie verticale de l'os : le **tubercule coronoïde** ;
- le **fléchisseur superficiel des doigts**, immédiatement à côté, sur une insertion ponctiforme[128] ;
- le **rond pronateur** (chef ulnaire)[129], presque à côté du précédent, constituant une petite insertion ;
- le **brachial**, en plein centre de la face antérieure, inséré sur une zone ovalaire, rugueuse et saillante : le **tubercule du brachial**[130] ;
- enfin, tout à fait dans l'angle inférolatéral, 2 petites insertions, côte à côte : celle, ligamentaire, de la **corde oblique**[131] et celle, musculaire et inconstante, du muscle long fléchisseur du pouce[132].

[122] Ancienne grande cavité sigmoïde du cubitus.

[123] En grec, *koronê* signifie corneille (l'oiseau). Ce processus présente un bec, à sa partie antérieure, qui ressemblerait à celui d'une corneille.

[124] Ce bec vient au contact de la fosse coronoïdienne de l'humérus en flexion maximale du coude.

[125] En effet, cette partie de l'os est amputée d'un petit volume latéral correspondant au plaquage de la tête radiale contre l'incisure radiale.

[126] Cette insertion se prolonge vers le bas, sur le bord médial de cette face antérieure.

[127] Le faisceau antérieur s'insère le long du bord antérieur de l'incisure trochléaire, le faisceau postérieur sur l'olécrâne (*cf.* Arthrologie).

[128] Cette insertion n'est que le prolongement de celle qui est située sur l'épicondyle médial de l'humérus, qui s'étend également sur le LCU.

[129] Ce muscle épicondylien médial a l'essentiel de ses fibres d'origine sur l'humérus. Cette insertion n'est qu'accessoire, elle forme, avec la précédente, une petite fente dans laquelle passe le nerf médian.

[130] On peut noter que les 2 gros muscles fléchisseurs du coude se terminent chacun sur un des 2 os de l'avant-bras : le brachial sur l'ulna et le biceps sur le radius (ce qui lui donne, en plus, une action supinatrice).

[131] Ancienne « corde de Weitbrecht ».

[132] Il s'agit d'un prolongement haut, et variable, de l'insertion radiale de ce muscle. La corde oblique ne serait, pour certains, que la fibrose d'une partie de ces fibres, de même obliquité et à son contact.

▶ **1-86**

Face lat. de l'extrémité supérieure.
1. Anconé
2. Triceps brachial
3. Faisceau post. du LCR
4. Capsule
5. Supinateur (chef superficiel)
6. Faisceaux ant. et moy. du LCR + ligament annulaire
7. Incisure radiale
8. Ligament carré
9. Supinateur (chef profond)

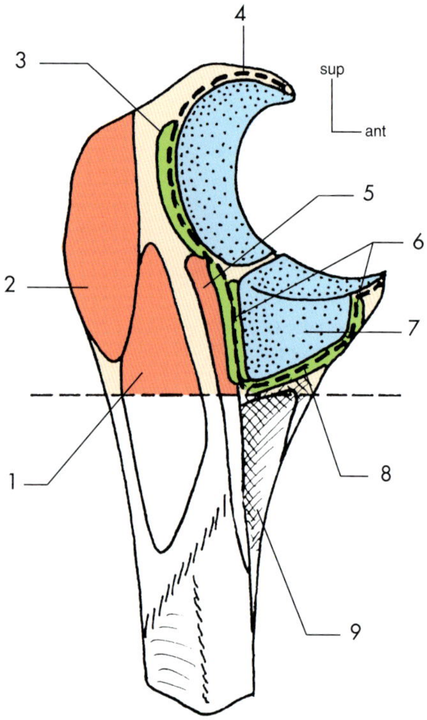

▶ **1-87**

Face méd. de l'extrémité supérieure.
1. Faisceau moyen du LCU
2. Faisceau ant. du LCU
3. Capsule
4. Plan de la face supérieure
5. Triceps brachial
6. Faisceau post. du LCU
7. FPD

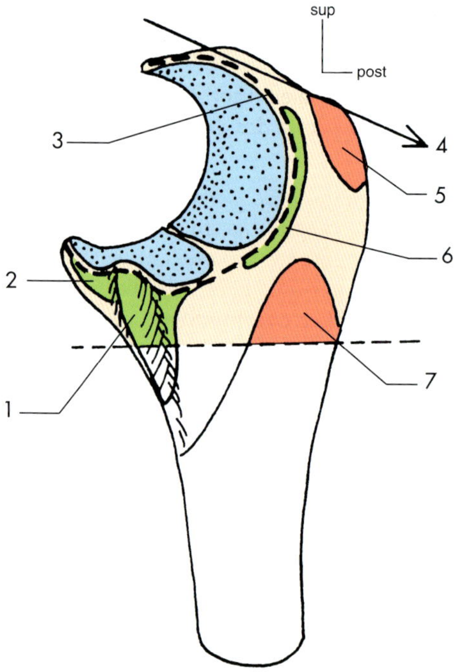

▶ **1-88**

Vue supérieure de l'olécrâne.
1. Incisure trochléaire
2. Bec coronoïdien
3. Bec olécrânien
4. Capsule
5. Bourse synoviale prétendineuse
6. Triceps brachial

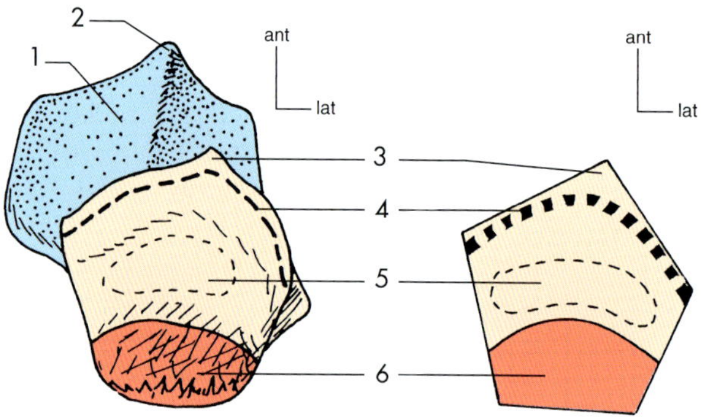

Face latérale

Elle est occupée par une surface articulaire, **l'incisure radiale** (ancienne petite cavité sigmoïde du cubitus) (fig. 1-86), située sous l'incisure trochléaire et répondant au pourtour de la tête radiale. C'est une **trochoïde**, de forme grossièrement rectangulaire à grand axe antéropostérieur, concave selon ce grand axe et plane verticalement. Son bord postérieur est légèrement plus haut que l'antérieur, ils donnent tous les 2 insertion au **ligament annulaire** et au **ligament collatéral radial du coude** (faisceau moyen pour le bord postérieur et antérieur pour l'autre). Le muscle supinateur (superficiel) prolonge l'insertion diaphysaire de la crête supinatrice au niveau du bord postérieur de l'incisure radiale (en arrière du ligament annulaire). Le bord inférieur donne insertion au **ligament carré**. Cette surface regarde en dehors et est encroûtée de cartilage hyalin.

Face médiale

Simple jonction entre la face médiale du corps et celle de l'olécrane (fig. 1-87), elle reçoit le débordement du muscle **fléchisseur profond des doigts**.

Processus olécrânien

L'olécrâne est un volume cuboïde (6 faces) implanté à la partie postérosupérieure de l'ulna, il en forme la partie la plus haute. La 6e face, inférieure, est soudée à l'os et non décrite.

Face supérieure

Elle regarde en haut et en arrière, étant dans un plan oblique en bas et en arrière (fig. 1-87). Grossièrement pentagonale, on la divise en 3 champs (fig. 1-88) :

- *le champ antérieur* est étroit et donne insertion à la **capsule**. Sa partie moyenne forme la saillie du **bec olécrânien** qui surplombe l'incisure trochléaire et vient se loger dans la fosse olécrânienne de l'humérus en position de rectitude du coude ;
- *le champ moyen* est lisse et répond à la **bourse synoviale** prétendineuse du triceps brachial ;
- *le champ postérieur* est rugueux et donne insertion au **tendon tricipital**. Ce champ est limité postérieurement par une saillie irrégulière plus ou moins marquée traduisant la traction du tendon tricipital.

Face antérieure

C'est une **surface articulaire** (fig. 1-85) ou, plus exactement : la partie verticale de l'**incisure trochléaire**. Elle reprend les caractéristiques équivalentes à la face supérieure du coronoïde (*cf. supra*). Elle présente une crête verticale, concave en avant, dont l'extrémité supérieure, saillante, contribue à former le **bec olécrânien**. Cette face regarde globalement en avant.

Face postérieure

Elle est triangulaire à sommet inférieur, produite par le dédoublement du bord postérieur du corps (fig. 1-82). Sur le bord latéral déborde l'insertion de l'extenseur ulnaire du carpe (EUC) et sur le médial déborde celle du fléchisseur ulnaire du carpe (FUC). La surface de l'os est sous-cutanée, lisse, libre.

Face latérale

Elle est plus haute que large et présente 3 insertions, d'arrière en avant (fig. 1-86) :

- *en haut*, le débordement du **tendon tricipital** (plus important que sur la face médiale) ;
- *en bas*, l'insertion de l'**anconé**[133] (prolongeant l'insertion du triceps, auquel il est attenant) ;
- *sur toute la hauteur*, l'insertion de la **capsule** et du faisceau postérieur du **ligament collatéral radial** du coude (LCR), au contact de l'interligne.

133 Il déborde sur le quart sup. de la face postérieure.

▶ **1-89**

Extrémité inférieure.

1. Axe de l'extrémité inférieure
2. Surface articulaire inférieure de la tête
3. Surface articulaire antérolatérale de la tête
4. Tête
5. Col
6. Styloïde (LCU du poignet)
7. Tendon du FUC
8. Disque articulaire
9. Tendon de l'EUC
10. Radius

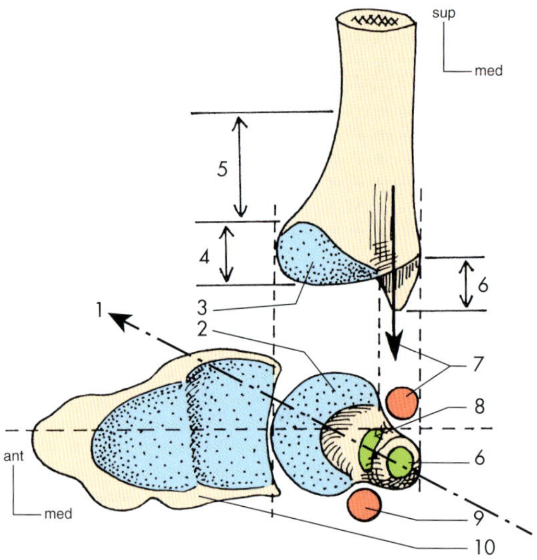

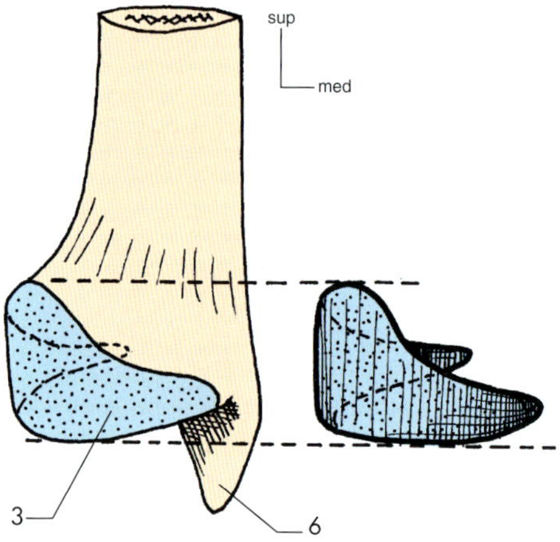

Face médiale

Grossièrement symétrique à la latérale (fig. 1-87), on y trouve :

- *en haut,* le débordement du **tendon tricipital** (moins étendu qu'en dehors) ;
- *en bas,* le débordement du **fléchisseur profond des doigts** ;
- *sur toute la hauteur,* la **capsule** et le faisceau postérieur du **ligament collatéral ulnaire** du coude (LCU).

Extrémité inférieure

Grêle, elle est composée de 3 parties (fig. 1-89).

Col

C'est une portion cylindrique à grand axe vertical, rétrécie, qui supporte la tête. Son pourtour est lisse et libre de toute insertion.

Tête

C'est une saillie qui déborde la circonférence du col uniquement en dehors et en avant. Elle est composée d'une partie périphérique et d'une face inférieure.

- *La partie antérolatérale* supporte une **surface articulaire** qui répond à l'incisure ulnaire du radius. Elle est de type **trochoïde**, ni congruente ni concordante (*cf.* Incidences mécaniques). On peut comparer sa forme à celle d'un diadème situé dans un plan vertical et à extrémités antérieure et postérieure. Cette surface est convexe d'avant en arrière et plane verticalement, plus large à la partie moyenne et effilée aux extrémités[134]. Elle regarde en dehors et en avant et est encroûtée de cartilage hyalin.
- *La partie postéromédiale* est saillante sous la peau, nettement visible. Plus étroite que la partie antérolatérale, elle est déprimée verticalement par **2 sillons :** l'un antérieur, où passe le tendon du fléchisseur ulnaire du carpe, l'autre postérieur, où passe l'extenseur ulnaire du carpe.
- *La face inférieure,* plane, est occupée par une **surface articulaire** qui répond au disque articulaire du poignet, de type intégré à la trochoïde radio-ulnaire inférieure. Elle a la forme d'un croissant aplati, à concavité styloïdienne, c'est-à-dire postéromédiale. Elle regarde directement en bas et est encroûtée de cartilage hyalin.

Processus styloïde

Il prolonge inférieurement la partie postéromédiale de l'extrémité distale de l'ulna. C'est une saillie conique à sommet inférieur, descendant moins bas que le styloïde radial et lui étant plus postérieure. La partie latérale de sa base donne insertion au **disque articulaire** et son apex au **ligament collatéral ulnaire** du poignet.

Incidences pratiques

Sur le plan morphologique et palpatoire

Cet os est **sous-cutané**, donc palpable, à ses 3 niveaux : à l'extrémité supérieure par l'olécrâne, à la diaphyse par son bord postérieur, et à l'extrémité inférieure par son styloïde et la partie postéromédiale de la tête. Cet os donne à l'avant-bras sa longueur[135].

Sur le plan mécanique et pathologique

Contrairement au radius, l'ulna est **fixe**. C'est l'os qui assure la jonction avec l'humérus au niveau du coude. Les pathologies les plus fréquentes sont la fracture diaphysaire, la fracture-luxation au niveau du coude, le diastasis inférieur et les entorses (plutôt médiales au coude et latérales au poignet).

[134] Sur celles-ci s'insèrent les ligaments radio-ulnaires inférieurs antérieur et postérieur.

[135] Ce terme a désigné l'avant-bras et une mesure de longueur équivalente.

▶ 1-90
Schématisation antérieure (*cf.* texte).

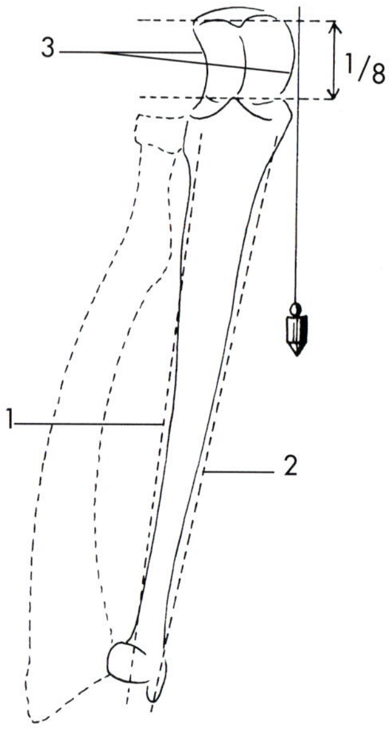

▶ 1-91
Schématisation latérale (*cf.* texte).

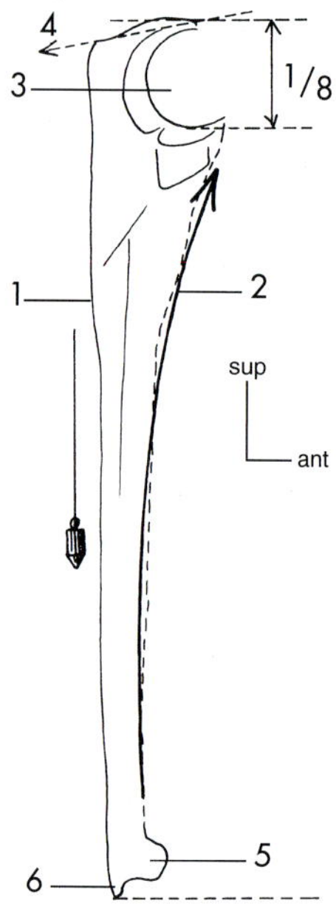

▶ 1-92
Schématisation inférieure (*cf.* texte).

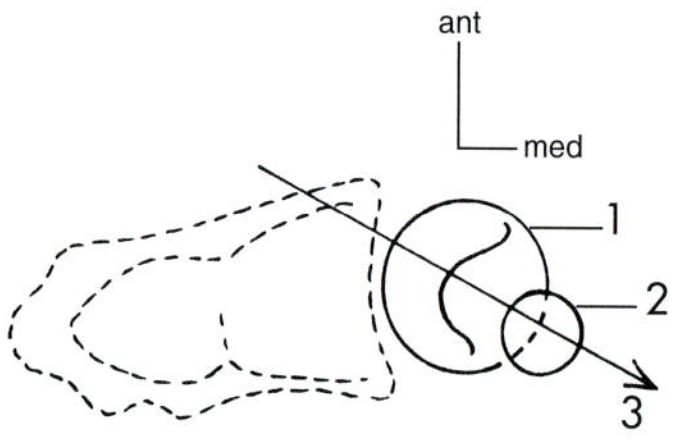

Schématisation de l'ulna

Il faut noter la légère angulation épiphyso-diaphysaire de la partie supérieure (dans de nombreuses représentations, le corps de l'os est placé dans l'axe vertical de la page, alors que c'est lui qui est oblique, et non l'épiphyse, formant le valgus).

- *Vue antérieure* (fig. 1-90) : tracer une ligne (1) légèrement oblique en bas et en dehors et une autre, en dedans, un peu plus oblique (2). Sur la hauteur totale de l'os, marquer le 1/8 supérieur qui correspond à l'extrémité. Préciser ensuite les 2 bords de l'os : latéralement par une sinuosité légèrement déjetée en dehors à la partie inférieure (avec un petit méplat, en haut, correspondant à l'incisure radiale), médialement par un trait qui lui est grossièrement parallèle. En haut, marquer les bords de l'olécrâne par 2 concavités en dehors (3) et une crête au milieu. Terminer les bords de l'incisure trochléaire. La vue postérieure est symétrique.
- *Vue latérale* (fig. 1-91) : elle s'aligne sur une verticale par son bord postérieur (1), l'antérieur est concave à sa partie supérieure (2). Le demi-cercle de l'incisure trochléaire (3) occupe le 1/8 de la hauteur et la face supérieure est oblique en arrière et en bas (4). L'extrémité inférieure est caractéristique par sa saillie antérieure (5) et son styloïde postérieur (6).
- *Vue inférieure* (fig. 1-92) : elle est simple. Un cercle figure la tête ulnaire (1) et un second, sécant au premier et placé postéro-médialement, représente le styloïde (2). L'axe de l'ensemble est oblique en dedans et en arrière (3).

QROC sur l'ulna

Corrigés p. 478

1. Décrivez l'incisure trochléaire.
2. Énumérez les insertions musculaires de la face postérieure du corps de l'os.
3. Quelles sont les caractéristiques essentielles de l'extrémité inférieure ?
4. Donnez l'orientation des surfaces articulaires de l'ulna.
5. Quelles sont les insertions de la face antérieure du coronoïde ?
6. Quelle est la plus large insertion de l'ulna ?
7. Quelles sont les caractéristiques de la face latérale du coronoïde ?
8. Décrivez la surface articulaire pour le disque articulaire.
9. Où se situe l'insertion de la corde oblique ?
10. Citez les muscles s'insérant à la fois sur l'épiphyse supérieure et sur le corps de l'os.

RADIUS

▶ **1-93**

Vue antérieure.
1. Axe de rotation du radius
2. Bras de levier supinateur (biceps)
3. Courbure pronatrice du radius
4. Bras de levier pronateur (rond pronateur)

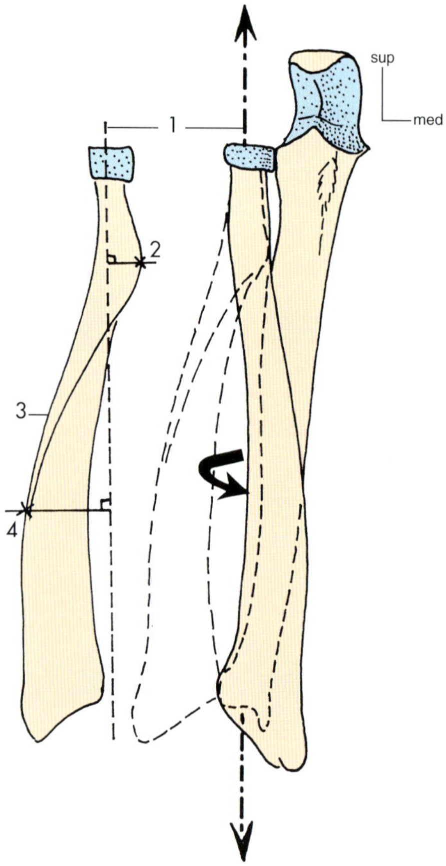

▶ **1-94**

Les faces du radius correspondent aux loges de même nom.
1. Antérieure
2. Postérieure
3. Latérale

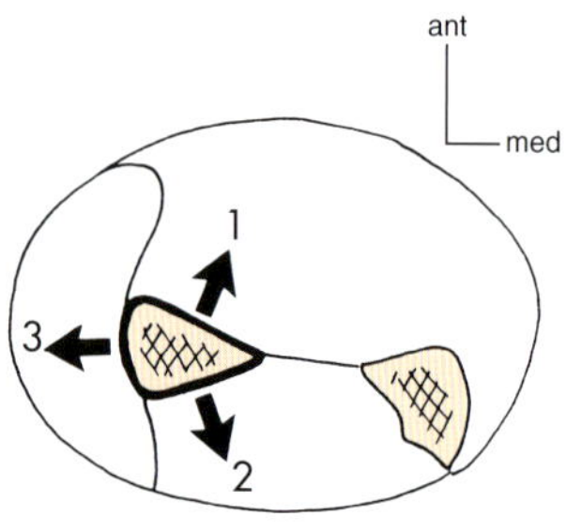

▶ **1-95**

Face antérieure.
1. FSD
2. Supinateur (chef superficiel)
3. Corde oblique
4. Long fléchisseur du I
5. Carré pronateur

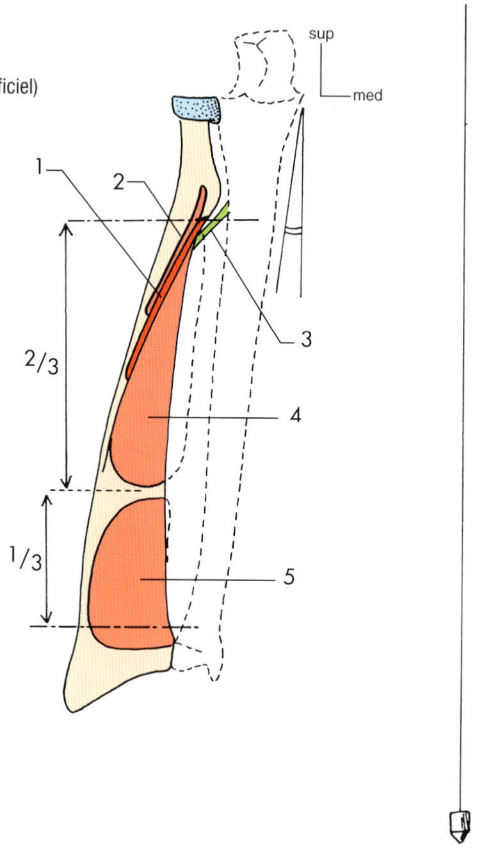

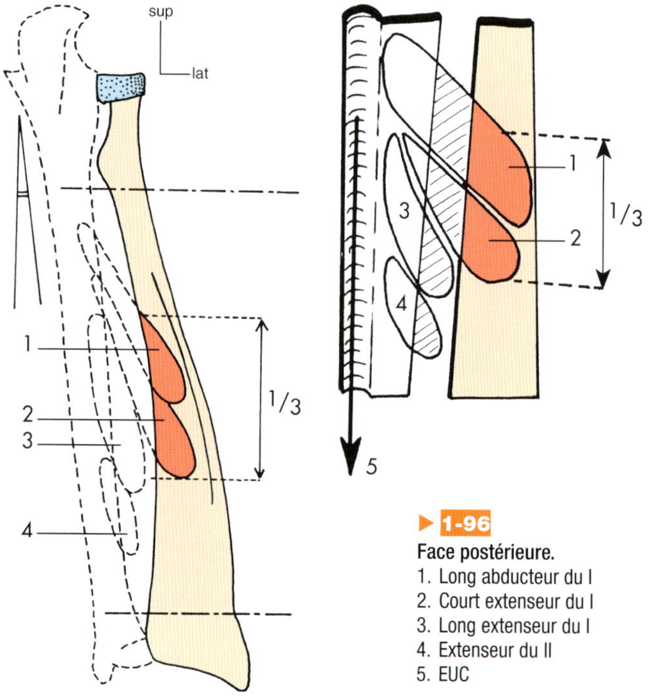

▶ **1-96**

Face postérieure.
1. Long abducteur du I
2. Court extenseur du I
3. Long extenseur du I
4. Extenseur du II
5. EUC

Présentation

Le radius est un os **long**, **pair** et **non symétrique**. Il forme le squelette latéral de l'avant-bras, articulé avec l'ulna, l'humérus et le carpe. On l'oriente en plaçant en bas sa grosse extrémité, en avant la partie déjetée de cette extrémité et en dedans sa petite facette articulaire.

Organisation anatomique

Le radius est l'os **mobile** de l'avant-bras, il pivote autour de l'ulna au cours des mouvements de pronation-supination. À ce titre, il présente une large **courbure pronatrice**, au sommet de laquelle on trouve l'insertion latérale d'un muscle pronateur (le rond pronateur). Inversement, une saillie médiale donne, en haut, insertion à un supinateur (le biceps) (fig. 1-93).
Cet os faisant partie de l'avant-bras, on y trouve, outre les pronateurs et supinateurs, les insertions d'un fléchisseur, en avant, et d'extenseurs, en arrière.

Description du corps

Il est allongé et triangulaire à la coupe, ce qui fait décrire 3 faces et 3 bords. Les faces répondent aux loges de même nom (fig. 1-94).

Face antérieure (fig. 1-95)

Elle s'étend en dessous de la tubérosité radiale. Large en bas et effilée en haut, lisse, on la divise en 2 parties :

- *les 2/3 supérieurs* donnent insertion au muscle long fléchisseur du pouce (LFP) ;
- *le tiers inférieur* donne insertion au muscle carré pronateur.

Face postérieure (fig. 1-96)

Elle est plus large en bas. Lisse, on la divise en 3 parties :

- *le tiers supérieur* est libre et répond au glissement des fibres du muscle supinateur ;
- *le tiers moyen* présente 2 insertions musculaires superposées : en haut celle du **long abducteur du pouce** et, sous lui, celle du **court extenseur du pouce** ;
- *le tiers inférieur* est libre et répond au glissement des tendons postérieurs profonds.

1-97

Face latérale.
1. Supinateur (chef profond)
2. Rond pronateur

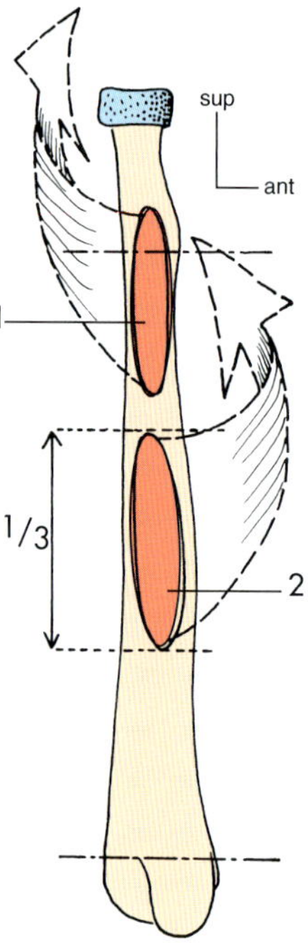

1-98

Bord médial ou interosseux.
1. Corde oblique
2. MIO

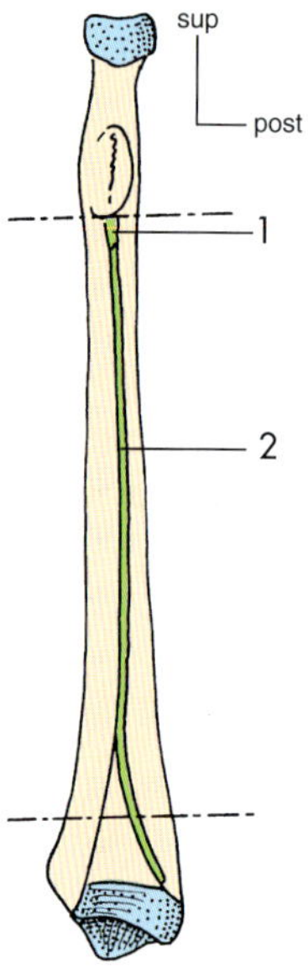

1-99

Bords et membranes.
1. Bord ant. et SIMAL
2. Bord post. et SIMPL
3. Bord méd. et MIO

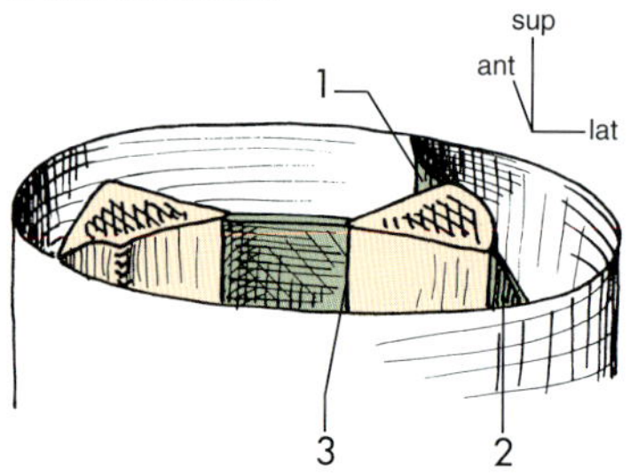

1-100

Composition de l'extrémité supérieure.
1. Tête
2. Col
3. Tubérosité radiale

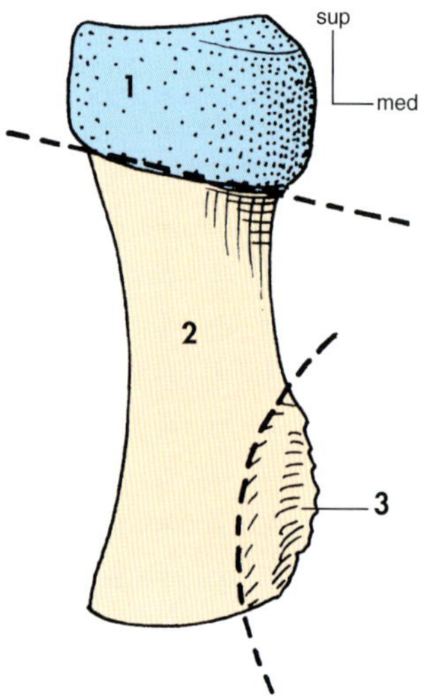

1-101

Extrémité supérieure.
1. Fovéa
2. Biseau
3. Pourtour de la tête
4. Col et capsule
5. Ligament carré
6. Tubérosité radiale
7. Insertion du biceps brachial
8. Emplacement de la bourse synoviale
9. Supinateur (chef profond)
10. Supinateur (chef superficiel)
11. FSD

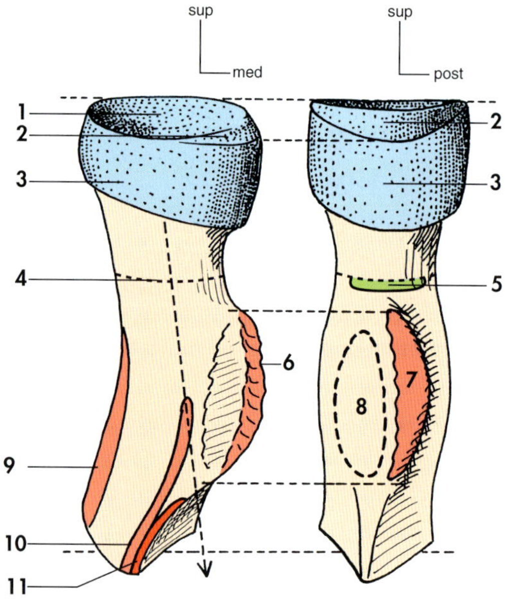

1-102

Vue supérieure.
1. Ligament annulaire
2. Biseau
3. Fovéa
4. Grand axe de la tête
5. Olécrâne

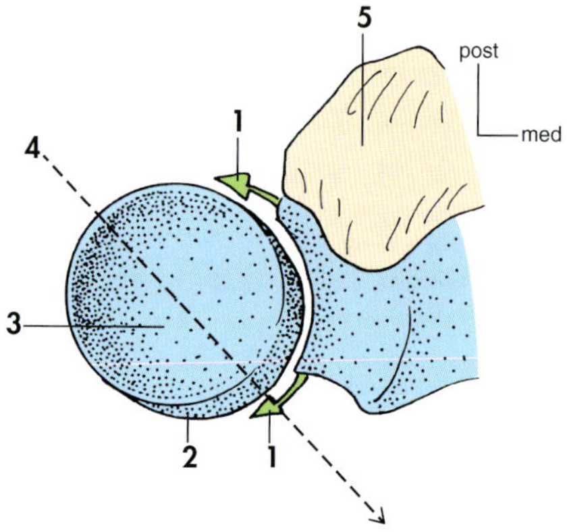

Face latérale (fig. 1-97)

Elle est convexe verticalement, marquant ainsi la courbure pronatrice, et convexe d'avant en arrière. On la divise en 3 parties :
- *le tiers supérieur* donne insertion au muscle **supinateur (chef profond)** ;
- *le tiers moyen* présente une empreinte rugueuse, ovalaire à grand axe vertical, visible sur l'os sec, donnant insertion au muscle **rond pronateur**[136] ;
- *le tiers inférieur* est libre et répond au glissement des fibres et des tendons latéraux.

Bord antérieur (fig. 1-95)

Il s'étend du pôle inférieur de la tubérosité radiale au processus styloïde du radius. Il donne insertion au septum intermusculaire antérolatéral (SIMAL). On lui distingue 2 parties :
- *la moitié supérieure,* oblique en bas et dehors, est marquée car donnant insertion au muscle **fléchisseur superficiel des doigts** (FSD)[137]. Au-dessus de cette insertion et la dépassant vers le haut, on trouve celle du muscle **supinateur (chef superficiel)**[138] ;
- *la moitié inférieure* est verticale, moins marquée vue l'absence d'insertion musculaire.

Bord médial ou interosseux (fig. 1-98)

Il s'étend du pôle inférieur de la tubérosité radiale jusqu'à l'extrémité inférieure où il bifurque. Il est tranchant et donne insertion à la **membrane interosseuse** (MIO) sur toute sa hauteur[139]. À la partie haute, on note l'insertion de la **corde oblique**[140].

Bord postérieur (fig. 1-99)

Il limite les faces latérale et postérieure, sans insertion notable, mis à part le septum intermusculaire postérolatéral (SIMPL). Il est donc peu marqué, seulement visible à sa partie moyenne (en regard des insertions des long abducteur et court extenseur du pouce).

Description des extrémités

Extrémité supérieure

C'est la plus petite des 2 extrémités. On la divise en 3 parties (fig. 1-100).

Tête

C'est une **surface articulaire**, elle-même divisée en 2 (fig. 1-101) :
- *la face supérieure ou* ***fovéa***. (fig. 1-102) Elle répond au capitulum de l'humérus et est de type **sphéroïde**. Elle est grossièrement circulaire[141], excavée, son bord antéromédial présente un **biseau** qui s'articule avec la zone capitulo-trochléaire de l'humérus. Elle regarde en haut et est encroûtée de cartilage hyalin ;
- *le pourtour.* Il répond à l'incisure radiale de l'ulna et au ligament annulaire. Le type articulaire est **trochoïde**[142]. Il a la forme d'un bandeau circulaire, autour d'un axe vertical, ce qui lui donne une orientation à 360°. Sa partie antéromédiale est plus haute (*cf.* Incidences pratiques). Il est encroûté de cartilage hyalin.

Col (fig. 1-101)

C'est une portion cylindrique et rétrécie qui supporte la tête. Il est oblique en bas et en dedans. Sa périphérie fait suite aux faces de l'os et l'on trouve l'insertion de la capsule et le débordement des insertions du corps :
- *latéralement*, celle du **supinateur** (chef profond) ;
- *antérieurement*, celle du **supinateur** (chef superficiel).

[136] Cet emplacement lui confère le meilleur bras de levier possible pour la pronation.

[137] Ce muscle provient de l'épicondyle médial de l'humérus et de l'ulna, ce qui lui fait occuper la quasi-totalité de la largeur de l'avant-bras.

[138] Cette insertion se situe logiquement en avant de celle du chef profond, puisque ce muscle provient de l'arrière, en 2 plans superposés.

[139] À la partie toute supérieure existe parfois l'insertion de quelques fibres du fléchisseur profond des doigts, son voisin.

[140] Ancienne « corde de Weitbrecht », cette corde correspond à la partie fibrosée de l'insertion du LFP, qui remonte jusqu'à l'ulna.

[141] On la dit très légèrement ovalaire à grand axe oblique en dedans et en avant, ce qui écarte l'axe de rotation en position de pronosupination intermédiaire (conférant une tension stabilisatrice à la MIO en secteur de force).

[142] Cette articulation n'est pas congruente sur le plan osseux mais le devient sur le plan articulaire puisque fortement maintenue par le fibrocartilage annulaire, dont les fibres inférieures sont rétrécies (*cf.* Arthrologie) afin d'assurer une meilleure rétention de la tête.

1-103

Extrémité inférieure.
1. styloïde
2. face ant.
3. face méd.
4. incisure ulnaire
5. disque articulaire
6. face inf.

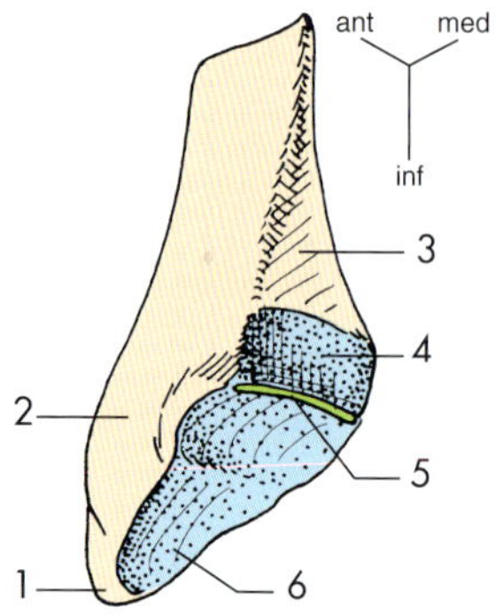

1-105

Face postérieure (a) et sillon postérieur de la face latérale (b).
1. Partie du sillon médial pour le passage de l'ED
2. Partie du sillon médial pour le passage de l'extenseur du II
3. Face latérale
4. Sillon latéral pour le passage du LE du I
5. Tubercule dorsal

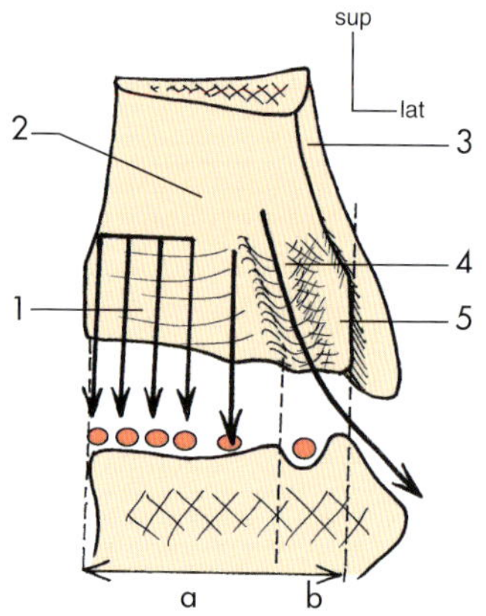

1-104

Faces antérieure et inférieure.
1. Ligament collatéral radial (LCR) du poignet
2. Ligament radiocarpien ant.
3. Tubercule lunarien
4. Extrémité inf. de l'ulna
5. Champ lunarien
6. Champ scaphoïdien

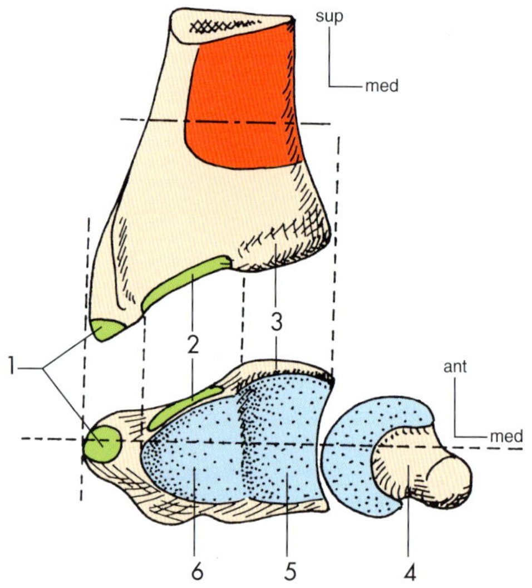

1-106

Face latérale, avec le styloïde (b) et les sillons ant. (c) et post. (a).
1. Radius
2. Processus styloïde
3. Sillon postérieur
4. CERC
5. LERC
6. Long abducteur du I
7. Court extenseur du I
8. Brachioradial
9. Sillon antérieur
10. LCR du poignet

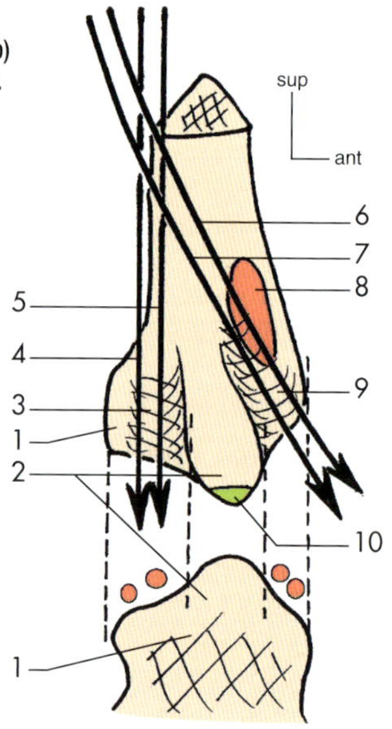

1-107

Face médiale.
1. Ligament radio-ulnaire inf.et ant.
2. Carré pronateur
3. MIO
4. Incisure ulnaire
5. Ligament radio-ulnaire inf. et post.
6. Face inf.
7. EUC
8. Tête de l'ulna
9. FUC

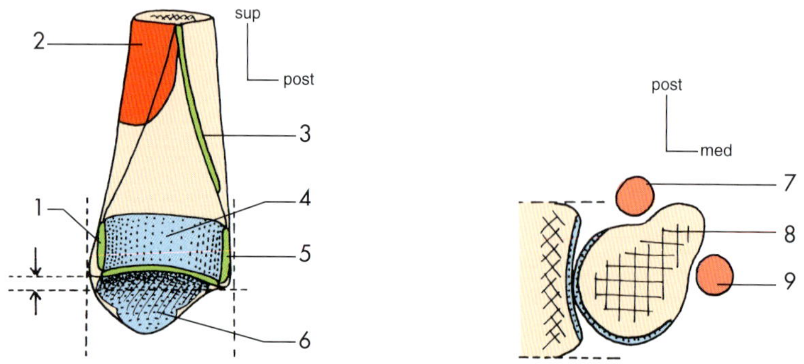

Tubérosité radiale (fig. 1-101)

Située à la partie inféromédiale du col, c'est une saillie ovalaire à grand axe vertical, très marquée, qui présente 2 versants :

- *le versant postérieur* est rugueux, très saillant et donne insertion au tendon terminal du **biceps brachial**;
- *le versant antérieur* est plat, lisse et répond au glissement de la **bourse synoviale** du biceps.

Extrémité inférieure

Elle est quadrangulaire à la coupe, les faces de la diaphyse se prolongeant en bas avec, en plus, une face médiale apparaissant dans la bifurcation du bord interosseux. On lui décrit donc 5 faces (fig. 1-103).

- *face antérieure* (fig. 1-104). Elle est déjetée en avant, large, lisse et répond au glissement des tendons fléchisseurs (à sa partie supérieure : débordement du **carré pronateur**). Son bord inférieur est divisé en 2 parties :
  - sa moitié latérale donne insertion au ligament radiocarpien antérieur,
  - sa moitié médiale présente le **tubercule lunarien**[143];
- *face postérieure* (fig. 1-105). Elle est nettement séparée de la face latérale par un bord prolongeant le bord postérieur de la diaphyse, formant une crête saillante et palpable : **le tubercule dorsal**[144]. Elle descend plus bas que la face antérieure, et est divisée en 2 sillons séparés par une crête verticale :
  - un sillon latéral, marqué, oblique en bas et en dehors, livre passage au tendon du **long extenseur du pouce**,
  - un sillon médial, large, vertical, livre passage aux tendons de l'**extenseur des doigts**, en dedans, et de l'**extenseur de l'index**, en dehors[145];
- *face latérale* (fig. 1-106). Elle est large et divisée en 3 parties :
  - une partie moyenne, prolongée en bas par le processus **styloïde radial**, dont l'apex donne insertion au **ligament collatéral radial** (LCR) du poignet. Il est plus bas et plus antérieur que le styloïde ulnaire,
  - une partie antérieure, déprimée en sillon oblique en bas et en avant[146], livrant passage aux tendons des **court extenseur** (en arrière) et **long abducteur** (en avant) **du pouce**. La partie haute de ce sillon donne insertion au **brachioradial**,
  - une partie postérieure[147], déprimée en sillon vertical, livre passage aux tendons accolés (d'arrière en avant) des **court** et **long extenseurs radiaux du carpe** (CERC et LERC);
- *face médiale* (fig. 1-107). Elle est triangulaire à base inférieure du fait de la bifurcation du bord interosseux. On la divise en 2 parties :
  - une partie supérieure, triangulaire à sommet supérieur, recevant le débordement du **carré pronateur**. La membrane interosseuse se prolonge sur son bord postérieur, qui est plus marqué,
  - une partie inférieure, occupée par une **surface articulaire**, l'**incisure ulnaire**, qui répond au pourtour de la tête ulnaire. Elle est de type **trochoïde**, non congruente et non concordante, de forme quadrangulaire à grand axe antéropostérieur, concave selon ce grand axe et plane verticalement. Elle regarde en dedans et est encroûtée de cartilage hyalin;
- *face inférieure* (fig. 1-104). C'est une **surface articulaire**, appelée **glène radiale**, répondant au condyle carpien. De type **ellipsoïde**, grossièrement triangulaire à base médiale, elle est divisée en 2 champs : un latéral, plus large, triangulaire à sommet styloïdien, répond au scaphoïde; un médial, quadrangulaire, répond à la partie latérale du lunatum. Le bord postérieur de cette surface descend plus bas que l'antérieur. De ce fait, la surface regarde en bas, en dedans et en avant (fig. 1-110). Elle est encroûtée de cartilage hyalin.

QROC sur le radius

Corrigés p. 479

1. Décrivez la tête radiale.
2. Quelles sont les caractéristiques de l'extrémité inférieure de l'os ?
3. Où sont situées les insertions des muscles supinateurs ?
4. Où sont situées les insertions des muscles pronateurs ?
5. Donnez l'orientation de la glène radiale.
6. Décrivez la face latérale de l'extrémité inférieure.
7. Décrivez le bord antérieur du radius.
8. Quelles sont les insertions, ou passages, du sillon antérieur de la face latérale de l'extrémité inférieure ?
9. Où s'insère la capsule huméroradiale sur le radius ?
10. Donnez les caractéristiques de la tubérosité radiale.

143 Il réalise une butée pour l'os lunatum lors de la flexion du poignet.

144 Ancien tubercule de Lister. Il offre une stabilité latérale au tendon du LE du I, permettant sa réflexion : de vertical à l'avant-bras, il devient oblique en bas et en avant à la colonne du pouce, formant ainsi la limite postéromédiale de la tabatière anatomique.

145 Ces 2 muscles sont parfois décrits comme cheminant dans 2 subdivisions de ce sillon.

146 Du fait du déjettement antérieur de l'épiphyse inférieure de l'os et de l'orientation de la colonne du pouce.

147 Paturet regroupe ce sillon avec la face postérieure, ne laissant que le styloïde et le sillon antérieur à cette face latérale.

▶ **1-108**
Schématisation antérieure (*cf.* texte).

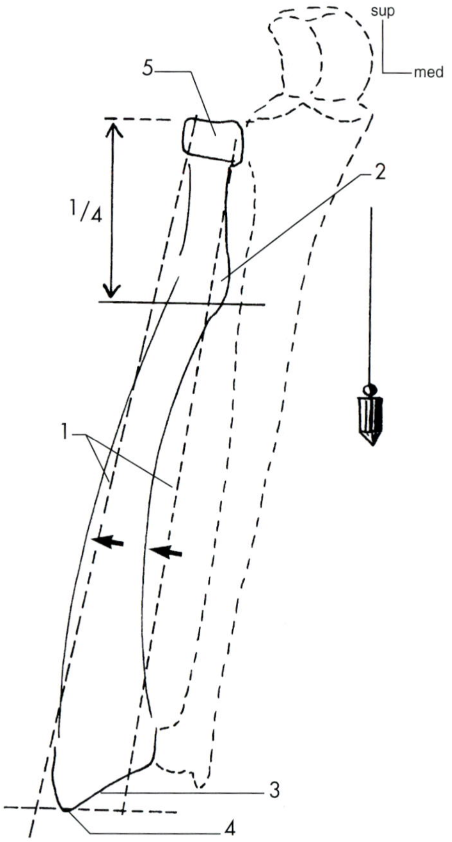

▶ **1-109**
Schématisation inférieure (*cf.* texte).

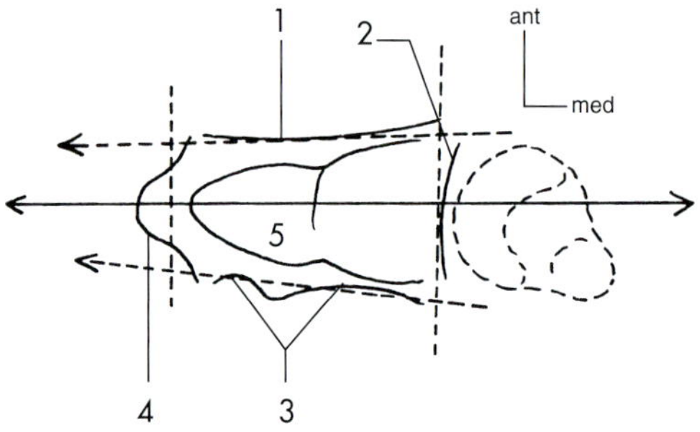

▶ **1-110**
Orientation de la glène radiale.

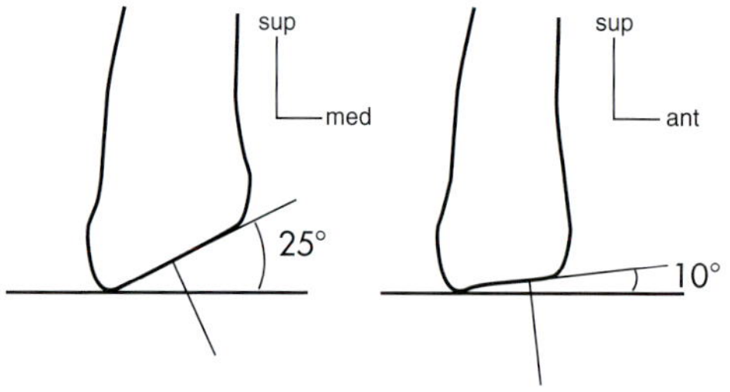

Incidences pratiques

Sur le plan morpho-palpatoire

Le radius n'est visible qu'à son styloïde inférieur et palpable surtout à ses 2 extrémités. Le styloïde radial est latéral et plus bas situé[148] que son homologue ulnaire. On le palpe dans **la tabatière anatomique**.

Sur le plan mécanique et pathologique

- Le coude est une jonction essentiellement huméro-ulnaire (une résection tête et col supprime l'extrémité supérieure du radius), alors que le poignet est essentiellement **radiocarpien**.
- Le radius est la **baguette mobile** responsable de la pronosupination en rapport avec la courbure pronatrice : la jonction radio-ulnaire fait intervenir toute la longueur des 2 os[149].
- La **pronosupination** prend en compte, selon les besoins, le rapport avec l'épaule (coude de force), ou avec la main (coude de finesse et rotation spatiale de la main).
- La plus grande hauteur du **pourtour de la tête radiale**, en dedans et en avant, est logique du fait qu'elle correspond à une plus grande surface de contact (moins de contraintes au cm^2) en position de force, c'est-à-dire en pronosupination intermédiaire.

Schématisation du radius

Deux vues sont à mentionner :

- *vue antérieure* (fig. 1-108). Dessiner 2 droites, obliques en bas et en dehors, légèrement divergentes en bas (1). Modifier la ligne latérale par une concavité au quart sup. et une convexité aux 3/4 inf. Modifier la ligne médiale par une concavité au quart sup. et une autre aux 3/4 inf. ; ces 2 courbes forment une saillie médiale : la tubérosité radiale (2). En bas, réunir les deux lignes par un trait concave en bas (3), marquer latéralement le styloïde radial (4). En haut, tracer la tête sous forme d'un petit rectangle débordant le corps de l'os et plus haut en dedans (5) ;
- *vue inférieure* (fig. 1-109). Elle permet de situer les différents passages tendineux. Tracer un trapèze à grand axe transversal et à grande base médiale. Situer la concavité du bord antérieur (1), celle du bord médial (2), les 2 sillons du bord postérieur (3), les 3 parties de la face latérale : 1 saillie encadrée par 2 sillons (4), puis tracer la surface grossièrement triangulaire de la face inférieure et la subdiviser en 2 champs (5).

La représentation de son orientation nécessite 2 coupes : une frontale et une sagittale (fig. 1-110).

[148] Ce repérage est modifié dans les fractures dites de Pouteau-Colles, où le styloïde radial est ascensionné.

[149] Une modification à ce niveau (fracture déplacée, synostose, modification de courbure) peut bloquer la pronosupination.

CARPE

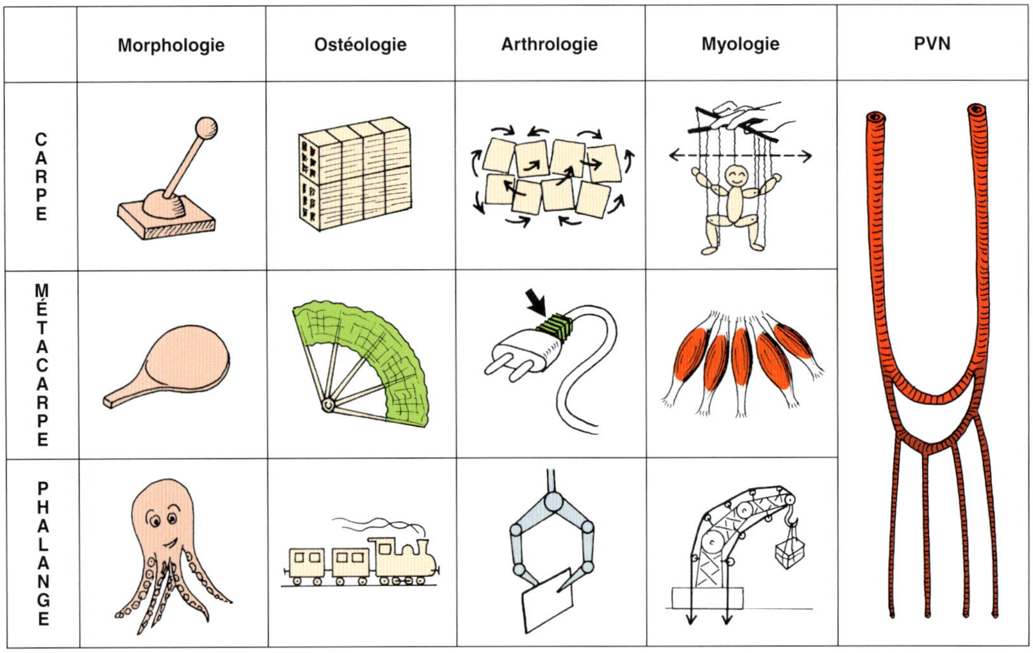

▶ **1-111**
Caricature des caractéristiques différentielles entre les 3 parties de la main : carpienne, métacarpienne, phalangienne (*cf.* texte).

Introduction à l'ostéologie de la main

La compréhension de l'ostéologie de la main nécessite de présenter, succinctement, son organisation anatomique. La caricature étant un moyen simple de situer l'essentiel, nous proposons une schématisation sous forme de tableau (fig. 1-111).

Il est à noter qu'il existe **trois mains** (Kénési) : la carpienne, la métacarpienne et la phalangienne. Chacune possède des caractéristiques propres tant sur le plan morphologique qu'ostéologique, arthrologique et myologique, ainsi qu'en matière de paquets vasculonerveux (PVN).

Sur le plan morphologique

- *Le carpe* est une zone rétrécie, formant une « rotule » autour de laquelle la main peut s'orienter dans les 3 plans de l'espace (la pronosupination y étant liée). On peut la comparer à une manette de jeu vidéo.
- *Le métacarpe* est une zone large et plane, pouvant servir de support ou d'appui. On peut le comparer à une raquette de ping-pong.
- *Les phalanges* sont un ensemble tentaculaire de 5 rayons, capables d'adapter leur forme aux différentes prises. On peut les comparer à une pieuvre, avec ses tentacules.

Sur le plan ostéologique

- *Le carpe* est formé de 2 rangées de 4 os chacune. C'est un ensemble compact comparable à un assemblage homogène de briques.
- *Le métacarpe* est remarquable par ses 5 rayons divergents, articulés entre eux à la base (sauf le 1er) mais pas en distal, où ils sont simplement reliés par un ensemble fibreux transversal (sauf le 1er). On peut le comparer à un éventail, avec son axe (contact des bases métacarpiennes), ses rayons et sa tenture en tissu ou en papier (ligament métacarpien profond).
- *Les phalanges* sont composées de 3 segments articulés (2 pour le pouce), possédant chacun ses insertions propres. On peut comparer l'ensemble à un petit train, dont on peut détacher un wagon sans préjudice anatomique pour les autres.

Sur le plan arthrologique

- *Le carpe* est peu mobile. Les petits os sont capables de légers mouvements de bâillement/glissement, à la manière de ce qui est possible avec les interstices d'un assemblage non figé.
- *Le métacarpe* est un secteur de semi-mobilité intercalé entre une zone raide (le carpe) et une zone souple (les phalanges). Il joue un rôle comparable à celui de la portion semi-mobile intercalée entre un fil électrique et la fiche mâle d'une prise.
- *Les phalanges* ont un fonctionnement arthrologique de type pince (ouvert/fermé).

Sur le plan myologique

- *Le carpe* (canal carpien) est la zone de passage des tendons extrinsèques de la main. Il ressemble à la portion des filins d'une marionnette.
- *Le métacarpe* est la zone de logement de nouveaux corps charnus : ceux des muscles intrinsèques.
- *Les phalanges* sont la voie finale des tendons extrinsèques et intrinsèques (fléchisseurs et extenseurs).

Sur le plan vasculo-nerveux

- *Le carpe* est la zone des troncs, qu'il s'agisse de nerfs ou de vaisseaux. Sur ce plan, nous prenons l'exemple des artères (radiale et ulnaire).
- *Le métacarpe* est la zone des anastomoses (en l'occurrence profonde et superficielle).
- *Les phalanges* sont la zone des terminales (nerfs ou artères digitaux propres).

1-112

Canal carpien.
1. RMF
2. Tunnel ostéofibreux
3. Passage des tendons fléchisseurs et nerf médian
4. PVN ulnaire
5. Canal ulnaire

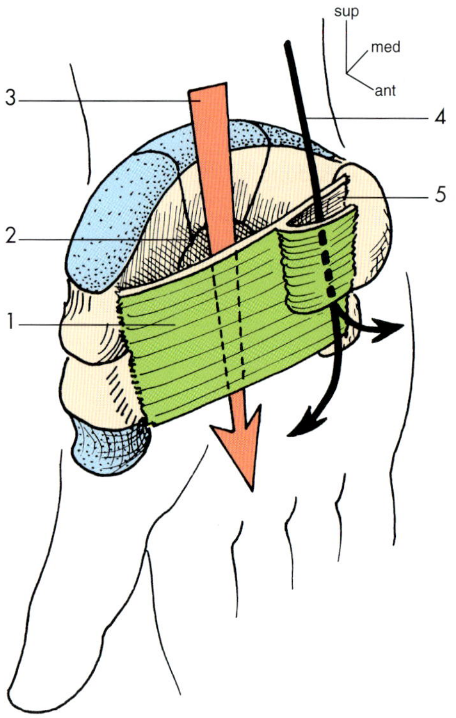

1-113

Saillies des bords du canal carpien.

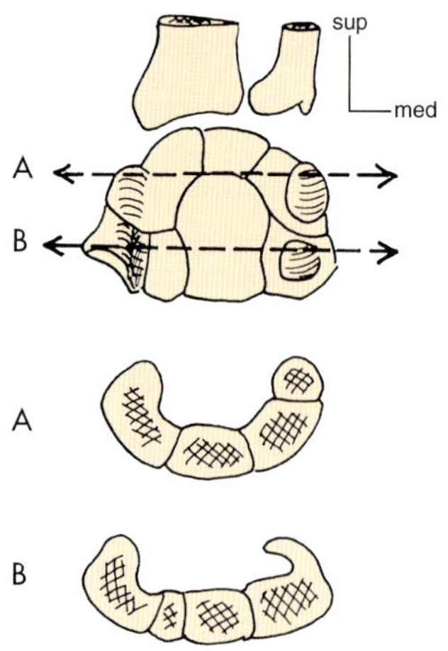

1-114

Chronologie de l'ossification des os du carpe.

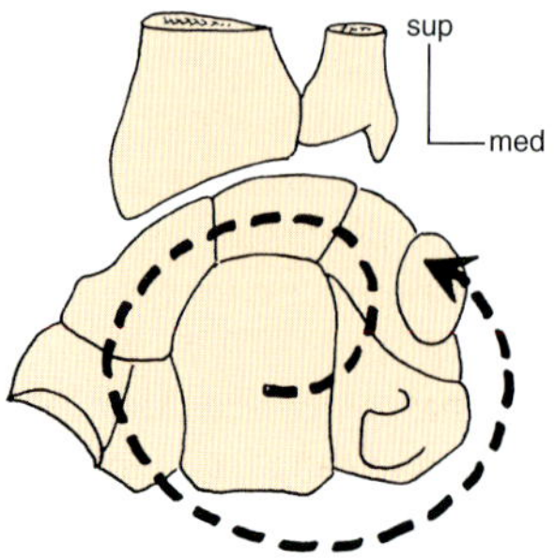

1-115

Os carpiens surnuméraires (a) vue palmaire, (b) vue dorsale. Ce croquis mentionne aussi les variétés de sésamoïdes.
1. Paratrapèze
2. Os radial du carpe
3. Os intermédiaire de l'avant-bras
4. Os de Vésale*
5. Hamulus propre
6. Ossicule de Grüber*
7. Subcapitatum
8. Épipyramis*
9. Épilunatum*
10. Os central du carpe
11. Os styloïdien
12. Trapèze secondaire
13. Sésamoïdes constants
14. Sésamoïdes inconstants

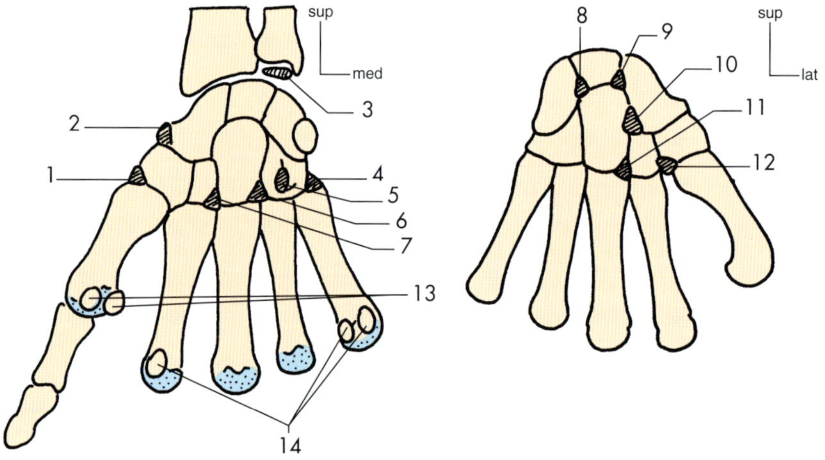

1-116

Insertions des intrinsèques sur le carpe (a) et trajet schématique (b).
1. Adducteur du I
2. Court fléchisseur du I (profond et superficiel)
3. Opposant du I
4. Court abducteur du I
5. RMF
6. Abducteur du V
7. Court fléchisseur du V
8. Opposant du V

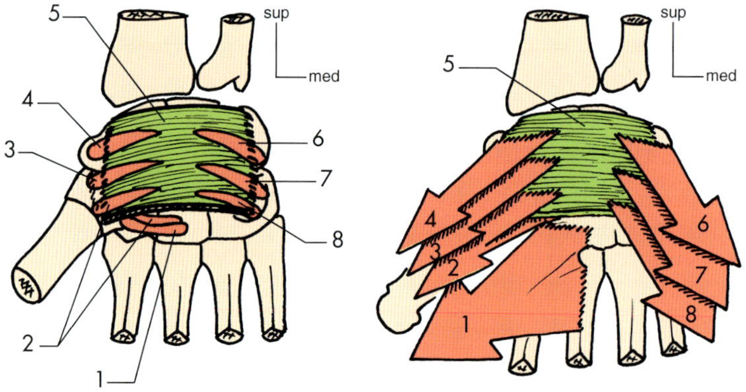

Organisation anatomique du carpe

- *Sur le plan osseux,* le carpe est un **canal** vertical (fig. 1-112) : il est fermé en un tunnel ostéofibreux par le rétinaculum des muscles fléchisseurs (RMF). Les os sont répartis en 2 rangées concaves en avant, dont les 2 berges, saillantes, donnent insertion au **rétinaculum** (fig. 1-113). Ils s'ossifient entre l'âge de 4 mois pour le capitatum, et celui de 8 à 11 ans pour le pisiforme (fig. 1-114). Il faut noter la possibilité d'os surnuméraires (fig. 1-115)[150].
- *Sur le plan musculaire,* les muscles sont répartis en 2 catégories. Les **intrinsèques** sont antérieurs (l'espace fonctionnel de la main est palmaire), disposés de part et d'autre du canal carpien, débordant sur le rétinaculum (pour le pouce : en dehors et au bord inférieur du carpe, à la sortie du canal ; pour le 5e doigt : en dedans) (fig. 1-116)[151]. Les **fléchisseurs extrinsèques** sont de passage[152] dans le canal carpien[153]. Une expansion médiale et externe du rétinaculum (RMF), en regard du pisiforme, délimite le canal ulnaire, qui livre passage au PVN ulnaire.
- *Sur le plan ligamentaire,* le carpe, concave en avant, a besoin de forts ligaments **concavitaires**, donc antérieurs, pour maintenir sa courbure ; les dorsaux sont faibles.

Description des os carpiens

Ils sont au nombre de 8, répartis en 2 rangées. Ce sont tous des os **courts**, **pairs** et **non symétriques**, concourant au squelette du poignet. Chacun est décrit comme un cube à 6 faces. Vue leur exiguïté, les surfaces articulaires ne seront pas détaillées selon le plan systématique habituel, cependant toujours possible. Malgré des formes différentes (comme le scaphoïde), toutes les surfaces intercarpiennes sont de type **surface plane**, c'est-à-dire fonctionnant entre elles par des mouvements de bâillements/glissements et sont encroûtées de cartilage hyalin.

[150] Ils sont rares mais leur présence ne doit pas être confondue avec une fracture, ce sont les : paratrapèze, os radial du carpe, os intermédiaire de l'avant-bras, hamulus propre, subcapitum, os central du carpe, trapèze secondaire, os styloïdien, ainsi que les os qui n'ont pas de nom en nomenclature actuelle : os de Vésale, ossicule de Grübert, épipyramis et épilunatum (fig. 1-115). Il faut ajouter la possibilité de bipartition de certains os (scaphoïde, trapèze, trapézoïde).

[151] Un moyen mnémotechnique simple peut aider à mémoriser l'ordre de ces muscles de la superficie à la profondeur. Les latéraux (thénariens), forment les initiales COCA (court abducteur, opposant, court fléchisseur et adducteur du I). Les médiaux (hypothénariens) forment le mot inverse : CACO (la première lettre correspond au court palmaire – très petit muscle purement sous-cutané sans insertion osseuse –, les autres aux abducteur, court fléchisseur et opposant du V).

[152] Exception faite du fléchisseur ulnaire du carpe, qui pourrait se terminer sur M5 comme son homologue postérieur mais qui, du fait de la proéminence du pisiforme, s'y arrête, n'envoyant que des expansions à M5.

[153] On ne peut imaginer des insertions à l'intérieur du tunnel ostéofibreux, qui est une voie de passage rapide des éléments venant de l'avant-bras.

1-117

Scaphoïde.

1. Surface pour le radius
2. Orientation de l'os en bas et avt
3. Artère radiale
4. Surface pour le lunatum
5. Surface pour le capitatum
6. RMF
7. Court abducteur du I
8. Surface pour le trapézoïde
9. Surface pour le trapèze
10. LCR du poignet (faisceaux ant. et post.)

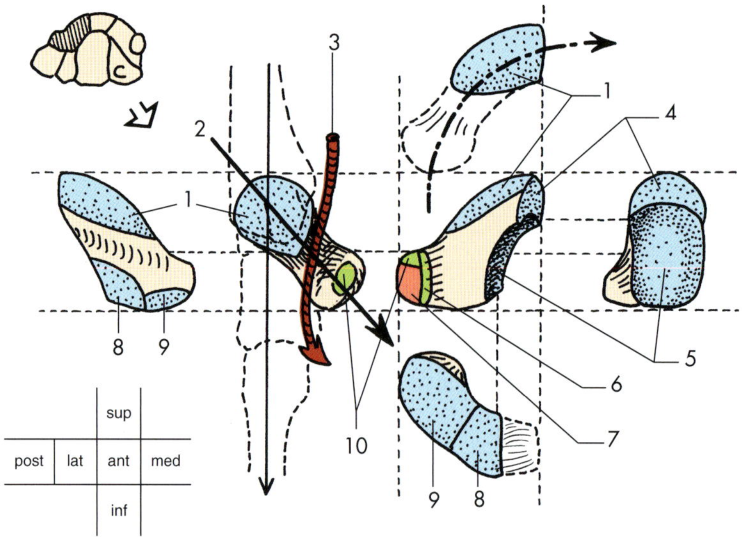

1-118

Insertions ligamentaires.

1. RMF
2. LCR du poignet
3. Ligament radiocarpien ant.
4. Disque articulaire
5. Ligament scapho-triquetral ant.
6. Ligaments avec les os voisins

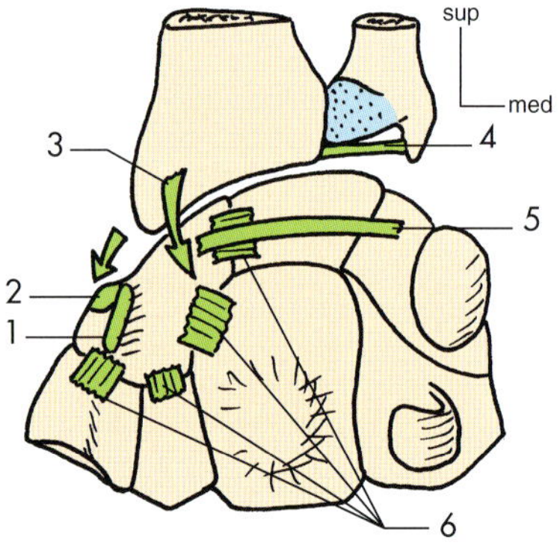

1-119

Insertions de la face antérieure (aspect triangulaire).

1. Court abducteur du I
2. LCR du poignet
3. RMF
4. Ligament radiocarpien ant.
5. Ligament scapho-triquetral ant.
6. Ligament scapho-lunatum ant.
7. Ligament scapho-capitatum ant.
8. Ligament scapho-trapézoïde ant.
9. Ligament scapho-trapèze ant.

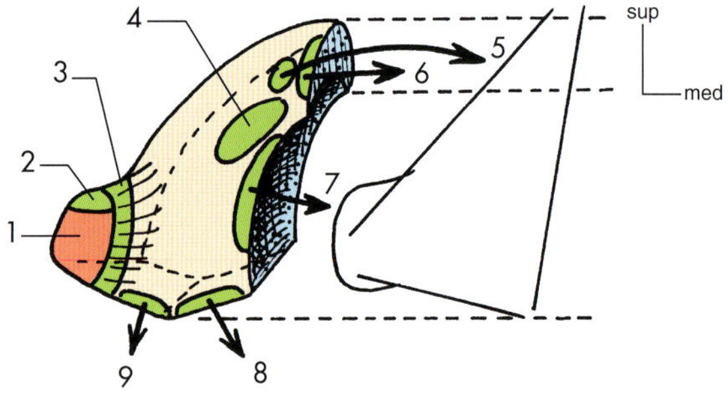

1-120

Lunatum.

1. Surface pour le radius et le disque articulaire
2. Ligaments radio et ulnocarpiens ant.
3. Ligament lunato-triquetral ant.
4. Surface pour le triquetrum
5. Surface pour le capitatum
6. Ligament scapho-lunatum ant.
7. Fosse du ligament interosseux scapho-lunatum
8. Surface pour le scaphoïde

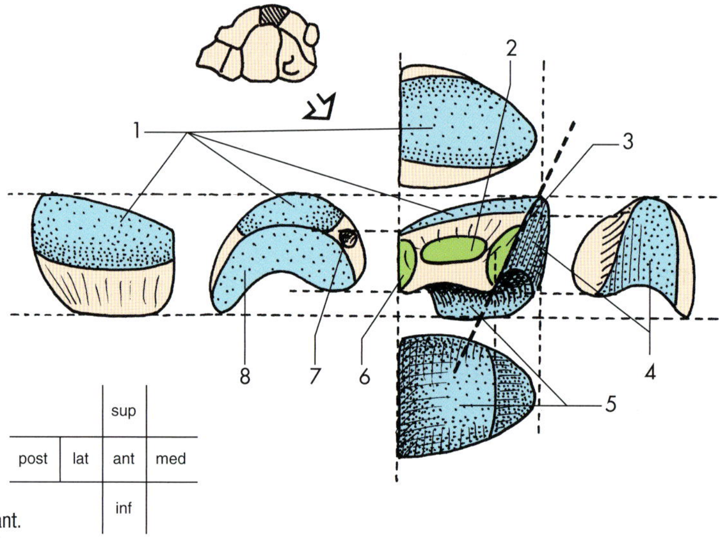

Scaphoïde

C'est l'os le plus latéral de la 1re rangée (fig. 1-117). Articulé avec le radius, le lunatum, le capitatum, le trapèze et le trapézoïde, il pénètre la 2e rangée du carpe grâce à sa forme allongée et incurvée, d'où il tient son nom[154]. Cette forme en fait l'os le plus fracturé du carpe. Il débute la colonne du pouce, est dirigé obliquement en bas en avant et en dehors, ce qui est visible sur une radiographie de profil.

- *Face antérieure.* Elle est triangulaire à base inférieure, donne insertion aux ligaments[155] pour les os voisins et le triquetrum, ainsi qu'à des fibres radiocarpiennes antérieures (fig. 1-118). Sa partie inférolatérale présente un **tubercule** portant 3 insertions (fig. 1-119). Ce sont, sur son versant médial : le **rétinaculum des muscles fléchisseurs** (RMF), sur son versant latéral : le muscle **court abducteur du pouce**[156], et le faisceau antérieur du **ligament collatéral radial** (LCR) du poignet, en haut. Ce tubercule forme la limite supérolatérale du canal carpien.
- *Face postérieure.* Elle est réduite à un sillon grossièrement transversal, qui donne insertion au ligament médiocarpien postérieur ainsi qu'à des fibres radiocarpiennes.
- *Face supérieure.* C'est une **surface articulaire**, contribuant à former le condyle carpien[157]. Elle répond au radius et est de type **ellipsoïde**. Sa forme est grossièrement triangulaire à base médiale et à grand axe oblique en dehors et en bas, convexe en tous sens. Elle regarde en haut, en dehors et en arrière (SAECH)[158].
- *Face inférieure.* C'est une **surface articulaire** présentant 2 facettes de type surface plane, grossièrement quadrangulaires et répondant au trapèze, pour la latérale, et au trapézoïde pour la médiale (SAECH).
- *Face latérale.* Oblique en bas et en avant, étroite, elle est divisée en 2 parties :
  - la partie inférieure correspond à la face latérale du tubercule, elle reçoit le **faisceau postérieur du LCR** du poignet ;
  - la partie supérieure est déprimée en **sillon oblique** en bas et légèrement en arrière, qui donne passage à l'artère radiale.
- *Face médiale.* C'est une **surface articulaire** (SAECH), subdivisée en 2 segments :
  - le segment supérieur répond au lunatum ; il est réduit et en forme de croissant à concavité inférieure. Cette surface regarde en dedans. En avant, elle comporte une petite insertion ligamentaire interosseuse (moins visible que sur le lunatum)[159] ;
  - le segment inférieur répond au capitatum, il est étendu et, très concave en tous sens, il forme le creux de la barque scaphoïdienne. Cette surface regarde en dedans et en bas.

Lunatum

C'est l'os médian de la 1re rangée du carpe (fig. 1-120). Dans l'axe de la flexion-extension du poignet, il est très mobile[160]. Sa mobilité est facilitée par un moindre arrimage ligamentaire, notamment par l'absence de ligament avec le capitatum sous-jacent. De ce fait, c'est l'os du carpe qui se luxe le plus souvent. Cette éventualité est toutefois limitée par la présence de ligaments scapho-triquetraux antérieur et postérieur qui jouent un rôle de barrière.

Cet os doit son nom à sa forme caractéristique en croissant de lune disposé sagittalement.

- *Face antérieure.* C'est la corne antérieure du croissant, plus développée que la postérieure. Elle donne insertion aux ligaments avec les os voisins (sauf le capitatum) et avec l'avant-bras (*cf.* Arthrologie).
- *Face postérieure.* C'est la corne postérieure du croissant, peu développée.
- *Face supérieure.* C'est une **surface articulaire** pour l'avant-bras. De type **ellipsoïde**, elle contribue à former le condyle carpien et répond au radius, pour sa moitié latérale, et au disque articulaire du poignet, pour sa moitié médiale. Quadrangulaire et convexe en tous sens, elle regarde en haut et en arrière (SAECH).
- *Face inférieure.* **Articulaire** avec la tête du capitatum (SAECH), elle représente la concavité du croissant et est concave en tous sens, surtout d'avant en arrière.
- *Face latérale.* **Articulaire** avec le scaphoïde (SAECH), sa partie antérosupérieure présente une petite empreinte correspondant à l'insertion d'un ligament interosseux avec le scaphoïde.
- *Face médiale.* **Articulaire** avec le triquetrum, elle est plane, grossièrement triangulaire à base inférieure (SAECH). Sa partie tout inférieure présente une facette inconstante pour l'hamatum.

[154] Scaphoïde signifie « en forme de bateau (barque) » : la concavité de cet os est très marquée.

[155] Tous les ligaments du carpe mécaniquement importants sont situés en face antérieure.

[156] Il existe 4 muscles thénariens ; ce sont, de la superficie à la profondeur, les court abducteur, opposant, court fléchisseur et adducteur du pouce.Leur insertion déborde sur le RMF.

[157] Celui-ci est formé, de dehors en dedans, par le scaphoïde, le lunatum et le triquetrum.

[158] SAECH : surface articulaire encroûtée de cartilage hyalin.

[159] Cette liaison est due au fait que la surface supérieure de ces 2 os n'a pas le même rayon de courbure et qu'ils ont tendance à se dissocier lors des mouvements sagittaux du poignet (Tubiana).

[160] Il a été comparé à un « ménisque osseux » intercalé entre l'avant-bras et la main.

1-121

Triquetrum.

1. LCU du poignet
2. Ligament médiocarpien post.
3. Surface pour le lunatum
4. Surface pour le disque articulaire
5. Surface pour le pisiforme
6. Surface pour l'hamatum

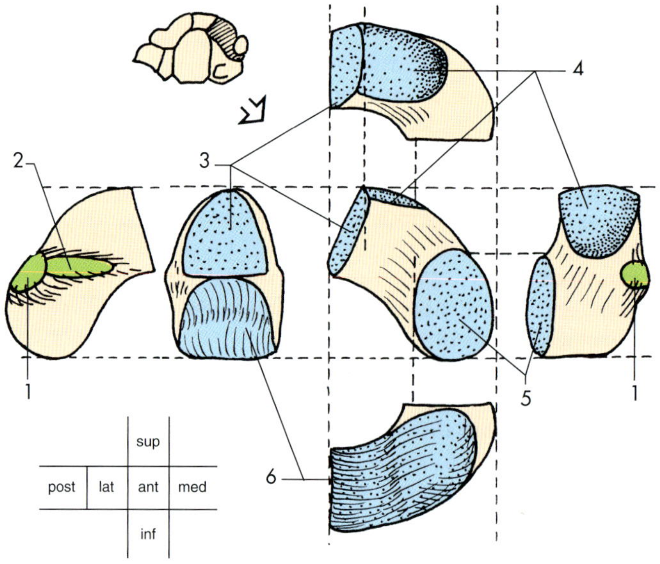

1-122

Pisiforme.

1. LCU du poignet
2. FUC
3. Abducteur du V
4. RMF et, en avant, sillon du nerf ulnaire
5. Ligament pisi-uncus
6. Surface pour le triquetrum

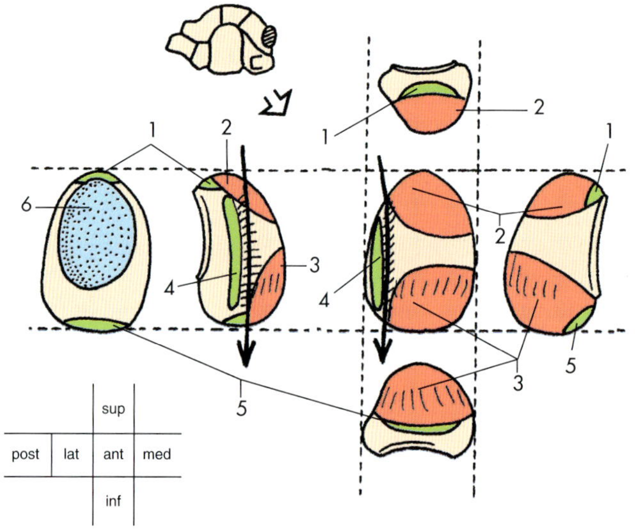

1-123

Trapèze.

1. Surface en selle pour M1
2. Court fléchisseur du I
3. Opposant du I
4. Surface pour le scaphoïde
5. RMF
6. Sillon du FRC
7. Surface pour le trapézoïde
8. Surface pour M2

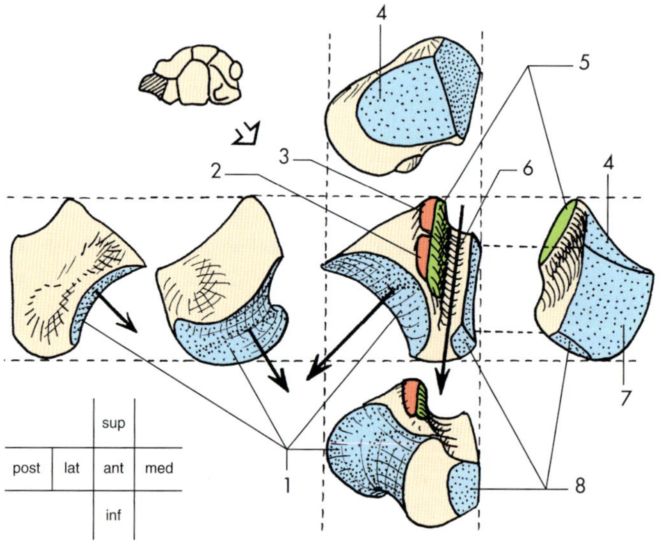

Triquetrum[161]

C'est l'os médial de la 1re rangée (fig. 1-121). Il tient son nom de sa forme de prisme triangulaire mais, pour des raisons de commodité, on lui décrit 6 faces, comme à un cube.

- *Face antérieure.* Plus large en dehors qu'en dedans, elle donne insertion aux ligaments avec les os voisins et le scaphoïde. Sa partie inféromédiale présente une **facette articulaire** pour le pisiforme : plane, ovalaire à grand axe vertical (SAECH).
- *Face postérieure.* Elle présente une **crête transversale** donnant insertion au ligament médiocarpien postérieur.
- *Face supérieure.* C'est une **surface articulaire** pour l'avant-bras. De type **ellipsoïde**, elle contribue à former le condyle carpien et répond au disque articulaire du poignet[162]. Triangulaire à base latérale, elle est convexe en tous sens, regarde en haut, en arrière et légèrement en dedans (SAECH).
- *Face inférieure.* Quadrangulaire à grand axe oblique en dedans et en bas, selon celui-ci elle est concave en bas à sa partie supérieure et convexe en bas à sa partie inférieure, elle est plane d'avant en arrière. Elle est **articulaire** avec l'hamatum (SAECH).
- *Face latérale.* **Articulaire** avec le lunatum, elle a la même conformation (SAECH).
- *Face médiale.* Réduite à un bord, elle présente un **tubercule**, qui correspond à l'extrémité de la crête postérieure de l'os. Il donne insertion au **ligament collatéral ulnaire** (LCU) du poignet, faisceau postérieur.

Pisiforme

C'est l'os le plus médial et antérieur de la 1re rangée (fig. 1-122). Il forme ainsi la limite supéromédiale du canal carpien. Très mobile, il a la forme d'un pois, d'où son nom. Vues sa petite taille et sa morphologie, sa description est simplifiée à 2 faces et 2 extrémités.

- *Face antérieure.* Ovalaire à grand axe vertical, on y trouve le débordement des 2 insertions des extrémités : en haut le **fléchisseur ulnaire du carpe** (FUC), en bas l'**abducteur du 5e doigt**. Le versant latéral de cette face est déprimé en un sillon vertical pour le passage du nerf ulnaire. Les bords de ce sillon reçoivent 2 insertions : en arrière le **rétinaculum des muscles fléchisseurs** (RMF), en avant une expansion de ce RMF[163].
- *Face postérieure.* **Articulaire** avec le triquetrum, elle est plane, ovalaire à grand axe vertical (SAECH).
- *Extrémité supérieure.* Convexe en tous sens, elle donne insertion au **fléchisseur ulnaire du carpe** et, en arrière de lui, au **ligament collatéral ulnaire** du poignet (faisceau antérieur).
- *Extrémité inférieure.* Plus grosse que la supérieure, elle donne insertion à l'**abducteur du 5e doigt** et, en arrière de lui, aux ligaments pisi-uncus et pisi-M4/pisi-M5[164].

Trapèze

C'est l'os le plus latéral de la 2e rangée (fig. 1-123). Sa caractéristique est d'offrir au pouce une surface articulaire d'un type différent des autres doigts.

- *Face antérieure.* Assez étroite et allongée de haut en bas, elle présente 2 structures verticales et parallèles :
  - en dedans, un **sillon** donnant passage au tendon du fléchisseur radial du carpe (FRC) ;
  - en dehors, une **crête** recevant 3 insertions : sur le versant médial, celle du **rétinaculum des muscles fléchisseurs**, sur le versant latéral, celles de l'**opposant** puis, en dessous de lui, du **court fléchisseur du pouce** (faisceau superficiel)[165]. Cette crête forme la limite inférolatérale du canal carpien.
- *Face postérieure.* Elle est libre, étroite, palpable à la partie profonde et basse de la tabatière anatomique[166].
- *Face supérieure.* **Articulaire** avec le scaphoïde, elle est plane, grossièrement quadrangulaire (SAECH).
- *Face inférieure.* C'est une **surface articulaire** répondant à la base du 1er métacarpien, de type **en selle**[167]. Elle est quadrangulaire, convexe d'avant en arrière et concave transversalement[168]. Elle regarde en bas, en avant et en dehors (SAECH).
- *Face latérale.* Quadrangulaire, elle est libre de toute insertion.
- *Face médiale.* **Articulaire** avec le trapézoïde, quadrangulaire, elle présente, à sa partie tout inférieure, une petite facette pour le 2e métacarpien (M2) (SAECH).

[161] Anciennement os pyramidal.

[162] Toutefois elle n'est en contact avec ce disque que lors de l'adduction du poignet.

[163] Cette expansion délimite la loge ostéofibreuse médiale, ou canal ulnaire, anciennement loge de Guyon, qui livre passage au PVN ulnaire. Cela permet de comprendre que, dans les syndromes du canal carpien, il n'y ait jamais d'atteinte du nerf ulnaire.

[164] Ces ligaments correspondent aux expansions du FUC vers le bas (partie fibrosée).

[165] Ces muscles débordent largement sur le RMF dont ils contribuent à augmenter la résistance. Le court fléchisseur possède aussi un faisceau profond, tout proche puisque s'insérant sur les 2 os voisins ; ces 2 faisceaux se réunissent à la sortie du canal carpien.

[166] Cette zone, nommée « tabatière », est un secteur morphologique situé à la partie postérolatérale de la base du pouce. Il est limité par les tendons du court et du long extenseur du pouce.

[167] Ce qui confère 2 degrés de liberté de mouvement, à quoi la laxité capsulaire et l'aspect curviligne concave en dedans (*cf.* Arthrologie) du grand axe de la surface ajoutent une composante rotatoire supplémentaire.

[168] Ces orientations sont des transpositions dans les plans anatomiques car le pouce n'est pas dans le plan de la main : en position de référence, il est en pronation, c'est-à-dire en pré-opposition. Les plans sont donc, en réalité, obliques.

▶ 1-124

Trapézoïde.

1. Convexité de la face post.
2. Surface pour le trapèze
3. Surface pour le capitatum
4. Court fléchisseur du I (chef profond)
5. Adducteur du I
6. Surface pour M2

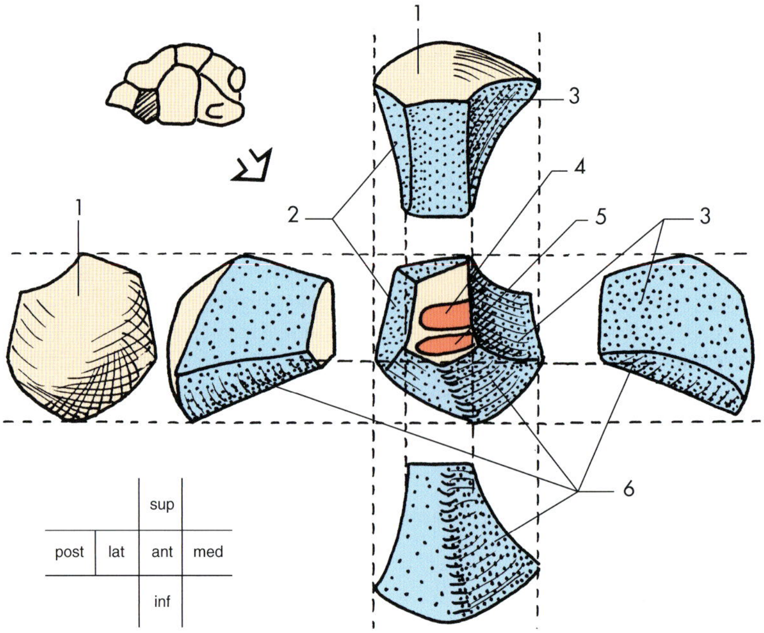

▶ 1-125

Face ant. du trapézoïde en forme d'écusson (mêmes légendes que 1-124).

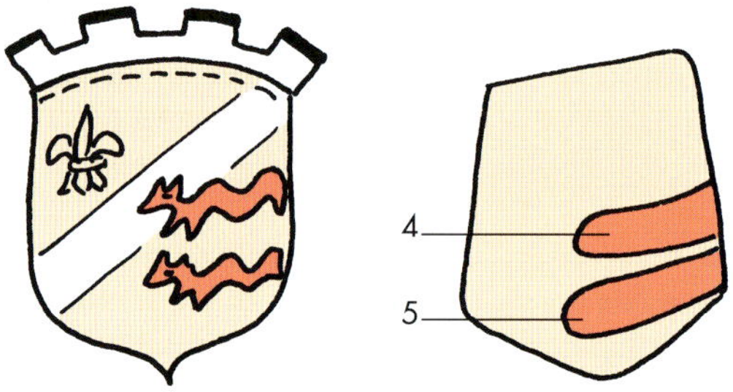

▶ 1-126

Capitatum.

1. Processus inféromédial
2. Tête
3. Surface pour le scaphoïde
4. Tubercule
5. Surface pour le lunatum
6. Surface pour le trapézoïde
7. Court fléchisseur du I (chef profond)
8. Adducteur du I
9. Surface pour M2
10. Surface pour l'hamatum
11. Ligaments radio et ulnocarpiens
12. Ligament radié (pour les os voisins)
13. Surface pour M4
14. Surface pour M3

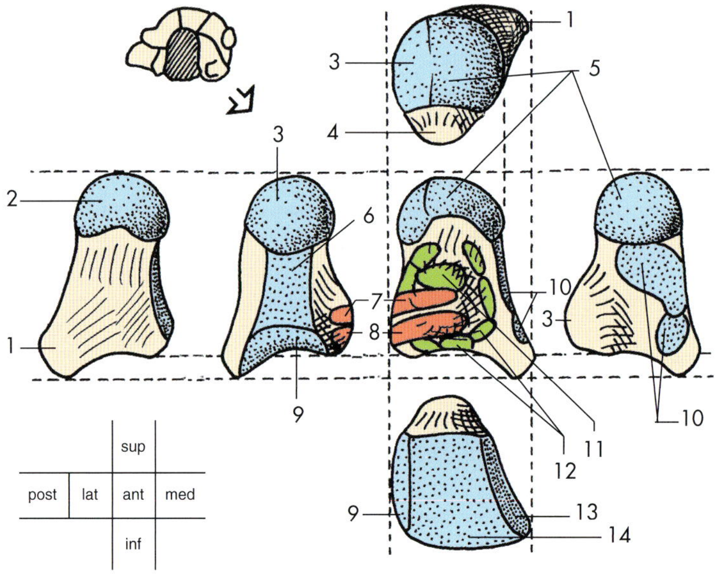

Trapézoïde

C'est un os de petite taille, placé en coin entre le trapèze et le capitatum (fig. 1-124).

- *Face antérieure.* C'est la petite extrémité du coin. Destot la comparait à un écusson héraldique[169] (fig. 1-125). Elle présente 2 insertions superposées :
  - le long du bord inférieur : celle de l'**adducteur du pouce** (faisceau oblique[170]) ;
  - au-dessus de lui : celle du **court fléchisseur du pouce** (faisceau profond).
- *Face postérieure.* Plus volumineuse et saillante, elle forme une saillie convexe et palpable, elle est libre.
- *Face supérieure.* **Articulaire** avec le scaphoïde, c'est une surface plane (SAECH).
- Face inférieure. **Articulaire**[171] avec le 2e métacarpien, elle se présente sous la forme d'un angle dièdre ouvert en haut[172]. Elle regarde en bas (SAECH).
- *Face latérale.* **Articulaire** avec le trapèze, elle est plane (SAECH).
- *Face médiale.* **Articulaire** avec le capitatum, plane, elle est grossièrement quadrangulaire (SAECH).

Capitatum[173]

C'est l'os médian de la 2e rangée du carpe (fig. 1-126). Il occupe une position centrale (capitale) au sein de cet ensemble osseux. Le capitatum présente une tête, un col et un corps, ce qui le fait comparer à un bouchon de champagne. Toutefois, on le présente en lui décrivant 6 faces.

- *Face antérieure.* Sa partie supérieure, correspondant au col, est plus étroite et criblée de trous vasculaires. Sa partie inférieure présente un **tubercule** proéminent qui présente 4 insertions : 2 musculaires et 2 ligamentaires. Ce sont :
  - celle de l'**adducteur du pouce** (faisceau oblique), le long du bord inférieur ;
  - celle du **court fléchisseur du pouce** (faisceau profond) au-dessus de la précédente ;
  - celle des **ligaments radiocarpiens antérieurs**, à la partie supérieure ;
  - celles des différents faisceaux du **ligament radié** du carpe[174], tout autour du tubercule.
- *Face postérieure.* Elle n'appelle aucun commentaire sinon qu'il existe un processus inféromédial, parfois identifiable à la palpation.
- *Face supérieure.* **Articulaire**, elle correspond à la partie moyenne de la tête. Fortement convexe en tous sens, elle répond à la concavité inférieure du lunatum (SAECH).
- *Face inférieure.* **Articulaire**, elle répond à 3 métacarpiens : la plus grande facette, centrale, répond à M3, une petite, latérale, répond à M2 et une autre, petite également, répond médialement à M4 (SAECH).
- *Face latérale.* **Articulaire** avec le scaphoïde à sa partie supérieure (large surface convexe), et avec le trapézoïde à sa partie inférieure (surface plus réduite et plane) (SAECH).
- *Face médiale.* **Articulaire** avec l'hamatum, elle est allongée[175] verticalement (SAECH).

[169] Ancien emblème de corps d'armée, de forme grossièrement pentagonale.

[170] Oblique car se dirigeant vers le bas et le dehors. Il existe un faisceau transverse qui, s'insérant sur le corps de M3, se dirige directement en dehors.

[171] L'interligne entre les os du carpe (à l'exclusion du trapèze) et les métacarpiens correspond à des surfaces dessinant une ligne brisée et formant un ensemble à emboîtement réciproque.

[172] La base de M2, qui s'y emboîte, est dite fourchue.

[173] Anciennement : grand os.

[174] Ce ligament, appelé aussi rayonné, s'étend à tous les os voisins, métacarpiens compris, mais exclut le lunatum pour des raisons déjà évoquées.

[175] Elle est parfois subdivisée en 2 facettes.

1-127

Hamatum.

1. Face médiale (étroite)
2. Surface pour le capitatum
3. RMF
4. Court fléchisseur du V
5. Opposant du V
6. Surface pour le triquetrum
7. Ligament pisi-uncus
8. Branche profonde du nerf ulnaire (passage)
9. Surface pour M5
10. Surface pour M4
11. Ligament uncus-M4 et M5
12. Partie médiale du canal carpien

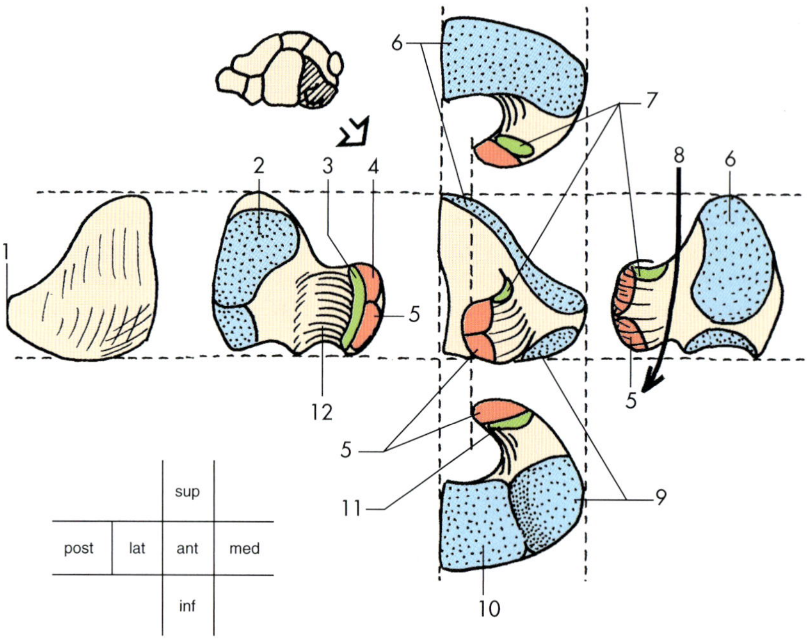

1-128

Vue schématique, antéromédiale, de l'hamatum.

1. Uncus
2. Face antérieure
3. Arête pour le lunatum (inconstante)
4. Face supérieure
5. Face médiale (étroite)
6. Surface pour M5
7. Surface pour M4

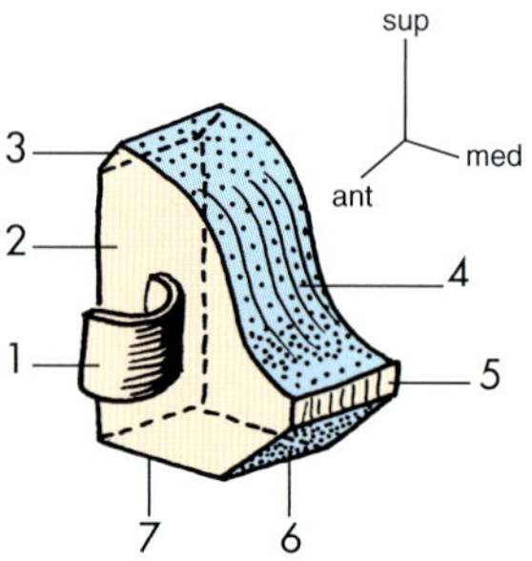

1-129

Schématisation ant. (a) et post. (b) du carpe.

1. Surface pour M1
2. Pisiforme

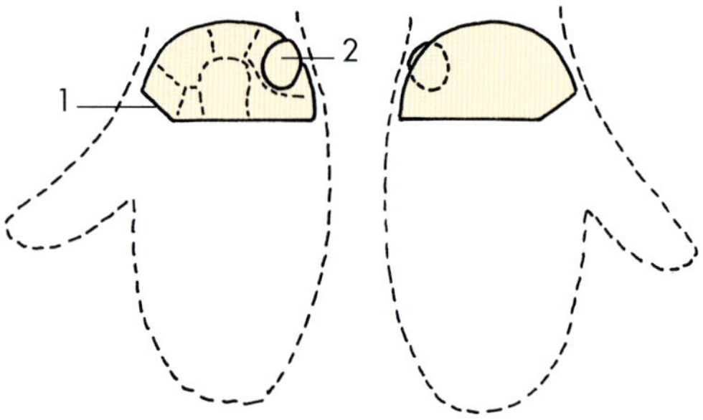

1-130

Interligne médiocarpien : interpénétration du scaphoïde (1) et du capitatum (2).

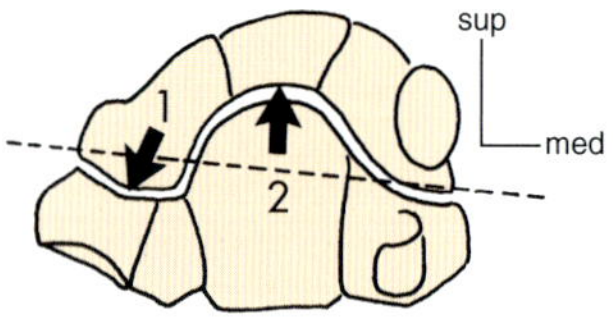

1-131

Schématisation des interlignes et du canal carpien.

1. Repli du RMF (passage du FRC)
2. Canal carpien
3. Canal ulnaire (extérieur au canal carpien)

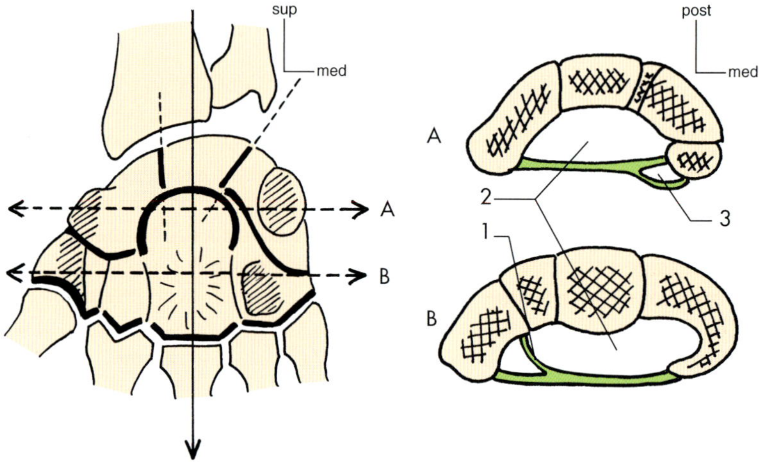

1-132

Schématisation de profil en transparence.

1. M3
2. Capitatum
3. Lunatum
4. Scaphoïde
5. Trapèze
6. M1

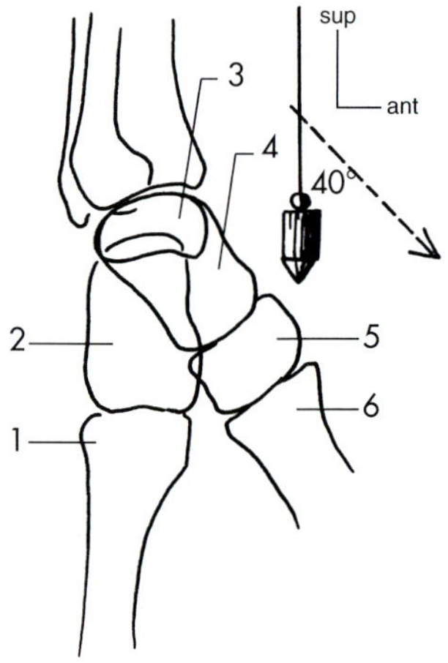

Hamatum[176]

C'est l'os médial de la 2e rangée (fig. 1-127). Il forme une saillie médiale pour la partie basse du **canal carpien**. Bien que par commodité on l'assimile à un cube et lui décrive 6 faces, il a en vérité une forme proche de celle d'un prisme triangulaire (fig. 1-128).

- *Face antérieure.* Elle est triangulaire à base inférieure. En son milieu, on trouve l'implantation du processus unciforme ou **uncus**, encore appelé hamulus. C'est une petite lame osseuse se détachant perpendiculairement à la surface de l'os, se portant en avant puis se recourbant en dehors, formant ainsi la limite inféromédiale du canal carpien. En dehors de l'uncus, l'os est lisse et répond au canal carpien ; en dedans il dessine un sillon vertical pour le PVN ulnaire profond. À son sommet, l'uncus donne 3 insertions : sur son versant latéral celle du **RMF**, sur son versant médial celles du **court fléchisseur** puis, en dessous d'elle, de l'**opposant du 5e doigt**.
- *Face postérieure.* Elle est libre et n'appelle aucune remarque.
- *Face supérieure.* **Articulaire** avec le triquetrum, elle est inversement conformée (SAECH). Son arête supérieure présente parfois une facette pour le lunatum.
- *Face inférieure.* **Articulaire** avec les 2 derniers métacarpiens (SAECH), elle est divisée en 2 champs séparés par une petite crête sagittale : un latéral pour M4, quadrangulaire et regardant en bas, et un médial, quadrangulaire et regardant en bas et en dedans pour M5.
- *Face latérale.* **Articulaire** avec le capitatum, elle est inversement conformée (SAECH).
- *Face médiale.* Réduite à un bord épais, elle n'appelle aucun commentaire.

Incidences pratiques

Sur le plan morpho-palpatoire

Le carpe correspond à la pliure du poignet et non à la paume. Les os le composant sont palpables à leur face dorsale en suivant l'axe des métacarpiens. En avant, on ne peut palper que les berges du canal carpien, c'est-à-dire : en dehors le tubercule scaphoïdien et la crête du trapèze, en dedans le pisiforme et l'uncus de l'hamatum.

Sur le plan mécanique et pathologique

L'articulation du poignet fait référence non seulement à la radiocarpienne mais aussi à la médiocarpienne, qui lui est indissociable. On peut donc en déduire que le jeu spécifique de ces petits os est une condition importante de la mobilité du poignet. Par ailleurs, le passage des tendons extrinsèques, dans le canal ou à la périphérie, doit assurer une parfaite **stabilité** du poignet, sans laquelle la main est fonctionnellement inopérante.
Deux traumatismes sont caractéristiques : outre les entorses du poignet, il faut ajouter les fractures du scaphoïde et les luxations du lunatum. Par ailleurs, les altérations rhumatismales affectent le jeu articulaire. Le syndrome du canal carpien est une perturbation algoneurodystrophique fréquente.

Schématisation du carpe

Trois vues sont à mentionner :

- *la vue antérieure* (fig. 1-129). Un simple demi-cercle symbolise le carpe. La notion de vue antérieure ou postérieure est précisée par la surface oblique du trapèze (1) et la présence ou non du pisiforme (2). À noter :
  - le scaphoïde descend plus bas, le capitatum remonte plus haut, l'interligne triquetro-hamatum est oblique en dedans et en bas (fig. 1-130),
  - les 4 points d'ancrage du RMF : scaphoïde, trapèze, pisiforme et hamatum (fig. 1-131a) ainsi que la position des 2 os de l'avant-bras,
  - le tracé de quelques interlignes (tête du capitatum, lunatum, etc.) et la géométrie de celui carpo-métacarpien ;
- *la coupe du carpe*, à chaque rangée, qui donne une bonne idée du **canal carpien** (fig. 1-131b) ;
- *la vue de profil* (fig. 1-132). Elle traduit le cliché radiologique, avec l'obliquité de la colonne du pouce, l'alignement radio-lunato-métacarpien.

[176] Anciennement : os crochu. La racine *hama*, retrouvée dans hamac et hameçon, désigne un crochet.

Tableau récapitulatif

Le tableau ci-dessous reprend, de façon synthétique, les principales caractéristiques des os du carpe.

1re rangée	SCAPHOÏDE	LUNATUM	TRIQUETRUM	PISIFORME
forme	– **barque** à concavité méd.	– **croissant** sagittal	– **pyramide** quadrangulaire	– petit **pois**
face ant. (+++)	– triangulaire à base inf. – ligaments adjacents + scapho-triquetral – **tubercule inférolat.** : – RMF et LCR ant. – **court abducteur I**	– **corne ant.** +++ – ligaments RC/UC – ligaments adjacents (sauf pour capitatum)	– dd : SAECH pisiforme – dh : – ligaments RC/UC – ligaments adjacents	– ht : FUC – bas : – abducteur V – sillon = PVN ulnaire
face lat.	– ht : sillon = artère radiale – bas : **tubercule** (LCR post.)	– **croissant** (concavité inf.) + ligament IO – SAECH scaphoïde	– triangulaire, base inf. – en bas, dh – SAECH lunatum	= débordement face ant.
face méd.	– ht : SAECH lunatum – bas : SAECH +++ capitatum (concave +++)	– triangulaire, base inf. – en bas, dh – SAECH triquetrum ± hamatum	– réduite – libre	= débordement face ant.
face post.	– étroite +++ – = **sillon** transversal – ligament RC	– **corne** post. – ligament RC post.	– **crête** transversale – ligament RC/UC post. – ligament médiocarpien post.	– SAECH triquetrum (ovalaire)
face sup.	– triangulaire, base méd. – convexe tous sens – SAECH radius	– SAECH radius + disque articulaire	– SAECH disque articulaire	– **FUC**
face inf.	– quadrangulaire – transversalement – dh → SAECH trapèze – dd → SAECH trapézoïde	– SAECH capitatum	– SAECH hamatum	– abducteur V – ligaments pisi/uncus et pisi/M4-5

2e rangée	TRAPÈZE	TRAPÉZOÏDE	CAPITATUM	HAMATUM
forme	– tronc de **pyramide** quadrangulaire	– **écusson** renversé	– **bouchon** de champagne	– prisme triangulaire avec crochet (ant.)
face ant. (+++)	– dd : **sillon** = FRC – dh : **crête**, avec : – RMF – **opposant I** – **CF I (superficiel)**	– réduite – de ht → bas : – CF I (prof) – adducteur I	– tête/col/corps – au centre = **tubercule** : – ligaments RC/UC et radié – CF I (prof) – adducteur I	– **uncus** : – RMF – **CF V** – **opposant V** – dh : canal carpien
face lat.	– libre	– SAECH trapèze	– ht (tête) : SAECH scaphoïde – bas : SAECH trapézoïde	– SAECH capitatum – ht : ± SAECH lunatum
face méd.	– SAECH trapézoïde	– SAECH capitatum	– SAECH hamatum	= bord épais (libre)
face post.	– ligament médiocarpien post.	– ligament médiocarpien post.	– ligament RC post.	– libre
face sup.	– SAECH scaphoïde	– SAECH scaphoïde	– SAECH lunatum	– SAECH triquetrum
face inf.	– SAECH M1 – en selle +++	– SAECH M2 (dièdre)	– SAECH M2, M3, M4	– dh : SAECH M4 – dd : SAECH M5

QROC sur le carpe

Corrigés p. 479

1. Quelles sont les caractéristiques essentielles du scaphoïde ?
2. Quelles sont les caractéristiques essentielles du lunatum ?
3. Quelles sont les caractéristiques essentielles du capitatum ?
4. Quelles sont les caractéristiques essentielles du trapèze ?
5. Quelles sont les caractéristiques essentielles de l'hamatum ?
6. Quelles sont les caractéristiques essentielles du pisiforme ?
7. Quelles sont les insertions musculaires du carpe ?
8. Décrivez la surface articulaire inférieure du trapèze.
9. Quel est l'os du carpe qui est le plus souvent fracturé ?
10. Où sont situés les principaux ligaments du carpe ?

MÉTACARPE

▶ **1-133**

Ossification des métacarpiens (à noter M1, semblable à 1 phalange).

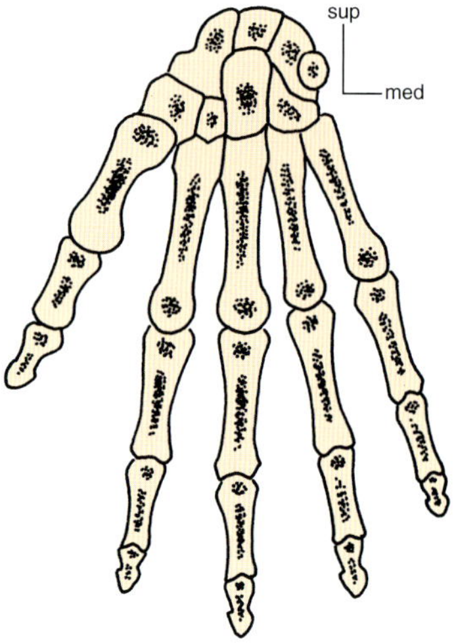

▶ **1-134**

Métacarpien type.

1. Base
2. Bord antérieur
3. Bords latéraux
4. Tubercule de la tête
5. Tête

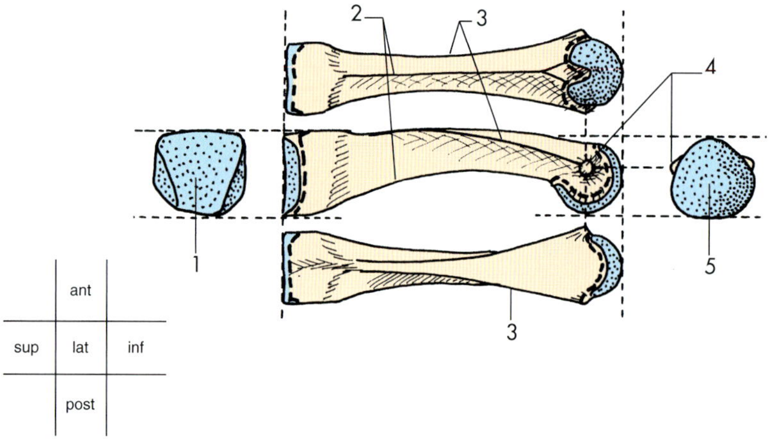

▶ **1-135**

Aspect triangulaire du corps.

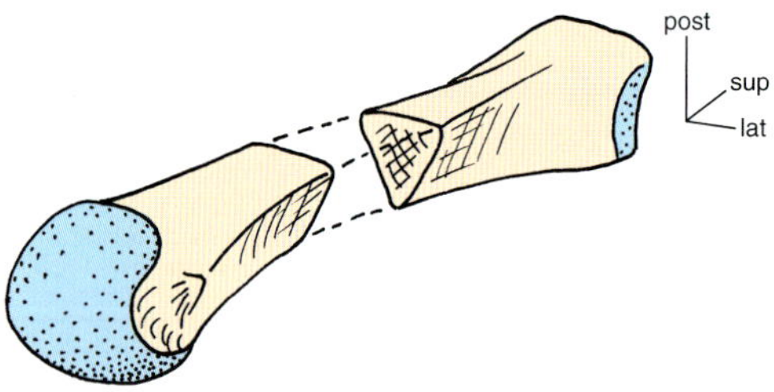

▶ **1-136**

Interosseux. Les pointillés représentent leur trajet.

1. Court abducteur du I
2. IOD
3. IOP
4. Abducteur du V

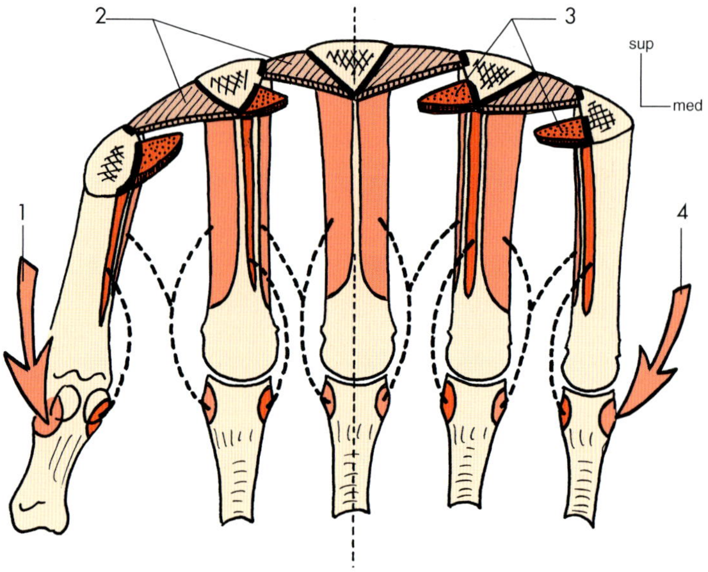

▶ **1-137**

Base cubique d'un métacarpien (M3). Le pointillé représente la jonction avec le corps.

1. En palmaire : insertion d'un extrinsèque (expansion du FRC)
2. Sur les côtés : facettes pour les métacarpiens voisins (M2 et 4)
3. Face sup. : surface articulaire pour le carpe (capitatum)
4. En dorsal : insertion d'un extrinsèque (CERC)

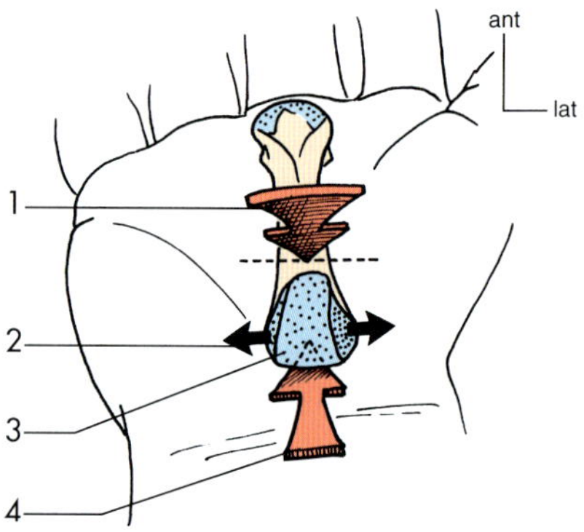

Présentation

Le métacarpe répond à la paume de la main (et à son dos), sous la forme de 5 os longs dont un, le 1er, est **opposable** aux autres[177] (fig. 1-133). Mécaniquement le métacarpe forme la « 2e main », selon la classification de Kénési, intercalée entre la rotule carpienne et les tentacules phalangiens.

Organisation anatomique

- *Sur le plan osseux*, les métacarpiens sont articulés entre eux à leur base (sauf le 1er) et sont indépendants en distal. Le 1er, plus trapu, possède une articulation proximale capable de l'orienter dans l'espace (opposition).
- *Sur le plan musculaire*, ces os donnent insertion, à leur base, à des muscles extrinsèques de la main et, sur leur diaphyse, aux muscles interosseux.
- *Sur le plan ligamentaire*, les bases sont fortement liées au carpe, les têtes possèdent un système collatéral qui gère essentiellement les mouvements dans l'axe digital, et plus ou moins sur les côtés.

Description des métacarpiens

Ils sont au nombre de 5, numérotés de dehors en dedans.

Métacarpien type

C'est un os long, pair et non symétrique. Il forme le squelette de la paume et est articulé, en haut, au carpe et au métacarpien voisin (sauf le 1er) et, en bas, à la 1re phalange (fig. 1-134).

Corps

Plus massif que le métatarsien au pied, le corps est triangulaire à la coupe (fig. 1-135) :
- *la face dorsale*, plus large en distal, est lisse et répond au glissement des tendons extenseurs des doigts ;
- *les faces latérale et médiale* donnent insertion aux interosseux dorsaux et palmaires[178] (fig. 1-136) ;
- *le bord antérieur* (ou palmaire) est marqué et concave (fig. 1-137). Il bifurque en abordant l'épiphyse inférieure ;
- *les bords latéraux* sont plus marqués en distal, où ils partent du tubercule situé sur les côtés de la tête et remontent en convergeant dorsalement jusqu'à la base, en s'amenuisant.

[177] Certains auteurs considèrent qu'il n'y a que 4 métacarpiens, le pouce n'en possédant pas mais ayant 3 phalanges. À l'appui de cette thèse : le fait que le 1er métacarpien a une ossification de type phalangien et non métacarpien.

[178] Ces muscles, au nombre de 4 paires – 4 interosseux dorsaux (IOD) et 4 palmaires (IOP) – s'insèrent de façon particulière (*cf.* Myologie). Les IOD possèdent 2 insertions d'origine sur les 2 métacarpiens limitant un espace interosseux : une insertion large s'insère sur la face qui tourne le dos à l'axe de la main (représenté par M3) et une insertion étroite, plus dorsale, sur la face qui regarde l'axe de la main. Les IOP s'attachent par une seule insertion, étroite, sur la face qui regarde l'axe de la main, en avant de l'IOD. Pour mémoriser facilement ces insertions, il faut bien intégrer la coupe de la fig. 1-136.

▶ **1-138**

Jonction des bases métacarpiennes avec le carpe.

a) Trapèze (2 facettes)
b) Trapézoïde (1 facette)
c) Capitatum (3 facettes)
d) Hamatum (2 facettes)

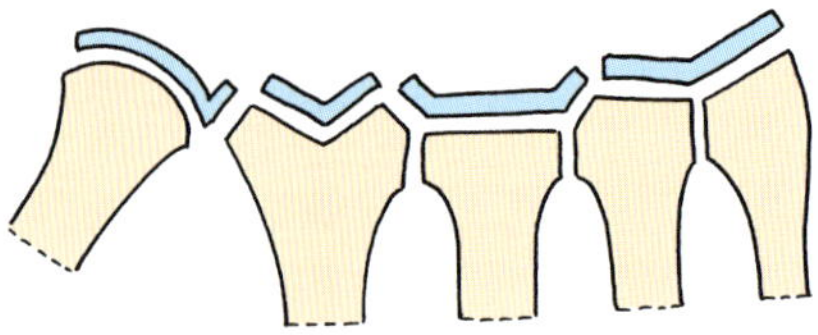

▶ **1-139**

Les 5 métacarpiens en vues palmaire (a) et dorsale (b).

1. Sésamoïdes
2. Long abducteur du I
3. Surface en selle
4. FRC
5. Expansion du FRC
6. Adducteur du I
7. Expansion du FUC et ligament pisi-uncus-M5
8. EUC
9. CERC
10. LERC

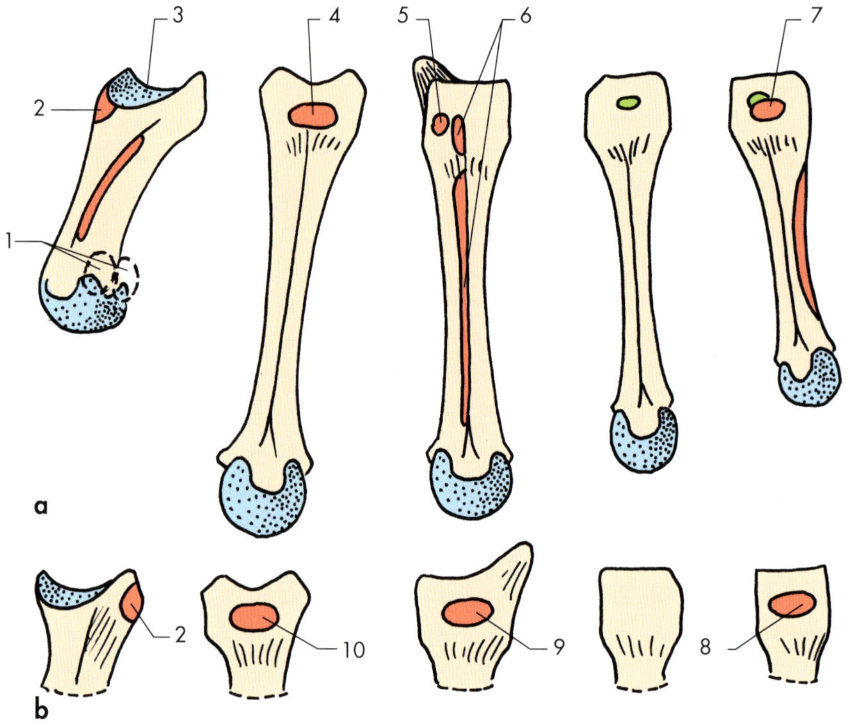

Base

Elle est située à l'extrémité supérieure de l'os. Volumineuse, elle a grossièrement la forme d'un cube, dont la face inférieure est soudée au corps. Elle comporte des facettes articulaires en nombre variable selon le métacarpien (fig. 1-138).

- *Face supérieure :* elle présente une surface articulaire avec le carpe. De type plane, elle forme avec celles des autres métacarpiens un interligne en ligne brisée.
- *Face postérieure :* elle est large, formée de 2 saillies latérales séparées par un petit sillon vertical. Elle donne insertion à des muscles extrinsèques et à de faibles ligaments carpo-métacarpiens.
- *Face antérieure :* elle est étroite. On y trouve l'insertion de muscles extrinsèques et de ligaments carpo-métacarpiens.
- *Faces latérale et médiale :* elles sont grossièrement symétriques. Elles comportent de petites surfaces articulaires avec les métacarpiens voisins et donnent insertion à des ligaments intermétacarpiens.

Tête

Elle forme une extrémité inférieure relativement volumineuse[179] (fig. 1-134). Elle est articulaire avec la base de la 1re phalange correspondante et avec le fibrocartilage qui la complète. C'est une **ellipsoïde**. Elle a une forme sphérique, légèrement aplatie transversalement, plus étendue et plus large en palmaire qu'en dorsal. Elle regarde en bas et légèrement en avant, elle est encroûtée de cartilage hyalin. Les faces latérales de la tête présentent chacune un tubercule plus près de la face dorsale que de la palmaire[180]. Ces tubercules donnent insertion aux **ligaments collatéraux** correspondants (médial ou latéral).

Caractères propres à certains métacarpiens

1er métacarpien

Il est court et c'est le plus **trapu** (fig. 1-139). Il est situé en avant, en dehors et en pronation par rapport aux autres, ce qui lui confère une position favorable pour la prise (opposition).

- *La base :* elle ne comporte qu'une seule surface articulaire, répondant au trapèze. Elle est de type **en selle**, caractéristique propre à ce doigt opposable. Elle est concave d'avant en arrière et convexe transversalement. Elle regarde en haut, en dedans et en arrière. La partie latérale de la base donne insertion au tendon du **long abducteur du pouce**.
- *Le corps :* il est aplati et, de ce fait, comporte 2 faces, une antérieure et une postérieure, et 2 bords. La face dorsale est lisse (glissement des tendons extenseurs) et la palmaire présente 3 insertions : en haut celle du 1er interosseux palmaire (IOP), le long du bord latéral celle de l'**opposant du I**, le long du bord médial celle du 1er IOD.
- *La tête :* les cornes de la surface articulaire sont plus marquées car elles répondent aux **sésamoïdes**.

2e métacarpien

C'est le plus **long** et ses 2 extrémités sont volumineuses (fig. 1-139).

- *La base.* Elle comporte **4 facettes** articulaires : 1 supérolatérale pour le trapèze, 1 large supérieure pour le trapézoïde, 1 supéromédiale pour le capitatum, 1 médiale pour le 3e métacarpien. Cette conformation lui donne un aspect « fourchu », bituberculeux. On y trouve les insertions suivantes :
  - face antérieure : **fléchisseur radial du carpe** (FRC) ainsi que le 1er IOP et, accessoirement, une expansion de l'adducteur du pouce ;
  - face postérieure : long extenseur radial du carpe (LERC).
- *Le corps :* sa face latérale donne insertion au 1er IOD, sa médiale au 2e IOP, près du bord antérieur, et au 2e IOD sur le reste de la face.

3e métacarpien

C'est le métacarpien le plus **gros**, il représente l'axe de la main (fig. 1-139).

- *La base.* Elle comporte **3 facettes** articulaires : 1 latérale pour M2, 1 supérieure pour le capitatum, 1 médiale pour M4.

Les caractéristiques de ses faces sont :
  - face antérieure : elle donne insertion à une expansion du FRC[181], ainsi qu'au débordement de l'insertion de l'**adducteur du pouce** (oblique) située sur le capitatum[182] ;
  - face postérieure : elle donne insertion au **court extenseur radial du carpe** (CERC), et sa partie supérolatérale présente un processus **styloïde** surplombant l'interligne[183].
- *Le corps :* son bord antérieur donne insertion à l'**adducteur du pouce** (faisceau transverse).

[179] Notamment si l'on compare avec un métatarsien (pied).

[180] Cela a une incidence mécanique importante sur la tension des ligaments collatéraux, qui augmente avec la flexion (cela également du fait de l'élargissement de la partie palmaire).

[181] Cette insertion du FRC, conjointe à celle de M2, doit être mise en parallèle avec les insertions postérieures des 2 extenseurs radiaux du carpe (long et court) également sur M2 et M3.

[182] Et incluant donc la capsule capitato-métacarpienne. Cette insertion est unie à celle de la diaphyse de M3 par une arcade, sous laquelle passe le PVN palmaire profond (branche profonde du nerf ulnaire et arcade palmaire profonde).

[183] Il est palpable et peut même être assez développé chez certains sujets (inversement, il faut se rappeler que le capitatum a, logiquement, un prolongement inféromédial à sa face postérieure).

▶ **1-140**
Schématisation d'un métacarpien : vues dorsale (a) et latérale (b).

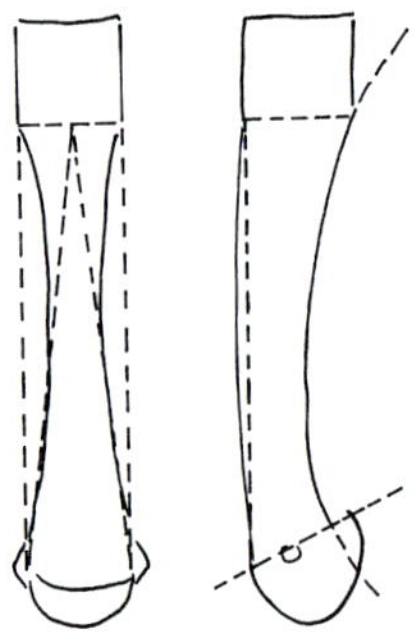

4e métacarpien

C'est le plus **grêle** (fig. 1-139).

- *La base.* Elle comporte **4 facettes** articulaires : une latérale pour M3, une supérolatérale pour le capitatum, une supérieure pour l'hamatum, une médiale pour M5. Sa face antérieure donne insertion au ligament pisi-M4 et aux expansions de l'adducteur transverse du I et du FUC.
- *Le corps.* Il donne insertion au 3e IOD et 3e IOP, sur sa face latérale, et au 4e IOD, sur sa face médiale.

5e métacarpien

C'est le plus **court** (fig. 1-139).

- *La base.* Elle possède **2 facettes** articulaires : une latérale pour M4 et une supérieure pour l'hamatum. Sa face antérieure donne insertion au ligament pisi-M5 et à une expansion du FUC. Sa face postérieure donne insertion à l'**extenseur ulnaire du carpe** (EUC).
- *Le corps.* Sa face latérale donne insertion au 4e IOD et au 4e IOP. Sa face médiale donne insertion à l'**opposant du V**[184], le long de son bord médial.

Incidences pratiques

Sur le plan morpho-palpatoire

Les métacarpiens donnent au dos de la main sa morphologie étalée et osseuse, et constituent l'armature profonde de la paume. La palpation est possible en dorsal, notamment le styloïde de M3, ainsi que médialement pour le V et latéralement pour le pouce. Les têtes métacarpiennes forment un relief dorsal très saillant en flexion, particulièrement exposé aux chocs.

Sur le plan mécanique et pathologique

Les métacarpiens forment une zone de transition entre l'assemblage compact des os du carpe et celui, très mobile, des pièces phalangiennes. C'est aussi la zone d'insertion des interosseux.
Sur le plan pathologique, la taille de ces os et le relief de leurs têtes les exposent aux traumatismes, notamment aux fractures[185].

Schématisation du métacarpe

Trois vues sont intéressantes :

- *la vue de l'interligne carpo-métacarpien* (*cf.* fig. 1-138). Sur une ligne transversale divisée en 5 parties, on porte les 5 interlignes comme suit :
  - trapèze : une concavité en bas et en dehors, pour M1,
  - trapézoïde : un angle saillant, pour M2,
  - capitatum : une surface transversale, pour M3, bordée par 2 pans coupés, pour M2 et M4,
  - hamatum : une surface double, transversale pour M4, et oblique en dedans et en haut pour M5 ;
- *la coupe transversale des métacarpiens,* à cause des insertions des interosseux (*cf.* fig. 1-136). Sur une ligne concave en bas, porter les 4 coupes triangulaires des doigts longs et celle, plus ovalaire, de M1. Noter les IOD et IOP comme indiqué (symétrie par rapport à M3) ;
- *la morphologie générale d'un métacarpien type :*
  - en vue dorsale : dans un rectangle très allongé (fig. 1-140a), inclure un triangle très allongé. Ajouter une base, quadrangulaire, puis la convexité de la tête et la saillie de ses tubercules latéraux,
  - en vue de profil : par rapport à un axe rectiligne (fig. 1-140b), dessiner le bord antérieur, concave, puis la base quadrangulaire, et ensuite une tête hémicirculaire dépassant la diaphyse côté palmaire.

QROC sur le métacarpe — Corrigés p. 480

1. Donnez les insertions du corps de M3.
2. Donnez les insertions musculaires des bases métacarpiennes.
3. Décrivez la tête d'un métacarpien.
4. Décrivez la face supérieure de la base de M1.
5. Énumérez les muscles intrinsèques s'insérant sur les métacarpiens.

[184] Celui-ci a donc des insertions symétriques à celles de l'opposant du pouce.
[185] Celle de la base du pouce est connue pour être celle des boxeurs (Bennett).

PHALANGES

1-141

Phalanges proximale (a), intermédiaire (b), distale (c).

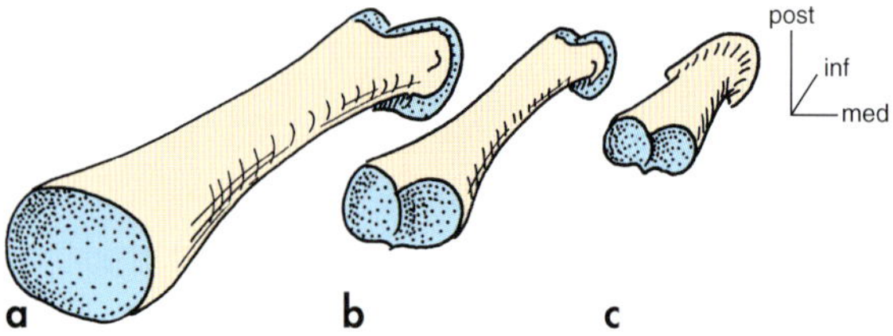

1-142

Phalanges en vues dorsale (a), palmaire (b), latérale (c et d).

1. Extenseur des doigts
2. Fibrocartilage glénoïdien
3. Interosseux
4. FSD
5. FPD
6. Coulisses fibreuses arciformes et cruciformes
7. Tendons fléchisseurs

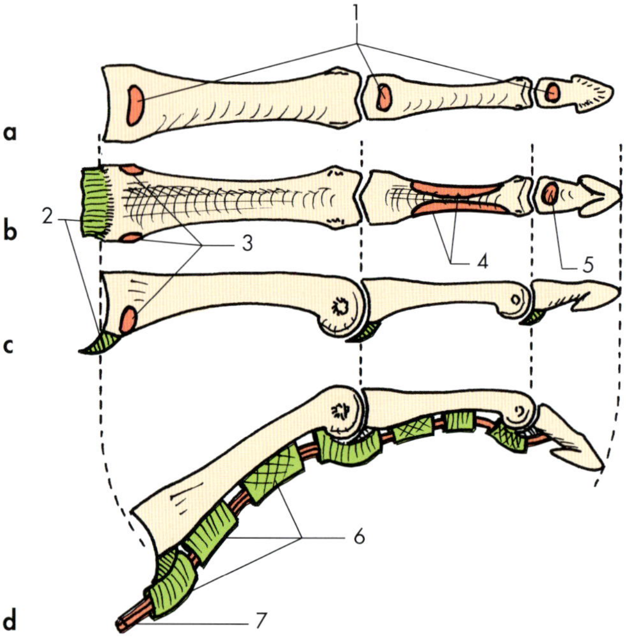

1-143

Longueur décroissante des phalanges.

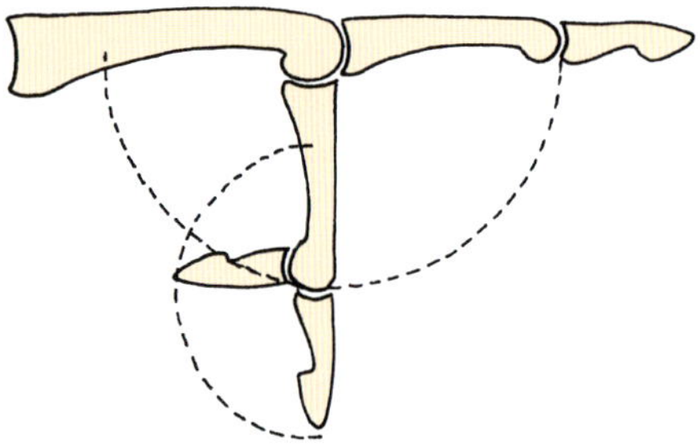

1-144

Phalange proximale : vues palmaire (a), latérale (b), dorsale (c), en coupe (d), supérieure (e), inférieure (f).

1. Extenseur des doigts
2. Ligament collatéral de la MP
3. Interosseux
4. Ligament collatéral de l'IPP
5. Coulisse fibreuse des fléchisseurs

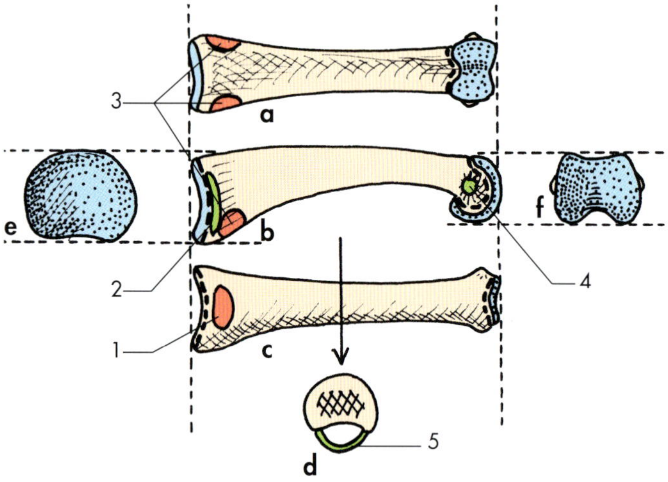

Présentation

Les phalanges représentent la partie terminale de la main, sous forme de 5 tentacules constitués chacun de 3 segments – 2 pour le pouce. Leur fonction essentielle est l'ouverture-fermeture, c'est-à-dire la préparation ou le lâchage d'une prise, ainsi que la tenue de celle-ci. Par sa base, le pouce opère ces mêmes mouvements en situation d'opposition par rapport aux doigts longs.
On distingue les phalanges proximales (dites P1), intermédiaires (dites P2) et distales (dites P3) (fig. 1-141).

Organisation anatomique (fig. 1-142)

- *Sur le plan osseux,* toutes les phalanges sont bâties sur le même modèle : chacune est un petit os long, avec une base, un corps et une tête et possède ses propres insertions. La longueur de chacune est décroissante de P1 à P3 (fig. 1-143).
- *Sur le plan ligamentaire,* on se trouve en présence d'un système collatéral, favorisant la mobilité sagittale et interdisant les autres (sauf pour la base de P1, ellipsoïde).
- *Sur le plan musculotendineux,* tous les muscles (extrinsèques comme intrinsèques) se trouvent à l'état tendineux. Le système est complexe : perforations (fléchisseurs), réunions (extenseur, interosseux, lombricaux), ensemble de coulisses et de gaines.

Description des phalanges

Phalange proximale (P1)

C'est un os long, pair et non symétrique (fig. 1-144). Il participe au squelette du doigt et est articulé avec le métacarpien et P2. On divise cet os en 3 parties.

Corps

Il est grossièrement ovalaire à la coupe, on lui décrit donc 2 faces.

- *La face postérieure* est lisse, plane axialement et convexe transversalement. Elle répond au glissement du tendon extenseur.
- *La face antérieure* est déprimée en sillon axial répondant au glissement des tendons fléchisseurs. Ses bords latéraux donnent insertion aux **coulisses fibreuses** transformant le sillon en tunnel ostéofibreux.

Base

Elle est courte, cubique aplatie d'avant en arrière. On lui décrit 5 faces (la 6e étant soudée au corps).

- *La face antérieure* donne insertion, près de l'interligne, au **fibrocartilage glénoïdien**.
- *La face postérieure* donne insertion au tendon de l'**extenseur des doigts**.
- *Les faces latérales* donnent insertion aux **ligaments collatéraux** et leur partie palmaire aux tendons des **interosseux** correspondants.
- *La face supérieure* est une **surface articulaire**, ou **glène**, répondant à la tête du métacarpien. Elle est de type **ellipsoïde**, ovalaire à grand axe transversal et concave en tous sens. Elle regarde en haut et est encroûtée de cartilage hyalin.

Tête

C'est une **surface articulaire**. Elle répond à la base de P2 et à son fibrocartilage. Elle est de type **ginglyme**, en forme de poulie pleine à grand axe transversal, présentant une gorge sagittale et 2 joues latérales. Elle est plus étendue en palmaire qu'en dorsal (ce qui correspond au secteur de flexion du mouvement). Deux petits tubercules se situent de part et d'autre de la tête ; chacun donne insertion à un ligament collatéral de l'interphalangienne proximale.

1-145

Phalange intermédiaire : vues palmaire (a), latérale (b), dorsale (c), supérieure (d), inférieure (e).
1. Extenseur des doigts
2. Ligament collatéral de l'IPP
3. FSD
4. Ligament collatéral de l'IPD

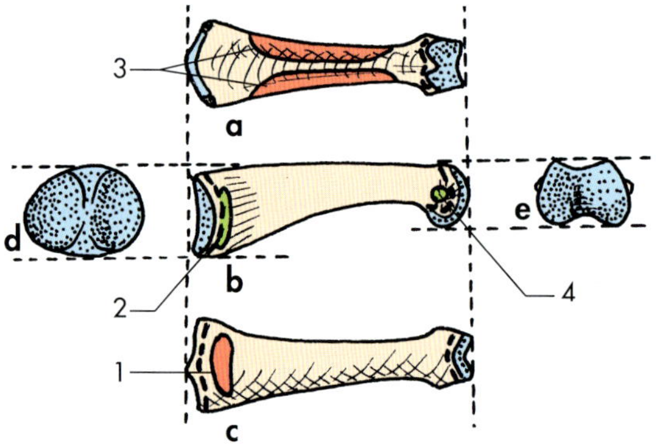

1-146

Phalange distale : vues palmaire (a), latérale (b), dorsale (c), supérieure (d), inférieure (e).
1. Extenseur des doigts
2. Ligament collatéral de l'IPD
3. FPD
4. Extrémité spatulée

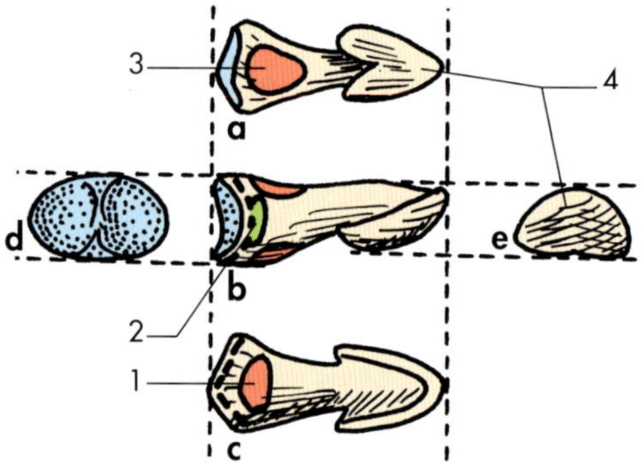

Phalange intermédiaire (P2)

Elle reprend les caractéristiques de P1 (fig. 1-145), avec les différences suivantes :

- *corps* : près des 2 bords latéraux, la face antérieure donne insertion au **fléchisseur superficiel des doigts** (FSD).
- *base* : sa surface articulaire est une **ginglyme**, en forme de poulie creuse présentant une crête sagittale et 2 joues latérales. La face dorsale de la base donne insertion au tendon de l'**extenseur des doigts**.

Phalange distale (P3)

Elle reprend les caractéristiques de P2 (fig. 1-146), avec les différences suivantes :

- *Corps* : il est plus court.
- *Base* : sa face palmaire donne insertion au **fléchisseur profond des doigts** (FPD), sa face dorsale à l'**extenseur des doigts**.
- *Tête* : il n'y a pas de surface articulaire. Elle est aplatie, **spatulée**, sa face dorsale répond à la matrice de l'ongle.

QROC sur les phalanges

Corrigés p. 480

1. Décrivez la surface articulaire de la base de P2 de l'annulaire.
2. Donnez les insertions des corps des 3 phalanges.
3. Décrivez la tête de P1 de l'index.
4. Quelle est la caractéristique essentielle de l'extrémité inférieure de P3 ?
5. Donnez les insertions musculaires des bases des 3 phalanges.

1-147

Phalanges du pouce en vues palmaire (a) et dorsale (b).

1. Long fléchisseur du I
2. Adducteur du I et 1er IOP
3. Court abducteur et court fléchisseur du I
4. Sésamoïdes (insertions identiques au côté de la base de P1 correspondante)
5. Court extenseur du I
6. Long extenseur du I

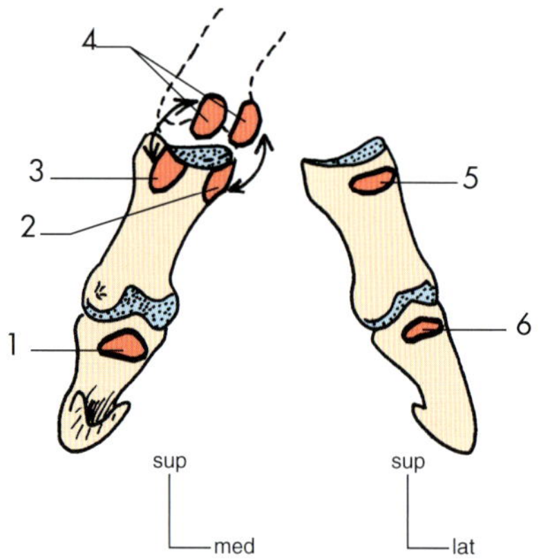

1-148

Schématisation des phalanges de face (a) et de profil (b).

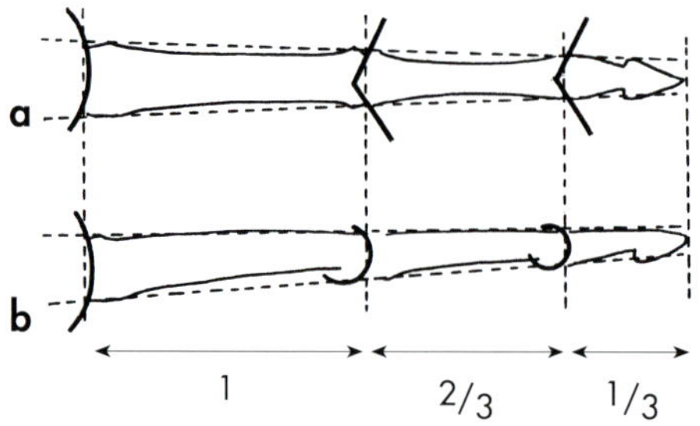

Phalanges du pouce (fig. 1-147)

Elles sont au nombre de 2 et se distinguent par leur forme plus trapue et par les insertions de muscles propres.

- *P1* : elle est semblable aux autres P1, en plus massif (une ellipsoïde à sa base et une ginglyme à sa tête). Le fibrocartilage de sa base est important – il englobe **2 sésamoïdes** : un médial et un latéral, qui reçoivent les mêmes insertions que le côté correspondant de la base – et s'articule avec la tête de M1. Les insertions de la base sont :
  - en dorsal : le **court extenseur du pouce**,
  - en palmaire : les **court abducteur** et **court fléchisseur du pouce** à la partie latérale, ainsi que les **adducteur du pouce** et **1er interosseux palmaire** à la partie médiale ;
- *P2* : elle est semblable aux P3 des autres doigts, en plus massif (une ginglyme à sa base et une extrémité distale spatulée). Ses insertions sont à sa base avec le **long extenseur du pouce**, en dorsal, et le **long fléchisseur du pouce**, en palmaire.

Incidences pratiques

- *Sur le plan morpho-palpatoire*, le doigt est un fuseau articulé. Ses interlignes sont facilement repérables, mais la protection des tendons empêche une palpation fine.
- *Sur le plan mécanique*, chaque phalange présente 3 secteurs :
  - une base, prolongée par un fibrocartilage, ce qui assure l'appui sur la précédente (ou le métacarpien selon le cas) ;
  - un corps, dont la longueur permet l'entourage des prises et la création d'un bras de levier favorable ;
  - une tête, formant un axe de rotation pour la phalange suivante (ou un support pour la matrice de l'ongle pour P3).
- *Sur le plan pathologique*, il faut noter que l'armature osseuse, relativement frêle, est complétée par des éléments fibreux et fibrocartilagineux. En conséquence, les doigts, exposés aux traumatismes et sujets aux affections rhumatismales, sont souvent le siège de déformations.

Schématisation des phalanges

Il est plus intéressant à se représenter l'ensemble de la colonne digitale. Cela en 2 vues :

- *Vue dorsale* (ou palmaire). Tracer 2 lignes parallèles, légèrement convergentes en distal. Diviser 3 segments dans le rapport de : 1 pour P1, 2/3 pour P2 et 1/3 pour P3 (fig. 1-148a). Tracer ensuite les interlignes comme suit : un bord concave à la base de P1 et 2 angulations saillantes vers le proximal pour les IPP et IPD. La partie diaphysaire des phalanges est légèrement rétrécie, l'extrémité distale de P3 est spatulée.
- *Vue latérale*. Elle figure le doigt en rectitude (fig. 1-148b) ou en légère flexion des phalanges (*cf.* fig. 1-142d), de façon à pouvoir facilement comprendre les passages tendineux et le rôle des coulisses fibreuses. Les rapports sont les mêmes que précédemment, les interlignes sont tous concaves proximalement. Les têtes de P1 et P2 débordent à la face palmaire, l'extrémité de P3 est aplatie.

ARTHROLOGIE

2

SCAPULO-HUMÉRALE

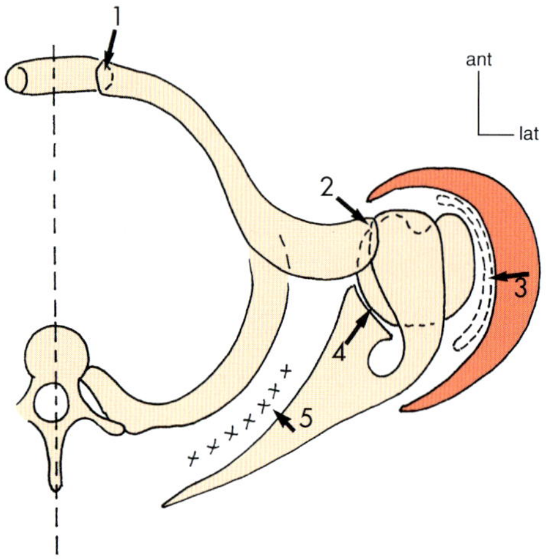

2-1

Complexe articulaire de l'épaule.

1. Sterno-claviculaire
2. Acromioclaviculaire
3. Subdeltoïdienne
4. Scapulo-humérale
5. Scapulothoracique

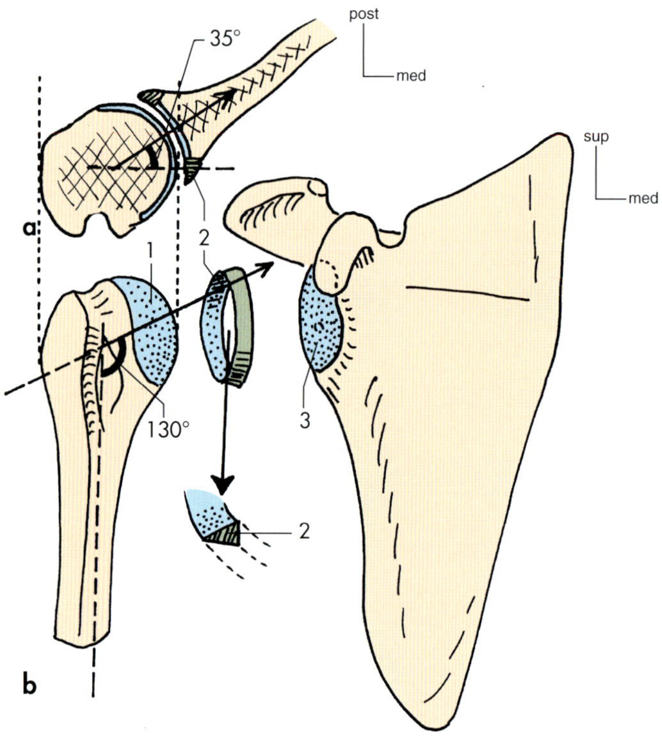

2-2

Éléments en présence : vues transversale (a) et antérieure (b).

1. Tête humérale
2. Labrum
3. Glène

Présentation

L'articulation scapulo-humérale fait partie du **complexe articulaire de l'épaule** (fig. 2-1). C'est l'une des deux grosses articulations de cet ensemble[1], lui-même rattaché à un ensemble fonctionnel plus vaste : le **complexe thoraco-scapulo-brachial** (TSB).

Éléments en présence

Ils sont au nombre de 3 (fig. 2-2).

Scapula

Glène	
située	– angle supérolatéral de la scapula
répond	– à la tête humérale
type	– **sphéroïde** non congruente et non concordante
forme	– ovalaire à grand axe oblique en haut et en avant – légèrement concave en tous sens
regarde	– en dehors et en avant (45°, c.-à-d. entre 30 et 60° selon les sujets) et seulement légèrement en haut
SAECH	
rmq	son bord antérieur est légèrement échancré (passage de l'épais tendon du subscapulaire)

Humérus

Tête	
située	– partie supéromédiale de l'épiphyse sup. de l'humérus
répond	– à la glène et à son labrum
type	– **sphéroïde** non congruente et non concordante
forme	– 1/3 de sphère d'environ 5 à 6 cm de ∅ (notion comparative par rapport à la tête fémorale, plus petite)
regarde	– en dedans, en haut (130° d'angle cervicodiaphysaire) et en arrière (35 à 40°)
SAECH	
rmq	– la tête est légèrement aplatie d'avant en arrière et sa limite est irrégulière

Labrum

nature	– fibrocartilage (ancien bourrelet)
situé	– à la périphérie de la glène
forme	– anneau triangulaire à la coupe
face axiale	= SAECH, regarde le centre de l'articulation
face périphérique	– adhérente à la capsule
face profonde ou osseuse	– insérée sur le limbus glénoïdal, qu'elle prolonge de façon souple[1]

[1]Ce qui augmente légèrement la stabilité articulaire et réalise une jonction semi-rigide entre la scapula (dure) et la capsule (souple).

[1] Dominé par la scapulo-humérale et par la scapulothoracique, ce complexe comprend : la sterno-claviculaire, l'acromioclaviculaire et, fonctionnellement parlant (et non anatomiquement), la subdeltoïdienne, surnommée fausse articulation de « de Sèze ».

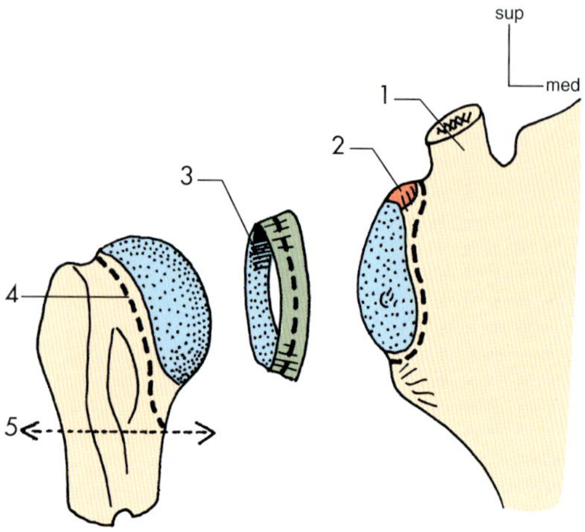

2-3

Insertions capsulaires.

1. Coracoïde (coupé)
2. Tubercule supraglénoïdien et long biceps
3. Labrum
4. Col anatomique et capsule
5. Col chirurgical

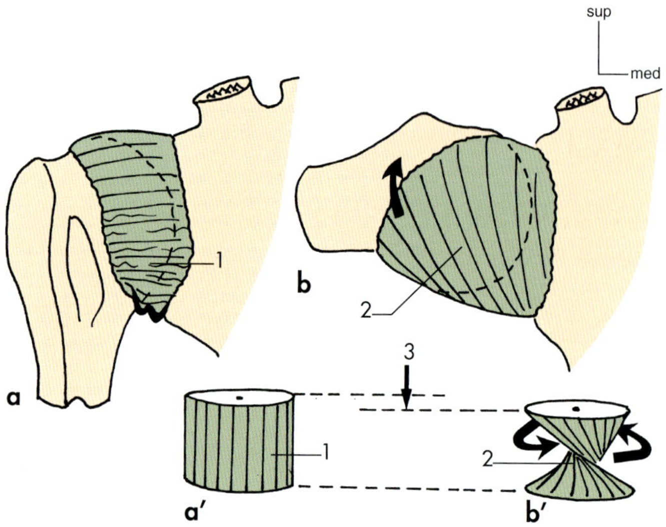

2-4

Capsule en position de référence (a, a') et en rotation latérale – abduction (b, b').

1. Fibres détendues (et freins inférieurs)
2. Torsion et tension des fibres
3. Effet de serrage articulaire (stabilité)

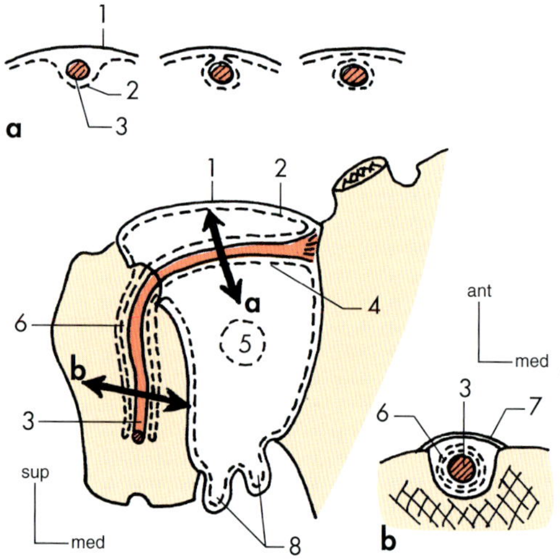

2-5

Capsule et synoviale (vue schématique) :
a) coupe transversale du tendon du long biceps au niveau capsulaire
b) coupe transversale du tendon du long biceps au niveau du sillon intertuberculaire

1. Capsule
2. Synoviale
3. Tendon du long biceps
4. Repli synovial pour le long biceps
5. Communication avec la bourse du subscapulaire
6. Manchon synovial entourant le long biceps
7. Ligament transverse de l'humérus
8. Freins de la capsule

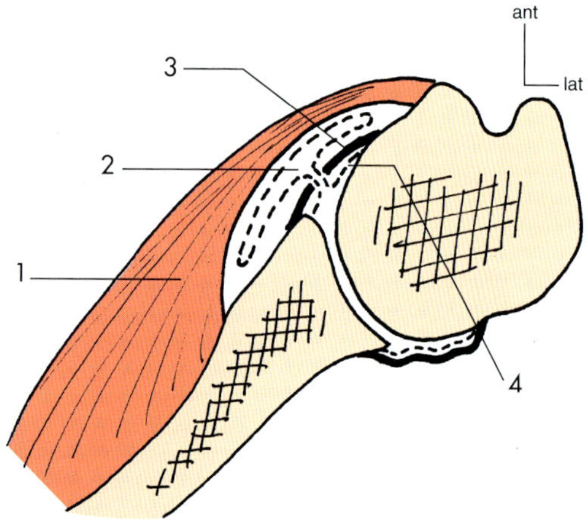

2-6

Communication inconstante avec la bourse du subscapulaire.

1. Subscapulaire
2. Bourse du subscapulaire
3. Capsule
4. Membrane synoviale

Moyens d'union

On dénombre 6 types d'éléments.

Capsule

Insertions

Elle s'insère au pourtour des surfaces cartilagineuses, avec toutefois 3 remarques (fig. 2-3). Sur la scapula, l'insertion suit le limbus mais englobe le **tubercule supraglénoïdien**[2]. Sur l'humérus, elle s'insère sur le col anatomique, c'est-à-dire au contact de la tête, sauf en bas et en dedans où elle s'écarte un peu du cartilage pour descendre jusqu'au col chirurgical de l'os, soit à environ 1,5 cm de la tête[3]. Sur le labrum, elle s'insère sur l'ensemble de la face périphérique.

Caractéristiques

La capsule est **lâche**, elle accepte ainsi les décoaptations articulaires jusqu'à 2 cm et autorise donc les mouvements complexes où ses fibres sont sollicitées simultanément dans plusieurs plans. Elle est constituée de fibres **parallèles**, scapulo-humérales, ce qui fait que, dans les mouvements tridimensionnels, ses fibres se tendent progressivement pouvant arriver à une position de tension maximale qui stabilise alors l'articulation (fig. 2-4). C'est ce qui se produit en extension, abduction et rotation latérale (position de l'armé du handball), où l'instabilité osseuse est compensée par un serrage capsulo-ligamentaire.

La position d'abduction est d'autant plus freinée qu'elle met en tension les fibres inférieures de la capsule, qui sont épaissies et forment des replis en position bras pendant, ce sont les **freins** de la capsule (*frenula capsulae*).

Par ailleurs, la capsule présente **deux points faibles** antérieurs, l'un supérieur, qui permet parfois le passage de la synoviale (*cf. infra*), l'autre inférieur, qui est parfois distendu par le passage de la tête dans les luxations scapulo-humérales antéromédiales.

Synoviale

Elle tapisse la face profonde de la capsule. Elle présente deux caractéristiques (fig. 2-5 et 2-6) :

- elle **communique** parfois avec la bourse synoviale du muscle subscapulaire[4] ;
- au niveau du tubercule supra glénoïdien, elle se réfléchit en une **gaine** synoviale pour le tendon du long biceps[5]. Cette gaine s'étend jusqu'à la sortie du sillon bicipital.

Labrum

Déjà décrit avec les éléments en présence, comme surface articulaire, c'est aussi un moyen d'union. Cité ici à ce titre.

[2] Le long biceps qui s'y insère est donc intracapsulaire. Il reste cependant extra-articulaire car isolé par sa gaine synoviale.

[3] Cela permet de loger les replis formés par les freins de la capsule lorsque l'humérus est en position basse.

[4] C'est alors visible sur un cliché d'arthrographie, le liquide opaque diffuse de la poche articulaire vers la bourse par ce petit passage et forme une espèce de champignon s'étalant à la face antérieure de l'articulation. Cela souligne, si besoin, le rôle intime de ce muscle par rapport à la mécanique scapulo-humérale.

[5] Il existe plusieurs variantes : soit le trajet de la gaine forme une membrane cylindrique détachée du reste de la synoviale, soit elle y est accolée, soit cette gaine n'est pas fermée, côté capsulaire, ce qui revient alors à la dernière variante : le tendon chemine entre la capsule et la synoviale sans gaine distincte (*cf.* Myologie).

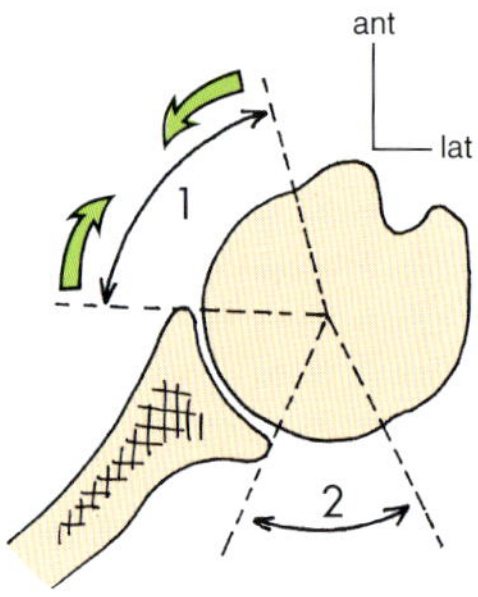

2-7

Découverture antérieure de la tête humérale.

1. Secteur antérieur et intérêt de ligaments antérieurs
2. Secteur postérieur

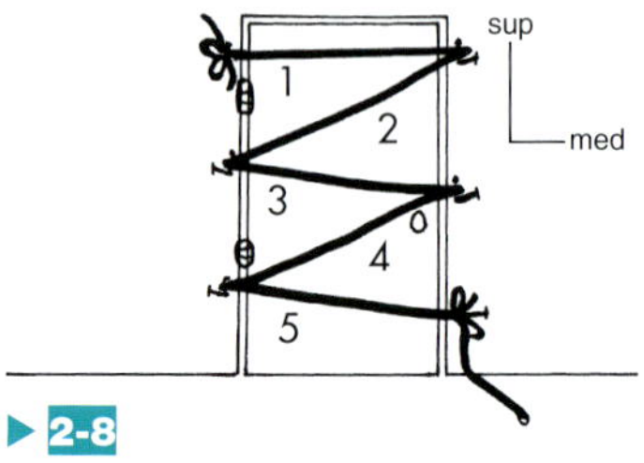

2-8

Zigzag des ligaments ant. à la manière d'un cordage empêchant l'ouverture d'une porte.

1 et 2 = les 2 faisceaux du ligament coraco-huméral

3, 4 et 5 = les 3 faisceaux du ligament gléno-huméral

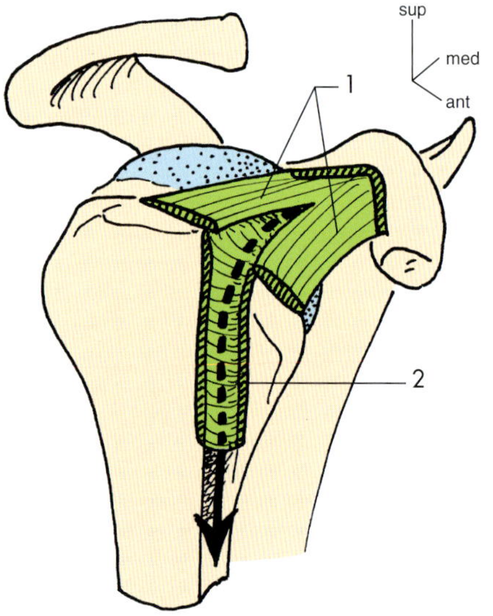

2-9

Ligaments coraco-huméral et transverse de l'humérus (vue antérolatérale).

1. Ligament coraco-huméral et ses 2 faisceaux
2. Ligament transverse (la flèche symbolise le passage du long biceps)

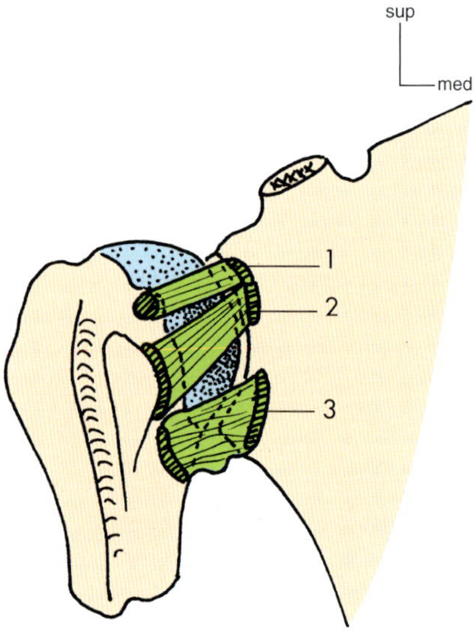

2-10

Les 3 faisceaux du ligament gléno-huméral.

1. Faisceau supérieur
2. Faisceau moyen
3. Faisceau inférieur

Ligaments

La découverture de la tête étant antérieure, il est logique de voir les protections ligamentaires s'étendre à ce niveau (fig. 2-7). À la manière dont on barricade une porte avec une corde disposée en zigzag, ces ligaments forment un double Z qui zèbre verticalement l'interligne antérieur (fig. 2-8). Ces différents faisceaux ligamentaires sont regroupés en deux unités :

Ligament coraco-huméral (fig. 2-9)	
origine	– sur le **coracoïde** scapulaire – sur tout le bord latéral des 2 segments du processus, (horizontal et vertical)
trajet	1) faisceau sup. : – oblique en dehors, légèrement en bas et en arrière 2) faisceau inf. : – oblique en dehors et en bas Les 2 faisceaux divergent (dirigés vers les 2 tubercules de l'extrémité supérieure de l'humérus)
terminaison	Le ligament se termine à l'extrémité sup. de l'humérus 1) faisceau sup. : – face sup. du **tubercule majeur**[1] – à son bord médial (accolé à la face profonde du tendon du muscle supraépineux qui le renforce) 2) faisceau inf. : – bord sup. du **tubercule mineur** 3) entre les 2 faisceaux : un petit espace correspond au passage intracapsulaire du tendon du long biceps, venant du sillon intertuberculaire

[1]L'insertion est couplée à celle de la capsule, sur le col anatomique.

Ligament gléno-huméral (fig. 2-10)	
origine	– bord ant. (limbus) de la **glène** scapulaire et le labrum – sur toute la hauteur du bord[1]
trajet	Les fibres se divisent en 3 faisceaux disposés en Z : 1) faisceau sup. : – dirigé presque horizontalement en dehors 2) faisceau moy. : – élargi en éventail – fortement oblique en dehors et en bas – renforcé par le muscle subscapulaire 3) faisceau inf. : – dirigé horizontalement en dehors, large – renforcé par les freins capsulaires
terminaison	Le ligament se termine à l'extrémité sup. de l'humérus 1) faisceau sup. : – partie ant. du **col anatomique** – juste au-dessus du tubercule mineur – dans la **fosse supra-tuberculaire**[2] 2) faisceau moy. : – bord méd. du tubercule mineur – juste en dedans du subscapulaire, qui le renforce 3) faisceau inf. : – partie antéro-inférieure du **col chirurgical**[3]

[1]Le faisceau supérieur s'insère à la partie toute supérieure, le moyen s'insère immédiatement en dessous, donc partie supérieure, et l'inférieur prend la moitié inférieure.
[2]Ancienne encoche de Welcker.
[3]Donc à distance du cartilage, avec la capsule (zone de logement des replis capsulaires).

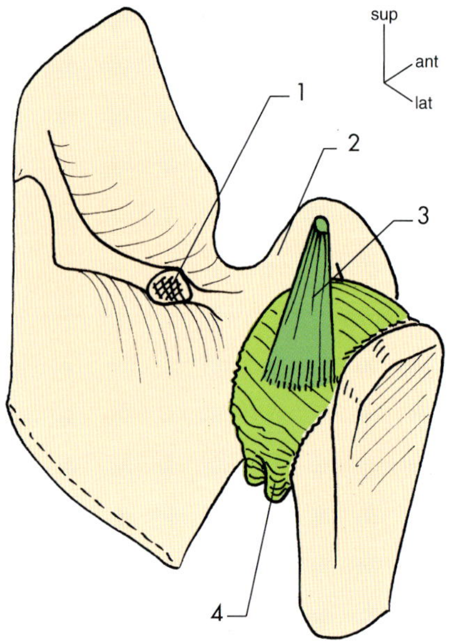

▶ **2-11**

Ligament coraco-glénoïdien.
1. Épine sectionnée (acromion réséqué)
2. Coracoïde
3. Ligament coraco-glénoïdien
4. Capsule et ses freins inférieurs

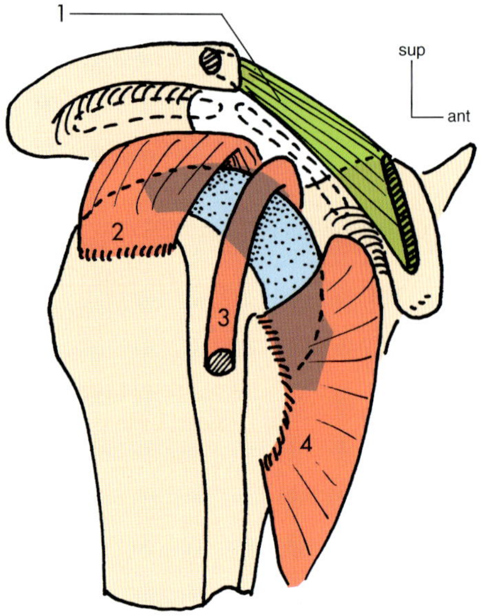

▶ **2-12**

Ligament coraco-acromial et voûte coraco-acromiale.
1. Ligament coraco-acromial et sa bourse synoviale
2. Supraépineux
3. Tendon du long biceps
4. Subscapulaire

Ligament coraco-glénoïdien	
origine	– processus **coracoïde** de la scapula – partie latérale de l'angle d'union entre les 2 segments
trajet	– en éventail, vers le bas et le dehors
terminaison	– partie postéro-supérieure de la **capsule** scapulo-humérale

C'est un ligament suspenseur de la capsule (fig. 2-11).

Ligaments à distance

Ligament coraco-acromial (fig. 2-12)	
origine	– processus **coracoïde** de la scapula – sur tout le bord latéral de son segment horizontal
trajet	– se rétrécit vers le dehors et l'arrière – il est épais et solide
terminaison	– processus **acromial** de la scapula – bord médial, en avant de la facette claviculaire[1]

[1]L'insertion se poursuit à la face inférieure de l'acromion et y forme un revêtement de type méniscoïde, ce qui est conforme à la vocation mécanique de cette voûte [3].

C'est un ligament scapulo-scapulaire, intervenant fortement dans la mécanique scapulo-humérale en tant que partie de la **voûte coraco-acromiale** surplombant la tête humérale[6]. Il en forme la partie moyenne[7].

Ligament transverse de l'humérus (fig. 2-9)	
origine	– bord latéral du **sillon** intertuberculaire
trajet	– court, large et transversal
terminaison	– bord médial du **sillon** intertuberculaire

C'est un ligament huméro-huméral, qui n'intervient pas dans l'articulation proprement dite. Il représente, en quelque sorte, un prolongement distal de la capsule, dans la portion comprise entre les 2 faisceaux du ligament coraco-huméral, transformant le sillon intertuberculaire en **tunnel ostéofibreux**.

[6] On peut considérer la voûte coraco-acromiale comme un complément à la surface articulaire par le biais de bourses synoviales.

[7] Sa face inférieure répond au passage du tendon du long biceps. Un conflit avec ce tendon peut nécessiter une résection du ligament et une acromioplastie (rabotage de l'extrémité acromiale).

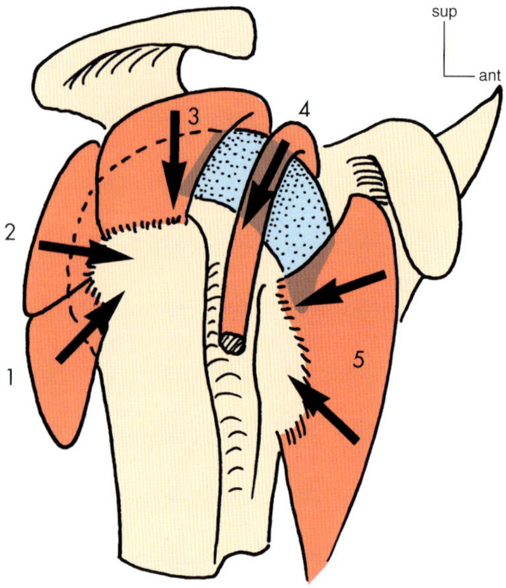

▶ **2-13**

Éléments stabilisateurs actifs.

1. Petit rond
2. Infraépineux
3. Supraépineux
4. Tendon du long biceps
5. Subscapulaire

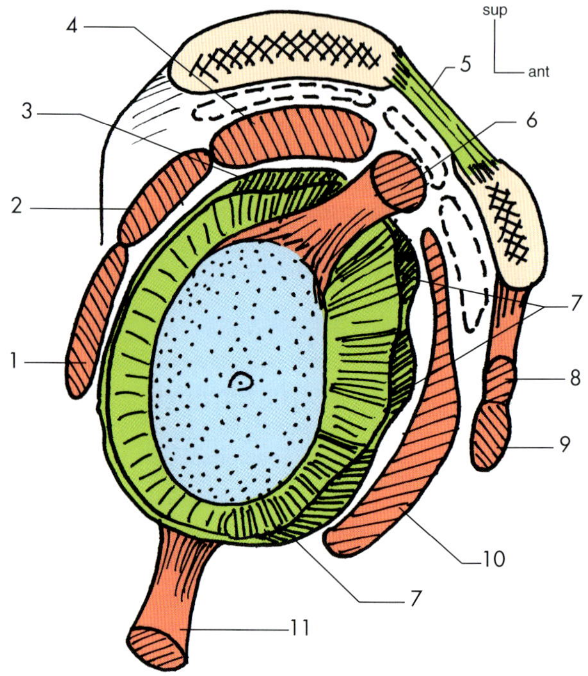

▶ **2-14**

Coupe sagittale par l'interligne scapulo-huméral.

1. Petit rond
2. Infraépineux
3. Ligament coraco-huméral
4. Supraépineux
5. Ligament coraco-acromial
6. Tendon du long biceps
7. Ligament gléno-huméral
8. Court biceps
9. Coracobrachial
10. Subscapulaire
11. Long triceps

Éléments stabilisateurs

Ce sont les tendons qui environnent intimement la tête humérale ou le labrum (fig. 2-13 et 2-14).

- Le tendon du **long biceps** a un trajet intracapsulaire bien qu'extra-articulaire. De plus, il s'insère conjointement sur la scapula et la partie attenante du labrum, accentuant la stabilité de celui-ci.
- Le tendon du **subscapulaire** renforce efficacement le ligament gléno-huméral moyen.
- Le tendon du **supraépineux** renforce le ligament coraco-huméral (notamment le faisceau supérieur).
- Plus largement, toute la **coiffe** est concernée.
- Enfin, on peut mentionner l'insertion du tendon du **long triceps**, dans la mesure où, comme celle du long biceps, elle se fait à la fois sur la scapula et sur le labrum.

Incidences pratiques

Sur le plan morpho-palpatoire

L'interligne articulaire est recouvert non seulement par la **coiffe** des rotateurs mais aussi par la masse deltoïdienne. Le cartilage de la tête peut être palpé inférieurement lors d'une abduction prononcée, avec prudence vue la proximité des éléments vasculo-nerveux.

L'amyotrophie pathologique du galbe deltoïdien permet de deviner et mieux palper les tubercules huméraux (*cf.* Ostéologie), ainsi que les processus acromial et coracoïdien. Le plan ligamentaire et la bourse synoviale du deltoïde ne peuvent être investigués que par la liberté de glissement des muscles sus-jacents (sauf si des accolements ou rétractions viennent limiter ce glissement).

Sur le plan mécanique et pathologique

Cette articulation se distingue par :

- la **discordance**, entre glène et tête, tant en surface qu'en forme (surfaces ni congruentes, ni concordantes) ;
- les systèmes de **contention passive** (ligamentaire) et **active** (la coiffe) forment un **néo-acétabulum** semi-rigide avec la voûte coraco-acromiale ;
- la « fausse articulation » **subdeltoïdienne** et, plus largement, l'ensemble des plans de glissement du **complexe de l'épaule** ;
- les pathologies **traumatiques** et la **dégénérescence** rhumatismale, qui sont des phénomènes fréquents, compte tenu du lourd cahier des charges de cette région.

AUTRES ARTICULATIONS DE L'ÉPAULE

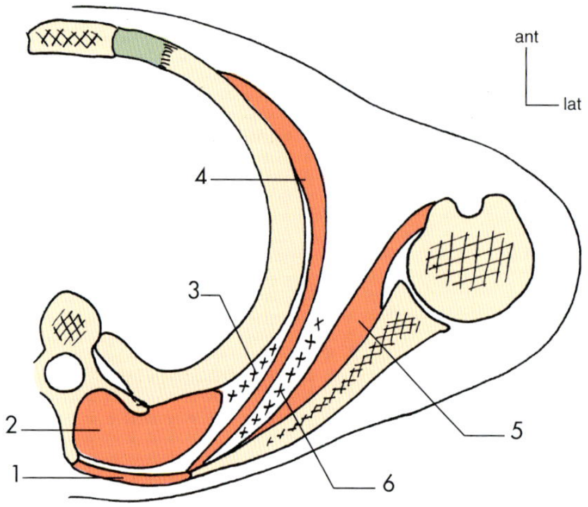

2-15

Articulation scapulothoracique.
1. Rhomboïde
2. Érecteurs du rachis
3. Espace serratothoracique
4. Dentelé antérieur (serratus ant.)
5. Subscapulaire
6. Espace scapuloserratique

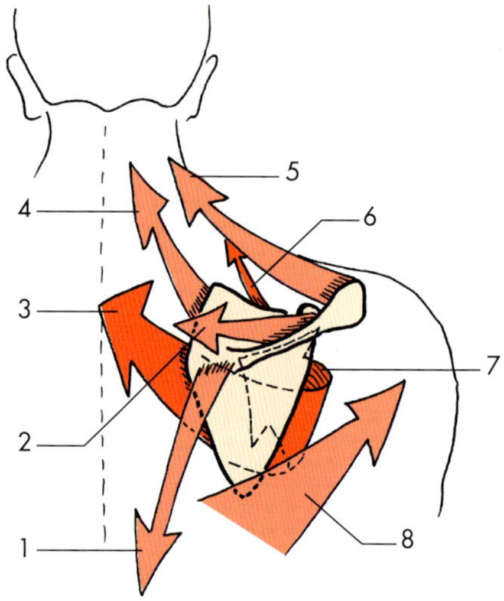

2-16

Muscles stabilisateurs de la scapulothoracique.
1. Trapèze inf.
2. Trapèze moyen
3. Rhomboïde
4. Élévateur de la scapula
5. Trapèze sup.
6. Omo-hyoïdien
7. Dentelé ant.
8. Grand dorsal

Scapulothoracique

Présentation

L'articulation scapulothoracique fait partie du complexe articulaire de l'épaule. Elle répond à la définition d'une articulation puisqu'elle permet la mobilité d'os les uns par rapport aux autres (scapula et côtes). Elle s'en différencie cependant par le fait qu'elle ne présente pas de surface articulaire mais un plan de glissement, ou, plus exactement deux plans séparés par un muscle, ce qui fait parler d'articulation **scapulo-serrato-thoracique**[8].

Éléments en présence

Ils sont au nombre de 3, séparés par 2 plans de glissement, formant une articulation d'un type particulier : une syssarcose[9] (fig. 2-15).

Scapula

Il s'agit de la face antérieure de la scapula, revêtue de l'insertion musculaire du subscapulaire, ce qui forme un « matelas » souple.

Cage thoracique

Elle est composée de l'arc postérieur des côtes 1 à 7 ainsi que de la nappe musculaire des intercostaux qui occupent les espaces de même nom.

Muscle dentelé antérieur

Il glisse entre la scapula et la cage thoracique et s'enroule autour de celle-ci, limitant ainsi les 2 espaces : un postérieur ou scapuloserratique et un antérieur ou serratothoracique. Ces espaces sont nappés d'un tissu graisseux qui facilite les déplacements en tous sens. Ils forment des plans de glissement beaucoup plus résistants que des bourses synoviales.

Moyens d'union

Compte tenu du type particulier de cette articulation, les moyens d'union sont exclusivement **musculaires**. Ils sont composés des muscles périscapulaires (fig. 2-16), qui stabilisent et mobilisent la scapula sur la cage thoracique. Ce sont les muscles dentelé antérieur, rhomboïde (ses 2 faisceaux), élévateur de la scapula, tout le trapèze, le petit pectoral et, accessoirement, le grand dorsal, dont les fibres s'insèrent ou non sur l'angle inférieur de la scapula.

Incidences pratiques

Sur le plan morpho-palpatoire

La morphologie est celle du relief scapulaire. C'est en visualisant le bord médial de la scapula, son angle inférieur et l'épine prolongée de l'acromion, que l'on apprécie les variations d'amplitude des mouvements scapulothoraciques. La palpation des muscles périscapulaires nécessite de détendre le plan superficiel que représente le trapèze, elle est limitée en ce qui concerne le dentelé antérieur.

Sur le plan mécanique et pathologique

Cette articulation n'ayant pas de cartilage n'est jamais sujette à arthrose, n'ayant pas de capsule n'est jamais sujette à luxation, n'ayant pas de ligaments n'est jamais sujette à entorses. Cela en fait une entité particulièrement **robuste**. Cela dit, les muscles étant en permanence garants du maintien, on comprend aisément la fréquence de leur fatigue, de leur **contracture** et des douleurs siégeant à leur niveau.

[8] Le muscle dentelé se nomme *serratus* en latin (*serra* étant une scie), l'adjectif serratique se rapporte donc à ce muscle.

[9] Du grec *sun* qui indique la jonction, et de *sarcos* qui désigne la chair, la masse charnue. C'est une articulation à chair interposée.

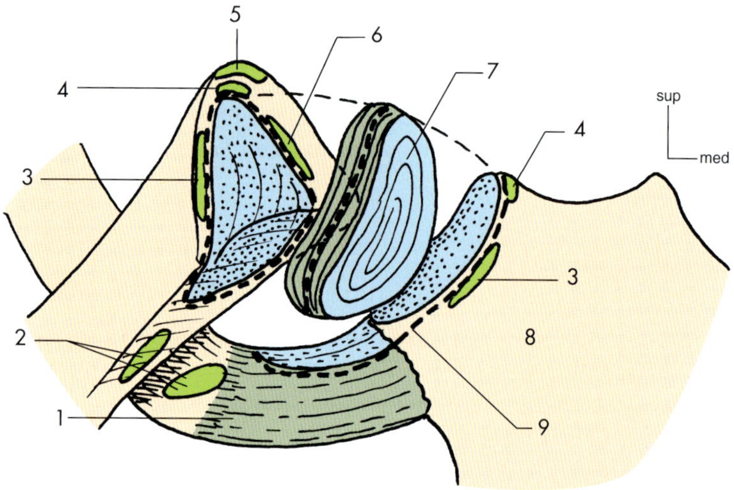

▶ **2-17**

Articulation sterno-claviculaire (clavicule luxée en bas et en dh).

1. 1er cartilage costal
2. Ligament costoclaviculaire
3. Ligament ant.
4. Ligament sup.
5. Ligament jugal
6. Ligament post.
7. Ménisque ou disque articulaire
8. Manubrium
9. Capsule

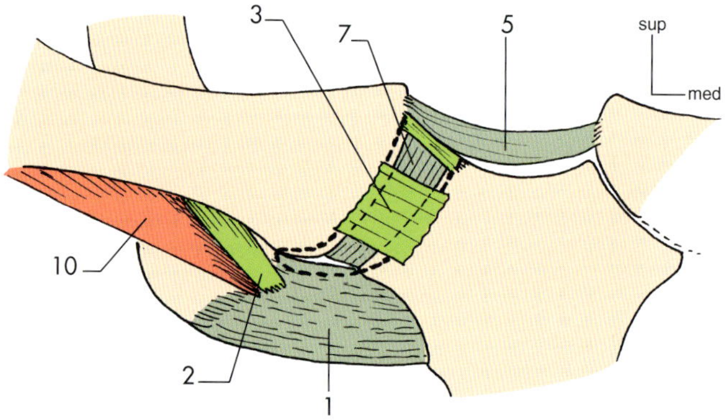

▶ **2-18**

Sterno-claviculaire en place (mêmes légendes que 2-17).

10. Subclavier

Sterno-claviculaire

Présentation

L'articulation sterno-claviculaire fait partie du complexe articulaire de l'épaule. C'est le **seul** point de contact osseux de la ceinture scapulaire avec le thorax (*cf.* fig. 2-1). À ce titre, il nécessite d'être suffisamment mobile pour permettre les mouvements du moignon de l'épaule tout en conservant une bonne stabilité, données relativement antinomiques.

Éléments en présence

Ils sont au nombre de quatre (fig. 2-17).

Clavicule

La surface correspondante est un peu plus étendue que la sternale, elle est subdivisée en **2 versants**. Le principal est situé à la face médiale de l'extrémité médiale de la clavicule, le second est son prolongement à la face inférieure de l'os. Le versant vertical se termine, en arrière, au contact du processus postéro-inférieur[10], il est triangulaire à base inférieure et plus proche des bords antérieur et inférieur de l'extrémité osseuse.

Sternum

Il s'agit de l'**incisure claviculaire**, située à la partie latérale du bord supérieur du manubrium. Elle déborde sur le 1er cartilage costal. L'ensemble est concave verticalement et convexe sagittalement, ce qui définit une articulation en selle. La surface regarde en dehors et en haut. Elle est encroûtée de cartilage hyalin.

1er cartilage costal

Il est très court et relie la 1re côte au manubrium sternal. Sa face supérieure est intégrée à l'articulation sterno-claviculaire, en raison du débordement inférieur de la surface claviculaire.

Disque articulaire (ou ménisque)

L'interligne articulaire intègre un disque circulaire, s'insérant périphériquement sur la capsule et la partie supérieure de la clavicule[11]. Il sépare le compartiment articulaire en deux.

Moyens d'union

On dénombre 6 éléments.

Capsule

Elle s'insère au pourtour immédiat de la surface cartilagineuse (fig. 2-17 et 2-18). Elle englobe les trois éléments formant la surface articulaire (clavicule, manubrium et 1er cartilage costal). Elle est constituée de fibres manubrio-claviculaires et costoclaviculaires. Elle est globalement lâche, autorisant ainsi les glissements et pivotements de l'extrémité claviculaire médiale.

Disque (ou ménisque)

Le disque est à la fois un moyen d'union (fibro) et une surface articulaire (cartilage).

Synoviale

La synoviale est lâche et tapisse la face profonde de la capsule.

Ligaments

Ils sont situés, d'une part, en avant et en arrière de la surface : **ligaments antérieur et postérieur**, d'autre part, au-dessus. Ces derniers sont au nombre de deux : un **ligament supérieur**, épaississant la capsule, et un autre situé encore au-dessus, formant le ligament interclaviculaire ou **jugal**[12] (fig. 2-17 et 2-18).

Ligaments à distance

Les ligaments précités environnent l'articulation au-dessus, en avant et en arrière, il reste donc à garantir la partie inférieure. C'est le rôle du **ligament costoclaviculaire**, situé légèrement à distance de la capsule afin de s'insérer sur la base solide de la côte et non son cartilage[13], en même temps que lui conférant un bras de levier majoré (fig. 2-18).

[10] Ancien heurtoir de Farabeuf, qui limite le glissement antérieur de cette extrémité osseuse.

[11] L'interposition méniscale augmente la non-congruence, ce qui favorise la liberté du jeu articulaire. Le ménisque est un fibrocartilage adhérent à la capsule, mais surtout au bord supérieur de la clavicule (Paturet), zone où il est très épais.

[12] Ce ligament, comme son nom l'indique, stabilise les 2 clavicules ensemble, comme un joug.

[13] C'est un ligament particulièrement résistant, en rapport avec la « pince costoclaviculaire » [4].

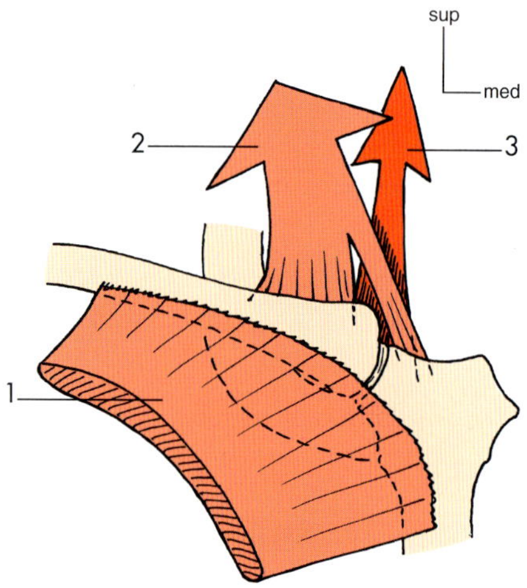

▶ **2-19**

Muscles stabilisateurs.
1. Grand pectoral
2. Sterno-cléido-mastoïdien
3. Sterno-hyoïdien

Éléments stabilisateurs

Comme à chaque fois qu'une zone doit être efficacement tenue, le ligament passif, ici le costoclaviculaire, est doublé d'un renfort actif par un muscle très proche. Il s'agit du petit muscle **subclavier**, modeste en tant que muscle, mais gros par rapport au ligament (fig. 2-18).
Par ailleurs, il faut mentionner les muscles dont les insertions franchissent l'interligne articulaire, ce sont le **sterno-cléido-mastoïdien**, en avant, le **sterno-hyoïdien**, en arrière, et l'insertion du **grand pectoral**, en avant et en bas (fig. 2-19).

Incidences pratiques

Sur le plan morpho-palpatoire

L'extrémité claviculaire déborde le plan sternal, en avant et en haut. Ce fait est visible et facilite la palpation. De même, la mobilité du moignon de l'épaule met en évidence la saillie de cette extrémité et son repérage.

Sur le plan mécanique et pathologique

L'interposition discale donne un jeu supplémentaire à cette articulation qui totalise **3 degrés** de liberté, ajoutant ainsi une rotation axiale aux 2 degrés classiques pour une articulation en selle. Elle fonctionne comme un cardan qui aurait physiologiquement du jeu.
On observe, parfois, un ressaut de l'extrémité claviculaire, mais cette articulation est moins sujette aux luxations que l'acromioclaviculaire. Le processus postéro-inférieur de l'extrémité médial offre une certaine retenue osseuse au risque de glissement antérieur. En cas de luxation, le ménisque suit le déplacement de la clavicule, du fait de son attache avec elle. L'articulation est fonctionnellement stable, malgré la non-congruence osseuse.

Acromioclaviculaire

Présentation

L'articulation acromioclaviculaire fait partie du complexe articulaire de l'épaule (*cf.* fig. 2-1). Elle est responsable de petits mouvements d'accompagnement des mobilités scapulothoraciques.

Éléments en présence

Ils sont au nombre de 2.

Clavicule

Elle est représentée par la facette de son extrémité latérale, dont il faut se rappeler qu'elle est taillée en **biseau** aux dépens de la face inférieure de l'os (fig. 2-20). Elle est donc située dans un plan oblique en bas et en dedans, elle regarde en dehors et en bas. Il s'agit d'une surface plane, de forme ovalaire, à grand axe antéropostérieur. Elle est encroûtée de cartilage hyalin.

Scapula

Elle est inversement conformée à la précédente et, de ce fait, n'appelle aucune remarque particulière.

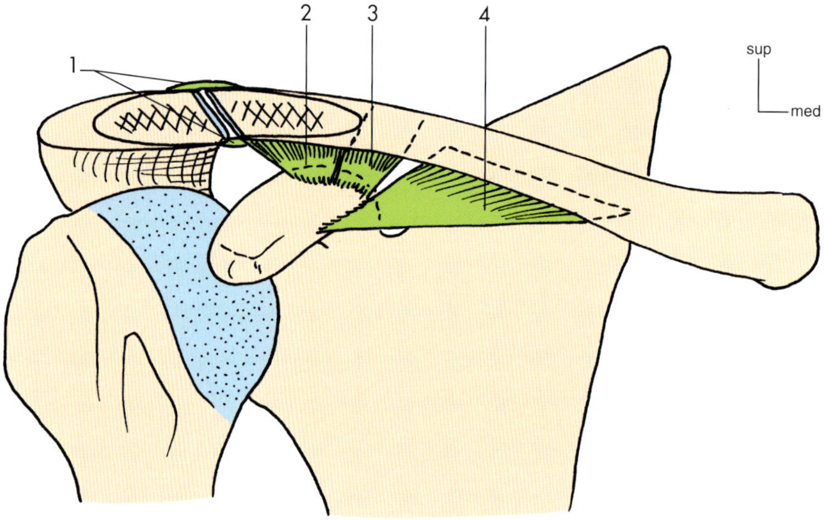

▶ 2-20

Articulation acromioclaviculaire sectionnée frontalement.

1. Ligaments sup. et inf.
2. Ligament trapézoïde
3. Ligament conoïde
4. Ligament coracoclaviculaire médial

Moyens d'union

On dénombre 5 types d'éléments.

Capsule

Elle s'insère au pourtour immédiat de la surface cartilagineuse. Elle est constituée de fibres acromio-claviculaires et est relativement lâche, autorisant les petits mouvements de bâillement-glissement à ce niveau, lors des mouvements scapulothoraciques.

Synoviale

Elle tapisse la face profonde de la capsule. Elle inclut parfois un **ménisque**[14], celui-ci est souvent incomplet.

Ligaments

Ce sont de petits épaississements capsulaires, mal définis et répartis autour de l'interligne (antérieur et postérieur, supérieur et inférieur). Le ligament supérieur est le plus important, il est lié aux fibres trapézo-deltoïdiennes de ces muscles, formant une chape fonctionnelle.

Ligaments à distance

Ce sont eux qui sont les plus **importants** quant à la stabilité articulaire. Ils sont représentés par le puissant réseau des ligaments coracoclaviculaires (fig. 2-20) : le ligament **trapézoïde**, le plus en dehors, puis le **conoïde** et, enfin, le **coracoclaviculaire médial**.

Éléments stabilisateurs

Ce sont les muscles dont l'insertion franchit l'interligne, unissant ses berges : le **trapèze supérieur** en arrière et le **deltoïde** en avant.

Incidences pratiques

Sur le plan morpho-palpatoire

Très superficiel, l'interligne est facile à repérer. La berge claviculaire surplombe le méplat manubrial.

Sur le plan mécanique et pathologique

Très instable sur le plan osseux et malgré les ligaments inférieurs, elle est exposée aux chocs indirects comme les chutes sur le moignon de l'épaule. Cela peut entraîner une disjonction acromioclaviculaire pouvant nécessiter la réfection du plan ligamentaire ou la pose d'une broche.

QROC sur l'épaule

Corrigés p. 480

1. Donnez le type articulaire des différentes articulations de l'épaule.
2. Donnez l'orientation de la glène.
3. Donnez les caractéristiques essentielles de la sterno-claviculaire.
4. Décrivez le fibrocartilage de la scapulo-humérale.
5. Citez les ligaments assurant la stabilité de la clavicule.
6. Quels sont les ligaments qui stabilisent antérieurement la tête humérale ?
7. Quels sont les muscles stabilisateurs de la tête humérale ?
8. Quelles sont les caractéristiques de l'articulation scapulothoracique ?
9. Énumérez les ligaments participant à la jonction scapulo-humérale.
10. Quel ligament scapulo-scapulaire participe au maintien de la tête humérale ?

[14] Cela dans 1/3 des cas (Paturet). Il est rarement complet et souvent situé à la partie supérieure.

COUDE

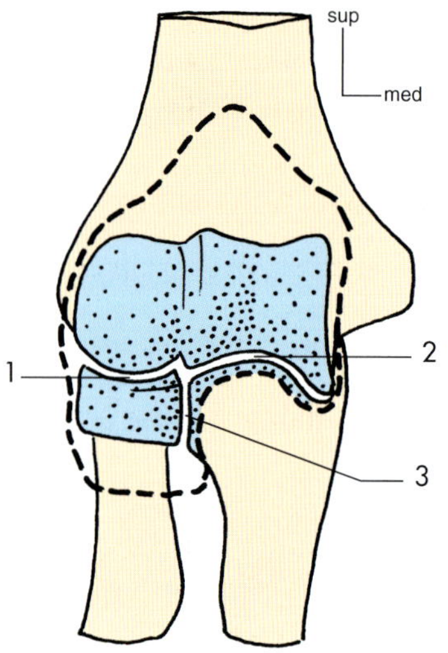

▶ 2-21

Capsule unique pour 3 articulations.
1. Huméroradiale
2. Huméro-ulnaire
3. Radio-ulnaire sup.

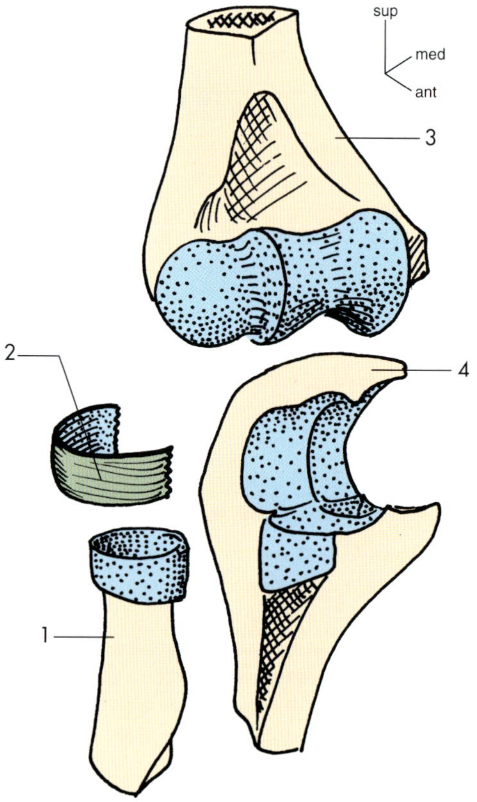

▶ 2-22

Éléments en présence.
1. Radius
2. Fibrocartilage annulaire
3. Humérus
4. Ulna

Présentation

Le coude est l'articulation intermédiaire du membre supérieur. Il a comme caractéristique d'offrir 3 articulations (huméro-ulnaire, huméroradiale et radio-ulnaire supérieure) en **1 seule poche articulaire** (fig. 2-21), à la différence de son homologue du membre inférieur, le genou. De plus, il n'a pas à supporter le poids du corps mais à faciliter la pénétration spatiale de la main (réglage de longueur). Côté distal, il possède, un os mobile (radius) qui pivote autour d'un autre (ulna), ce qui n'est pas le cas de la fibula.

Éléments en présence

Ils sont au nombre de 4, associant 3 os et un fibrocartilage (fig. 2-22).

Humérus

Sa surface articulaire pour le coude est située à l'extrémité inférieure et divisée en 3 parties.

Trochlée	
située	– partie médiale du segment articulaire de l'épiphyse inf. de l'humérus, enroulée d'avant en arrière autour du bord inf. de l'os
répond	– à l'incisure trochléaire
type	– **ginglyme** congruente et concordante
forme	– portion de poulie pleine (à grand axe oblique en dedans et très légèrement en bas). L'arc de la poulie fait 130°, celle-ci présente 2 joues séparées par une gorge[1]. La joue médiale est plus large et descend plus bas que la latérale. La gorge est verticale à sa partie antérieure et oblique en haut et en dedans à sa partie postérieure[2]
regarde	– globalement fortement en bas et un peu en avant (chaque joue ayant sa particularité)
SAECH	

[1]Cette gorge est, en fait, peu marquée, réduite à une dépression intermédiaire entre 2 versants. Chez le singe, au contraire, elle est très marquée. C'est une différence qui permet aux ethnologues de différencier, entre autres, un coude humain d'un coude simiesque.

[2]Il existe bien des variables de cette conformation moyenne. Elle fait partie des considérations qui expliquent qu'en flexion le coude ne présente pas de valgus, alors qu'en extension il en existe un (ces 2 directions correspondent à celles de la gorge).

Capitulum	
située	– partie latérale du segment articulaire de l'épiphyse inf. de l'humérus (ancien condyle huméral)
répond	– à la fovéa radiale
type	– **sphéroïde**[1] non congruente et non concordante
forme	– hémisphère légèrement aplati transversalement
regarde	– en avant et en bas
SAECH	

[1]Cette sphéroïde n'exploite que 2 degrés de liberté du fait de sa liaison avec l'huméro-ulnaire.

Zone capitulo-trochléaire	
située	– entre de capitulum et la trochlée de l'humérus (ancienne zone conoïde)
répond	– au biseau de la tête radiale
forme	– mince bande faisant la liaison entre les 2 surfaces articulaires pour les 2 os de l'avant-bras
SAECH	

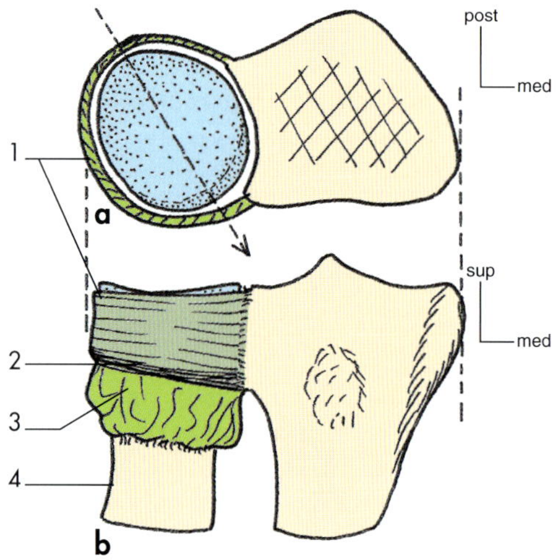

▶ 2-23

Radio-ulnaire supérieure en vues supérieure (a) et antérieure (b).

1. Ligament annulaire
2. Fibres inférieures rétrécies
3. Capsule
4. Radius

Ulna	
Incisure trochléaire	
située	– partie antérosupérieure de l'os (ancienne grande cavité sigmoïde du cubitus)
répond	– à la trochlée humérale
type	– **ginglyme** congruente et concordante
forme	– poulie creuse à grand axe transversal, donc présentant une crête sagittale séparant 2 joues (dont la latérale est moins large[1])
regarde	– en avant et en haut (sans distinguer la variation de chacune de chacune des joues)
SAECH	
rmq	– les parties olécrânienne et coronoïdienne de l'incisure trochléaire sont séparées par un sillon sans cartilage, évasé à ses extrémités (ce qui correspond au reliquat de séparation des 2 noyaux épiphysaires d'ossification)
Incisure radiale	
située	– partie latérale du coronoïde ulnaire (ancienne petite cavité sigmoïde du cubitus)
répond	– au pourtour de la tête radiale
type	– **trochoïde** concordante (fig. 2-23)[2]
forme	– portion de cylindre creux à grand axe vertical, de forme quadrangulaire à grand axe antéropostérieur, concave selon celui-ci et plane verticalement
regarde	– en dehors
SAECH	
rmq	– les bords ant. et post.[3] de l'incisure donnent insertion au **ligament annulaire**, le bord inf. au **ligament carré**

[1]Car amputée par la présence de la tête radiale (c'est ce qui est retrouvé pour la joue latérale de la trochlée humérale).
[2]Non congruente sur le plan osseux, l'articulation radio-ulnaire supérieure est congruente sur le plan articulaire (contrairement à l'inférieure) en raison de la présence de ce fibrocartilage inextensible.
[3]Ce dernier est confondu, à ce niveau, avec la crête supinatrice de l'os.

Radius	
Pourtour de la tête	
situé	– partie périphérique de la tête radiale
répond	– à l'incisure radiale de l'ulna et à la face profonde du fibrocartilage annulaire
type	– trochoïde
forme	– aspect cylindrique à grand axe vertical formant la paroi de la tête radiale – la surface est donc convexe dans le plan transversal[1] – sa hauteur est plus grande en dedans et en avant[2]
regarde	– à 360° tout autour de la tête
SAECH	
rmq	– la partie antéromédiale du pourtour est biseautée et répond à la zone capitulo-trochléaire de l'humérus

[1]Pour certains, elle est imperceptiblement convexe verticalement, ce qui expliquerait la légère bascule de la tête lors de la pronation.
[2]Ce qui correspond à un contact osseux maximal en position intermédiaire de pronosupination. C'est d'ailleurs la position de force du coude.

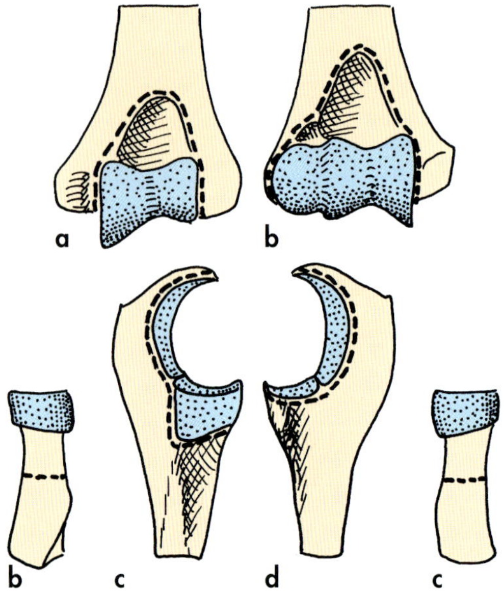

▶ **2-24**

Insertions capsulaires sur les 3 os en vues :

a. Postérieure
b. Antérieure
c. Latérale
d. Médiale

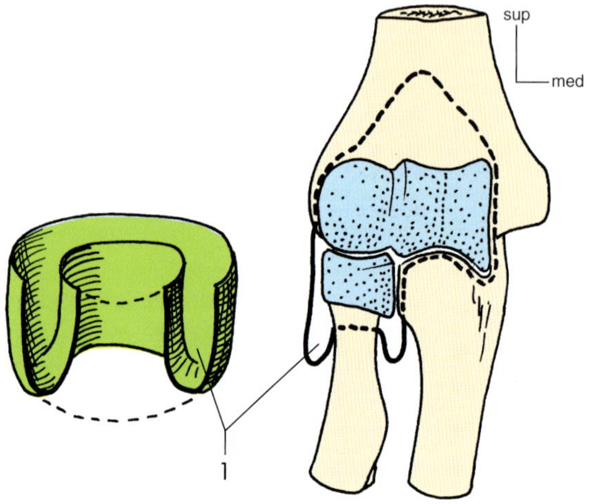

▶ **2-26**

Repli annulaire du radius (1).

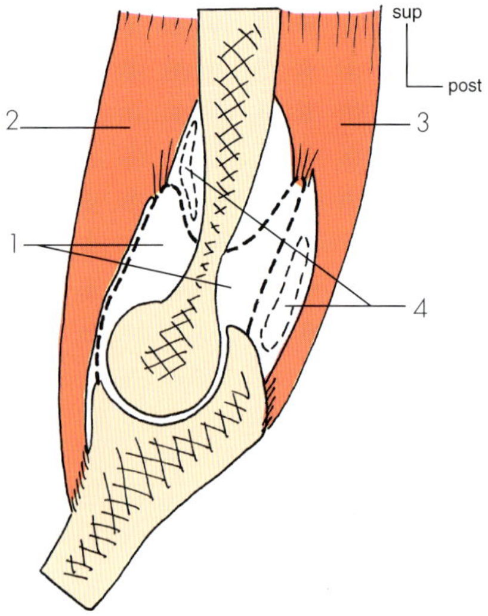

▶ **2-25**

Culs-de-sac capsulaires.

1. Culs-de-sac
2. Brachial
3. Triceps brachial
4. Bourses synoviales

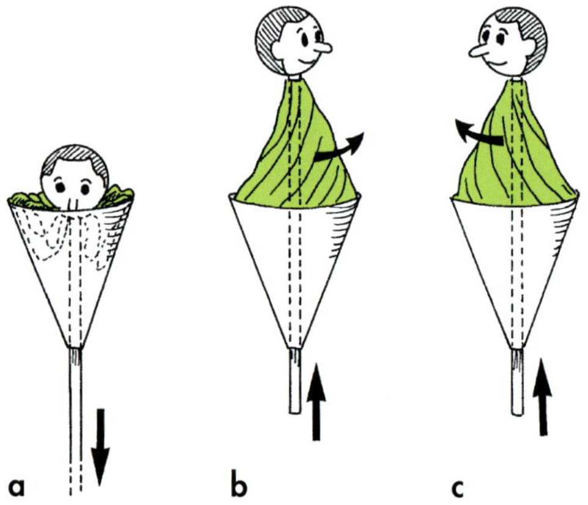

▶ **2-27**

Comportement des replis capsulaires, en comparaison avec les plissés en tissu d'une marionnette (a) autorisant les rotations tant en pronation (b) qu'en supination (c).

Fovéa de la tête	
située	– face supérieure de la tête radiale (ancienne cupule)
répond	– au capitulum huméral
type	– **sphéroïde** non congruente et non concordante[1]
forme	– dépression ovalaire à grand axe oblique en dedans et en avant
regarde	– en haut
SAECH	
rmq	– le grand axe de la fovéa correspond, en dedans, à la plus grande hauteur du pourtour de la tête

[1]Elle n'est pas en contact parfait avec le capitulum.

Ligament annulaire	
nature	– fibrocartilage
situé	– à la périphérie de la tête radiale
forme	– bandeau en portion de cylindre
insertions	– de part et d'autre de l'incisure radiale de l'ulna – l'insertion sur le bord ant. est recouverte par celle du faisceau ant. du LCR – l'insertion sur le bord post. est recouverte par celle du faisceau moyen du LCR
face axiale	= SAECH, regarde le centre de l'articulation
face périphérique	– adhérente à la capsule

Moyens d'union

Capsule

Insertions (fig. 2-24)

- *Sur l'humérus* : elle longe les surfaces cartilagineuses, sauf en avant, où elle englobe la fosse coronoïdienne (s'insérant sur ses bords), et en arrière, où elle englobe la fosse olécrânienne pareillement.
- *Sur l'ulna* : elle longe le pourtour des 2 incisures réunies.
- *Sur le radius* : elle s'insère à distance de la tête, sur la partie moyenne du col.
- *Sur le ligament annulaire* : elle adhère à sa face périphérique.

Caractéristiques

La capsule du coude présente quelques particularités :

- Elle est **unique** pour les 3 interlignes (fig. 2-21).
- Elle est **lâche sagittalement** et tendue sur les côtés (d'où les ligaments collatéraux).
- De ce fait, elle présente des **culs-de-sac** antérieur (en flexion) et postérieur (en extension).
- Ces culs-de-sac sont **tendus** par quelques fibres issues des muscles proches : brachial en avant et chef médial (triceps) en arrière (fig. 2-25).
- Elle présente un **repli annulaire** autour de la tête radiale (fig. 2-26), ce qui, ajouté au fait qu'elle s'insère à distance, autorise la pronosupination sans tension prématurée (fig. 2-27).

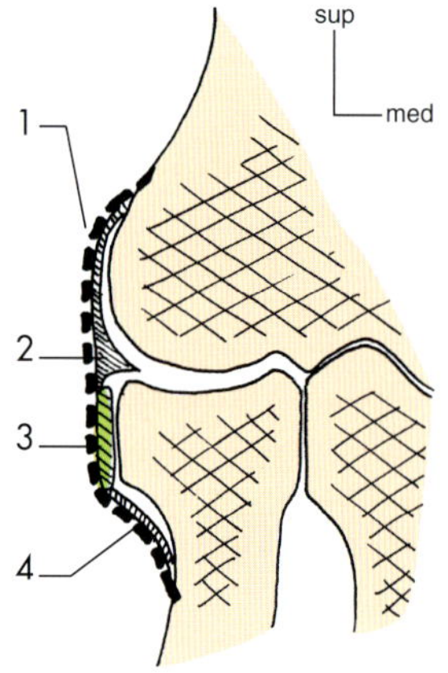

▶ 2-28

Repli méniscoïde au niveau huméroradial.

1. Capsule
2. Repli méniscoïde
3. Ligament annulaire
4. Synoviale

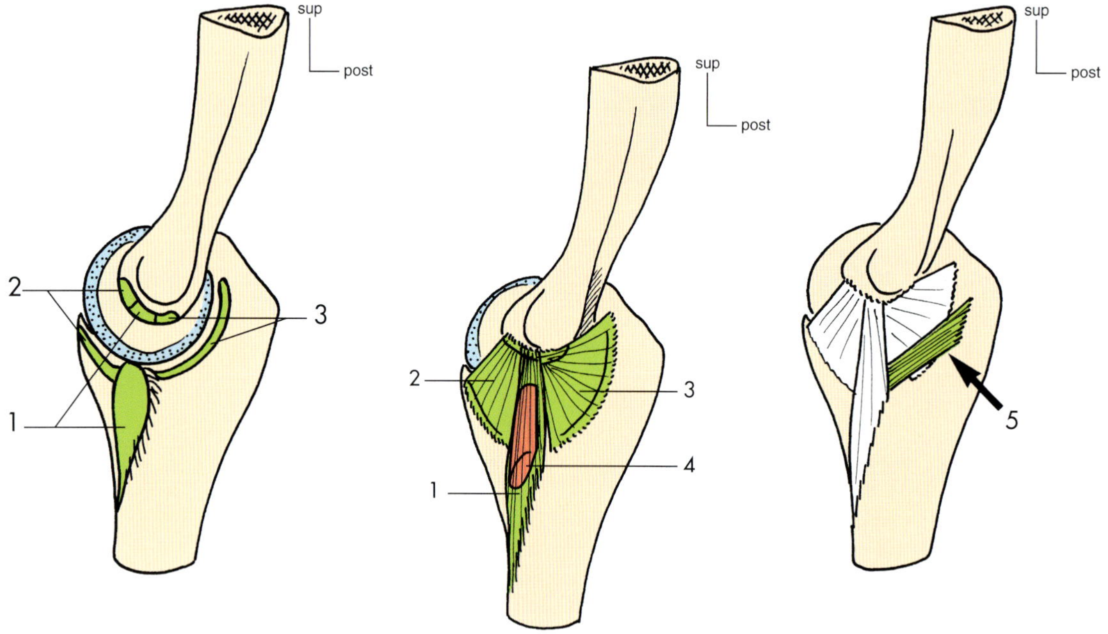

▶ 2-29

Insertions du LCU du coude : insertions (a), trajet (b et c).

1. Faisceau moyen
2. Faisceau ant.
3. Faisceau post.
4. FSD
5. Ligament accessoire, annexé au LCU

Synoviale

- Elle tapisse la face profonde de la capsule.
- Elle présente des **replis méniscoïdes** au niveau de l'interligne huméroradial[15] (fig. 2-28).

Fibrocartilage

Ligament annulaire (fig. 2-31)

C'est à la fois une surface articulaire et un moyen d'union. Il a été mentionné avec les éléments en présence. Il suffit de compléter ses caractéristiques ligamentaires.

- *Ses fibres inférieures* sont plus **courtes** et resserrées sous la tête radiale, réalisant une retenue inférieure.
- *Ses fibres supérieures* **se réfléchissent** au contact de l'incisure radiale et se prolongent aux bords antérieur et postérieur du ligament carré. Elles renforcent ainsi la cohésion de la tête radiale contre l'ulna, réalisant une solide poche ligamentaire.

Ligaments

Mis à part le ligament annulaire, les ligaments du coude sont essentiellement collatéraux, vue l'absence d'abduction-adduction.

Ligament collatéral ulnaire (LCU) (fig. 2-29 a et b) *cf.* p. 123	
origine	– **épicondyle médial** de l'extrémité inf. de l'humérus – partie inférieure, au contact de la trochlée
trajet	– à la face médiale du coude, en éventail, en 3 faisceaux : 1) faisceau ant. : – oblique en bas, en avant, en dehors 2) faisceau moy. : – vertical, épais, le plus puissant[1] – renforcé par le **FSD** qui s'insère sur lui 3) faisceau post. : – s'élargit en éventail vers l'arrière Ces 2 derniers faisceaux sont renforcés par des fibres transversales (ligament accessoire)
terminaison	1) faisceau ant. : – **coronoïde** ulnaire – bord sup. de la face ant. (partie médiale) 2) faisceau moy. : – **coronoïde** ulnaire – tubercule coronoïdien (se prolongeant sur le bord ant.) 3) faisceau post. : – face méd. de l'**olécrâne**, le long de l'incisure trochléaire
rmq : c'est le plus puissant du coude, en effet il s'oppose à l'exagération du **valgus**.	

[1]C'est le faisceau « de l'entorse ».

Il existe un ligament accessoire, annexé au LCU[16]. Il renforce ce dernier à la manière d'une embase plaquée transversalement sur des bandes adhésives, dans les immobilisations post-traumatiques. Ulno-ulnaire, il est tendu de l'olécrâne au coronoïde, c'est-à-dire de la terminaison du faisceau postérieur à celle du faisceau moyen (fig. 2-29c).

[15] Ces replis ou inclusions méniscoïdes bordent le pourtour latéral de l'interligne.
[16] Ancien ligament de Cooper.

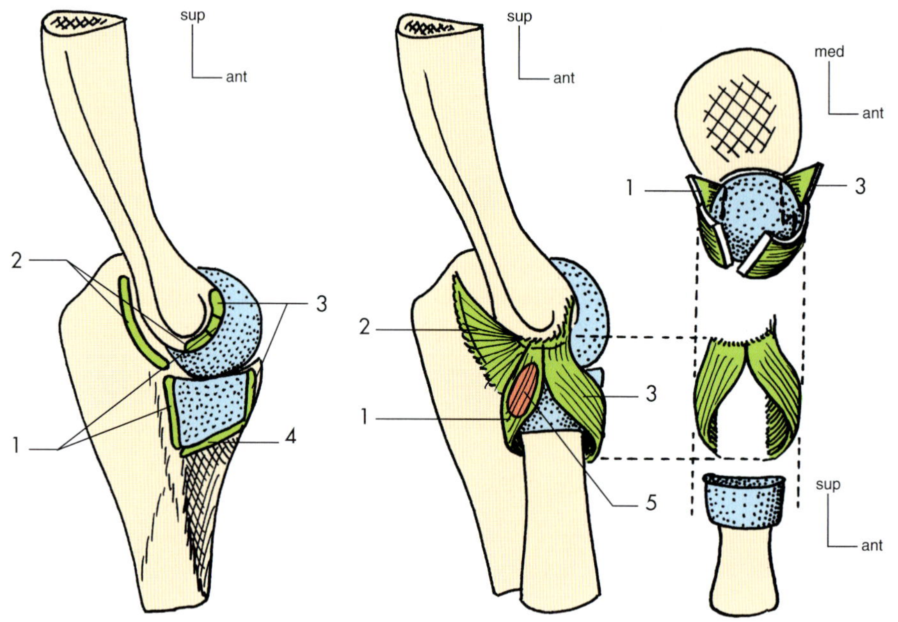

▶ **2-30**

Insertions du LCR du coude (a), trajet (b et c).

1. Faisceau moyen
2. Faisceau post.
3. Faisceau ant.
4. Ligament carré
5. Supinateur (superf.)

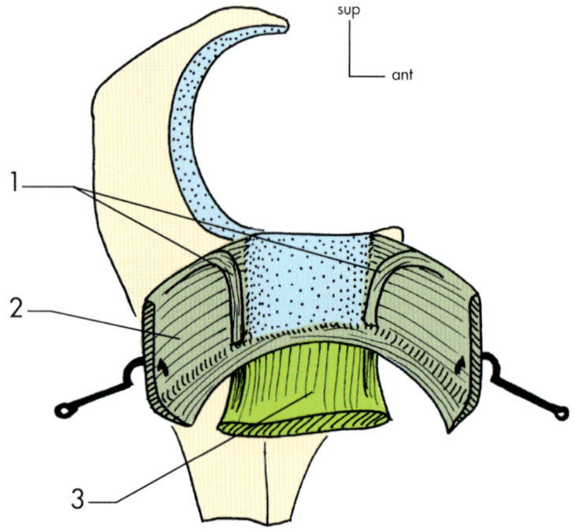

▶ **2-31**

Ligament annulaire.

1. Fibres sup. (réfléchies)
2. Fibres inf. (circulaires)
3. Ligament carré

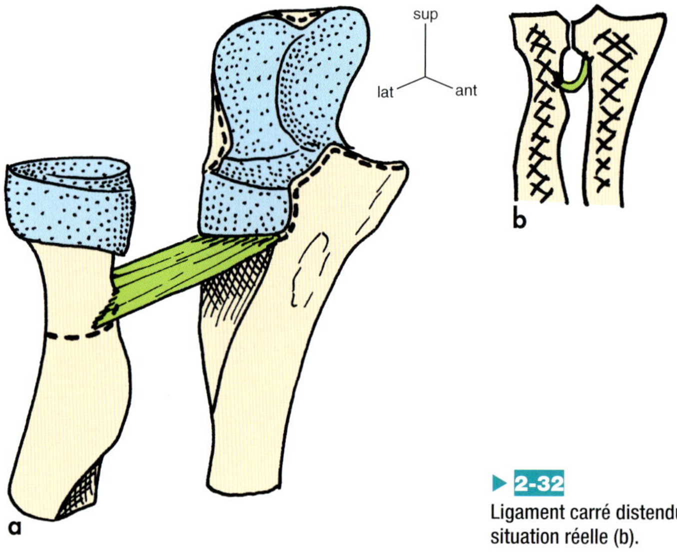

▶ **2-32**

Ligament carré distendu (a) et en situation réelle (b).

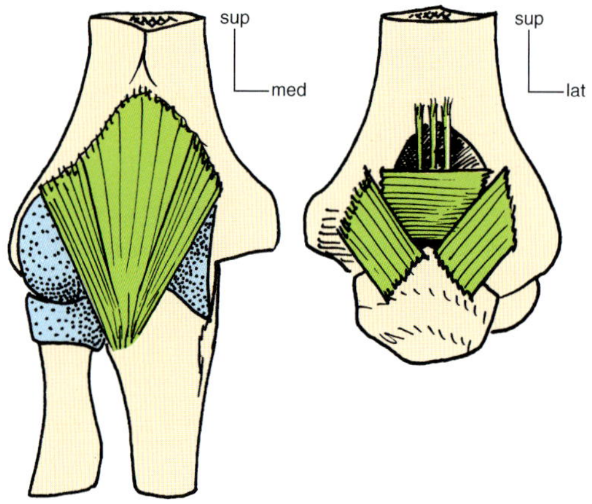

▶ **2-33**

Ligaments antérieur (a) et postérieur (b).

Ligament collatéral radial[1] (LCR) (fig. 2-30a et b)	
origine	– **épicondyle latéral** de l'extrémité inf. de l'humérus – partie inférieure, au contact du capitulum
trajet	– en 3 faisceaux à la face latérale du coude : 1) faisceau ant. : – cravate latéralement la tête radiale d'arrière en avant et de haut en bas – renforce le ligament **annulaire** (fig. 2-31) en avant 2) faisceau moy. : – vertical, le plus puissant des 3 – renforce le ligament **annulaire** (fig. 2-31) en arrière – renforcé par le **supinateur** qui s'insère sur lui 3) faisceau post. : – s'élargit en éventail vers l'arrière
terminaison	1) faisceau ant. : – bord ant. de l'**incisure radiale** de l'ulna 2) faisceau moy. : – bord post. de l'**incisure radiale** de l'ulna 3) faisceau post. : – face lat. de l'**olécrâne**, le long de l'incisure trochléaire
rmq : il est grossièrement symétrique au précédent : 3 faisceaux tendus de l'humérus à l'ulna (et non au radius).	

[1]Le libellé de *radial* se rapporte, non à sa terminaison, mais au côté du coude duquel il se trouve. De même, on parle du bord radial de la main, ou de son bord ulnaire, comme synonyme de latéral, ou médial.

Ligament carré[1](fig. 2-32)	
origine	– bord inf. de l'**incisure radiale** de l'ulna
trajet	– transversal, en dehors – ses bords ant. et post. sont tendus et détendus alternativement dans la pronosupination
terminaison	– partie médiale du **col radial** (avec la capsule)
rmq : ce ligament renforce la partie inférieure de l'interligne radio-ulnaire supérieur.	

[1]Ancien ligament carré de Dénucé.

Ligaments sagittaux

Ils sont de **très faible** importance, réduits à de simples renforts capsulaires plus ou moins structurés.

- *Le ligament antérieur* est en forme d'éventail à pointe inférieure (fig. 2-33a). Il s'insère, en haut, au pourtour de la fosse coronoïdienne de l'humérus et, en bas, en dehors du bec coronoïdien.
- *Le ligament postérieur* est en forme de « croix surmontant un V » (fig. 2-33b). Il possède 3 petites couches : une profonde, verticale et très faible, une moyenne, tendue d'un bord à l'autre de la fosse olécrânienne de l'humérus, et enfin une superficielle joignant les bords latéraux de la fosse olécrânienne à l'olécrâne (de part et d'autre du bec).

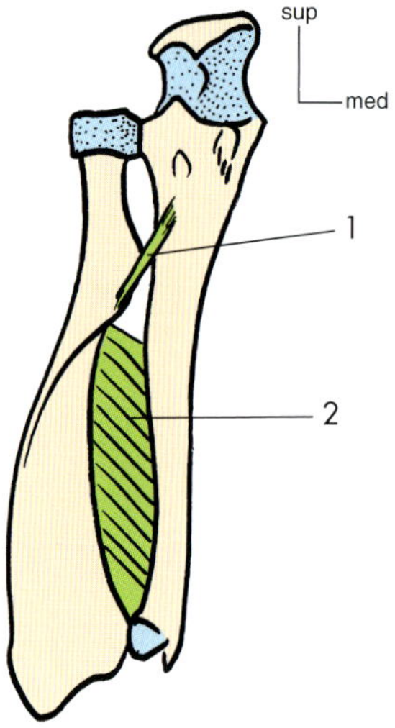

▶ **2-34**

Ligaments à distance.

1. Corde oblique.
2. MIO.

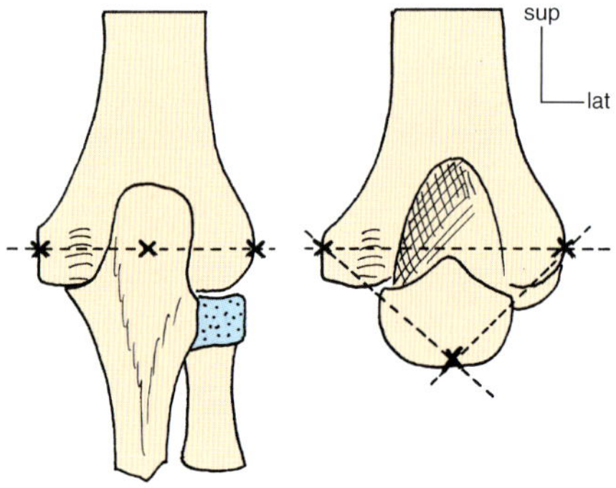

▶ **2-35**

Les 3 saillies osseuses du coude en extension (a), en flexion (b).

Ligaments à distance

Ils sont au nombre de 2 (fig. 2-34) :

- *la corde oblique* (Weitbrecht), oblique en dedans et en haut ;
- *la MIO*, oblique en dedans et en bas (sa partie moyenne est la plus solide et forme la « bande centrale » des chirurgiens).

Éléments stabilisateurs

Ce sont les muscles particulièrement intimes avec l'interligne, soit :

- *le FSD*, qui renforce le faisceau moyen du LCU du coude ;
- *le supinateur*, pour des raisons équivalentes sur le faisceau moyen du LCR du coude ;
- *l'anconé*, qui franchit la partie latérale de l'interligne et assure sa coaptation ;
- *le brachial*, qui, après sa bourse synoviale, adhère à la face antérieure de la capsule.

Incidences pratiques

Sur le plan morpho-palpatoire

La zone articulaire du coude montre surtout, postérieurement l'alignement des 2 épicondyles et de l'olécrâne, en extension, ainsi que leur rapport triangulé (à sommet inférieur) en flexion (fig. 2-35). La palpation est surtout possible sur les côtés (notamment en dehors, où le contact huméroradial est plus accessible) et où l'on peut mobiliser la tête radiale par rapport au capitulum.

Sur le plan mécanique et pathologique

- *L'articulation radio-ulnaire supérieure*, anatomiquement liée au coude, est fonctionnellement couplée à la radio-ulnaire inférieure. Elle est **congruente** et stable du fait du ligament annulaire qui assure le plaquage de la tête radiale contre l'ulna et qui, rétréci à sa partie inférieure, est garant du maintien vertical de la tête[17].
- *L'articulation huméroradiale* a un **contact imparfait**. Il est assuré lorsqu'il y a coaptation sous l'effet de la contraction musculaire, notamment en flexion, ou lorsque la position accentue le valgus. Sinon le contact est incomplet. C'est une **sphéroïde**, bien que n'exploitant que 2 des 3 degrés de liberté de ce type articulaire, du fait de la présence de l'ulna. L'opération de Kruckenberg, qui dissocie les 2 os de l'avant-bras (dans les amputations de la main), permet d'utiliser ce 3e degré de liberté. La tête radiale est plus liée à l'ulna qu'à l'humérus[18].
- *L'articulation huméro-ulnaire* est très **stable**. Une luxation du coude à ce niveau provoque souvent une fracture de l'olécrâne ou du bec coronoïdien.

[17] Chez le jeune enfant (moins de 4 ans), une traction brusque et unilatérale, en l'absence de coaptation musculaire (enfant inattentif que l'on tracte brutalement pour lui faire monter une marche), peut entraîner une « pronation douloureuse de Broca », c.-à-d. un petit dégagement inférieur de la tête radiale qui ne peut réintégrer sa place. Il s'ensuit une impossibilité douloureuse de fléchir et proner. Par ailleurs, ainsi que cela a été démontré expérimentalement, il n'existe aucun glissement sagittal radio-ulnaire supérieur (contrairement à l'articulation radio-ulnaire inférieure), du moins tant que le fibrocartilage annulaire n'a pas été sectionné.

[18] Une résection chirurgicale de la tête radiale ne gêne pas la fonction du coude.

QROC sur le coude Corrigés p. 481

1. Sur quels os s'insère le ligament collatéral radial du coude ?
2. Donnez l'orientation des surfaces articulaires de l'ulna.
3. Énumérez les éléments en présence constituant l'articulation du coude.
4. Décrivez le faisceau moyen du ligament collatéral ulnaire du coude.
5. Quelles sont les caractéristiques essentielles de la capsule du coude ?
6. Décrivez le ligament annulaire.
7. Donnez le type articulaire des surfaces constituant le coude.
8. Quels muscles renforcent les ligaments collatéraux du coude ?

POIGNET

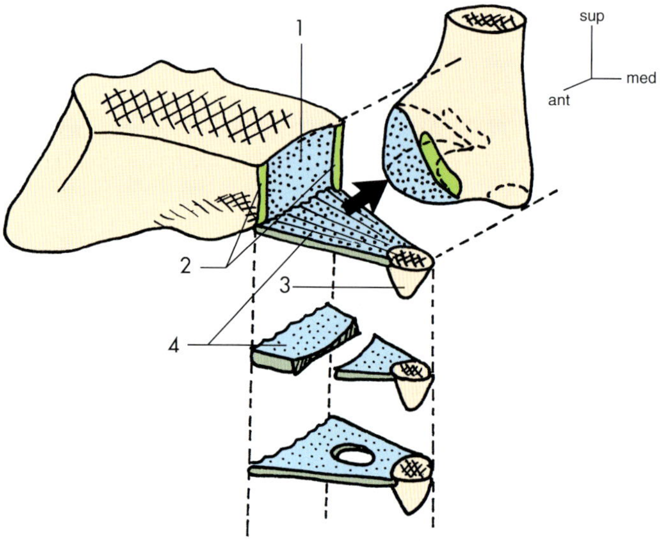

▶ **2-36**
Radio-ulnaire inférieure (RUI).
1. Incisure ulnaire
2. Ligaments RUI ant. et post.
3. Styloïde ulnaire
4. Disque articulaire

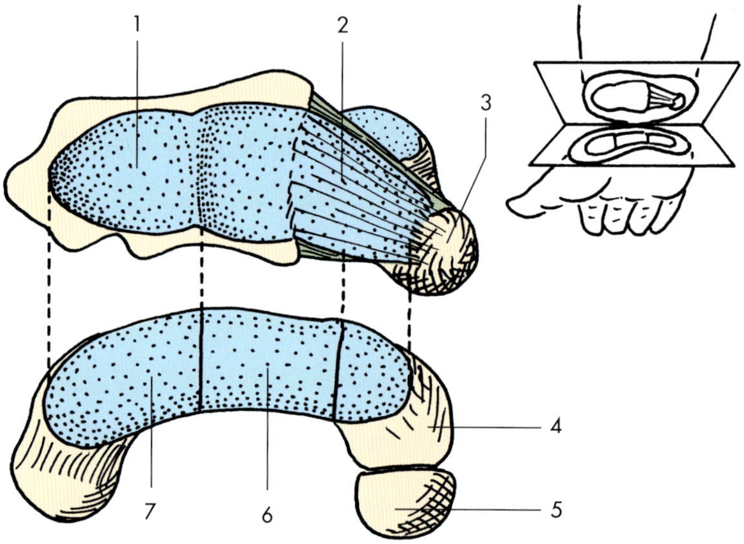

▶ **2-37**
Radiocarpienne.
1. Radius
2. Disque articulaire
3. Styloïde ulnaire
4. Triquetrum
5. Pisiforme
6. Lunatum
7. Scaphoïde

Présentation

La jonction du poignet associe les articulations radio-ulnaire inférieure (RUI), radiocarpienne (RC) et médiocarpienne.

- *La première* est en rapport avec la supérieure (RUS) qui est anatomiquement liée au coude, mais elle partage un certain nombre d'éléments avec la radiocarpienne (disque articulaire commun, et parfois communication entre les 2 cavités).
- *La seconde* est ainsi nommée car la jonction est le fait du radius et non de l'ulna.
- *La troisième* est associée à la RC (elle est traitée plus loin).

Éléments en présence

- *Pour la radio-ulnaire inférieure,* ils sont au nombre de 3 : radius et ulna et disque articulaire (fig. 2-36).
- *Pour la radiocarpienne,* ils sont aussi au nombre de 3 : radius et disque articulaire d'un côté, condyle carpien de l'autre (fig. 2-37).

Radius

Il comporte une surface pour chacune des 2 articulations. Pour la RUI, il s'agit de l'incisure ulnaire, pour la radiocarpienne, c'est la glène radiale (qui contribue à former la glène antébrachiale).

Incisure ulnaire	
située	– face médiale de l'extrémité inf.
répond	– pourtour de la tête ulnaire
type	– trochoïde non congruente et non concordante
forme	– quadrangulaire à grand axe antéro-post. – concave selon le grand axe, plane verticalement
regarde	– en dedans
SAECH	
rmq	– bord inf. = insertion du disque articulaire

Glène radiale	
située	– face inférieure de l'extrémité inf.
répond	– condyle carpien (scaphoïde et moitié lat. du lunatum)
type	– ellipsoïde
forme	– triangulaire à base médiale – concave en tous sens – présente 1 crête sagittale en son milieu[1] – son bord post. descend plus bas que l'ant.
regarde	– en bas (et légèrement en dd et en avt)
SAECH	

[1]Cette crête sépare 2 champs : l'un latéral, pour le scaphoïde, l'autre médial, pour le lunatum.

Ulna

L'extrémité inférieure de l'ulna comporte 2 surfaces pour la RUI. Il s'agit du pourtour de la tête et de la surface inférieure.

Pourtour de la tête ulnaire	
située	– partie antérolatérale du pourtour de la tête ulnaire
répond	– incisure ulnaire du radius
type	– trochoïde non congruente et non concordante
forme	– quadrangulaire à grand axe antéro-post., effilée à ses extrémités (cela lui donne un aspect en « diadème » (*cf.* fig. 1-89b) – convexe selon le grand axe, plane verticalement (le rayon de courbure est plus petit que celui du radius)
regarde	– en dehors et en avant
SAECH	

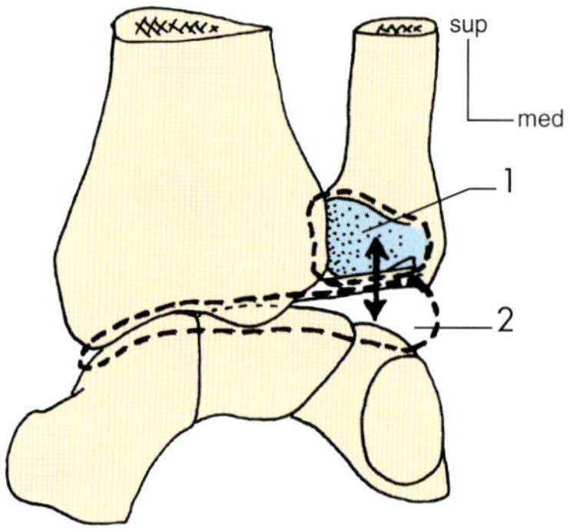

▶ 2-38
Capsules du poignet.
1. RUI
2. Radiocarpienne

Face inférieure de la tête ulnaire	
située	– face inférieure de l'extrémité inf.
répond	– disque articulaire du poignet
type	– plane
forme	– croissant à concavité postéromédiale – fait partie de la trochoïde radio-ulnaire inf.
regarde	– en bas
SAECH	

Disque articulaire[19]

Ce fibrocartilage est tendu entre le radius et l'ulna (fig. 2-36). Il complète la surface inférieure du radius pour former la **glène antébrachiale** et limite inférieurement la RUI. Il forme 2 surfaces articulaires (une pour la RUI, une pour la RC).

situé	– entre les extrémités inf. des 2 os de l'avant-bras
répond	a) RUI : tête ulnaire b) RC : partie médiale du condyle carpien (lunatum et triquetrum)
type	a) RUI : surface plane b) RC : ellipsoïde
forme	– triangulaire à base latérale – lentille biconcave
regarde	a) RUI : en haut b) RC : en bas
SAECH	– sur ses faces sup. et inf.
rmq	– parfois perforé (communication entre RUI et RC)

Carpe

La surface est représentée par ce que l'on nomme le **condyle carpien**, c'est-à-dire un assemblage de 3 os. Le condyle carpien est :

situé	– face sup. des scaphoïde, lunatum et triquetrum (le pisiforme est exclu)[1]
répond	– glène antébrachiale (radius et disque articulaire)
type	– ellipsoïde
forme	– étroit d'avant en arrière et étendu transversalement – convexe en tous sens
regarde	– en haut (et légèrement en arrière et en dehors)
SAECH	

[1]Le triquetrum n'est pas en contact avec l'ulna mais avec le disque articulaire du poignet. Celui-ci n'est en contact avec le carpe que lors de l'adduction (ou inclinaison ulnaire).

Moyens d'union

Capsules et synoviales

Insertions

Elles sont au nombre de 2 (fig. 2-38).

- *Au niveau RUI* : capsule et synoviale s'insèrent au pourtour des surfaces cartilagineuses, disque articulaire compris.

[19] Ancien ligament triangulaire.

▶ **2-39**

Différence mécanique entre articulations radio-ulnaires supérieure (RUS) et inférieure (RUI).

a) Cohésion RUS
b) Non-concordance RUI
1. Ligament annulaire
2. Ligament RUI ant. et post.

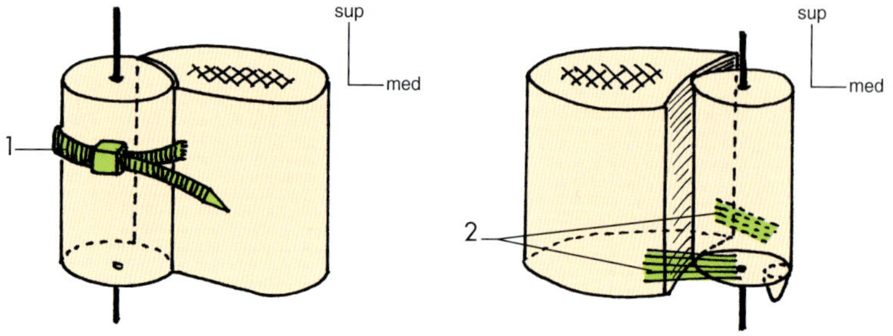

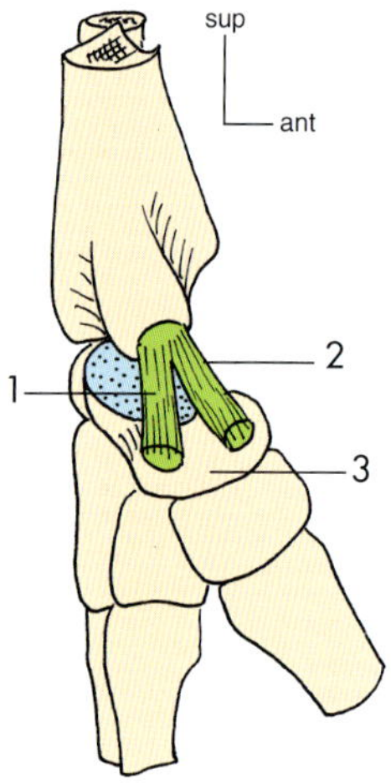

▶ **2-40**

Ligament collatéral radial du poignet.

1. Faisceau post.
2. Faisceau ant.
3. Tubercule du scaphoïde

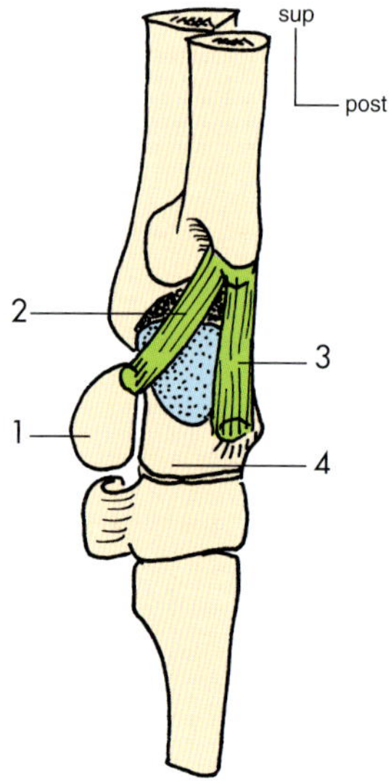

▶ **2-41**

Ligament collatéral ulnaire du poignet.

1. Pisiforme
2. Faisceau ant.
3. Faisceau post.
4. Triquetrum

- *Au niveau RC* : capsule et synoviale s'insèrent de même : aux bords antérieur et postérieur de l'extrémité inférieure du radius et du disque articulaire, ainsi qu'au pourtour du condyle carpien (ce qui exclut le pisiforme).

Caractéristiques

- *Au niveau RUI* : la capsule est lâche.
- *Au niveau RC* : la capsule est épaisse et **résistante en avant**, plus faible et clairsemée en arrière[20]. La synoviale tapisse la face profonde de la capsule. À noter que la cavité articulaire communique parfois avec celle de la radio-ulnaire inférieure, lorsque le disque articulaire est perforé (fig. 2-38).

Disque articulaire

C'est un fibrocartilage triangulaire (*cf.* Éléments en présence et fig. 2-36).

Ligaments

- *Au niveau radio-ulnaire inférieur,* en dehors du disque articulaire (qui assure l'essentiel du maintien), il n'existe que 2 petits ligaments qui renforcent la capsule, l'un en avant, l'autre en arrière, ce qui est utile puisque cette articulation non congruente n'est pas concordante non plus (fig. 2-39).
- *Au niveau radiocarpien,* ce dernier terme peut faire naître une certaine ambiguïté : il faut déterminer si le terme est pris en son sens restrictif (ligaments qui portent ce nom) ou plus étendu (ceux qui sont tendus entre le radius et le carpe), voire au sens très général de ligaments du poignet (articulation « radiocarpienne ») donc y compris ceux ne s'insérant pas sur le radius. Globalement, ils forment un double système ligamentaire : frontal (collatéraux) et sagittal (antérieur et postérieur).

Ligaments collatéraux

Ils sont au nombre de 2, grossièrement symétriques.

Ligament collatéral radial du poignet (LCR) (fig. 2-40)	
origine	– **extrémité inf. du radius** – apex du styloïde
trajet	– situé au fond de la tabatière anatomique – recouvert par l'artère radiale – en 2 faisceaux : 1) antérieur : oblique en bas et en avant 2) postérieur : vertical
terminaison	1) faisceau antérieur : tubercule du scaphoïde, face antérieure 2) faisceau postérieur : tubercule du scaphoïde, face latérale
Ligament collatéral ulnaire du poignet (LCU) (fig. 2-41)	
origine	– **extrémité inf. de l'ulna** – apex du styloïde
trajet	– en 2 faisceaux : 1) antérieur : oblique en bas et en avant 2) postérieur : vertical
terminaison	1) faisceau antérieur : pisiforme, pôle sup. (en arr. du FUC) 2) faisceau postérieur : triquetrum, tubercule médial (correspondant à l'extrémité médiale de la crête de la face post.)

Ligaments antérieurs et postérieurs

Les antérieurs sont nettement plus forts que les postérieurs et répartis en 2 ligaments grossièrement symétriques.

[20] Elle peut laisser passer des replis synoviaux, qui peuvent former des kystes à la face dorsale du poignet.

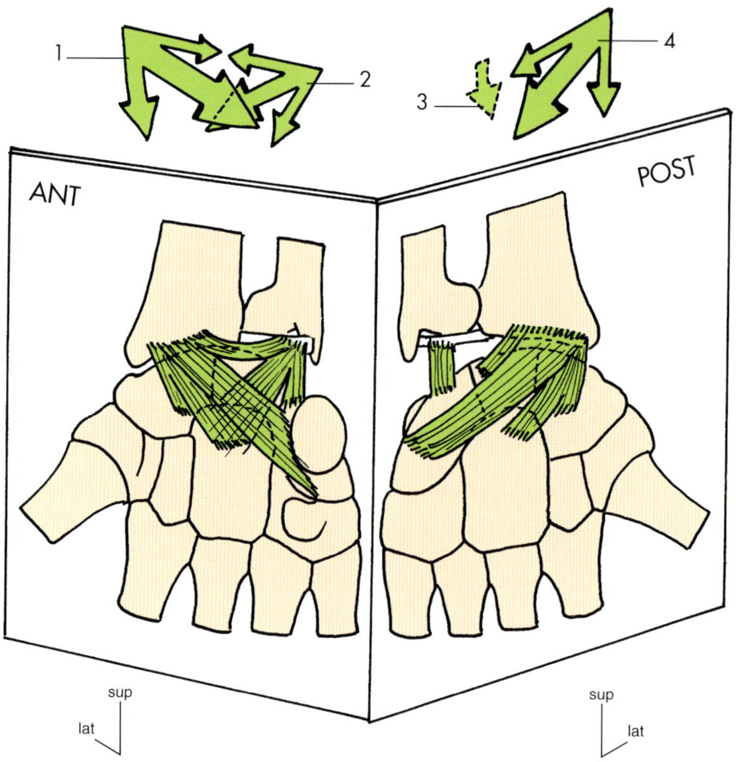

▶ **2-42**

Ligaments radiocarpiens antérieur et postérieur

1. Ligament radiocarpien ant.
2. Ligament ulnocarpien ant.
3. Ligament ulnocarpien post.
4. Ligament radiocarpien post.

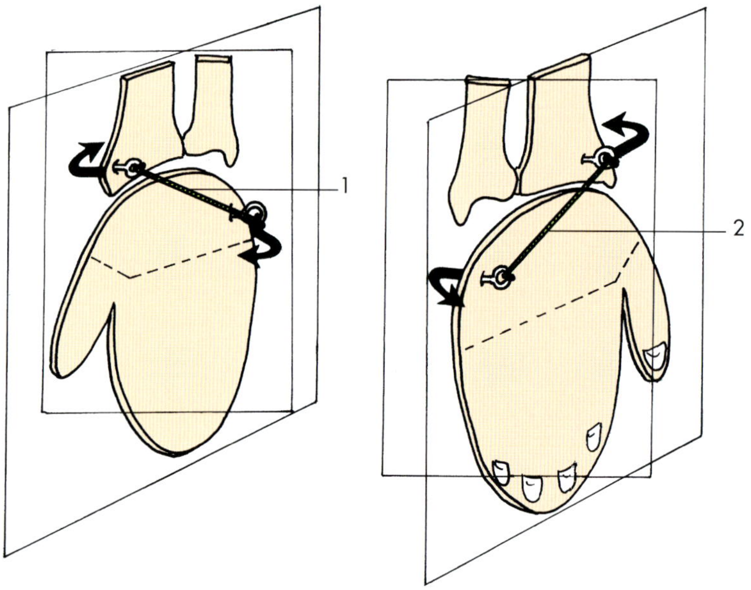

▶ **2-43**

Rôle supinateur du faisceau moyen du radiocarpien ant. (a : 1) et rôle pronateur du faisceau moyen du radiocarpien post. (b : 2).

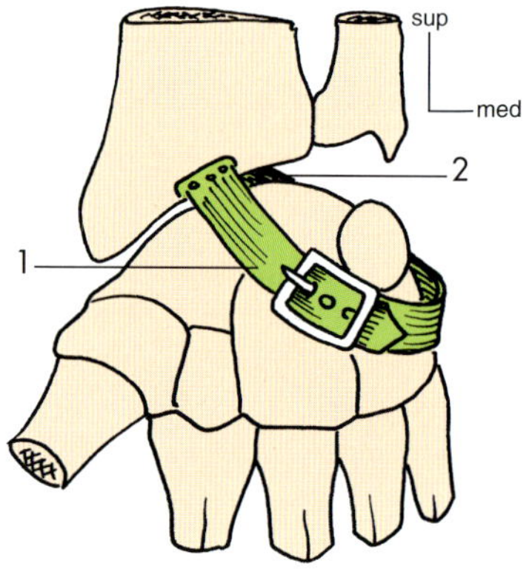

▶ **2-44**

Rôle frondiforme des faisceaux moyens radiocarpiens (mêmes légendes que 2-43).

Ligament radiocarpien antérieur (fig. 2-42a)	
origine	– face antérieure de l'**extrémité inf. du radius** – entre le styloïde et le tubercule lunarien
trajet	– globalement oblique en bas et en dedans – en éventail, en 3 faisceaux : 1) faisceau sup. : dirigé en dedans, fibres concaves en haut 2) faisceau moyen : très puissant, oblique en dedans et en bas[1] 3) faisceau inf. : oblique en bas et un peu en dedans
terminaison	1) faisceau sup. : rejoint les fibres homologues du ligament ulnocarpien ant. 2) faisceau moyen : lunatum et surtout triquetrum (partie médiale) (face ant.) 3) faisceau inf. : scaphoïde et capitatum (face ant.)
Ligament ulnocarpien antérieur (fig. 2-42a)	
origine	– bord antérieur du **disque articulaire**
trajet	– globalement oblique en bas et en dehors – en éventail, en 3 faisceaux : 1) faisceau sup. : dirigé en dehors, fibres concaves en haut 2) faisceau moyen : oblique en dehors et en bas 3) faisceau inf. : presque vertical
terminaison	1) faisceau sup. : rejoint les fibres homologues du ligament radiocarpien ant. 2) faisceau moyen : lunatum et capitatum (face ant.) 3) faisceau inf. : triquetrum et hamatum (face ant.)

[1]Surnommé par les chirurgiens : ligament *supinateur* car il transmet la supination de l'avant-bras à la main (*cf.* Incidences mécaniques et pathologiques).

Les ligaments postérieurs, plus faibles, reprennent la même représentation symétrique, mais seul le radiocarpien est solide, l'ulnocarpien est quasi inexistant, réduit à quelques fibres verticales.

Ligament radiocarpien postérieur (fig. 2-42b)	
origine	– face postérieure de l'**extrémité inférieure du radius** – partie latérale du bord inférieur
trajet	– globalement oblique en bas et en dedans – en éventail, en 3 faisceaux : 1) faisceau sup. : dirigé en dedans 2) faisceau moyen : puissant, oblique en dedans et en bas[1] 3) faisceau inf. : oblique en bas et en dedans
terminaison	1) faisceau sup. : lunatum (face post.) 2) faisceau moyen : triquetrum (face post.) 3) faisceau inf. : scaphoïde et capitatum (face post.)

[1]Surnommé par les chirurgiens ligament *pronateur*, car il transmet la pronation de l'avant-bras à la main. Avec son homologue antérieur (surnommé *supinateur*) (fig. 2-43), ils forment tous deux ce que ces praticiens surnomment le ligament *frondiforme* du carpe (fig. 2-44). Ce terme est uniquement fonctionnel, puisqu'il ne s'agit pas d'une entité anatomique en continuité. Cela répond à un besoin de stabilité passive nécessité par le manque de stabilité osseuse.

Éléments stabilisateurs

La capsule radio-ulnaire inférieure est renforcée par le corps charnu du carré pronateur, proche. Le reste du poignet est stabilisé par la résultante coaptatrice de tous les tendons périarticulaires du poignet, différemment tendus selon le placement articulaire.

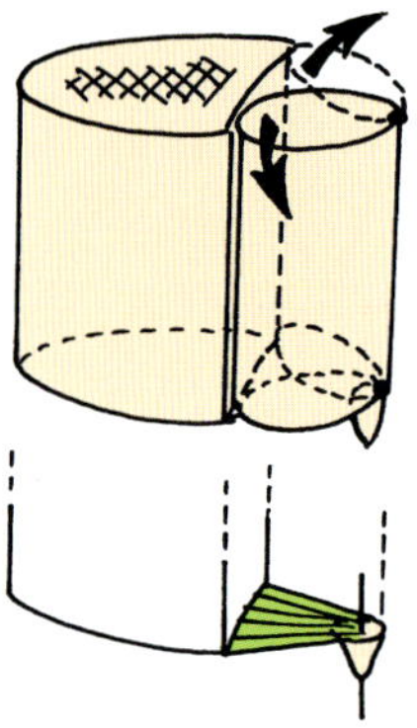

▶ **2-45**

Glissements antéropost. RUI.

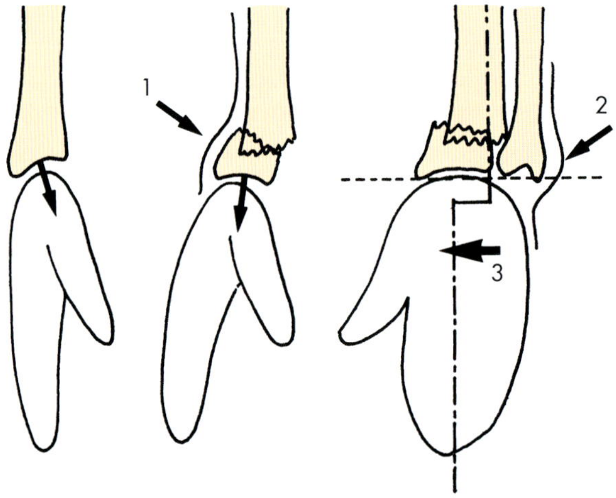

▶ **2-46**

Modifications des orientations articulaires dans la fracture de Pouteau-Colles.

1. Déformation en dos de fourchette
2. Coup de hache médial
3. Désaxation de la main

Incidences pratiques

Incidences morphologiques et palpatoires

- *Sur le plan morphologique*, le poignet se distingue par son rétrécissement entre l'avant-bras et la main et par le repérage des 2 **styloïdes**, dont l'ulnaire est plus haut et plus postérieur.
- *Sur le plan palpatoire*, le poignet est un interligne facilement accessible et mobilisable de façon très fine[21], ce qui est très important lorsqu'il s'agit de traiter les raideurs articulaires.

Incidences mécaniques et pathologiques

- *Sur le plan mécanique*, le carpe est au contact du **radius** et non de l'ulna. C'est au radius que les contraintes sont essentiellement transmises par la main. Le contact médial est le fait du disque articulaire et seulement en position d'inclinaison ulnaire du poignet. La liberté osseuse de la partie médiale du carpe est compensée par un maintien ligamentaire représenté par la **fronde** (fig. 2-44) formée par les fibres radio-triquetrales antérieures et postérieures (fig. 2-43).

La RUI, non congruente et non concordante (à l'inverse de la RUS) autorise de petits mouvements de **glissements** sagittaux (fig. 2-45).

- *Sur le plan pathologique*, le poignet est soumis à la forte composante coaptatrice des tendons périarticulaires. Il peut s'ensuivre un surmenage générateur d'usure et de déstabilisation (ce qui est grave puisque déclenchant alors le cercle vicieux de l'aggravation). Sur le plan traumatique, le poignet est souvent victime des chutes sur la main, avec des conséquences sous forme d'entorses ligamentaires et de fractures (la plus courante étant la fracture dite de Pouteau-Colles[22], qui modifie les rapports osseux du poignet) (fig. 2-46).

QROC sur le poignet

Corrigés p. 481

1. Énumérez les différents éléments constituant l'articulation radiocarpienne.
2. Donnez l'orientation de la glène radiale.
3. Décrivez le disque articulaire du poignet.
4. Donnez l'origine et la terminaison des ligaments collatéraux du poignet.
5. Quel ligament est surnommé « supinateur » et pourquoi ?
6. Quel est le ligament postérieur le plus important de la radiocarpienne ?

[21] Indépendamment des flexion-extension-abduction-adduction, le poignet est le siège de glissements-bâillements du fait de la non-congruence de ses surfaces et de la laxité de sa capsule.

[22] Fracture non articulaire de l'extrémité inférieure du radius, elle est engrenée, se traduisant cliniquement par une horizontalisation des 2 styloïdes, un double désaxage de la main par rapport à l'avant-bras.

ARTICULATIONS CARPIENNES

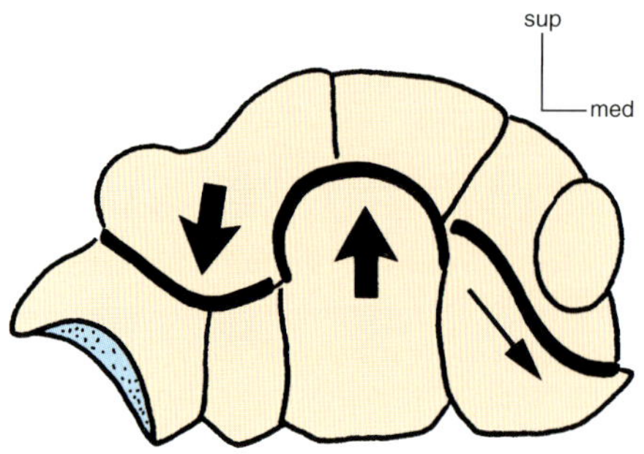

▶ 2-47
Interligne médiocarpien.

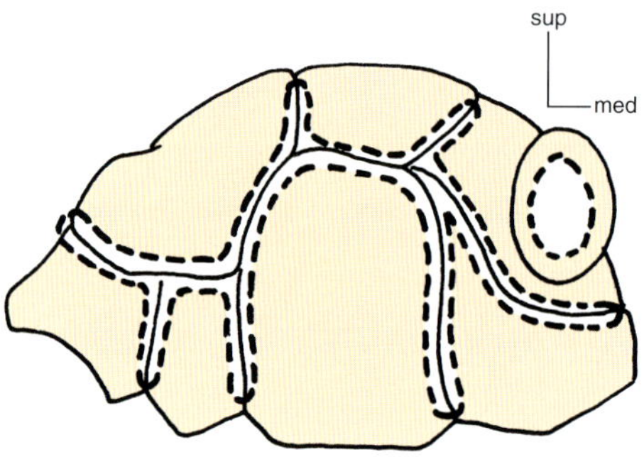

▶ 2-48
Capsule médiocarpienne.

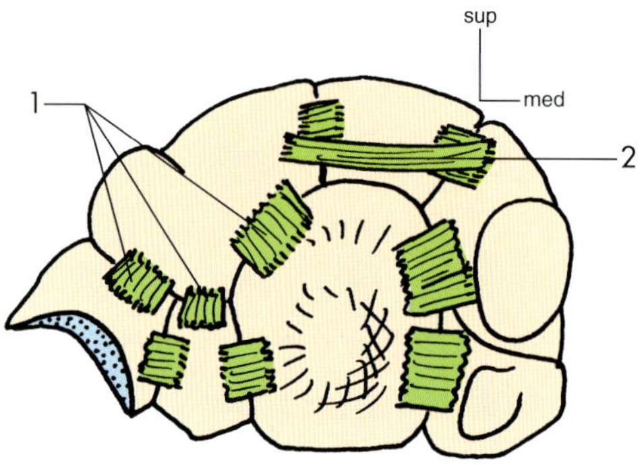

▶ 2-49
Ligaments d'os à os (1) et ligament scapho-triquetral antérieur (2).

Présentation

Le carpe est un ensemble polyarticulé. Chacun des 8 os s'articule avec ses voisins et, sauf pour le pisiforme, soit avec la glène antébrachiale (radiocarpienne), soit avec les bases métacarpiennes (carpométacarpiennes). Du fait de la disposition en 2 rangées, l'interligne carpien le plus important est le médiocarpien, qui sépare le carpe transversalement. Il est fonctionnellement rattaché au poignet.

Éléments en présence

1re rangée	
comprend	– faces inf. des scaphoïde, lunatum, triquetrum
répond	– à la 2e rangée
type	– pas de type officiel, ces interlignes forment ce qu'il est convenu d'appeler un emboîtement réciproque
forme	– irrégulière (3 os formant plusieurs facettes)
regarde	– globalement en bas
SAECH	
rmq	– le scaphoïde descend assez bas, il chevauche la 2e rangée – le lunatum est dans l'axe de la main (3e rayon) – le triquetrum supporte le pisiforme, lequel n'est pas articulaire avec la glène antébrachiale

2e rangée	
comprend	– faces sup. des trapèze, trapézoïde, capitatum, hamatum
répond	– à la 1re rangée
type	– emboîtement réciproque
forme	– irrégulière (4 os formant plusieurs facettes)
regarde	– globalement en haut
SAECH	
rmq	– le capitatum remonte dans la 1re rangée – l'hamatum s'articule parfois par une arête avec le lunatum

Au total, les deux rangées sont interpénétrées et forment une ligne brisée en 3 parties : une latérale, pénétrant la 2e rangée, une moyenne, pénétrant la 1re rangée, et une médiale, grossièrement oblique en dedans et en bas (fig. 2-47). On comprend que ces os sont animés de petits mouvements tridimensionnels lors des mobilités du poignet.

Moyens d'union

Capsules et synoviales

Insertions

La capsule médiocarpienne s'insère autour des cartilages des surfaces des os précités. Elle englobe également les interlignes voisins qui lui sont perpendiculaires (fig. 2-48). Elle est tapissée d'une synoviale.

Caractéristiques

La capsule est nettement plus épaisse et résistante en avant qu'en arrière[23], elle est renforcée par les ligaments antérieurs.

Ligaments

Ligaments d'os à os (fig. 2-49)

Ces ligaments sont des traits d'union renforçant la capsule essentiellement en avant. Ils sont tendus d'os à os, exception faite de la jonction lunatum-capitatum. En effet, le lunatum est un os très mobile[24] dans les mouvements sagittaux du poignet. De ce fait, il est assez libre, notamment par rapport au

[23] La partie dorsale, plus faible, peut laisser filtrer un peu de synoviale et donner ainsi des kystes synoviaux.

[24] C'est l'os du carpe qui se luxe le plus souvent.

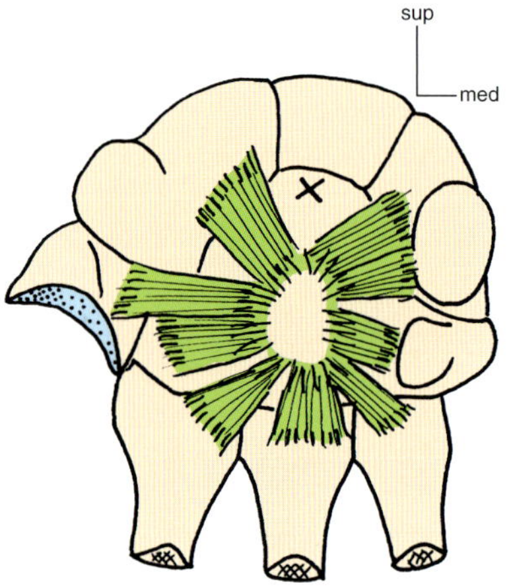

▶ 2-50
Ligament radié du carpe (croix : absence de ligament pour le lunatum).

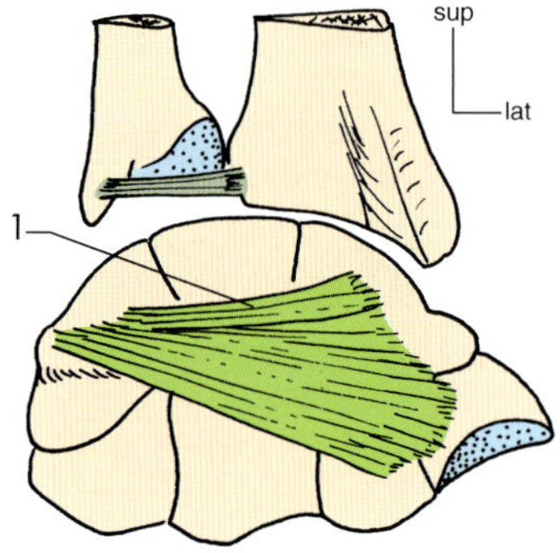

▶ 2-52
Ligament médiocarpien postérieur.
1. Fibres sup. (ligament scapho-triquetral post.)

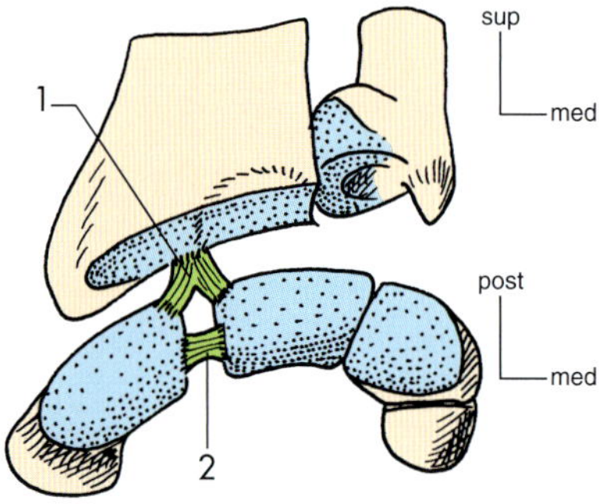

▶ 2-51
Ligaments interosseux.
1. Radio-scapho-lunatum
2. Scapho-lunatum

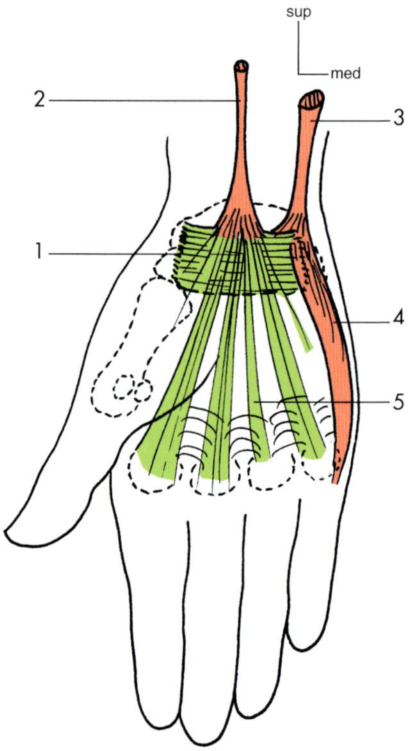

▶ 2-53
Éléments stabilisateurs à distance.
1. RMF
2. Long palmaire
3. FUC
4. Abducteur du V
5. Fascia palmaire

capitatum. En revanche, pour pallier le risque de luxation, il existe un **ligament scapho-triquetral** antérieur (et un autre postérieur) qui passe en pont par-dessus le lunatum, lui servant de barrière. Mise à part cette exception, il existe donc un ligament par interligne.

Ligament radié du carpe (fig. 2-50)

C'est un ensemble de fibres ligamentaires réparties à la face antérieure du carpe.

origine	– face antérieure du **capitatum** – autour du tubercule
trajet	– rayonné, en étoile
terminaison	– à la face antérieure de tous les os voisins (métacarpiens compris, mais excepté le lunatum)

Ligaments interosseux (fig. 2-51)

Il s'agit de ligaments situés dans l'espace interosseux[25] de 2 os. C'est le cas pour :

- *le ligament scapho-lunatum interosseux.* Il s'insère dans l'espace interosseux des 2 os, à la partie antérosupérieure du croissant articulaire;
- *le ligament radio-scapho-lunatum.* C'est un renfort postérieur reliant le radius (à la partie moyenne du bord inférieur de sa face postérieure) au scaphoïde et au lunatum (à leur jonction postérieure).

Ligaments postérieurs (fig. 2-52)

Ils sont réduits à un **ligament médiocarpien postérieur**, en éventail, oblique en dehors et en bas. Ses fibres supérieures représentent le faisceau scapho-triquetral postérieur, déjà évoqué plus haut.

Ligaments à distance

Il s'agit du **rétinaculum des muscles fléchisseurs**[26] (RMF), fort épaississement du fascia inséré de part et d'autre du canal carpien[27]. En dehors il s'insère sur le tubercule du scaphoïde et la crête du trapèze, en dedans sur le pisiforme et l'uncus de l'hamatum. De ce fait, il est formé de fibres transversales. Il possède aussi des fibres verticales, issues du long palmaire qui envoie des expansions jusqu'au fascia palmaire moyen.

Éléments stabilisateurs

À l'entrecroisement des fibres du RMF s'ajoutent le renfort des insertions des muscles thénariens et hypothénariens, et l'action des muscles long palmaire, fléchisseur ulnaire du carpe et abducteur du 5e doigt (fig. 2-53). D'une manière plus globale, tous les tendons glissant sur le carpe assurent un rôle mécanique de stabilisation.

Incidences pratiques

Sur le plan morpho-palpatoire

Le carpe n'est palpable qu'en face postérieure, ou antérieurement de part et d'autre du canal carpien. Les palpations osseuses les plus remarquables sont le tubercule du scaphoïde, la crête du trapèze, le pisiforme, parfois le processus inféromédial de la face postérieure du capitatum.

Sur le plan mécanique et pathologique

L'articulation médiocarpienne est mécaniquement indissociable de la radiocarpienne. Elle y ajoute un jeu différencié qui amorce la complexité du jeu des doigts.

Les pathologies sont essentiellement rhumatismales et traumatiques. Dans les premières on trouve principalement les arthroses et le syndrome du canal carpien (algodystrophie), dans les secondes on trouve surtout les entorses, les fractures du scaphoïde et les luxations du lunatum.

QROC sur les articulations carpiennes — Corrigés p. 481

1. Décrivez l'interligne médiocarpien.
2. Énumérez les ligaments assurant la stabilité du lunatum.
3. Qu'est-ce que le ligament radié du carpe?
4. Décrivez le rétinaculum des muscles fléchisseurs.
5. Quel est le ligament postérieur du carpe le plus important?

[25] Ils sont un élément de stabilité entre les 2 os qui dissocient leur mobilité : l'un en rapport avec la colonne du pouce, le scaphoïde, l'autre avec l'axe de flexion-extension de la main, le lunatum.

[26] Ancien ligament annulaire antérieur du carpe.

[27] Il existe un rétinaculum postérieur pour les muscles extenseurs mais il est plus faible et situé en regard de la partie inférieure de l'avant-bras et non du carpe.

ARTICULATIONS CARPO-MÉTACARPIENNES

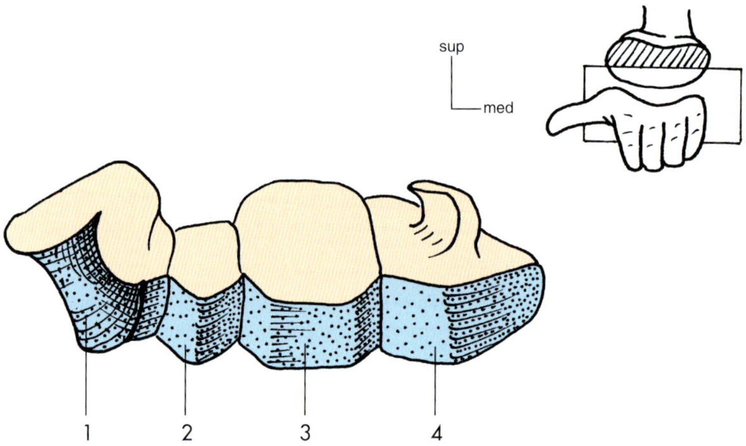

▶ **2-54**

Interligne carpo-métacarpien (côté carpe).

1. Trapèze
2. Trapézoïde
3. Capitatum
4. Hamatum

Présentation

La jonction carpométacarpienne est singulière en ce qui concerne le pouce (trapézo-métacarpienne) et forme un ensemble irrégulier pour les autres.

Éléments en présence

Ce sont les 4 os de la seconde rangée du carpe et les 5 bases métacarpiennes. Leur interligne a une forme irrégulière (fig. 2-54), réalisant un **emboîtement réciproque**, le pouce ayant une situation particulière, ce qui justifie d'une cavité articulaire propre. Le reste de l'interligne est commun.

Côté carpien	
comprend	– faces inf. des trapèze, trapézoïde, capitatum, hamatum
répond	– à la base des métacarpiens (articulations carpo-métacarpiennes)
type	– pas de type officiel, ces interlignes forment ce qu'il est convenu d'appeler un emboîtement réciproque – sauf pour la trapézo-métacarpienne (TM) du pouce : **en selle**
forme	irrégulière, 4 os formant plusieurs facettes : – trapèze : 1 surface en selle (face inf.) pour M1 et une petite facette oblique (bas de face méd.) pour M2 – trapézoïde : surface en forme de dièdre (face inf.) ouvert en haut, pour M2 – capitatum : 1 large surface (face inf.) pour M3 et 2 facettes sur les côtés pour M2 et M4 – hamatum : 2 surfaces (face inf.), 1 latérale pour M4 et 1 médiale pour M5
regarde	– globalement en bas – la TM regarde en bas, dehors et avant
SAECH	
rmq	– la 1re articulation (TM) est souvent la seule traitée, en raison de son type spécial et de sa fonction extrêmement spécifique et importante – on ajoute à ces interlignes ceux des articulations inter-métacarpiennes (qui partagent la même capsule), sauf entre M1 et M2 (M1 étant indépendant)

Côté métacarpien	
comprend	– faces sup. bases des métacarpiens
répond	– aux os de la 2ème rangée du carpe
type	– emboîtement réciproque
forme	irrégulière (4 os formant plusieurs facettes) : – M1 : 1 surface en selle pour le trapèze – M2 : 4 surfaces planes → 1 petite latérale pour le trapèze, 1 moyenne en dièdre ouvert en haut pour le trapézoïde, 1 petite médiale pour le capitatum + 1 petite sur la face médiale pour M3 – M3 : 3 surfaces planes → 1 face sup. pour le capitatum + 2 petites sur les faces latérales pour M2 et M4 – M4 : 3 surfaces planes → 1 face sup. pour l'hamatum + 2 petites sur les faces latérales pour M3 et M5 – M5 : 2 surfaces → 1 face sup. pour l'hamatum + 1 petite sur la face lat. pour M4
regarde	– globalement en haut – celle de M1 regarde en haut, dedans, arrière
SAECH	
rmq	– le capitatum remonte dans la 1re rangée – l'hamatum s'articule parfois par une arête avec le lunatum

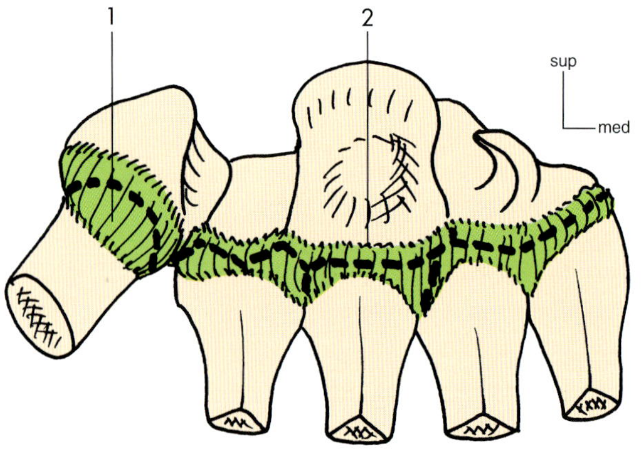

▶ **2-55**

Capsules carpo-métacarpiennes.

1. Capsule latérale
2. Capsule médiale

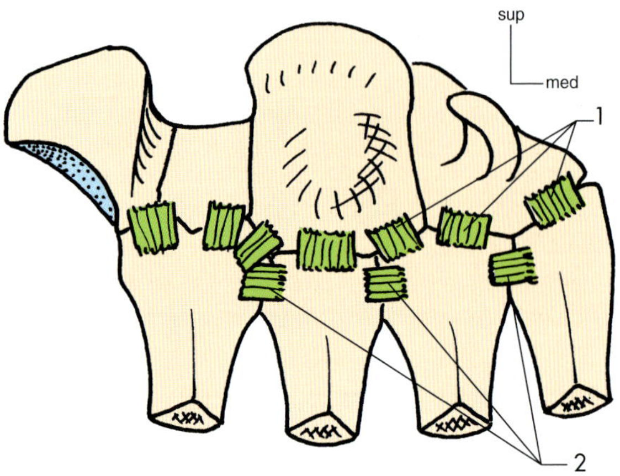

▶ **2-56**

Ligaments de la capsule médiale.

1. Carpo-métacarpiens
2. Intermétacarpiens

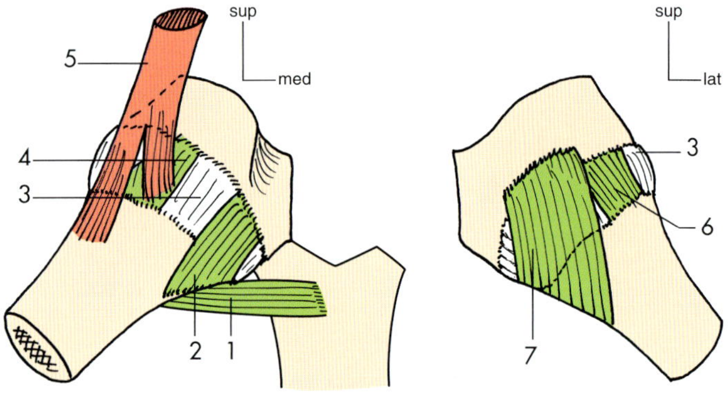

▶ **2-57**

Articulation trapèzo-métacarpienne en vues antérieure (a) et postérieure (b).

1. Ligament intermétacarpien
2. Ligament oblique ant.
3. Capsule
4. Ligament antérolatéral
5. Long abducteur du I et son expansion
6. Ligament oblique postérolatéral
7. Ligament oblique postéromédial

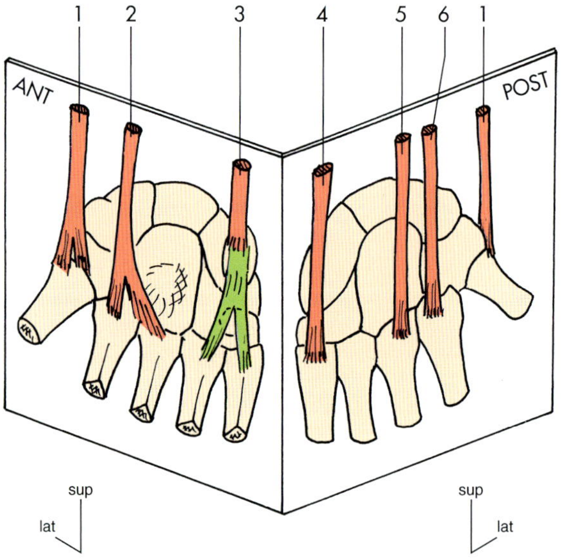

▶ **2-58**

Éléments stabilisateurs.

1. Long abducteur du I
2. FRC
3. Expansions du FUC et ligaments pisi-M4-M5
4. EUC
5. CERC
6. LERC

Moyens d'union

Capsules et synoviales

L'interligne carpo-métacarpien est divisé en 2 capsules et 2 (ou 3) synoviales (fig. 2-55) :
- *une latérale*, trapézo-métacarpienne, particulièrement lâche ;
- *une médiale*, plus serrée, pour M2 à M5. Il arrive que la synoviale soit subdivisée en 2 cavités, l'une pour M2 et M3, l'autre pour M4 et M5.[28]

Les capsules s'insèrent au pourtour du cartilage et sont tapissées par une synoviale. Elles englobent les interlignes composant cette zone.

Ligaments et éléments stabilisateurs

Plus importants en palmaire qu'en dorsal (comme pour le carpe), ils renforcent chacun des interlignes composant cette zone (fig. 2-56).
- *La capsule latérale* (TM) est renforcée par les ligaments [5] :
  - **ligament oblique postéromédial** (fig. 2-57b)[29], le plus important, ainsi qu'un petit faisceau postérolatéral ;
  - ligament oblique antérieur [6] (antéromédial), ainsi qu'un petit faisceau antérolatéral (fig. 2-57a) ;
  - **ligament intermétacarpien** entre M1 et M2, particulièrement fort ;
  - gros renfort latéral par le tendon du long abducteur du pouce, qui se termine en partie sur la capsule et les 2 berges articulaires (fig. 2-57a et 2-58).
- *La capsule médiale* regroupe :
  - *une partie moyenne* renforcée par quelques fibres ligamentaires à chaque interligne et par le tendon proche du **fléchisseur radial du carpe** sur M2 et son expansion sur M3, ainsi que postérieurement par les tendons des **long et court extenseurs radiaux du carpe** ;
  - *une partie médiale* renforcée par quelques expansions fibrosées du **fléchisseur ulnaire du carpe**, sous forme de **ligaments pisi-uncus** et **pisi-M4**, **pisi-M5**, ainsi que postérieurement par le tendon de l'**extenseur ulnaire du carpe** (fig. 2-58).

Incidences pratiques

L'interligne carpo-métacarpien est palpable uniquement en face dorsale, compte tenu des épaisses masses musculotendineuses antérieures. L'articulation trapézo-métacarpienne est plus facilement isolable du fait de sa séparation et de sa mobilité. Cette dernière présente, d'après Kuzynski, cité par Kapandji [7], l'aspect d'une selle de « cheval scoliotique », du fait de l'aspect curviligne en dedans de son axe antéropostérieur. Il s'ensuit que la flexion de M1 s'accompagne automatiquement d'une pronation de la colonne du pouce, favorable à l'opposition de celui-ci.
Dans les chocs violents transmis par la colonne du pouce, la base de M1 s'impacte contre le trapèze et peut se fracturer (fracture du boxeur, dite « fracture de Bennett »).

QROC sur les carpo-métacarpiennes

Corrigés p. 481

1. Donnez les caractéristiques essentielles de la 1re articulation carpo-métacarpienne (pouce).
2. Donnez les caractéristiques capsulaires de cette jonction.
3. Avec quels os du carpe s'articule le 2e métacarpien ?
4. Quels sont les muscles qui renforcent l'interligne carpo-métacarpien ?
5. Combien de capsules forment l'interligne carpo-métacarpien ?

[28] Cette conformation en 3 parties (M1, M2 et 3, M4 et 5) doit faire penser à l'interligne équivalent du pied, décrit par de Doncker.

[29] Il prolonge les fibres moyennes et les plus latérales du ligament médiocarpien postérieur [5].

ARTICULATIONS MÉTACARPO-PHALANGIENNES

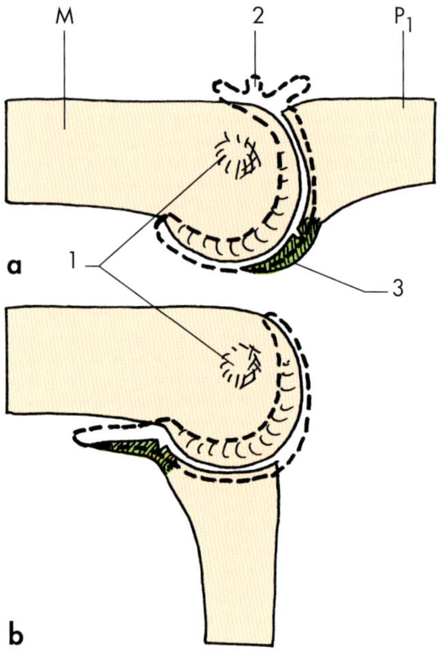

▶ **2-59**

Articulation métacarpo-phalangienne en vue latérale.
1. Tubercule de la tête
2. Capsule
3. Fibrocartilage glénoïdien

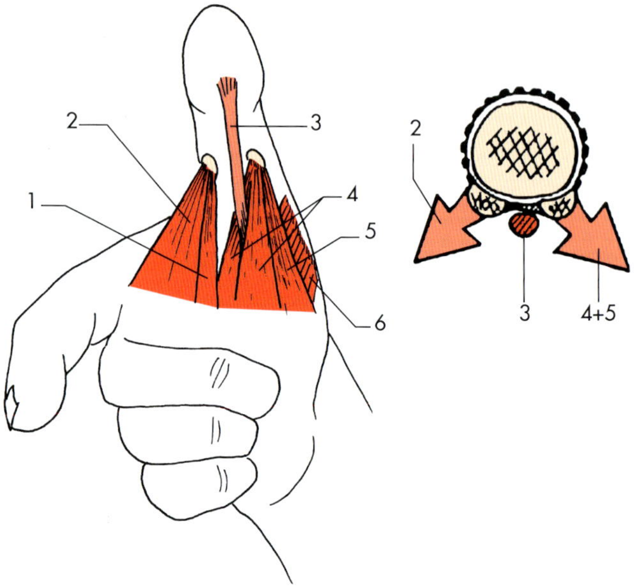

▶ **2-60**

Appareil sésamoïdien.
1. 1er IOP
2. Adducteur du I
3. Long fléchisseur du I
4. Court fléchisseur du I
5. Court abducteur du I
6. Opposant du I

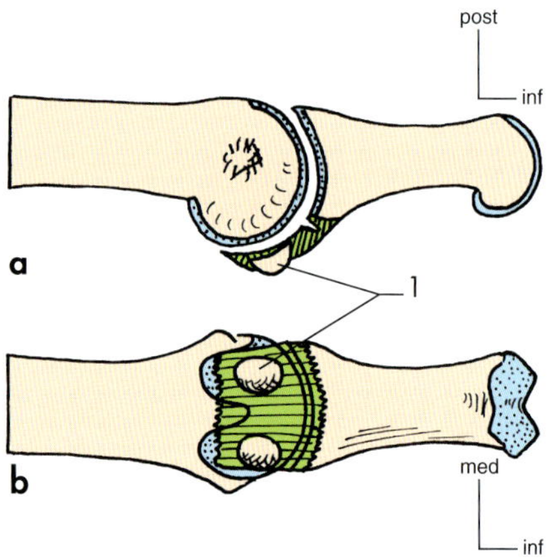

▶ **2-61**

Sésamoïdes de la MP du pouce (I), en vues latérale (a) et palmaire (b).

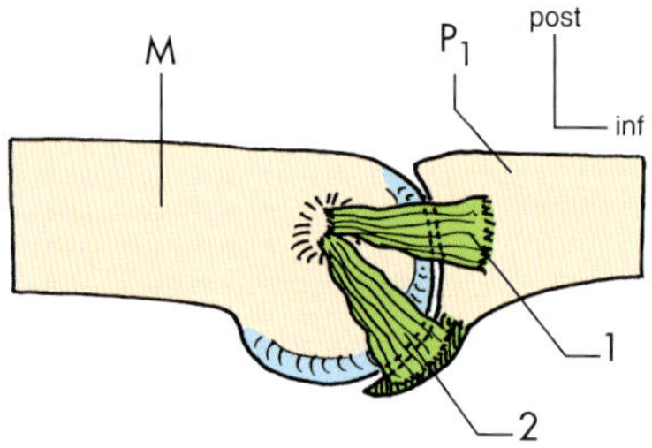

▶ **2-62**

Ligament collatéral de la MP.
1. Faisceau phalangien
2. Faisceau pour le Fibrocartilage

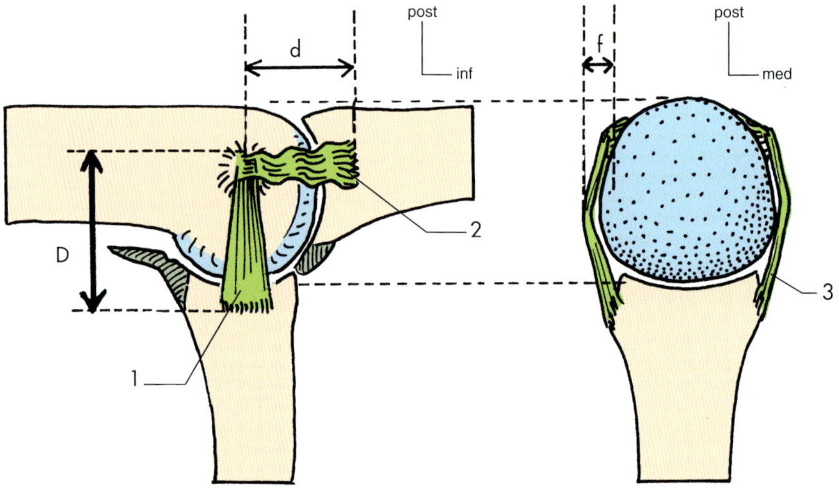

▶ **2-63**

Comportement du ligament collatéral.
1. Tension sagittale en flexion (distance D)
2. Détente en extension (distance d)
3. Tension frontale en flexion (f)

Présentation

Elles sont semblables à chaque doigt, avec une particularité pour le pouce.

Éléments en présence

Ils sont au nombre de 3 par doigt : extrémité inférieure du métacarpien, base de la 1re phalange et fibrocartilage attenant (fig. 2-59).

Côté métacarpien

Il s'agit de la **tête** de chaque métacarpien. Chacune est située à l'extrémité inférieure de l'os et répond à la glène de P1 ainsi qu'à son fibrocartilage, formant une articulation ellipsoïde. La tête métacarpienne est convexe en tous sens, aplatie transversalement, plus étendue et plus large en palmaire qu'en dorsal[30]. Elle regarde en bas, en avant et est encroûtée de cartilage hyalin.

Côté phalangien

Il s'agit de la **glène** de chaque 1re phalange. Chacune est située à la face supérieure de la base de P1 et représente une glène, légèrement concave en tous sens et complétée par le **fibrocartilage** glénoïdien qui s'insère à son bord palmaire. La surface est orientée en haut et légèrement en arrière du fait du fibrocartilage. Elle est encroûtée de cartilage hyalin.

Pour le pouce

La particularité réside dans le fait que le fibrocartilage inclut **2 sésamoïdes**[31] : un latéral et un médial (fig. 2-60). Chacun reçoit les mêmes insertions que le côté correspondant de la base de P1 (latéral : court abducteur et court fléchisseur du I ; médial : adducteur du I et 1er IOP).

Moyens d'union

Capsules et synoviales

Chaque interligne possède une capsule tapissée d'une synoviale. La capsule s'insère au pourtour des surfaces, y compris du fibrocartilage. Elle est lâche sagittalement et frontalement. Elle forme un cul-de-sac dorsal en extension mais en flexion, elle reste plus ou moins tendue par le fibrocartilage qui subit une pliure à sa base (fig. 2-59).

Fibrocartilage

À la fois surface articulaire (encroûté de cartilage) et moyen d'union (adhérent à la capsule), le fibrocartilage est inséré au bord palmaire de la base phalangienne et est triangulaire à la coupe (fig. 2-59a). Près de son insertion phalangienne, il présente une rainure qui correspond à sa zone charnière lorsqu'il se rabat lors de la flexion (fig. 2-59b).
Pour l'articulation du pouce, il inclut les 2 sésamoïdes, latéral et médial (fig. 2-61).

Ligaments

Ce sont des ligaments **collatéraux**, médial et latéral. Ils ont pour origine les tubercules situés de part et d'autre de la tête métacarpienne, lesquels sont plus près de la face dorsale. Chaque ligament s'étend en éventail, avec un faisceau phalangien et un pour le fibrocartilage (fig. 2-62). Ils sont détendus en extension et tendus en flexion[32] (fig. 2-63). Les ligaments latéraux sont plus forts pour les 4 doigts longs et le médial plus fort pour le pouce (en raison des pressions engendrées par les mouvements d'opposition entre le pouce et les autres doigts).

[30] Ces 2 remarques sont importantes pour comprendre la mise en tension des ligaments collatéraux en flexion des MP.

[31] Ils sont moins marqués que leurs équivalents au pied : leur surface articulaire est plane.

[32] Ce qui permet l'écartement-rapprochement des doigts en extension et très peu en flexion.

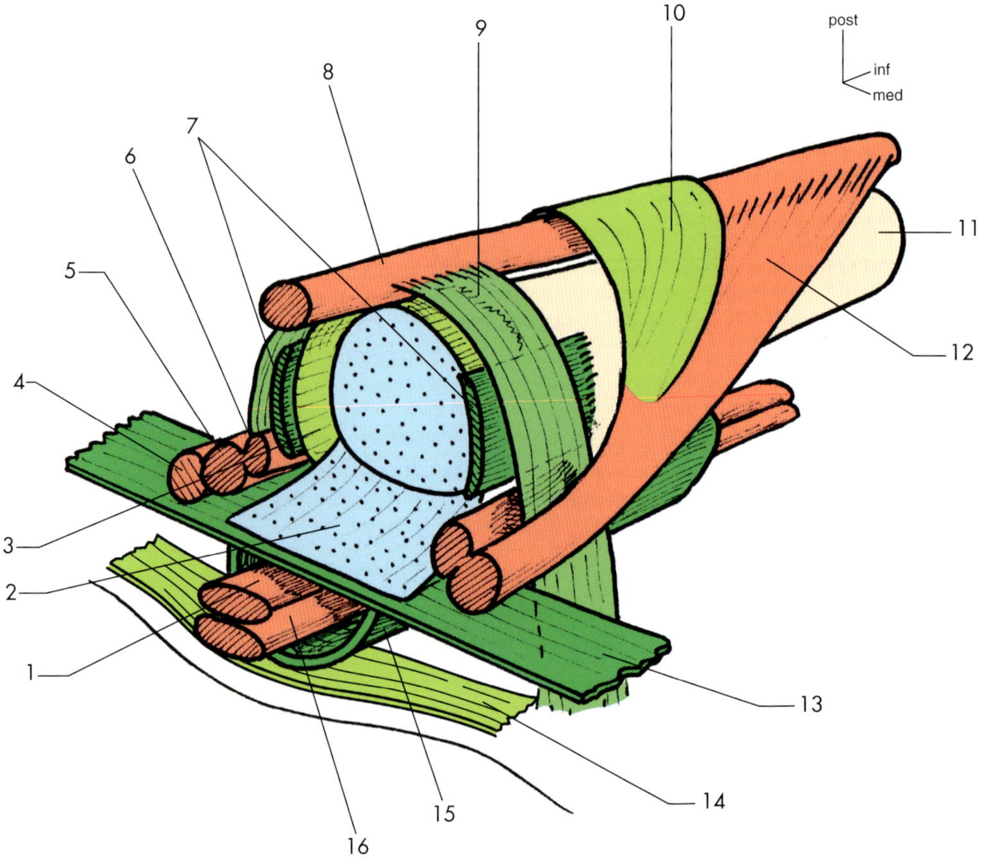

▶ 2-64

Nœud fibreux (de Zancolli).

1. FPD
2. Fibrocartilage glénoïdien
3. Capsule MP
4. Lombrical
5. Tendon superficiel de l'interosseux (IO)
6. Tendon profond de l'interosseux
7. Ligament collatéral
8. Tendon extenseur des doigts (ED)
9. Bandelette sagittale de l'ED
10. Dossière des IO
11. Phalange P1
12. Expansions des IO
13. Ligament métacarpien transverse profond
14. Ligament métacarpien transverse superficiel
15. Coulisse des fléchisseurs (A1)
16. FSD

Éléments à distance et stabilisateurs

On peut nommer ainsi les structures qui, en plus des précédentes, renforcent l'interligne. Les éléments fibreux et tendons musculaires forment un ensemble complexe réalisant un véritable nœud fibreux (fig. 2-64) dénommé « **nœud de Zancolli** » [7], qui comprend :

- le fibrocartilage glénoïdien
- la capsule, sa synoviale et les ligaments collatéraux déjà décrits.
- les ligaments métacarpiens transverses profond et superficiel[33] ;
- les bandelettes sagittales des tendons extenseurs (*cf.* Myologie) ;
- la 1re coulisse des fléchisseurs (A1, *cf.* Myologie) ;
- le tendon phalangien des interosseux et le passage des lombricaux.

Incidences pratiques

- *Sur le plan morphologique et palpatoire,* les MP sont surtout visibles en face dorsale grâce à la saillie des têtes métacarpiennes. En palmaire, au contraire, on peut être abusé par le pli de flexion, qui se situe distalement à 1 cm de l'interligne.
- *Sur le plan mécanique et pathologique,* il faut noter que cette zone, extrêmement sollicitée fonctionnellement, est stabilisée par un fort environnement fibreux (nœud fibreux de Zancolli). Lorsque celui-ci est détruit, notamment dans les pathologies rhumatismales, il s'ensuit un déséquilibre, puis une subluxation, voire une luxation complète[34].

QROC sur les métacarpo-phalangiennes Corrigés p. 482

1. Quel est le type articulaire des articulations métacarpo-phalangiennes ?
2. Combien d'éléments sont en présence à ce niveau ?
3. Décrivez un ligament collatéral.
4. Quels tendons renforcent les métacarpo-phalangiennes ?
5. Qu'est-ce que le nœud fibreux de la métacarpo-phalangienne ?

[33] Le ligament métacarpien transverse profond relie les faces palmaires des capsules MP (exception faite de celle du pouce).

[34] C'est le cas dans la polyarthrite rhumatoïde, qui donne ainsi la déformation dite en « coup de vent ulnaire ».

ARTICULATIONS INTERPHALANGIENNES

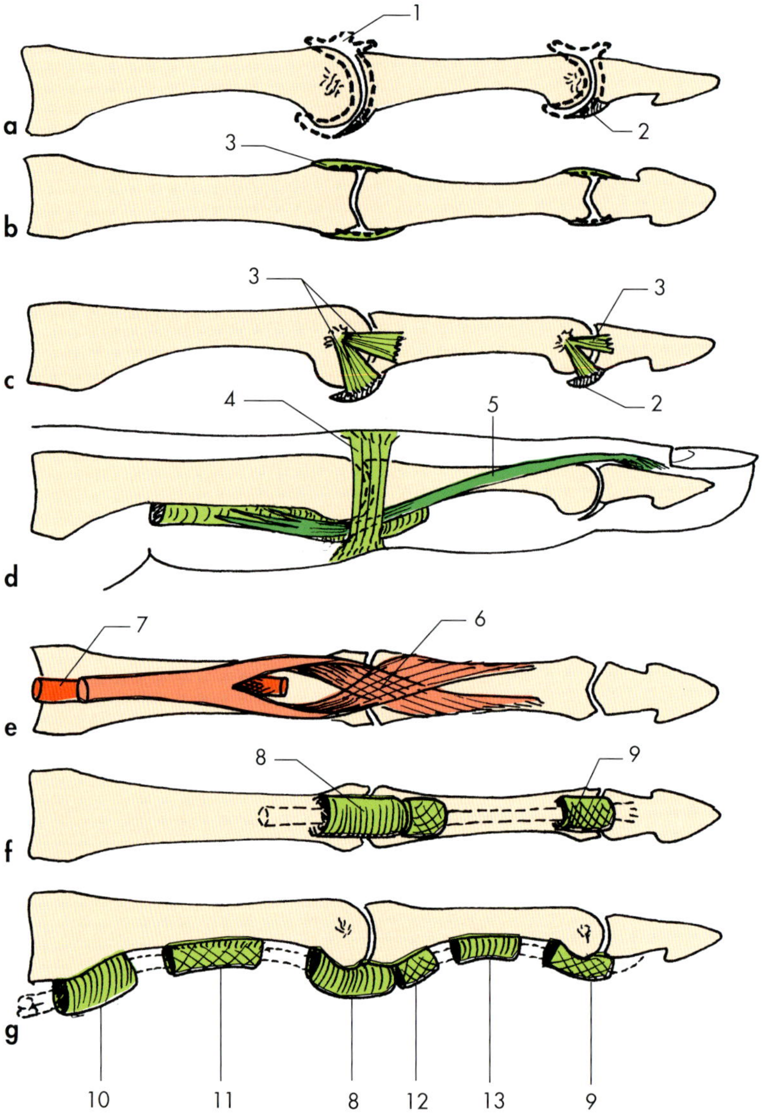

▶ 2-65

IPP et IPD des doigts en vues latérale (a, c, d, g), dorsale (b), palmaire (e, f).

1. Capsule
2. Fibrocartilage
3. Ligaments collatéraux
4. Ligament rétinaculum transverse
5. Ligament rétinaculum oblique
6. Chiasma du FSD
7. FPD
8. Coulisse A3
9. Coulisse C3
10. Coulisse A2
11. Coulisse C1
12. Coulisse C2
13. Coulisse A4

Présentation

Les articulations interphalangiennes proximales (IPP) et distales (IPD) sont semblables, les secondes étant plus petites que les premières, et elles sont identiques à chaque doigt. N'ayant que 2 phalanges, le pouce n'offre qu'une seule interphalangienne (IP). Nous décrivons ici l'IPP (l'IPD et l'IP du pouce lui sont semblables).

Éléments en présence

Ils sont au nombre de 3 par IPP : extrémité inférieure de P1, base de P2 avec son fibrocartilage attenant (fig. 2-65).

Côté P1

Il s'agit de la **tête** de chaque 1re phalange. Située à l'extrémité inférieure de l'os, elle répond à la base de P2 et à son fibrocartilage, formant une articulation ginglyme. La tête a une forme de poulie pleine à grand axe transversal, avec une gorge sagittale et 2 joues convexes en tous sens. La surface s'étend davantage en palmaire qu'en dorsal. Elle regarde en bas, en avant et est encroûtée de cartilage hyalin.

Côté P2

Il s'agit de la face supérieure des bases. Chacune représente une poulie creuse, avec une crête sagittale et 2 joues concaves en tous sens. La surface est complétée par le **fibrocartilage** palmaire (ou glénoïdien) qui s'insère à son bord palmaire. Elle est orientée en haut et légèrement en arrière, du fait du fibrocartilage; elle est encroûtée de cartilage hyalin.

Moyens d'union

Capsules et synoviales

Chaque interligne possède une capsule tapissée d'une synoviale. La capsule s'insère au pourtour des surfaces, y compris du **fibrocartilage**. Elle est lâche sagittalement et tendue sur les côtés. Elle forme le même type de culs-de-sac que les métacarpo-phalangiennes, en plus réduit (fig. 2-65a).

Ligaments

Ce sont des ligaments **collatéraux :** médial et latéral. Ils ont pour origine les tubercules situés de part et d'autre de la tête (fig. 2-65b). Le ligament s'étend en éventail, en 2 faisceaux (fig. 2-65c), comme pour les métacarpo-phalangiennes, mais ceux-ci sont tendus quelle que soit la position.

Éléments à distance

Ils concernent essentiellement l'IPP. Ce sont les insertions, proches, des tendons extenseur et fléchisseurs (notamment le **chiasma du FSD,** fig. 2-65e), avec la coulisse A3 (fig. 2-65f et g) ainsi que le **ligament rétinaculaire** (faisceaux transverse et oblique)[35], décrit par Landsmeer (fig. 2-65d).

Incidences pratiques

Le ligament rétinaculaire oblique synchronise passivement les mouvements des 2 articulations croisées.

QROC sur les interphalangiennes Corrigés p. 482

1. Quel est le type articulaire de l'interphalangienne du pouce ?
2. Donnez les caractéristiques de la capsule des IPD.
3. Quels sont les éléments en présence pour une IPP ?
4. Donnez l'orientation des surfaces articulaires d'une IPD.
5. Quels sont les renforts de la capsule et des ligaments de l'IPP ?

[35] Le faisceau oblique est tendu de la coulisse des fléchisseurs (niveau palmaire de P1) au tendon extenseur (à sa terminaison sur P3). Il synchronise ainsi passivement les mouvements des 2 articulations croisées. Le faisceau transverse est plaqué bilatéralement de part et d'autre de la capsule et dirigé antéro-postérieurement de la coulisse des fléchisseurs vers les languettes latérales de l'extenseur des doigts.

MYOLOGIE

3

Anatomie de l'appareil locomoteur - Tome 2

ÉPAULE : MUSCLES DE LA COIFFE
SUBSCAPULAIRE

▶ 3-1
Muscle subscapulaire.
1. Fibres penniformes

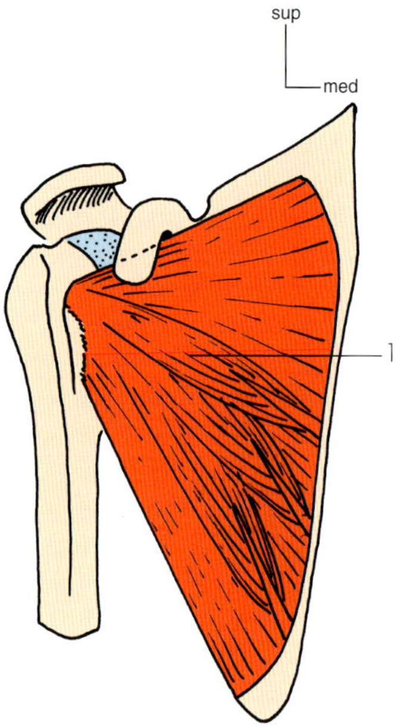

▶ 3-2
Insertions du subscapulaire.
1. Terminaison
2. Origine
3. Lames tendineuses

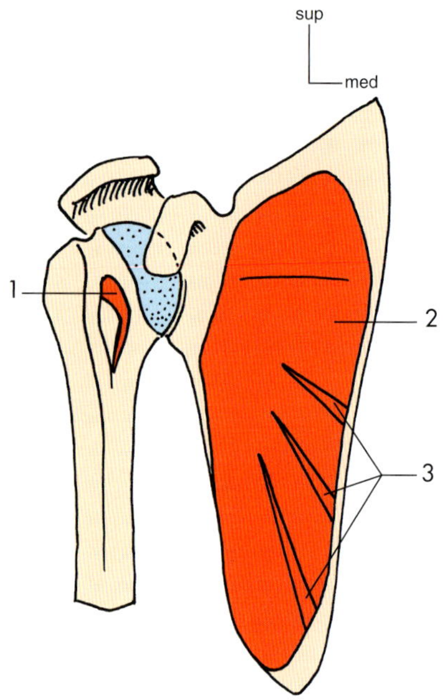

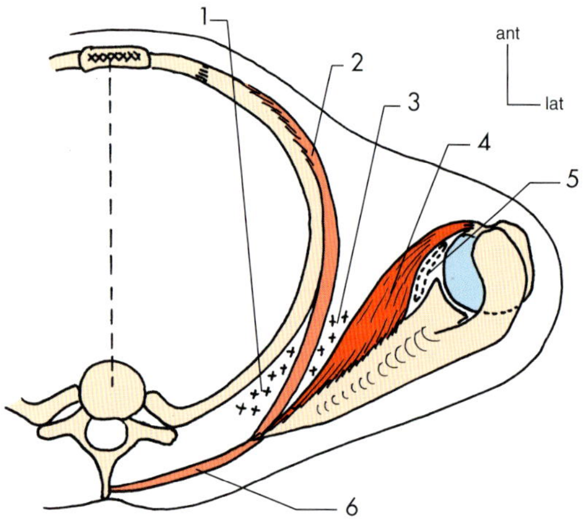

▶ 3-3
Trajet du subscapulaire.
1. Espace serratothoracique
2. Dentelé ant.
3. Espace scapuloserratique
4. Subscapulaire
5. Bourse synoviale
6. Rhomboïde

Présentation (fig. 3-1)	
groupe	– **coiffe** de l'épaule
situation	– épaule
tendu de/à	– scapula → humérus
forme	– triangulaire

Origine (insertion proximale) (fig. 3-2)	
structure	– **scapula**
partie	– face antérieure (fosse subscapulaire)
secteur	– toute la partie centrale + le pilier
par	– fibres charnues – et fibres tendineuses sur les crêtes

Terminaison (insertion distale) (fig. 3-2)	
structure	– **humérus**
partie	– extrémité supérieure
secteur	– tubercule mineur[1]
par	– tendon aplati

[1] L'insertion est bordée en dedans par celle du ligament gléno-huméral moyen, qu'elle renforce.

Trajet (fig. 3-3)	
loge	– fosse axillaire
obliquité	– en dehors, en avant (en haut pour ses fibres inf.)
aspect	– triangulaire à base médiale – multipenniforme
topographie	1) en rapport avec les **plans de glissement** scapulothoraciques
	2) en rapport avec la **capsule ant.** de la scapulo-humérale (renforce le ligament gléno-huméral moyen)

SUBSCAPULAIRE

▶ 3-4

Rapports.
1. Deltoïde
2. Bourse synoviale
3. Subscapulaire
4. Espace cellulograisseux
5. Dentelé ant.
6. Cage thoracique
7. Grand pectoral
8. PVN axillaire
9. Coracobrachial
10. Court et long biceps

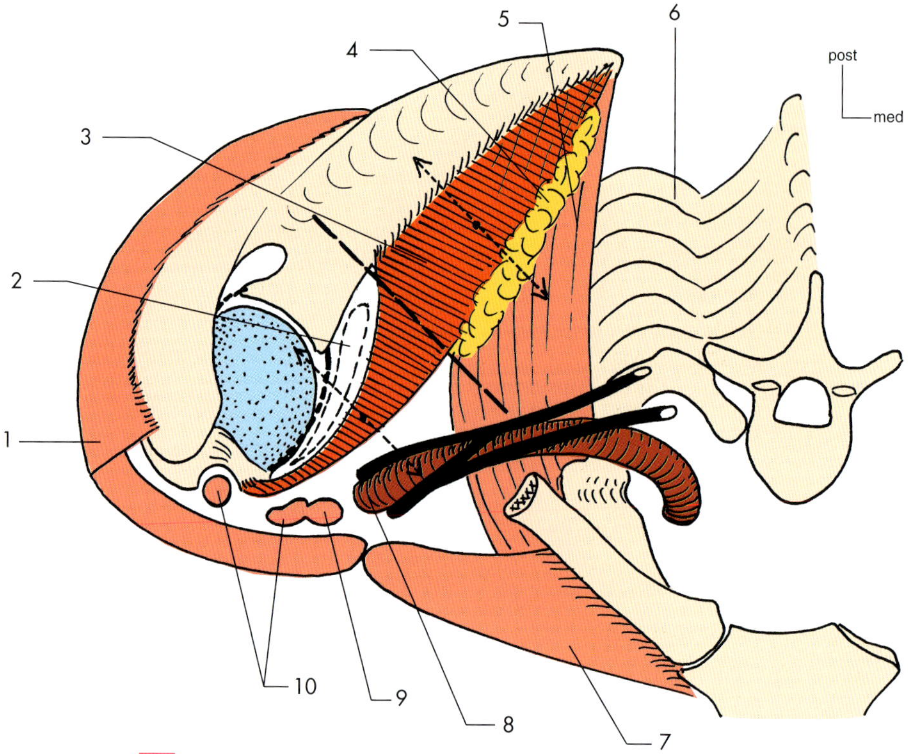

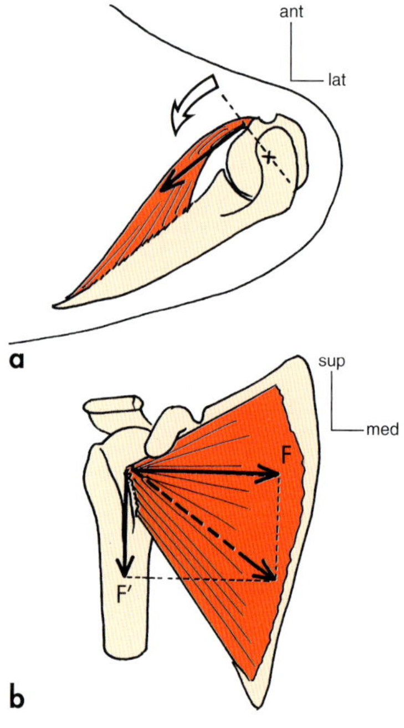

▶ 3-5

Actions du subscapulaire.
a) Rotation médiale
b) Adduction (F) et abaissement (F')

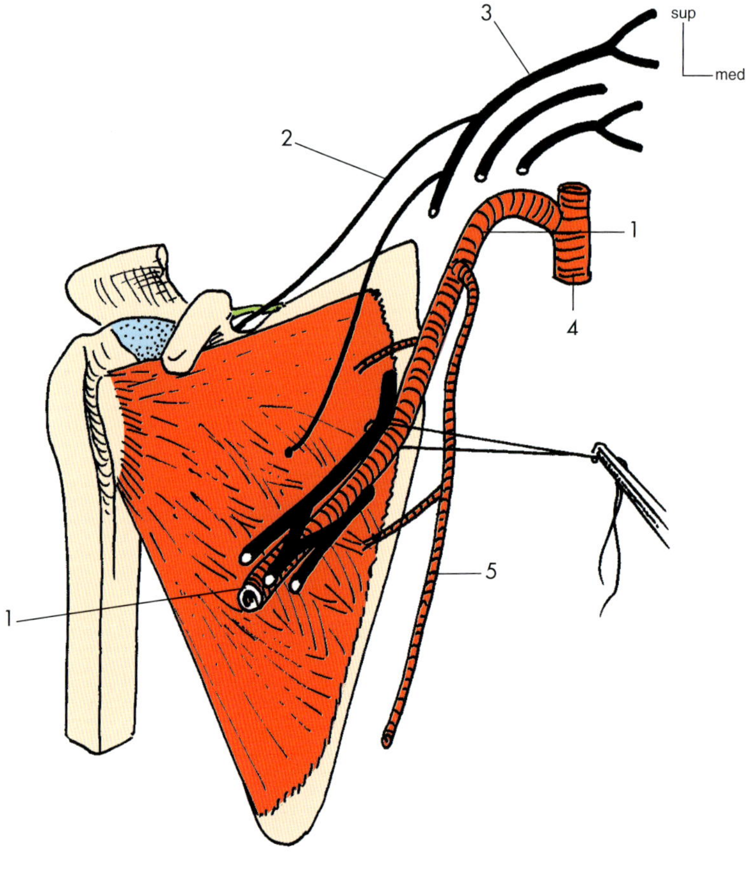

▶ 3-6

Innervation, vascularisation.
1. Artère axillaire
2. Nerf suprascapulaire
3. Tronc sup. du plexus
4. Tronc brachiocéphalique
5. Artère dorsale de la scapula

Rapports (fig. 3-4)	
à la partie charnue	
en avt	– **plan de glissement** scapuloserratique – dentelé antérieur
en arr.	– scapula
en dd	– insertion du dentelé antérieur
au tendon	
en avt	– **fosse axillaire** (plexus brachial + vaisseaux axillaires) – deltoïde antérieur
en arr.	– bourse synoviale[1] – capsule **scapulo-humérale**
en ht	– bourse synoviale subcoracoïdienne et **coracoïde**

[1]Parfois communiquant avec la synoviale articulaire.

Action (épaule)	
statique	– **stabilisation** antérieure de la tête humérale
Dynamique (fig. 3-5)	– **rotation médiale** – adduction – par ses fibres inférieures : **abaissement** de la tête

Innervation, vascularisation (fig. 3-6)	
nerf	– nerf **subscapulaire** (parfois en 2 nerfs : sup. et inf.)
racines	– C5, C6 (du faisceau postérieur)
artère	– artère axillaire (+ branches de la dorsale de la scapula et de l'infrascapulaire)

Incidences pratiques

- *Sur le plan morpho-palpatoire*, ce muscle, non visible, n'est palpable qu'à son insertion terminale et à son bord latéral.
- *Sur le plan mécanique et pathologique*, il renforce le ligament gléno-huméral moyen et forme le **verrou antérieur** de l'épaule, face au risque de luxations antérieures. De ce fait, c'est un muscle qui est parfois sectionné puis suturé en raccourcissement afin de brider la portion antérieure de l'articulation (intervention de **Bankart**) et limiter ainsi la récidive de certaines luxations.

QROC sur le subscapulaire

Corrigés p. 482

1. Quelle est l'innervation du subscapulaire ?
2. Quels sont les rapports essentiels de ce muscle ?
3. Quelle est son action ?

SUPRAÉPINEUX[1]

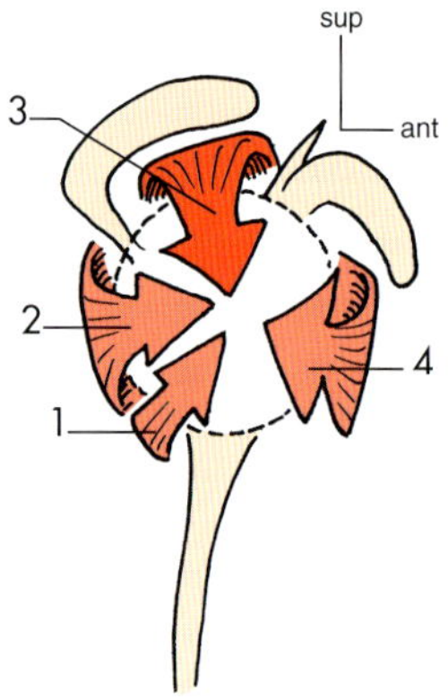

▶ 3-7
Muscles de la coiffe.
1. Petit rond
2. Infraépineux
3. Supraépineux
4. Subscapulaire

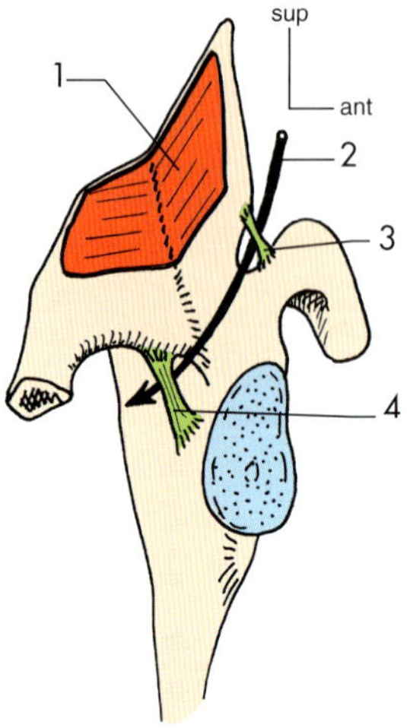

▶ 3-8
Origine du supraépineux.
1. Supraépineux
2. Nerf suprascapulaire
3. Ligament transverse sup. de la scapula
4. Ligament transverse inf. de la scapula

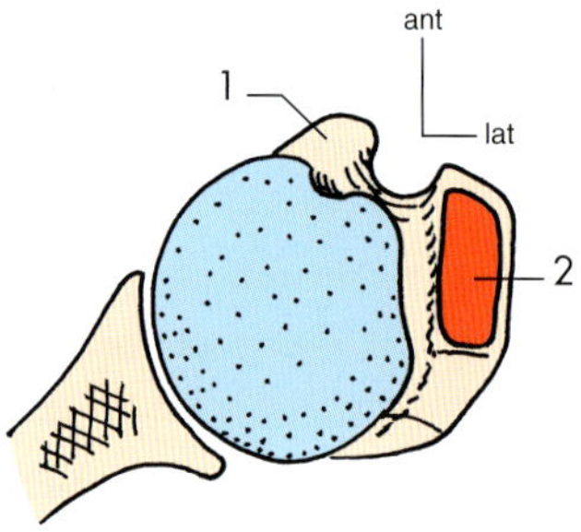

▶ 3-9
Terminaison du supraépineux.
1. tubercule mineur
2. Supraépineux

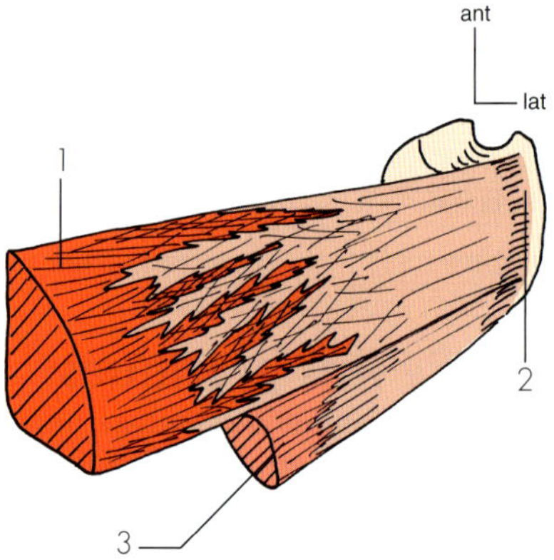

▶ 3-10
Tendon du supraépineux en vue supérieure.
1. Supraépineux
2. Tubercule majeur
3. Infraépineux

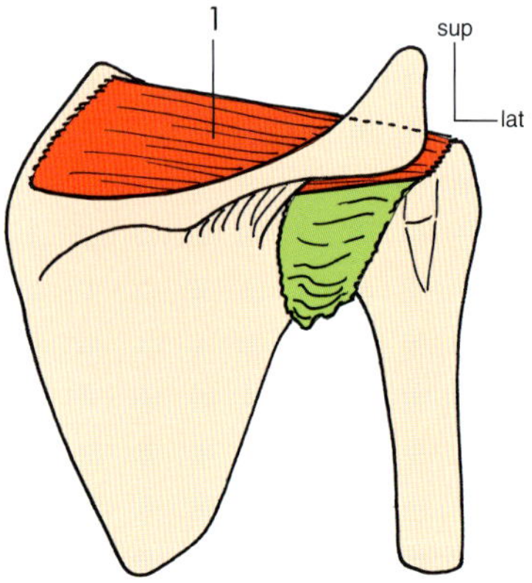

▶ 3-11
Trajet du supraépineux (1).

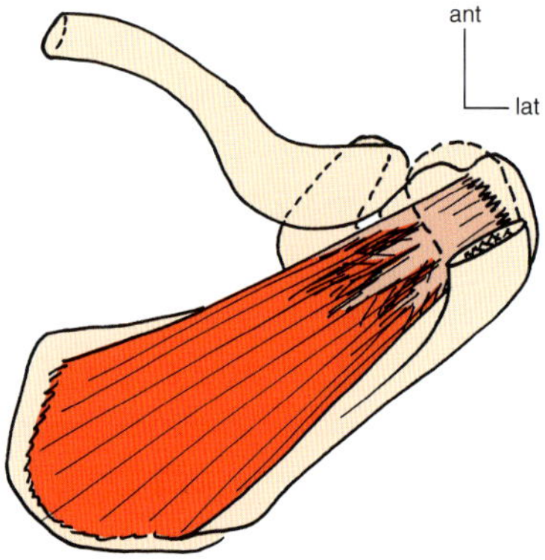

▶ 3-12
Vue supérieure du supraépineux (acromion sectionné).

[1] Ancien sus-épineux.

Présentation (fig. 3-7)	
groupe	– **coiffe** de l'épaule[1]
situation	– épaule
tendu de/à	– scapula → humérus
forme	– triangulaire

[1] Le terme usuel est « coiffe des rotateurs », la rotation correspond au pivotement de la tête sur la glène, avec son labrum, lors des mouvements de l'humérus (*cf.* Incidences mécaniques).

Origine (insertion proximale) (fig. 3-8)	
structure	– **scapula**
partie	– fosse supraépineuse : face postérieure du corps et face supérieure de l'épine
secteur	– 2/3 médiaux
par	– fibres charnues

Terminaison (insertion distale) (fig. 3-9 et 3-10)	
structure	– **humérus**
partie	– extrémité supérieure
secteur	– tubercule majeur[1] (fig. 3-9) – face supérieure
par	– tendon aplati[2] (fig. 3-10)

[1] L'insertion jouxte, sans démarcation, celle de l'infraépineux, en arrière.
[2] Ce tendon est particulièrement renforcé pour résister aux conflits avec l'acromion (notamment à sa face supérieure), il remonte dans le muscle sous forme de fibres tendineuses encroisées (*cf.* Incidences pratiques). Il se prolonge en arr. sous celui de l'infraépineux et en avant avec celui du subscapulaire. Avec ces 2 muscles, il contribue à former l'axe.

Trajet (fig. 3-11 et 3-12)	
loge	– partie supérieure de l'épaule – plan profond
obliquité	– en dh, en avt
aspect	– prismatique triangulaire à base médiale – divisé en 2 faisceaux : ant. (le plus important) et post.
topographie	1) passe sous la **voûte acromiale** 2) surplombe la **tête humérale** (capsule)

SUPRAÉPINEUX

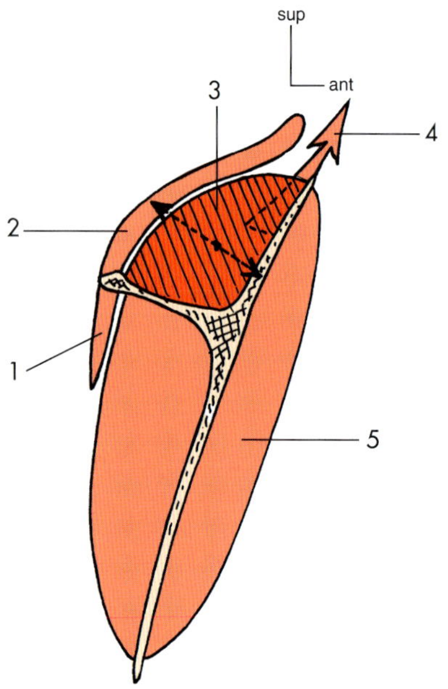

▶ **3-13**

Rapports à la partie charnue.

1. Deltoïde post.
2. Trapèze moyen
3. Supraépineux
4. Élévateur de la scapula (en arrière-plan)
5. Subscapulaire

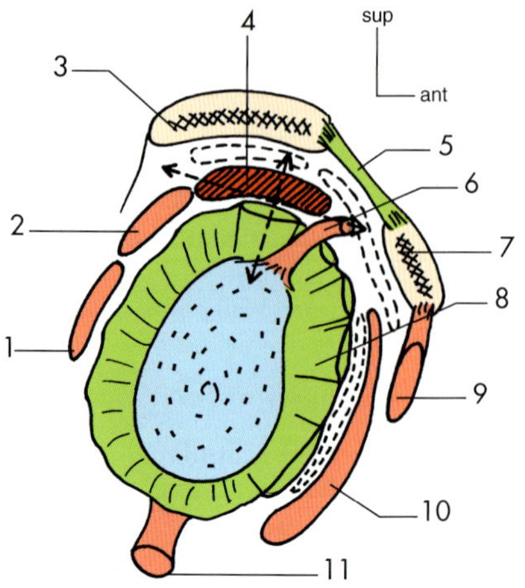

▶ **3-14**

Rapports à la partie tendineuse.

1. Petit rond
2. Infraépineux
3. Acromion et bourse subacromiale
4. Supraépineux
5. Ligament coraco-acromial
6. Long biceps
7. Coracoïde et bourse subcoracoïdienne
8. Capsule et ligaments
9. Court biceps
10. Subscapulaire et sa bourse
11. Long triceps

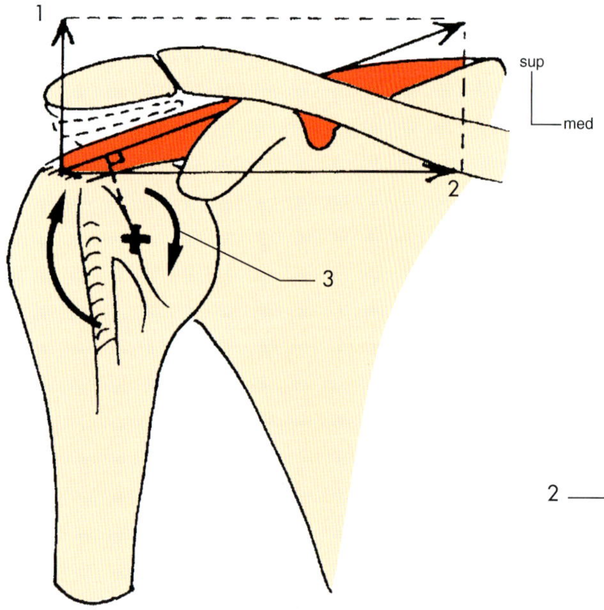

▶ **3-15**

Action du supraépineux.

1. Force élévatrice
2. Force abductrice
3. Abaissement médial de la tête

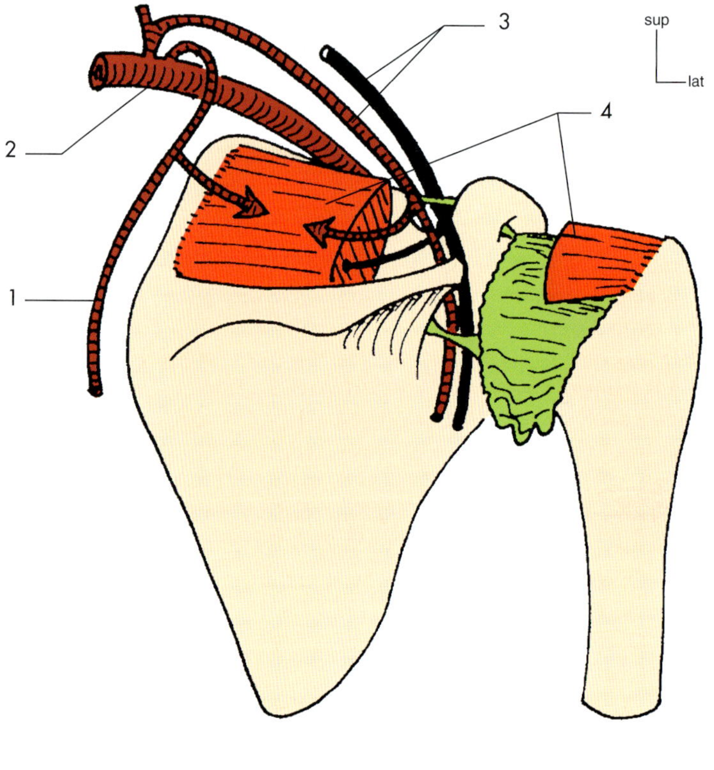

▶ **3-16**

Innervation, vascularisation.

1. Artère dorsale de la scapula
2. Artère subclavière
3. Artère et nerf suprascapulaires
4. Supraépineux

Rapports	
à la partie charnue (fig. 3-13)	
en superficie	– trapèze moyen
en profondeur	– plan osseux
en dd	– insertion de l'élévateur de la scapula
au tendon (fig. 3-14)	
en ht	– bourse sous-acromiale – **acromion (voûte)**
en bas	– **capsule SH** – tête humérale
en avt	– **long biceps**
en arr.	– tendon de l'infraépineux

Action (épaule) (fig. 3-15)	
statique	– **stabilisation** de la tête humérale **(centrage et suspension)**
dynamique	– **abduction**
	– pas d'action rotatoire (car sur l'axe) (*cf.* fig. 3-12)

Innervation, vascularisation (fig. 3-16)	
nerf	– nerf **suprascapulaire**
racines	– C5, C6 (faisceau postérieur)
artères	– partie latérale : artère suprascapulaire
	– partie médiale : artère dorsale de la scapula

Incidences pratiques

- *Sur le plan morpho-palpatoire,* ce muscle est recouvert par le trapèze, puis par l'acromion, enfin par le deltoïde moyen. Il n'est donc palpable **qu'indirectement**. L'abord de son tendon nécessite un deltoïde décontracté et une élévation du moignon de l'épaule (réalisant ainsi un relatif dégagement du tendon supraépineux). La position « main dans le dos » est aussi décrite mais ce mouvement est justement difficile chez les patients dont la coiffe est atteinte.
- *Sur le plan mécanique et pathologique,* ce muscle renforce le ligament coraco-huméral supérieur, assurant ainsi une **suspension** de l'humérus. Sa paralysie favorise une subluxation inférieure. Plusieurs théories ont été émises concernant ce muscle. La plus actuelle lui donne un rôle de **centreur permanent** de la tête face à l'élévation provoquée par l'action de deltoïde et surtout au fait du déplacement de type roulement-glissement de la tête (roulement vers le haut) lors de l'abduction. Le passage du tendon sous la **voûte acromiale**, malgré la bourse synoviale, favorise les inflammations, usures, dégénérescences et ruptures. C'est le muscle le plus touché dans les atteintes de la **coiffe**. Cependant, Pol le Cœur a montré la structure particulièrement renforcée de son tendon et le considérait comme un « **ménisque actif** », à la manière de celui de l'articulation temporo-mandibulaire. Des travaux récents [8] ont mis en évidence la terminaison entrecroisée des fibres musculaires sur le tendon et l'aspect quasi **penniforme** de celui-ci (*cf.* fig. 3-10), ce qui correspond aux lignes de force auxquelles il est soumis.

QROC sur le supraépineux

Corrigés p. 482

1. Quelle est l'insertion médiale du supraépineux ?
2. Quelle est l'innervation de ce muscle ?
3. Quels sont ses rapports essentiels ?
4. Quelle est son action principale ?
5. Quelle est la particularité de son tendon ?

INFRA-ÉPINEUX

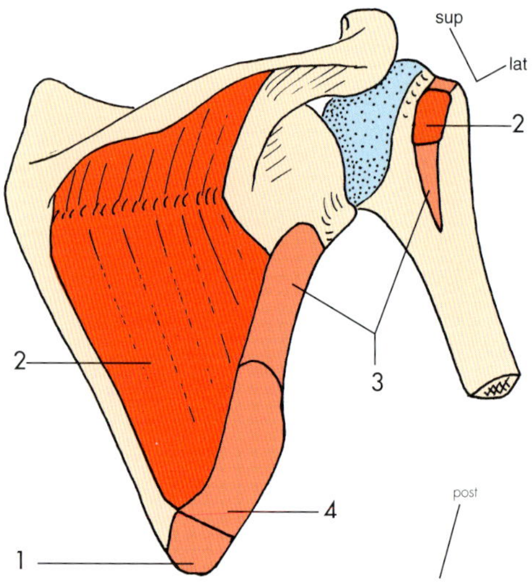

▶ **3-17**

Insertions de l'infra-épineux.
1. Grand dorsal
2. Infraépineux
3. Petit rond
4. Grand rond

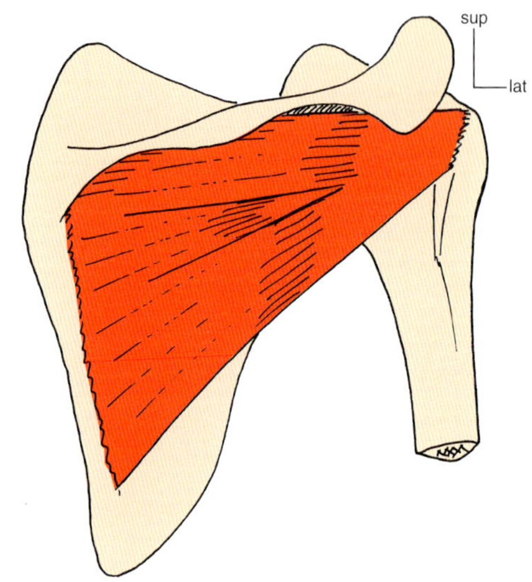

▶ **3-18**

Trajet de l'infra-épineux (3 faisceaux).

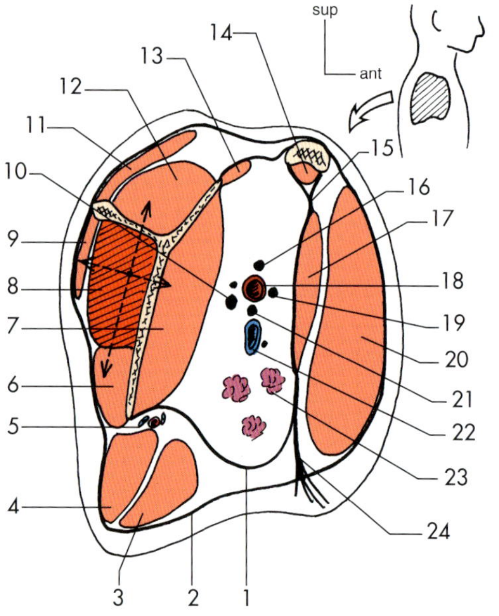

▶ **3-19**

Rapports au corps charnu (coupe sagittale).
1. Fascia axillaire profond
2. Fascia axillaire superficiel
3. Grand dorsal
4. Grand rond
5. PV subscapulaire
6. Petit rond
7. Subscapulaire
8. Infraépineux
9. Deltoïde post.
10. Nerf radial
11. Trapèze moy.
12. Supraépineux
13. Omo-hyoïdien
14. Subclavier
15. Fascia clavi-pectoro-axillaire
16. Nerf musculocutané
17. Petit pectoral
18. Artère axillaire
19. Nerf médian
20. Grand pectoral
21. Nerf ulnaire
22. Veine axillaire
23. Nœuds lymphatiques
24. Ligament suspenseur de l'aisselle

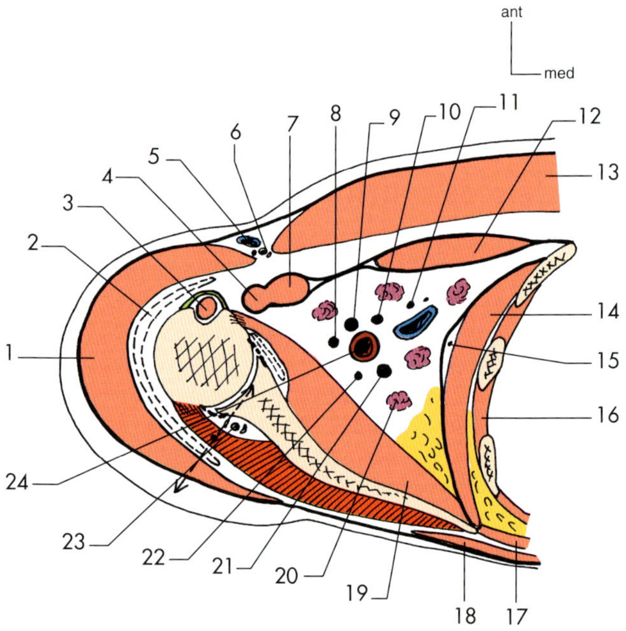

▶ **3-20**

Rapports au tendon (coupe transversale).
1. Deltoïde
2. Bourse synoviale
3. Long biceps
4. Court biceps
5. Veine céphalique
6. Artère thoraco-acromiale
7. Coracobrachial
8. Nerf musculocutané
9. Nerf médian
10. Nerf ulnaire
11. Nerf cutané médial de l'avant-bras
12. Petit pectoral
13. Grand pectoral
14. Dentelé antérieur
15. Nerf thoracique long
16. Intercostaux
17. Rhomboïde
18. Trapèze inf.
19. Subscapulaire
20. Nœuds lymphatiques
21. Nerf radial
22. Nerf axillaire
23. PV suprascapulaire
24. Artère axillaire

Présentation (*cf.* fig. 3-7)	
groupe	– **coiffe** de l'épaule
situation	– épaule
tendu de/à	– scapula → humérus
forme	– triangulaire

Origine (insertion proximale) (fig. 3-17)	
structure	– **scapula**
partie	– fosse infra-épineuse : face postérieure du corps et face inférieure de l'épine
secteur	– 3/4 médiaux
par	– fibres charnues + SIM muscles voisins

Terminaison (insertion distale) (fig. 3-17)	
structure	– **humérus**
partie	– extrémité supérieure, tubercule majeur
secteur	– facette postérosupérieure
par	– tendon aplati[1]

[1] Les fibres tendineuses de terminaison jouxtent, sans démarcation, celles du supra-épineux.

Trajet (fig. 3-18)	
loge	– plan postérieur de l'épaule
obliquité	– se rétrécit vers le dh, ht, et avt
aspect	– épais, triangulaire à base médiale
	– en 3 faisceaux convergents
topographie	1) fosse infra-épineuse
	2) **capsule postérieure** (coiffe)

Rapports	
au corps (fig. 3-19)	
en avt	– plan osseux (scapula)
en arr.	– peau (sauf trapèze inf. en dd et deltoïde post. en dh)
en ht	– épine
en bas	– petit rond (grand dorsal tout en bas)
en dd	– insertion du rhomboïde
au tendon (fig. 3-20)	
en avt	– capsule et articulation **scapulo-humérale** (SH)
	– vaisseaux suprascapulaires
en arr.	– **deltoïde** postérieur

INFRA-ÉPINEUX

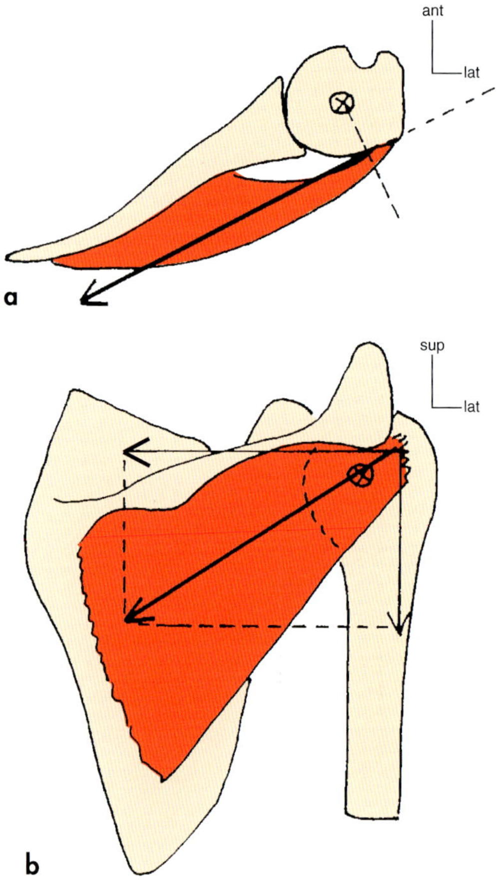

▶ **3-21**

Action de l'infra-épineux.
a) Rotation latérale
b) Abaissement, coaptation

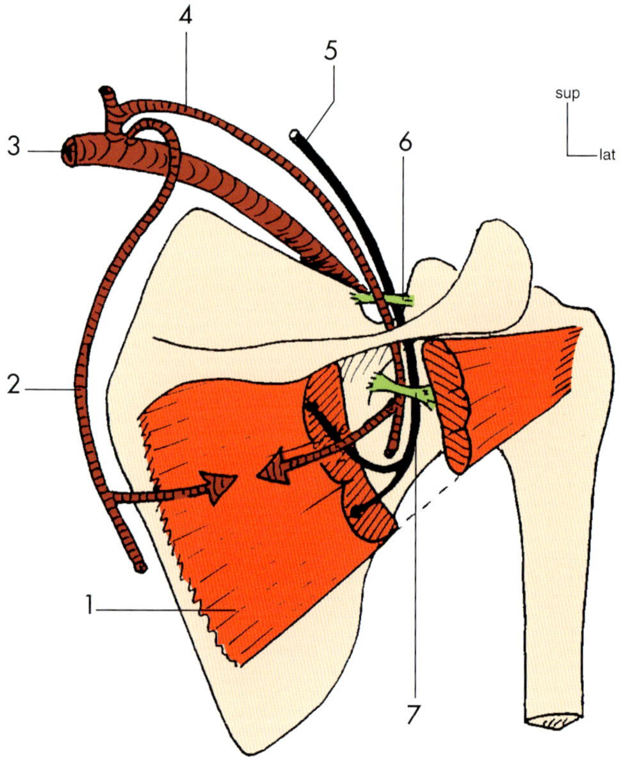

▶ **3-22**

Innervation, vascularisation.

1. Infraépineux
2. Artère dorsale de la scapula
3. Artère subclavière
4. Artère suprascapulaire
5. Nerf suprascapulaire
6. Ligament transverse sup. de la scapula
7. Ligament transverse inf.

Action (épaule) (fig. 3-21)	
statique	– **stabilisation** SH
	– **abaissement** de la tête
dynamique	– **rotation latérale**
	– (fibres sup. : comme supraépineux)

Innervation, vascularisation (fig. 3-22)	
nerf	– nerf **suprascapulaire**
racines	– C5, C6
artères	– artère suprascapulaire
	– artère dorsale de la scapula

Incidences pratiques

- *Sur le plan morpho-palpatoire,* son corps charnu est en partie sous-cutané donc facile à atteindre. Son insertion tendineuse est palpée juste en arrière de celle du supraépineux.
- *Sur le plan mécanique et pathologique,* il fait partie de la **coiffe** mais, non soumis à une voûte osseuse comme le supraépineux et non contraint par l'ascension possible de la tête humérale (à laquelle il s'oppose), c'est un muscle moins souvent atteint dans les pathologies de la coiffe. Il participe légèrement à la fin de l'abduction, mais pas à l'adduction [9].

QROC sur l'infraépineux

Corrigés p. 482

1. Quels sont les rapports essentiels de l'infraépineux ?
2. Quelle est l'innervation de l'infraépineux ?
3. Quelle est l'action de l'infraépineux ?

PETIT ROND

▶ 3-23
Insertions du petit rond.
1. Grand dorsal
2. Infraépineux
3. Petit rond
4. Grand rond

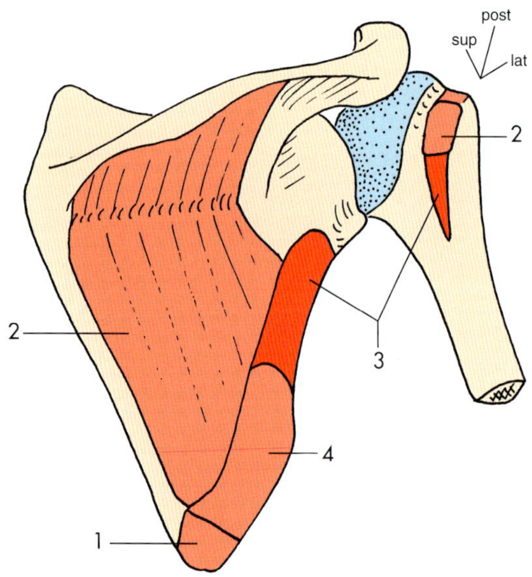

▶ 3-24
Trajet du petit rond.

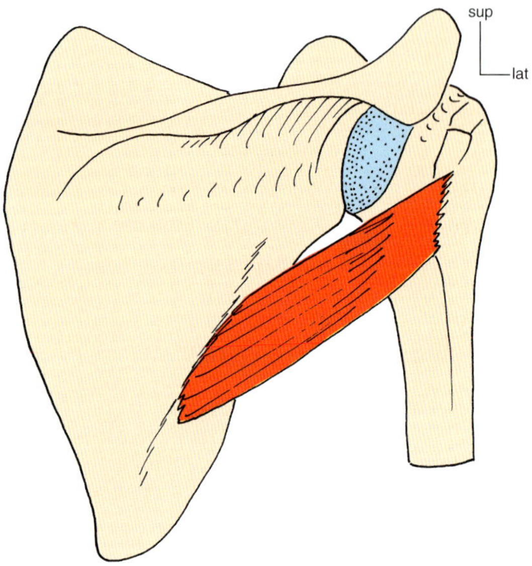

▶ 3-25
Rapports (voir coupes S et T).
1. Grand rond
2. PV subscapulaire
3. Petit rond
4. Nerf axillaire
5. Artère circonflexe post.
6. Deltoïde
7. Chef latéral
8. Long triceps
9. Nerf radial

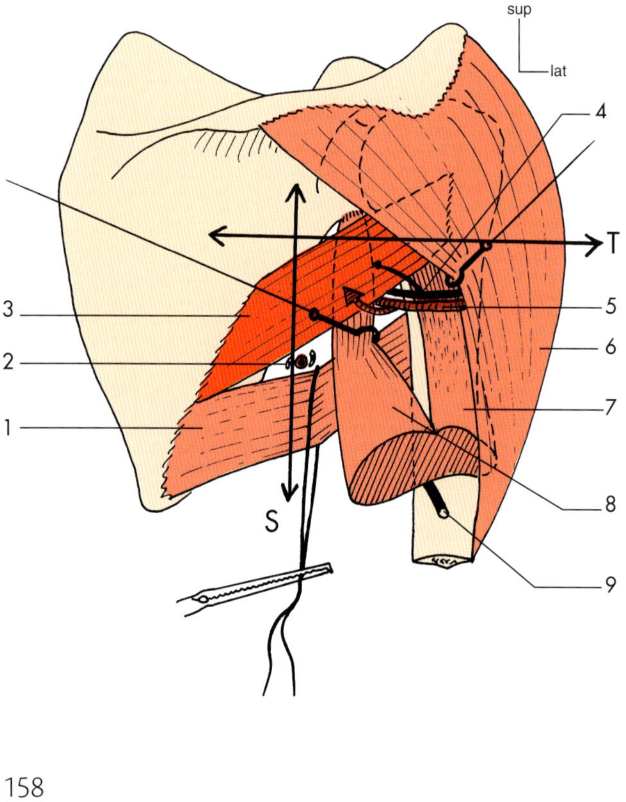

▶ 3-26
Coupe sagittale (S de 3-25).
1. Petit rond
2. Infraépineux
3. Deltoïde post.
4. Nerf radial
5. Trapèze moyen
6. Supraépineux
7. Nerf axillaire
8. Omo-hyoïdien
9. Subclavier
10. Nerf musculocutané
11. Nerf médian
12. Nerf ulnaire
13. Petit pectoral
14. Grand pectoral
15. Ligament suspenseur de l'aisselle
16. Nœuds lymphatiques
17. Fascia axillaire superficiel
18. Fascia axillaire profond
19. Grand dorsal
20. Grand rond
21. PV subscapulaire

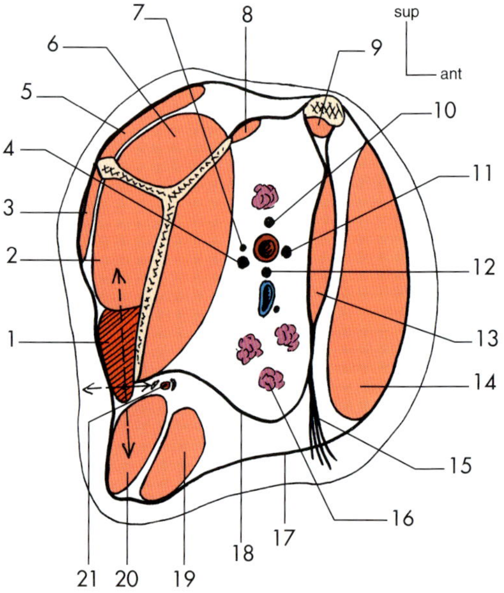

Présentation (*cf.* fig. 3-7)	
groupe	– **coiffe** de l'épaule
situation	– épaule
tendu de/à	– scapula → humérus
forme	– allongé

Origine (insertion proximale) (fig. 3-23)	
structure	– **scapula**
partie	– face postérieure
secteur	– fosse infra-épineuse, partie supérolatérale
par	– fibres charnues

Terminaison (insertion distale) (fig. 3-23)	
structure	– **humérus**
partie	– extrémité supérieure, tubercule majeur
secteur	– facette postérieure
par	– tendon aplati

Trajet (fig. 3-24)	
loge	– plan postérieur de l'épaule
obliquité	– en dh, ht et avt
aspect	– allongé, aplati
topographie	– **capsule postérieure** (coiffe)

Rapports (fig. 3-25)	
au corps (fig. 3-26)	
en ht	– corps de l'infraépineux
en bas	– **triangle scapulo-tricipital** (contenant les vaisseaux subscapulaires)
en avt	– tendon du long triceps
en arr.	– peau et deltoïde post.

PETIT ROND

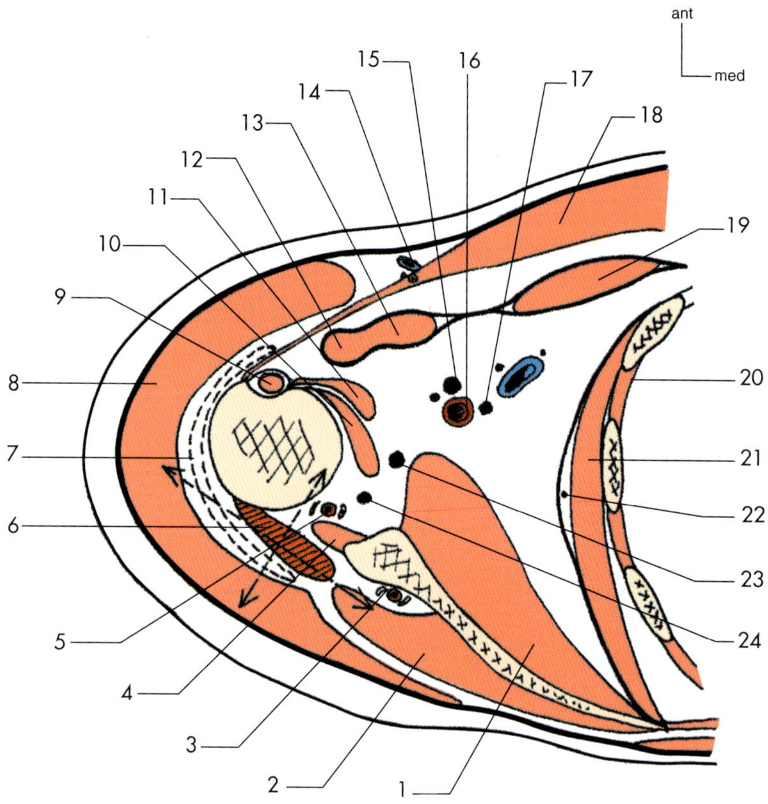

3-27

Coupe transversale (T de 3-25).

1. Subscapulaire
2. Infraépineux
3. PV suprascapulaire
4. Long triceps
5. PV circonflexe post.
6. Petit rond
7. Bourse subdeltoïdienne
8. Deltoïde
9. Long biceps
10. Grand rond
11. Grand dorsal
12. Court biceps
13. Coracobrachial
14. Veine céphalique
15. Nerf médian
16. Artère axillaire
17. Nerf ulnaire
18. Grand pectoral
19. Petit pectoral
20. Intercostaux
21. Dentelé ant.
22. Nerf thoracique long
23. Nerf radial
24. Nerf axillaire

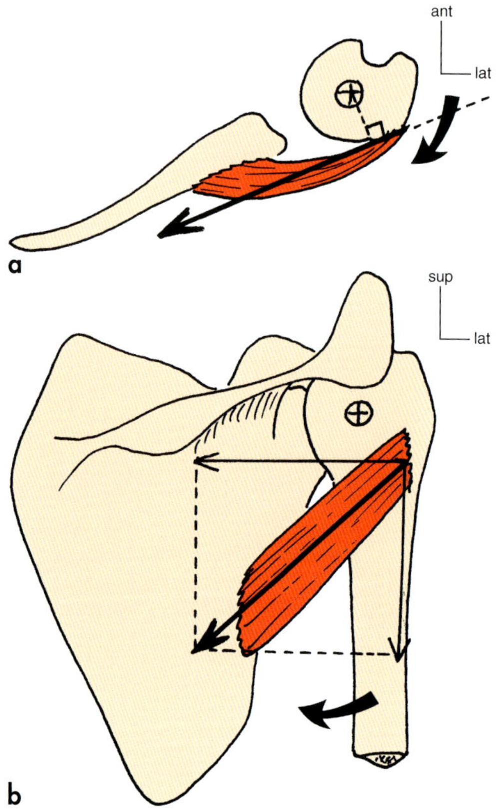

3-28

Actions du petit rond en rotation latérale (a) et abaissement et adduction (b).

Rapports (fig. 3-25)	
au tendon (fig. 3-27)	
en ht	– tendon de l'infraépineux
en bas	– **quadrilatère huméro-tricipital** (contenant le nerf axillaire et vaisseaux circonflexes post.)
en avt	– scapulo-humérale et humérus
en arr.	– deltoïde postérieur

Action (épaule) (fig. 3-28)	
statique	– **stabilisation** de la tête humérale (coiffe des rotateurs) – **abaissement** de la tête
dynamique	– **rotation latérale** SH
	– **adduction** SH

Innervation, vascularisation (fig. 3-25)	
nerf	– nerf **axillaire**
racines	– C5, C6
artère	– artère circonflexe post.

Incidences pratiques

- *Sur le plan morpho-palpatoire,* le petit rond est palpable, en faisant exécuter une rotation latérale de l'humérus.
- *Sur le plan mécanique et pathologique,* ce muscle n'a rien à voir avec son homonyme « grand », qui n'est ni un muscle de la coiffe, ni un rotateur latéral.

QROC sur le petit rond

Corrigés p. 482

1. Quelles sont les actions du petit rond ?
2. Quels sont les points communs entre les petit et grand ronds ?
3. Le petit rond est-il innervé par : le nerf radial, le nerf suprascapulaire, le nerf axillaire, le nerf du petit rond directement issu du plexus brachial ?
4. Quel est le rapport essentiel du petit rond ?

ÉPAULE : MUSCLES SUPERFICIELS[2]

DELTOÏDE

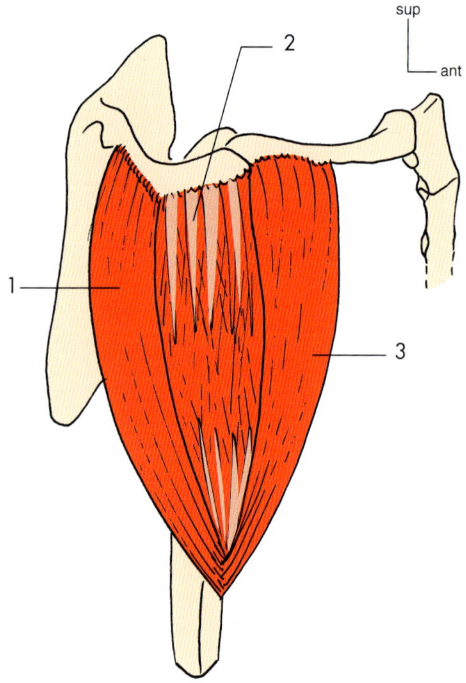

3-29

Muscle deltoïde.

1. Faisceau postérieur
2. Faisceau moyen
3. Faisceau ant.

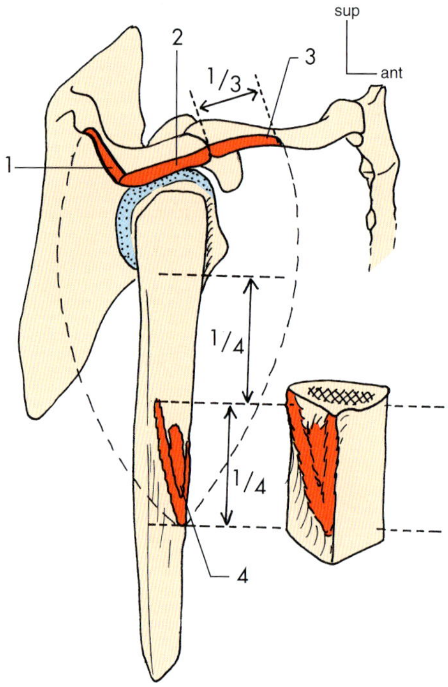

3-30

Insertions du deltoïde.

1. Faisceau postérieur
2. Faisceau moyen
3. Faisceau antérieur
4. Tubérosité deltoïdienne (3 faisceaux)

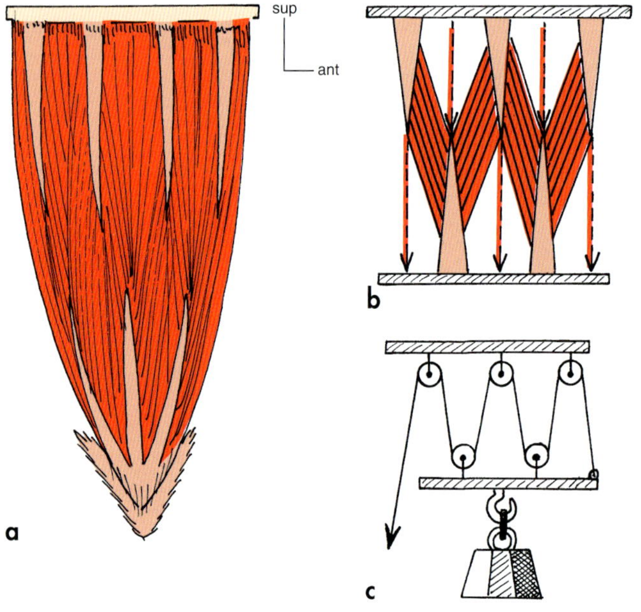

3-31

Fibres du deltoïde moyen (a) et leurs schématisation (b) et comparaison avec un palan (c).

[2] Par opposition aux muscles de la coiffe, profonds. Les muscles larges intervenants à l'épaule, comme le grand pectoral, le trapèze, le grand dorsal, sont traités avec le tronc, dont ils constituent de larges parois.

Présentation (fig. 3-29)	
groupe	– **seul muscle latéral** de l'épaule
situation	– épaule
tendu de/à	– ceinture scapulaire → humérus
forme	– triangulaire (= delta) – 3 faisceaux

Origine (insertion proximale) (fig. 3-30)			
	faisceau antérieur	**faisceau moyen**	**faisceau postérieur**
structure	– **clavicule**	– **scapula**	– **scapula**
partie	– 1/3 latéral	– acromion	– épine
secteur	– corps et extrémité lat. : a) face sup. près du bord ant. b) bord antérieur	– apex et bord latéral	– versant inf. du bord post. (en dh du tubercule trapézien)
par	– fibres charnues (+ quelques aponévrotiques)	a) 3 à 4 lames tendineuses b) fibres charnues entre elles	– fibres aponévrotiques (+ quelques charnues)

Terminaison (insertion distale) (fig. 3-30)	
structure	– **humérus**
partie	– face latérale et bord antérieur
secteur	– 1/4 moyen-supérieur – tubérosité deltoïdienne (V)
par	– 3 à 4 lames tendineuses et quelques fibres charnues entre elles
+	– SIML

Trajet (fig. 3-31)	
loge	– moignon de l'épaule
obliquité	– les fibres convergent en bas et en dehors
aspect	– en forme de delta à pointe inférieure (galbe du moignon) – en 3 faisceaux – le faisceau moyen a une composition **multipennée**[1] (fig. 3-31) : 1) les fibres nées au sommet des lames d'origine se terminent entre les lames de terminaison 2) les fibres nées entre les lames d'origine se terminent au sommet des lames de terminaison 3) les fibres nées sur les faces latérales des lames d'origine se terminent sur les faces latérales adjacentes des lames de terminaison
topographie	1) **sous-cutané**
	2) séparé du plan osseux par la **bourse synoviale subdeltoïdienne**
	3) recouvre les insertions des muscles de la **coiffe**

[1] Cela en fait un muscle particulièrement puissant, ce qui est indispensable : il est seul dans la fonction d'élévation latérale en force.

DELTOÏDE

▶ **3-32**

Rapports.

1. Long biceps
2. Artère circonflexe ant.
3. Grand dorsal et grand rond
4. Court biceps
5. Veine céphalique
6. Coracobrachial
7. Nerf médian
8. Grand pectoral
9. Petit pectoral
10. Dentelé ant.
11. Nerf ulnaire
12. Artère axillaire
13. Subscapulaire
14. Infraépineux
15. Nerf radial
16. Petit rond
17. Nerf axillaire
18. Artère circonflexe post.
19. Deltoïde
20. Bourse subdeltoïdienne

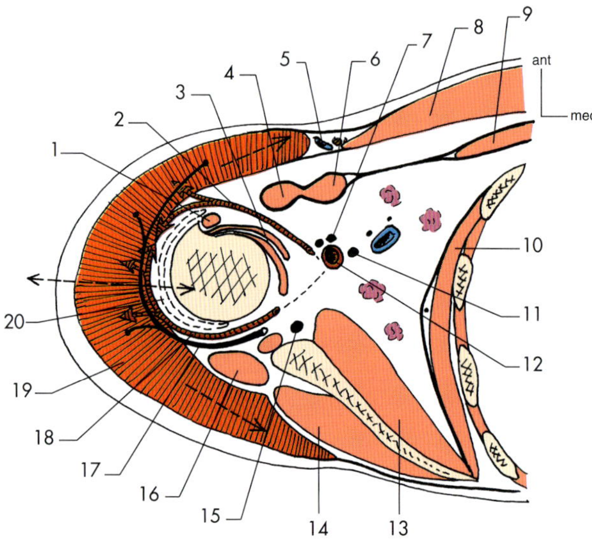

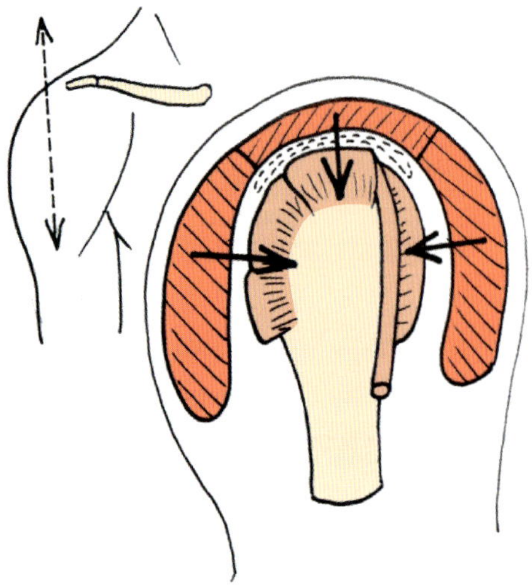

▶ **3-33**

Actions du deltoïde.

a) faisceau antérieur : subdivisé en antérolatéral et antéromédial
b) force de flexion (Fl), d'extension (Fe) avec résultante commune d'élévation (Fé)
c) force élévatrice (Fé) et d'abduction (Fa)

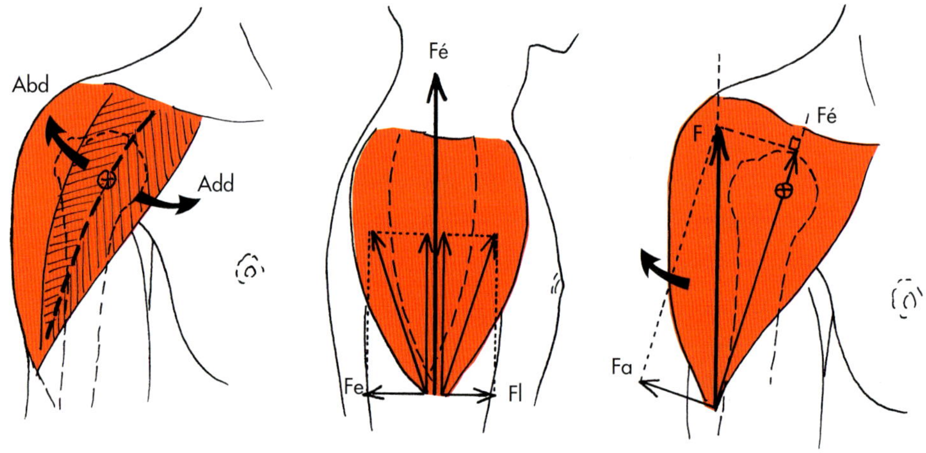

▶ **3-34**

Actions du deltoïde.

a) Adduction horizontale (Add), abduction horizontale (Abd.)
b) Rotations médiale (RM) et latérale (RL)

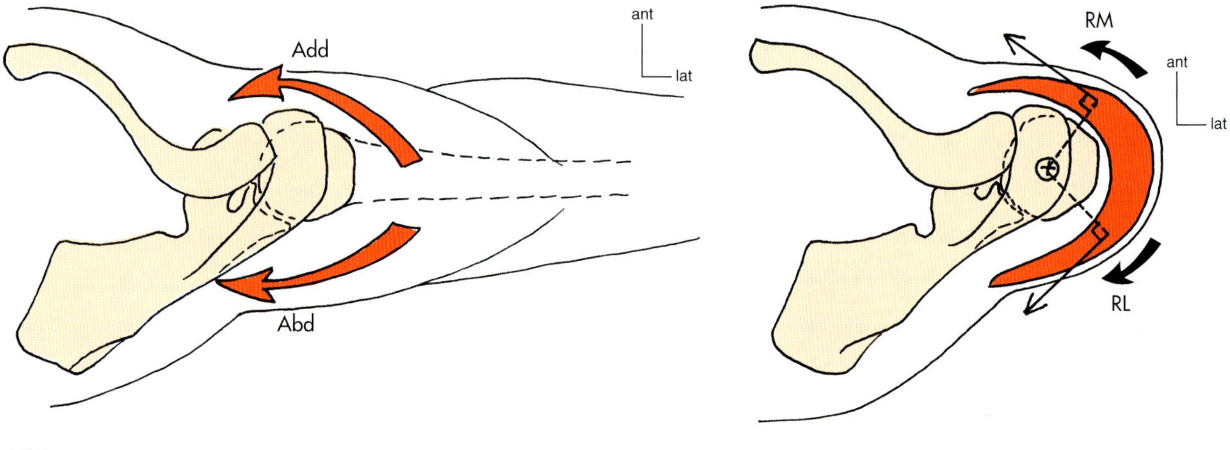

Rapports (fig. 3-32)	
globalement	
à la superficie	– peau
à la profondeur	– nerf **axillaire** (terminaison) – **bourse synoviale** sous-deltoïdienne – insertion des muscles de la **coiffe** – plan osseux
à la limite ant.	– **trigone deltopectoral** (sillon)
à la limite post.	– infraépineux

Action (fig. 3-33 et 3-34)	
statique	– **suspension** de l'humérus – rôle de **coussin** contractile (dans les chutes sur le moignon de l'épaule)
dynamique	– globalement : **abduction** puissante 1) faisceau ant. : **flexion** rotation médiale adduction horizontale ± abduction/adduction (*cf.* Incidences pratiques) 2) faisceau moy. : abduction dans le plan de la scapula 3) faisceau post. : **extension** rotation latérale **abduction horizontale**[1]

[1] Cette action est importante car le deltoïde postérieur est seul à exécuter cette action (ex : geste de donner une gifle avec le revers de la main), alors que l'équivalent vers l'avant (adduction horizontale) associe le puissant grand pectoral et autres adducteurs.

Innervation, vascularisation (fig. 3-32)	
nerf	– **nerf axillaire**
racines	– C5, C6
artères	– artères circonflexes ant. et post. (branches de l'artère axillaire)

Incidences pratiques

- *Sur le plan morpho-palpatoire*, c'est le galbe du **moignon** de l'épaule, sous-cutané. Le relief des faisceaux antérieur et postérieur est souvent subdivisé en 2 chez les sujets musclés, ce qui fait que parler de **5 faisceaux** au lieu de 3 (*cf.* ci-dessous). Il est séparé du grand pectoral par le **trigone deltopectoral** (sillon), où passe la veine céphalique.
- *Sur le plan mécanique et pathologique*, c'est **le plus puissant** abducteur. Ses faisceaux antérieur et postérieur sont parfois décomposés en : antéromédial et antérolatéral, postéromédial et postérolatéral. Cela est dû au fait qu'ils passent sur l'axe articulaire et que leur action diffère selon qu'il s'agit de leurs fibres les plus médiales ou latérales. Les premières ont une composante adductrice, les secondes : une abductrice (fig. 3-33). Le deltoïde prolonge, en quelque sorte, les fibres du **trapèze** vers le bras. L'action de ce muscle est indispensable pour que le deltoïde puisse avoir une action efficace, en synergie avec le **supraépineux**. La structure **multipennée** du faisceau moyen est importante pour la puissance d'action de ce faisceau (*cf.* note 10).

La pathologie la plus importante est la **paralysie** par atteinte du nerf axillaire. Outre la perte de l'abduction, elle entraîne une **subluxation inférieure** de la tête humérale par rapport à la glène.

QROC sur le deltoïde

Corrigés p. 482

1. Quelles sont les actions du deltoïde postérieur ?
2. Quelle est l'innervation du deltoïde ?
3. Quels sont ses rapports essentiels ?
4. Donnez les insertions du deltoïde antérieur.

GRAND ROND

▶ 3-35
Groupe des « 3 grands » (en vue supérieure).
1. Grand dorsal
2. Grand rond
3. Grand pectoral
4. Long biceps

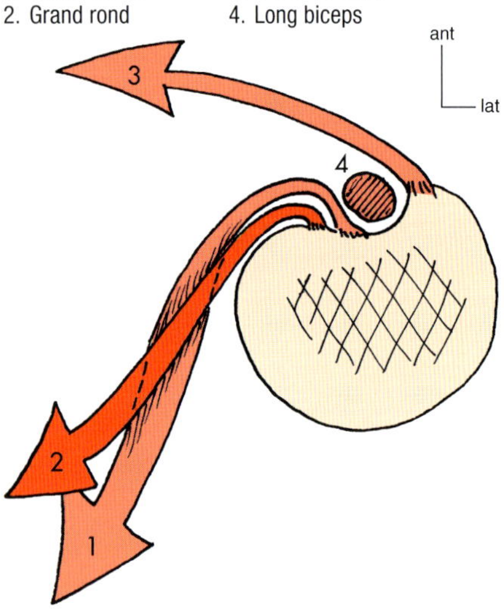

▶ 3-36
Origine du grand rond.
1. Grand dorsal
2. Infraépineux
3. Petit rond
4. Grand rond

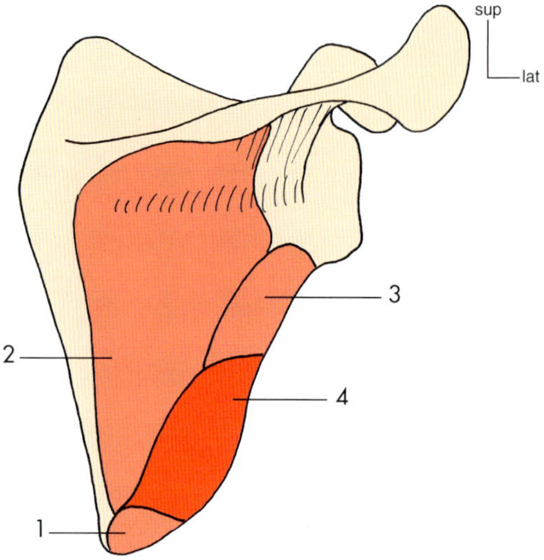

▶ 3-38
Trajet du grand rond.
1. Grand dorsal
2. Grand rond
3. Petit rond
4. Long triceps
5. Chef latéral
6. Nerf radial

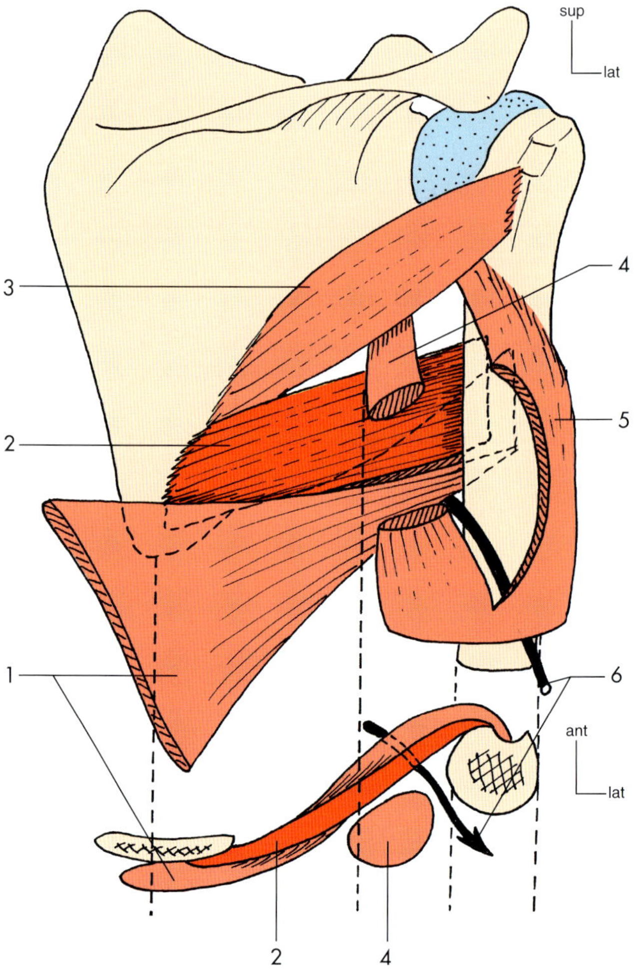

▶ 3-37
Terminaison du grand rond.
1. Grand dorsal
2. Grand pectoral
3. Grand rond

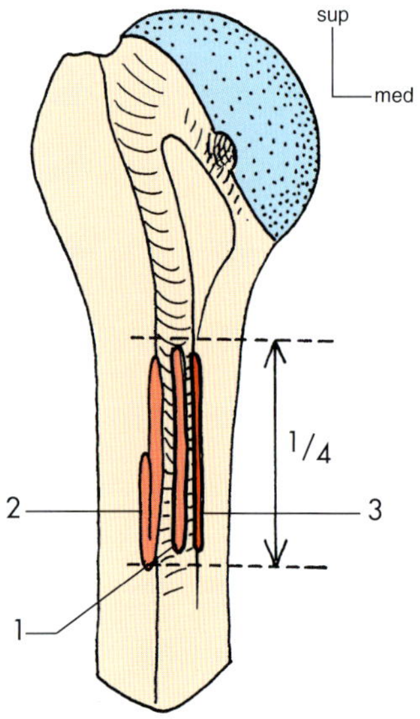

Présentation (fig. 3-35)	
groupe	– **rotateurs médiaux** – « **3 grands** »[1]
situation	– épaule
tendu de/à	– scapula → humérus
forme	– allongé

[1] C'est un surnom donné aux 3 grands rotateurs médiaux (pectoral, dorsal et rond).

Origine (insertion proximale) (fig. 3-36)	
structure	– **scapula**
partie	– face postérieure – fosse infra-épineuse
secteur	– partie inférolatérale
par	– fibres charnues
+	– SIM avec muscles voisins

Terminaison (insertion distale) (fig. 3-37)	
structure	– **humérus**
partie	– face médiale du corps – 1/4 supérieur
secteur	– lèvre médiale du sillon bicipital
par	– tendon aplati

Trajet (fig. 3-38)	
localisation	– partie inférolatérale de la fosse axillaire
obliquité	– en dh, en ht, en avt
aspect	– allongé
topographie	1) délimite : – le **triangle scapulo-tricipital** – le **quadrilatère huméro-tricipital** – l'**espace axillaire inférieur** 2) contourné inférieurement par le **grand dorsal** 3) passe sous l'**arcade du septum** (SIMM)[1]

[1] Ancienne arcade de Struthers.

▶ **3-39**

Rapports à l'origine.
1. Grand dorsal
2. Grand rond
3. Petit rond
4. Infraépineux
5. Triangle scapulo-tricipital (artère subscapulaire)
6. Quadrilatère huméro-tricipital
7. Long triceps

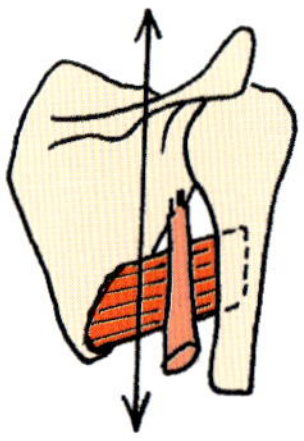

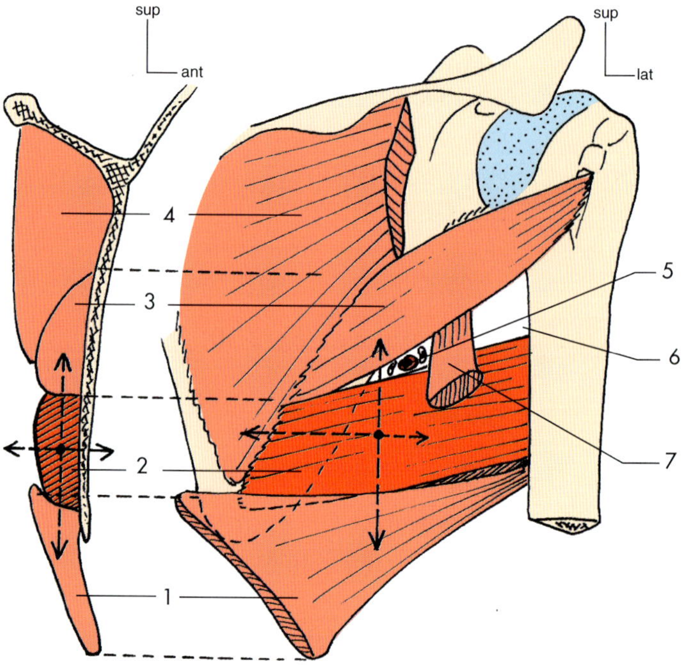

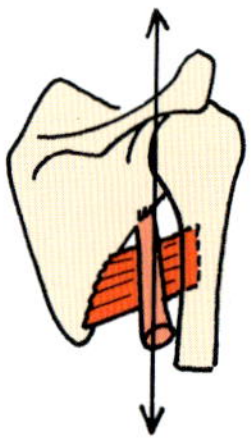

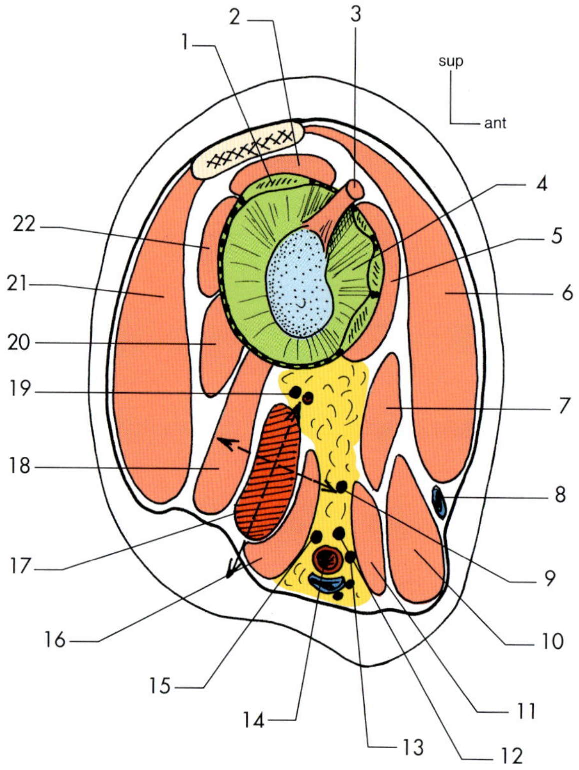

▶ **3-40**

Rapports au trajet.
1. Ligament coraco-huméral
2. Supraépineux
3. Long biceps
4. Capsule
5. Subscapulaire
6. Deltoïde ant.
7. Grand pectoral
8. Veine céphalique
9. Nerf musculocutané
10. Court biceps
11. Coracobrachial
12. Nerf médian
13. Nerf ulnaire
14. Artère axillaire
15. Nerf radial
16. Grand dorsal
17. Grand rond
18. Long triceps
19. Nerf axillaire
20. Petit rond
21. Deltoïde post.
22. Infraépineux

Rapports	
à l'origine (fig. 3-39)	
en avt	– scapula
en arr.	– peau
en dd	– infraépineux
en ht	– petit rond – puis **triangle scapulo-tricipital** (vaisseaux subscapulaires)
en bas	– **grand dorsal**
au trajet (fig. 3-40)	
en avt	– **fosse axillaire**
en arr.	– long triceps
en bas	– **grand dorsal**
à la terminaison (fig. 3-41)	
en avt	– **grand dorsal** – PVN axillaire
en arr. et en dh	– face médiale de l'humérus

GRAND ROND

3-41

Rapports à la terminaison.

1. Petit rond
2. Nerf axillaire
3. Artère circonflexe post.
4. Artère brachiale profonde et nerf radial
5. Espace axillaire inf.
6. Long triceps
7. Grand dorsal
8. Grand rond

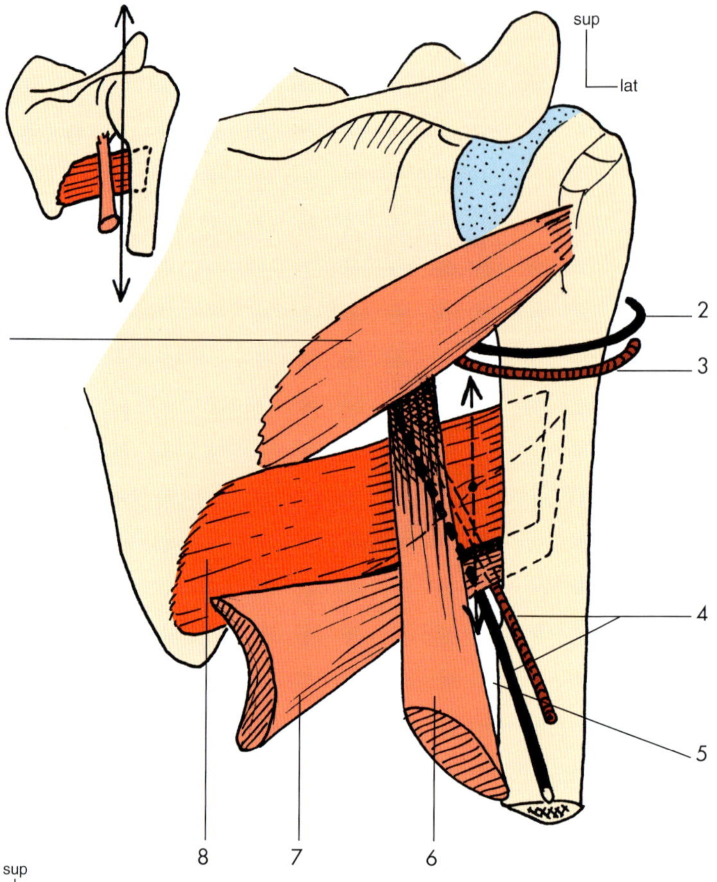

3-42

Actions : rotation médiale (a), adduction et abaissement (b), extension et abaissement (c).

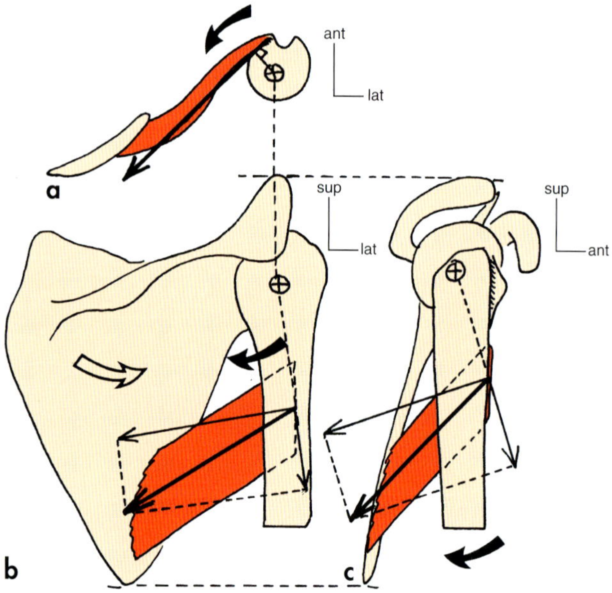

3-43

Innervation, vascularisation (coupe sagittale schématique).

1. Nerf radial
2. Grand dorsal
3. Grand rond
4. Artère subscapulaire
5. Petit rond
6. Infraépineux
7. Subscapulaire
8. Supraépineux
9. Omo-hyoïdien
10. Origine schématique du plexus brachial
11. Subclavier
12. Faisceau latéral du plexus
13. Faisceau médial
14. Faisceau postérieur
15. Petit pectoral
16. Grand pectoral
17. Grand dorsal

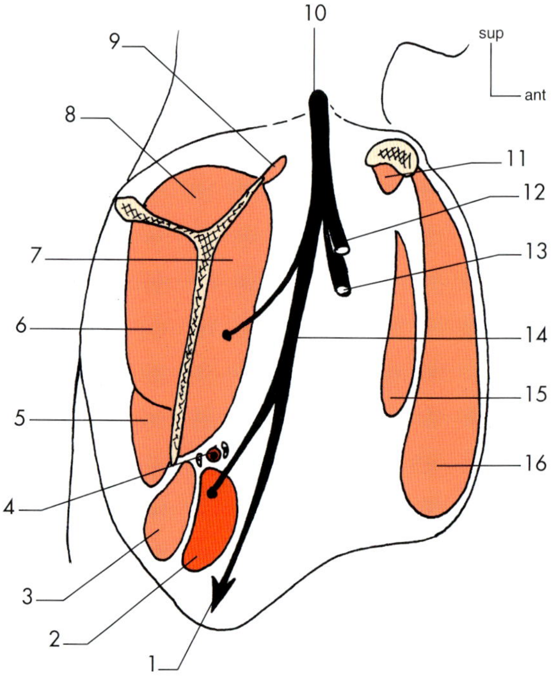

à la terminaison (fig. 3-41)	
en ht	– **quadrilatère huméro-tricipital**[1] (nerf axillaire et artère circonflexe post.)
en bas	– **espace axillaire inf.** (nerf radial et artère brachiale profonde)

[1] Ancien trou carré de Velpeau.

Action (scapulo-humérale) (fig. 3-42)	
statique	– participe à l'**abaissement** de la tête
dynamique	– **rotation médiale** – **adduction** (et sonnette latérale) – extension

Innervation, vascularisation (fig. 3-43)	
nerf	– nerf **du grand rond** (du faisceau post. du plexus)
racines	– C5, C6
artères	– artères subscapulaire et circonflexe de la scapula

Incidences pratiques

- *Sur le plan morpho-palpatoire*, son relief est décelable lors d'une contraction (rotation médiale), à la face postérieure de la scapula, entre le petit rond et le grand dorsal. Ensuite, il est masqué par l'enroulement de ce dernier autour de son bord inférieur.
- *Sur le plan mécanique et pathologique*, c'est son rôle d'abaissement de la tête qui domine. Il supplée ainsi une déficience de la coiffe. Malgré son nom similaire, il n'a **aucun** point commun avec le petit rond : ce n'est pas un muscle de la coiffe, il se dirige en avant de l'humérus et non en arrière, il est donc rotateur en sens inverse et n'a pas la même innervation. En revanche on peut le rapprocher du **grand dorsal** dont il emprunte quasiment le trajet terminal et a donc la même action au niveau de l'épaule. Il a aussi une innervation proche.

GRAND DORSAL

Le muscle grand dorsal est traité dans le tome 3 : *Tête et tronc*.

QROC sur le grand rond

Corrigés p. 483

1. Quelle est l'innervation du grand rond ?
2. Quels sont les rapports essentiels de ce muscle ?
3. Donnez son insertion brachiale.
4. Quelles sont ses actions ?

BRAS : LOGE ANTÉRIEURE

CORACOBRACHIAL

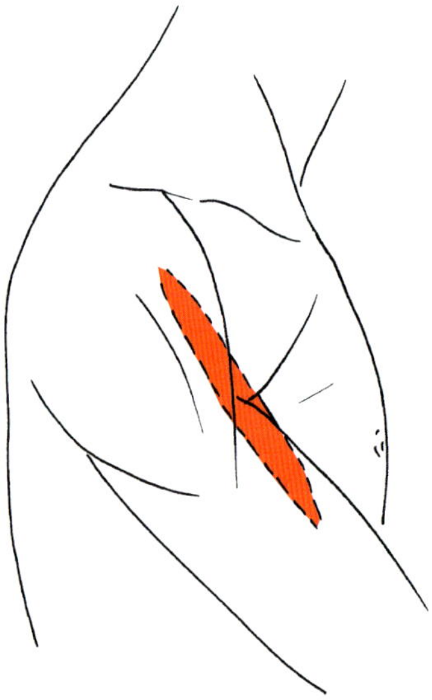

▶ 3-44
Situation du coracobrachial.

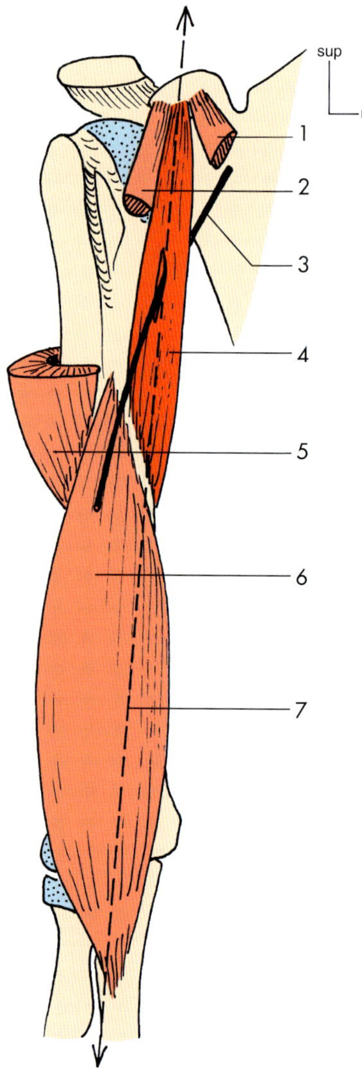

▶ 3-46
Trajet du coracobrachial.
1. Petit pectoral
2. Court biceps
3. Nerf musculocutané
4. Coracobrachial
5. Deltoïde
6. Brachial
7. Alignement coracobrachial/brachial

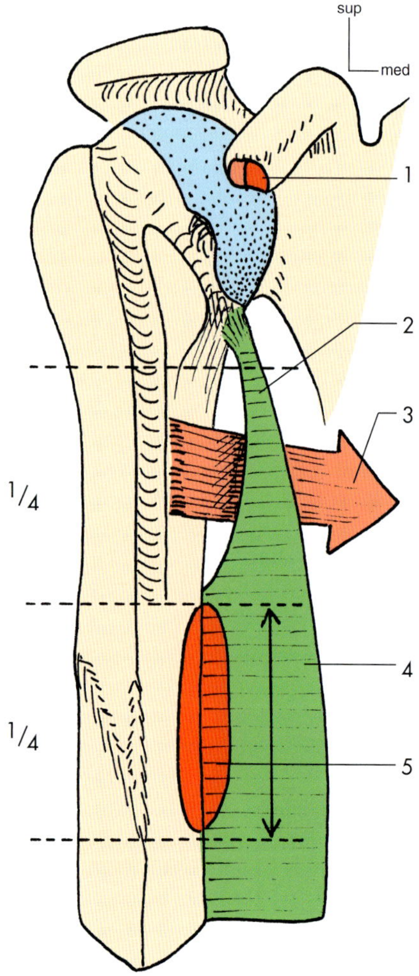

▶ 3-45
Insertions.
1. Origine
2. Arcade du SIMM
3. Grand rond
4. SIMM
5. Terminaison

Présentation (fig. 3-44)	
groupe	– **fléchisseurs** de la SH
situation	– bras
tendu de/à	– scapula → humérus
forme	– allongé

Origine (insertion proximale) (fig. 3-45)	
structure	– **scapula**
partie	– angle supérolatéral
secteur	– processus coracoïde (partie méd. de l'apex)
par	– tendon commun avec le court biceps

Terminaison (insertion distale) (fig. 3-45)	
structure	– **humérus**
partie	– diaphyse – 1/4 moyen-sup. de la face médiale
secteur	– près du bord médial
par	– fibres charnues
+	– SIMM

Trajet (fig. 3-46)	
loge	– loge ant. du bras
obliquité	– en bas, en dh, légèrement en arr.[1]
aspect	– allongé – fendu en son milieu par la « **boutonnière** » du nerf musculocutané
topographie	– traversé par le nerf **musculocutané**

[1] À noter la direction, qui se continue par celle du muscle brachial, formant une unité fonctionnelle, de même innervation, tendue du coracoïde à l'ulna, avec une insertion intermédiaire sur l'humérus et faisant le pendant du court biceps.

CORACOBRACHIAL

3-47

Rapports à l'origine (a), trajet (b), terminaison (c).

1. Deltoïde
2. Brachial
3. Veine céphalique
4. Long biceps
5. Nerf musculocutané
6. Court biceps
7. Grand rond
8. Grand dorsal
9. Artère axillaire
10. Grand pectoral
11. Petit pectoral
12. Dentelé ant.
13. Subscapulaire
14. Infraépineux
15. Chef médial du triceps
16. Nerf radial
17. Long triceps
18. Chef latéral du triceps
19. Nerf médian
20. Veine basilique
21. Nerf ulnaire

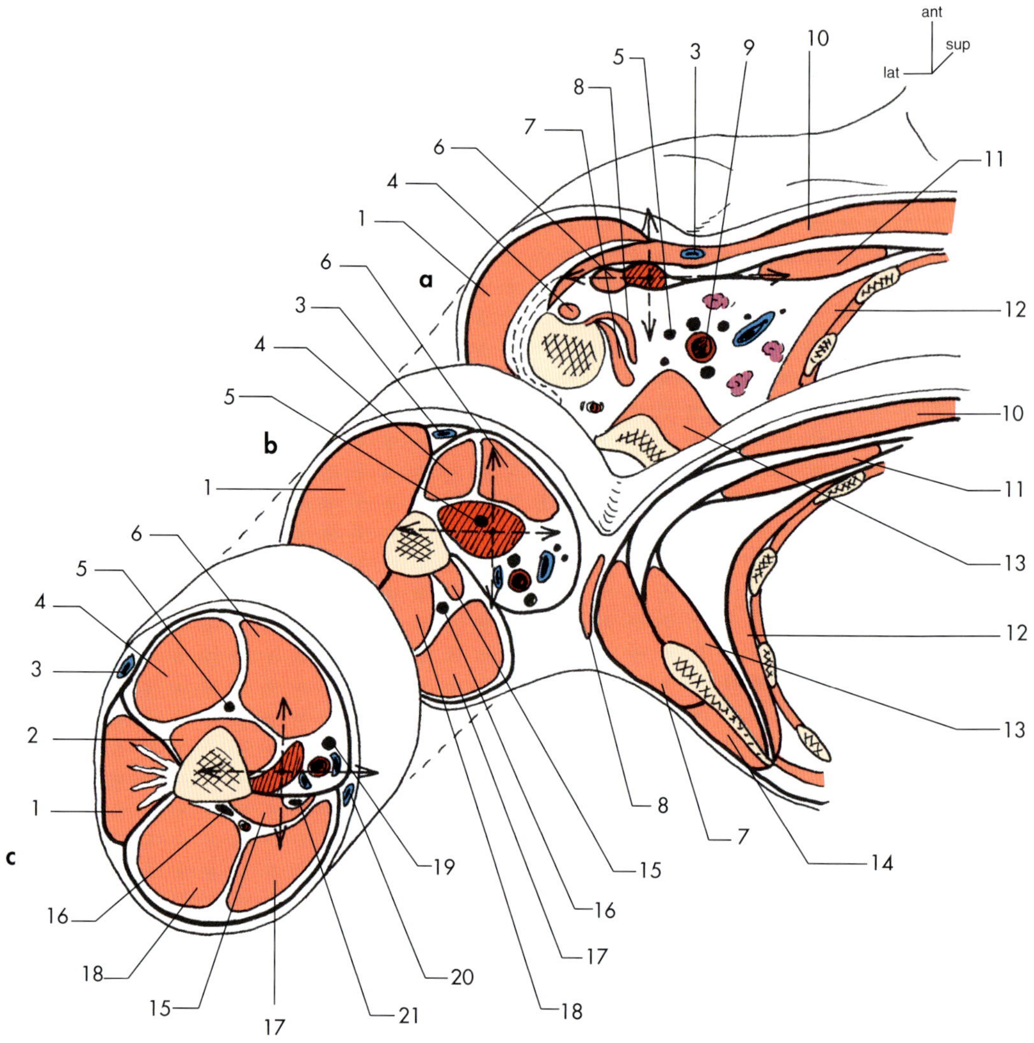

3-48

Actions en flexion (Fl), élévation (Fé), abaissement (F'a), coaptation (F'c).

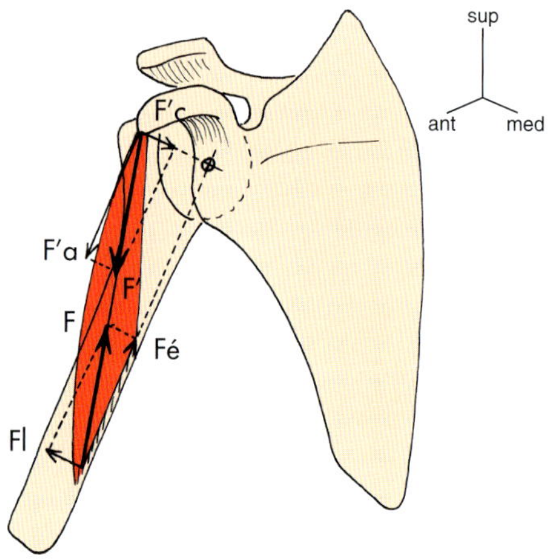

3-49

Innervation, vascularisation.

1. Brachial
2. Deltoïde
3. Artère circonflexe ant.
4. Nerf musculocutané
5. Court biceps
6. Petit pectoral
7. Artère axillaire
8. Nerf médian
9. Nerf ulnaire
10. Artère brachiale

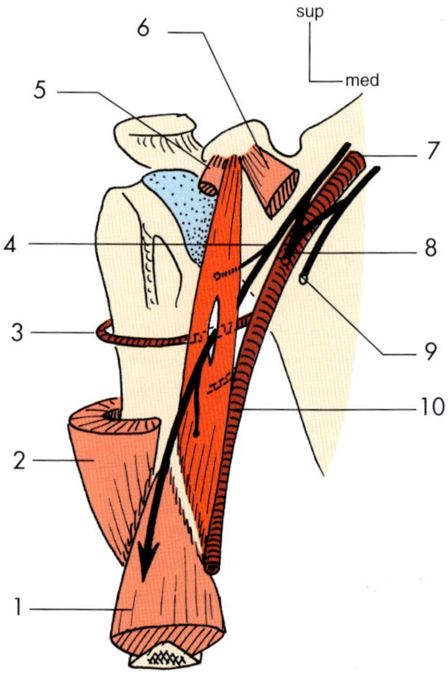

Rapports	
à l'origine (fig. 3-47a)	
en avt	– **deltoïde ant.** (et trigone deltopectoral)
en arr.	– **PVN axillaire** (nerf musculocutané +++) – subscapulaire
en dd	– petit pectoral
en dh	– **court biceps**
au trajet (fig. 3-47b)	
en son milieu	– nerf **musculocutané**
en avt	– biceps brachial (court +++)
en arr. et dd	– PVN brachial (canal)
en dh	– humérus
à la terminaison (fig. 3-47c)	
en avt	– **court biceps** (nerf musculocutané en dh)
en arr.	– SIMM (puis nerf ulnaire)
en dd	– PVN brachial
en dh	– brachial

Action (épaule) (fig. 3-48)	
statique	– **suspension** du bras (élévation) – coaptation
dynamique	– **flexion** scapulo-humérale – **adduction** – bascule ant. de la scapula – légère rotation latérale ou action neutre[1]

[1] Question controversée. Son trajet (légèrement en arr.) est en faveur de la rotation latérale, son activité (EMG) semble relative.

Innervation, vascularisation (fig. 3-49)	
nerf	– nerf **musculocutané** (1 filet avant la boutonnière, 1 après)
racines	– C5, C6
artère	– artère axillaire – artère circonflexe ant.

Incidences pratiques

- *Sur le plan morpho-palpatoire*, le muscle est palpable à la partie supéromédiale du bras, lorsque celui-ci est écarté.
- *Sur le plan mécanique et pathologique*, il contribue à la **suspension** du bras. Son tendon, solidaire de celui de court biceps, renforce ce dernier, ce qui est utile en cas de rupture du long biceps.

QROC sur le coracobrachial

Corrigés p. 483

1. Quel est le rapport essentiel du coracobrachial ?
2. Quelle est la caractéristique du tendon d'origine du coracobrachial ?
3. Quelle est l'innervation du coracobrachial ?
4. Quelle est l'obliquité de ce muscle ?

BICEPS BRACHIAL

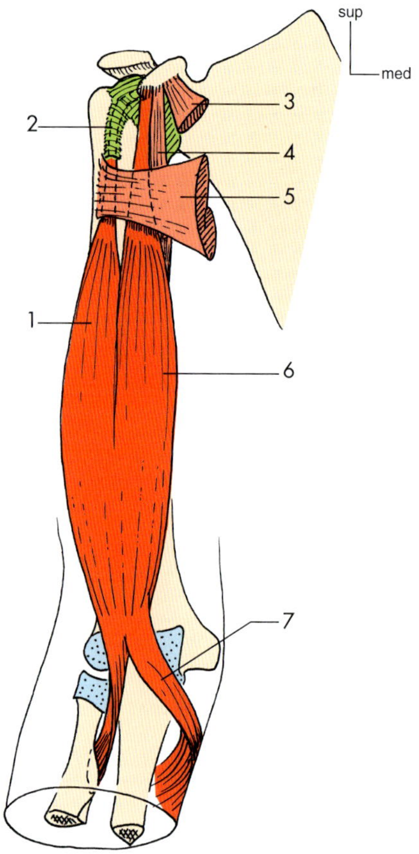

3-50
Biceps brachial.
1. Long biceps
2. Ligament transverse de l'humérus
3. Petit pectoral
4. Coracobrachial
5. Grand pectoral
6. Court biceps
7. Expansion au fascia antébrachial

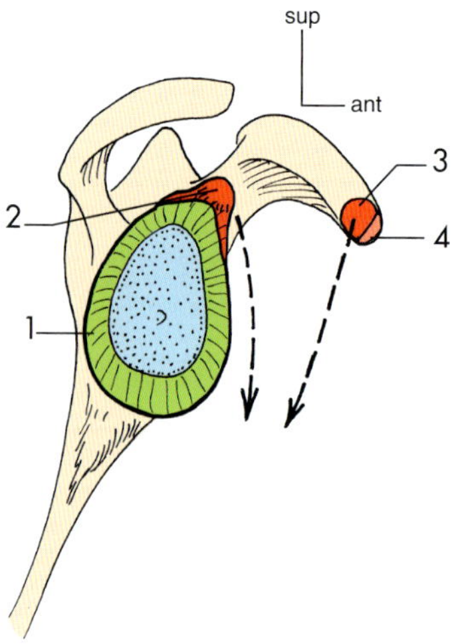

3-51
Origines du biceps.
1. Labrum et capsule
2. Long biceps
3. Court biceps
4. Coracobrachial

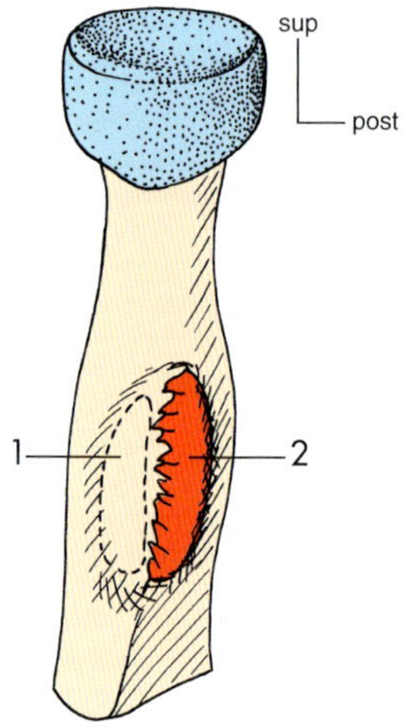

3-52
Terminaison (tubérosité radiale).
1. Bourse synoviale
2. Tendon du biceps

3-53
Long biceps en vue ant. (a), en coupe sagittale par le tubercule mineur (b), en coupe transversale du tendon dans la portion intracapsulaire (c) avec 3 possibilités de logement du tendon.
1. Grand pectoral
2. Gaine synoviale du long biceps
3. Ligament transverse de l'humérus
4. Ligament coraco-huméral
5. Supraépineux
6. Court biceps
7. Coracobrachial
8. Long biceps
9. Labrum
10. Capsule

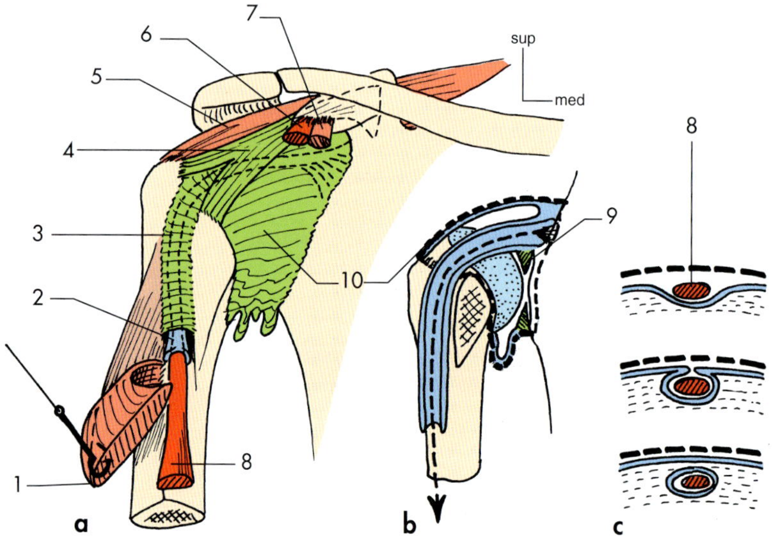

3-54
Trajet du muscle.
1. Ligament coraco-acromial
2. Court biceps
3. Long biceps
4. Brachial

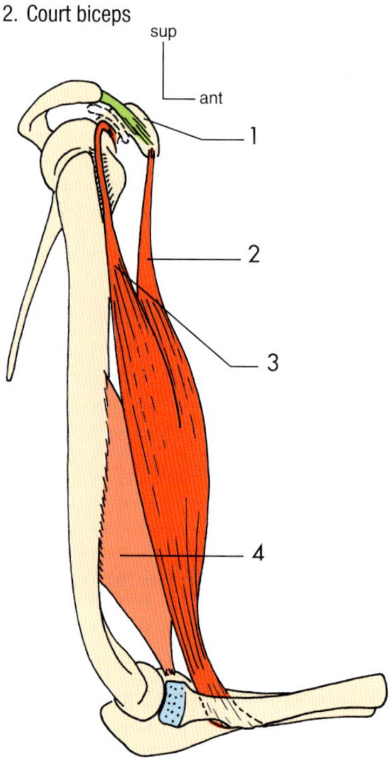

Présentation (fig. 3-50)	
groupe	– **fléchisseurs** du coude – supinateurs
situation	– bras
tendu de/à	– scapula → radius
forme	– fusiforme, en 2 chefs

Origine (insertion proximale) (fig. 3-51)		
	longue portion	**courte portion**
structure	– **scapula**	
partie	– angle supérolatéral	
secteur	– tubercule supra glénoïdien	– processus coracoïde – apex (partie latérale)
par	– tendon (intracapsulaire)	– tendon
+	– labrum	– commun avec coracobrachial

Terminaison (insertion distale) (fig. 3-52)	
structure	– **radius**
partie	– extrémité supérieure
secteur	– tubérosité radiale (partie post.)
par	– tendon aplati
+	– expansion au fascia antébrachial médial

Trajet (fig. 3-53 et 3-54)	
loge	– antérieure – plan superficiel
obliquité	– vertical
aspect	– fusiforme – les 2 chefs sont dissociables jusqu'à mi-hauteur
topographie	1) LP : **intracapsulaire** 2) CP : partiellement fusionné avec **coracobrachial** 3) **sous-cutané** 4) délimite les **gouttières bicipitales** (méd. et lat.)

BICEPS BRACHIAL

▶ **3-55**

Rapports à l'origine (a), au trajet (b), à la terminaison (c).

1. Deltoïde
2. Long biceps
3. Court biceps
4. Coracobrachial
5. Veine céphalique
6. Nerf médian
7. Nerf ulnaire
8. Artère axillaire
9. Nerf radial
10. Dentelé ant.
11. Subscapulaire
12. Infraépineux
13. Veine basilique
14. Chef médial
15. Arcade du FUC
16. Anconé
17. CERC
18. LERC
19. Brachioradial
20. Brachial
21. Tendon du biceps
22. Nerf musculocutané

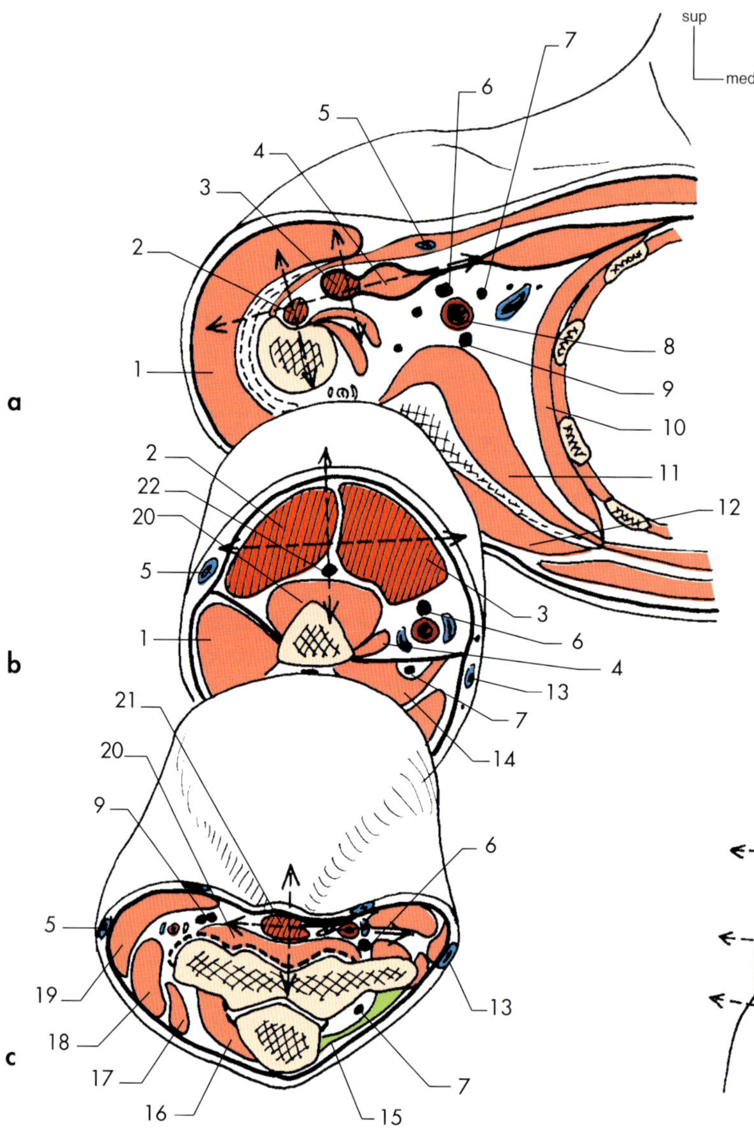

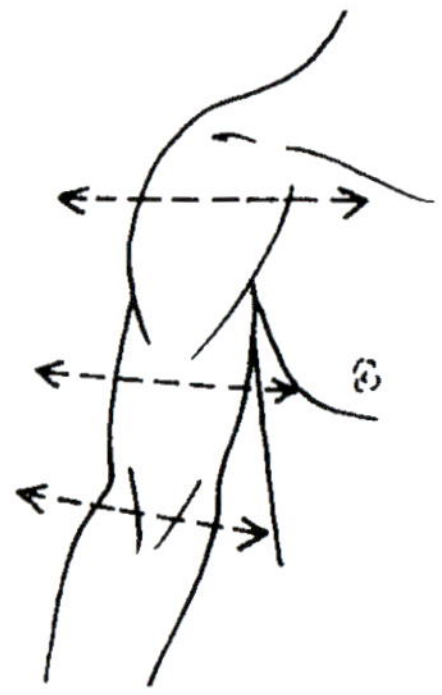

Rapports			
à l'origine (fig. 3-55a)			
longue portion (LP)		**courte portion (CP)**	
en superficie	– éléments **capsulo-ligamentaires** (**ligament coraco-acromial**[1], puis capsule et ligament transverse) – grand pectoral et deltoïde antérieur	en avt	– deltoïde antérieur
en profondeur	– humérus (tête, **sillon** intertuberculaire, puis sillon bicipital)	en arr.	– grand dorsal
en dd	– tubercule mineur – puis **court biceps**	en dd	– **coracobrachial**
en dh	– **tubercule majeur** – puis lèvre lat. du sillon bicipital	en dh	– long biceps
à la partie charnue (fig. 3-55b)			
en avt	– peau		
en arr.	– nerf **musculocutané** – brachial		
en dd	– **canal brachial** (nerf médian et vaisseaux brachiaux) – veine basilique		
en dh	– veine céphalique – peau		
à la terminaison (fig. 3-55c)			
en avt	– peau		
en arr.	– tendon du **brachial** – interligne du coude		
en dd	– **gouttière bicipitale médiale** (nerf médian, vaisseaux brachiaux, nœuds lymphatiques)		
en dh	– **gouttière bicipitale latérale** (nerfs radial et musculocutané, artère récurrente radiale)		

[1] Ce rapport est important, le tendon glisse sous le ligament (par l'intermédiaire d'une bourse synoviale) lors les mouvements de rotation. Un conflit entre eux peut justifier une résection du ligament avec acromioplastie (*cf.* fig. 2.12 et 2.14).

BICEPS BRACHIAL

▶ 3-56

Action fléchissante (Ff) et coaptatrice (Fc).

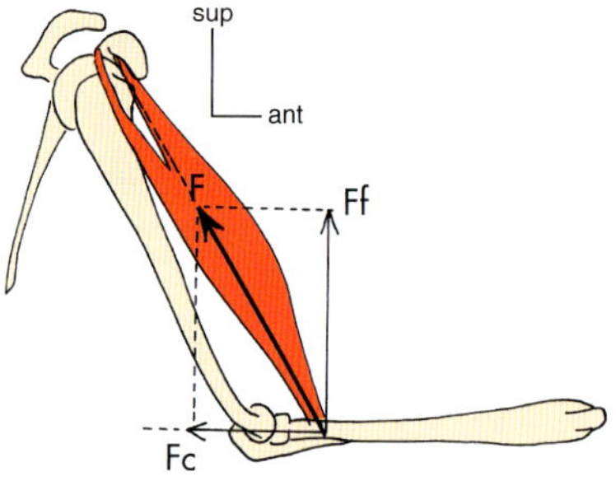

▶ 3-57

Action supinatrice.

1. Tendon
2. Radius
3. Ulna

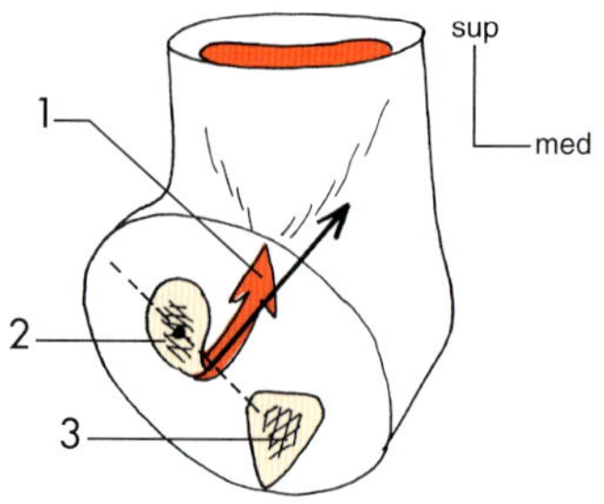

▶ 3-58

Innervation, vascularisation.

1. Brachial
2. Nerf musculocutané
3. Coracobrachial
4. Petit pectoral
5. Faisceau latéral du plexus
6. Artère axillaire
7. Faisceau médial du plexus
8. Nerf ulnaire
9. Nerf médian
10. Artère brachiale
11. Biceps

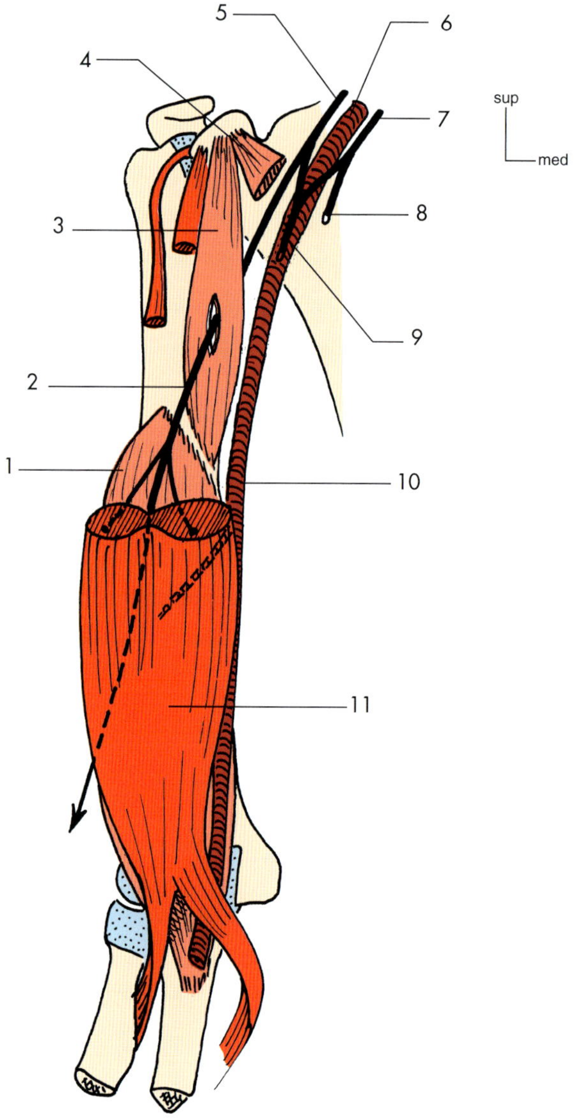

Action (fig. 3-56 et 3-57)	
statique	1) *LP* : **stabilisation** de la tête humérale (abaissement et rotation médiale) 2) *CP* : **suspension** du bras
dynamique	1) *scapulo-humérale :* – flexion 2) *coude :* – **flexion** – **supination**

Innervation, vascularisation (fig. 3-58)	
nerf	– nerf **musculocutané** (1 filet pour la LP, 1 pour la CP)
racines	– C5, C6
artère	– artère brachiale

Incidences pratiques

- *Sur le plan morpho-palpatoire :* étant **sous-cutané**, le volume du biceps est facilement discernable, la séparation entre les 2 chefs est souvent possible jusqu'à la partie moyenne du bras. Le tendon terminal et son expansion aponévrotique sont également très palpables.
- *Sur le plan mécanique et pathologique,* le biceps est surtout actif dans les actions en force, ou en vitesse, ou en supination. Le tendon du long biceps est bien protégé par celui du grand pectoral, qui le maintient plaqué dans son sillon jusqu'au voisinage articulaire. Selon la position rotatoire de la scapulo-humérale, il peut avoir une action complémentaire : en rotation latérale, il participe à l'abduction, et en rotation médiale, il participe à la flexion [9]. Plus haut, le tendon est plus fragile du fait de son passage et de sa réflexion dans le tunnel ostéofibreux et surtout, à son origine, du contact (par bourse synoviale interposée) avec le ligament coraco-acromial (**voûte coraco-acromiale**). Ce tendon peut être le siège de surmenage, dégénérescence, rupture.

QROC sur le biceps brachial

Corrigés p. 483

1. Quelle est l'innervation du biceps brachial ?
2. Quels sont les rapports de la partie terminale du biceps ?
3. Quelle est l'action du biceps ?
4. Quelles sont les caractéristiques essentielles du trajet du biceps ?
5. Citez les os sur lesquels s'insère le biceps.

BRACHIAL[3]

3-59
Situation du brachial.
1. Brachial
2. Biceps
3. Brachioradial

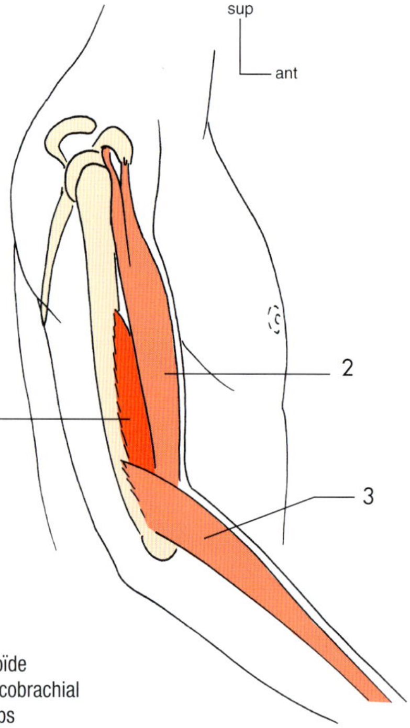

3-60
Insertions du brachial.
1. LERC
2. Brachioradial
3. SIML
4. Deltoïde
5. Coracobrachial
6. SIMM
7. Origine du brachial
8. Terminaison (tubercule du brachial)

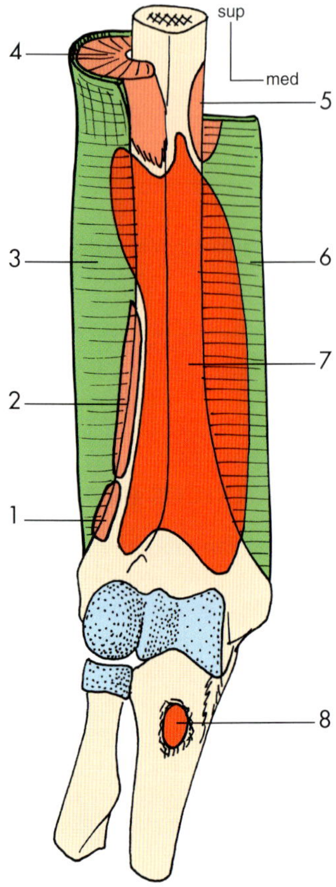

3-61
Trajet.
1. Expansion au fascia antébrachial
2. Brachial
3. Deltoïde
4. Coracobrachial
5. Biceps

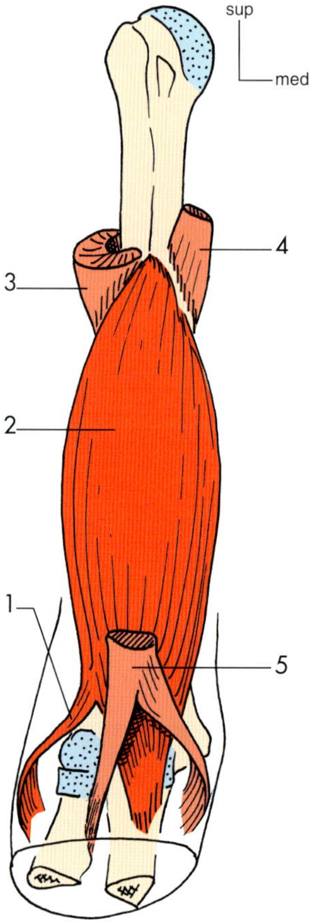

3-62
Rapports au corps charnu.
1. LERC
2. Artère récurrente radiale
3. Nerf radial
4. Brachioradial
5. Biceps
6. Nerf musculocutané
7. Brachial
8. Artère brachiale
9. Nerf médian
10. Veine basilique
11. Nerf ulnaire
12. Artère collatérale ulnaire sup.
13. Chef médial
14. Long triceps
15. Chef latéral
16. Veine céphalique

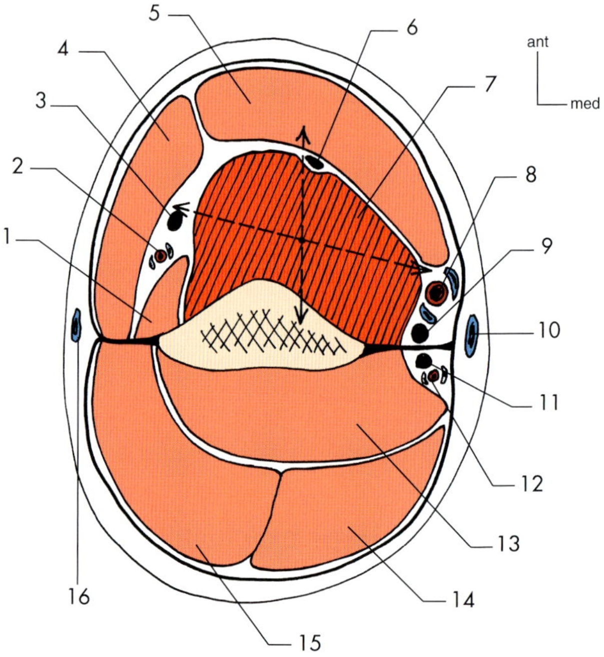

[3] Ancien brachial antérieur.

Présentation (fig. 3-59)	
groupe	– **fléchisseurs** du coude
situation	– bras
tendu de/à	– humérus → ulna
forme	– fusiforme

Origine (insertion proximale) (fig. 3-60)	
structure	– **humérus**
partie	– moitié inférieure de la diaphyse
secteur	– faces latérale et médiale + bord antérieur
par	– fibres charnues
+	– sur les parties adjacentes des SIMM et SIML

Terminaison (insertion distale) (fig. 3-60)	
structure	– **ulna**
partie	– extrémité supérieure – processus coronoïde
secteur	– face antérieure – sur un tubercule au milieu de la face : le tubercule du brachial
par	– tendon puissant
+	– expansion au fascia antébrachial superficiel latéral

Trajet (fig. 3-61)	
loge	– antérieure – plan profond
obliquité	– vertical
aspect	– volumineux et aplati – moins globuleux en dd du fait du canal brachial
topographie	1) situé entre le nerf **musculocutané** et l'os 2) longé par le **canal brachial** (PVN brachial) 3) croise l'**interligne du coude**

Rapports	
à la partie charnue (fig. 3-62)	
en avt	– nerf **musculocutané** – biceps
en arr.	– plan osseux (humérus)
en dd	– **canal brachial** (nerf médian et vaisseaux brachiaux)
en dh	– à la partie sup. : peau – à la partie inf. : nerf radial et artère récurrente radiale, brachioradial

BRACHIAL

▶ 3-63

Rapports au tendon.

1. Anconé
2. CERC
3. LERC
4. Veine céphalique
5. Brachioradial
6. Artère récurrente radiale
7. Nerf radial (bifurcation en 2 terminales)
8. Veine médiane céphalique
9. Brachial
10. Biceps (+ expansion au fascia)
11. Artère brachiale
12. Veine médiane basilique
13. Nerf médian
14. Rond pronateur
15. FRC
16. FSD
17. Veine basilique
18. Long palmaire
19. Nerf ulnaire
20. Artère récurrente ulnaire
21. Bourse synoviale sous cutanée

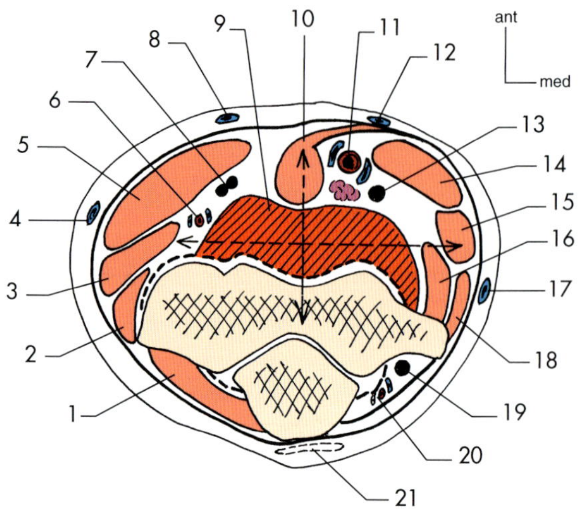

▶ 3-64

Force fléchissante (Ff) et coaptatrice (Fc).

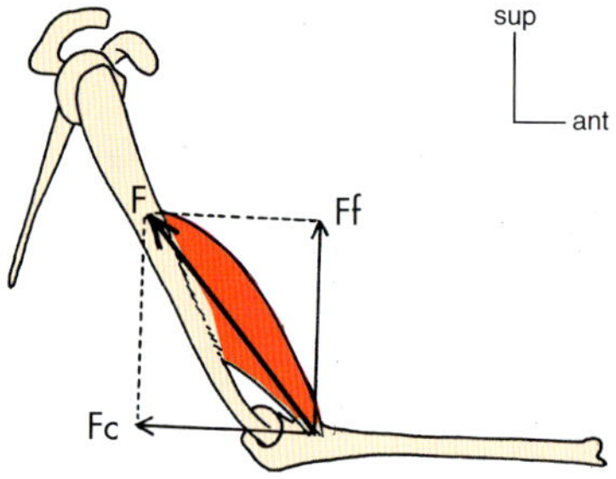

▶ 3-65

Innervation, vascularisation.

1. Nerf musculocutané
2. Coracobrachial
3. Petit pectoral
4. Faisceau latéral du plexus brachial
5. Faisceau médial du plexus
6. Nerf ulnaire
7. Nerf médian
8. Artère brachiale

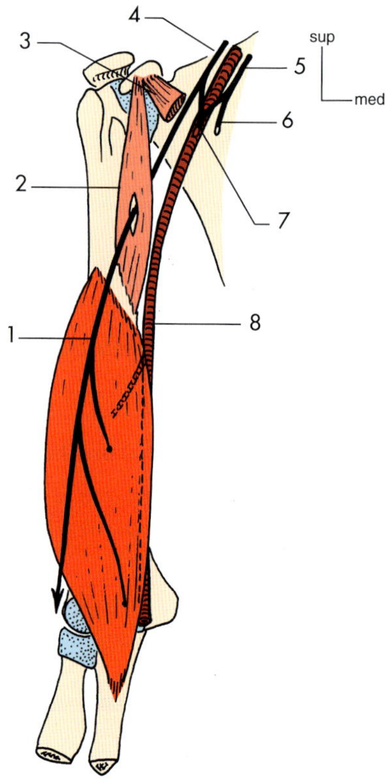

au tendon (fig. 3-63)	
en avt	– tendon du **biceps** – de part et d'autre du biceps : gouttières bicipitales
en arr.	– **capsule du coude**
en dd	– tendons épicondyliens médiaux
en dh	– brachioradial, LERC – tendons épicondyliens latéraux

Action (coude) (fig. 3-64)	
statique	– renfort antérieur de la capsule du coude
dynamique	– **flexion** +++

Innervation, vascularisation (fig. 3-65)	
nerf	– **nerf musculocutané**
racines	– C5, C6
artère	– artère brachiale

Incidences pratiques

- *Sur le plan morpho-palpatoire*, le volume de ce muscle majore le relief de la loge antérieure. Sa palpation se fait de part et d'autre du biceps qui le recouvre, de préférence en dehors (en dd le canal brachial gêne l'abord).
- *Sur le plan mécanique et pathologique*, c'est un muscle puissant, tout le temps en action quelles que soient les modalités de la flexion du coude (contrairement au biceps). Son tendon terminal est facilement siège d'**ostéomes** et son intimité avec la capsule du coude rend ceux-ci très préjudiciables à la fonction.

QROC sur le brachial

Corrigés p. 483

1. Quels sont les rapports du brachial au coude ?
2. Quelle est l'innervation du brachial ?
3. Quelle est l'action du brachial ?

BRAS : LOGE POSTÉRIEURE

TRICEPS BRACHIAL

▶ **3-66**

Situation du triceps brachial.

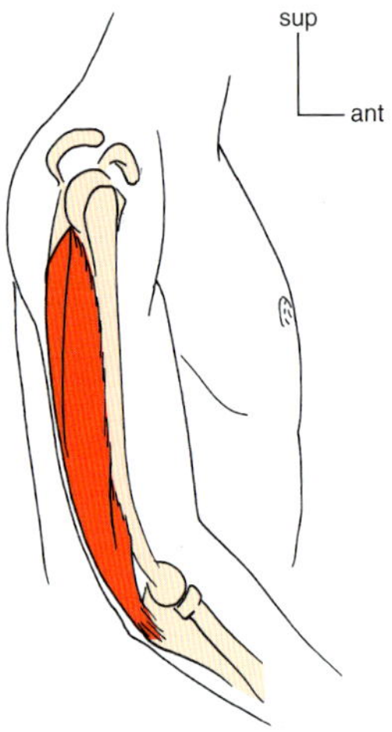

▶ **3-67**

Insertions.

1. Long triceps
2. Chef latéral
3. Arcade du chef latéral
4. Chef médial
5. Terminaison (olécrâne)
6. Anconé

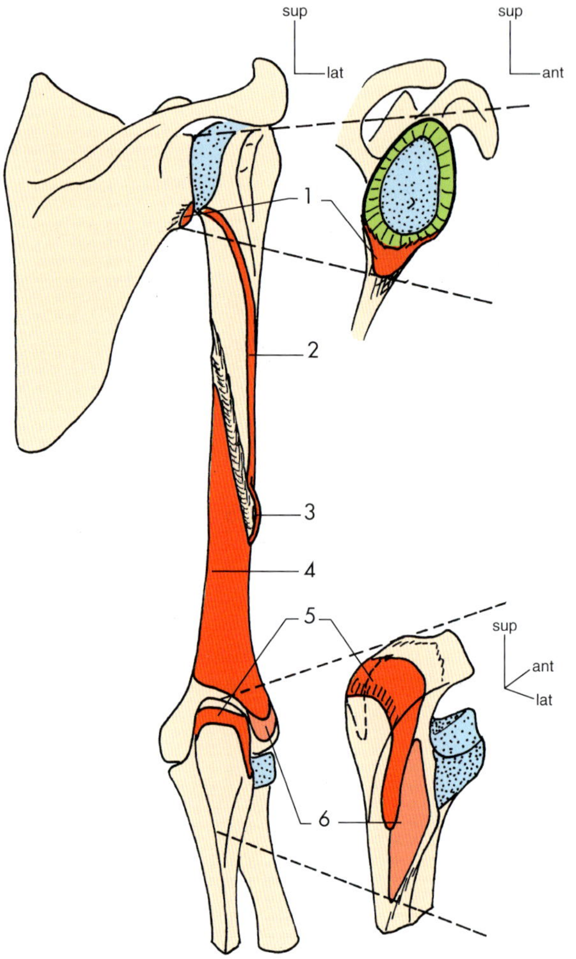

Présentation (fig. 3-66)	
groupe	– **extenseur** du coude[1]
situation	– bras
tendu de/à	– scapula et humérus → ulna
forme	– volumineux, en 3 chefs

[1] Avec ses 3 chefs, il constitue un groupe à lui seul. Les quelques autres muscles ayant une composante d'extension à ce niveau font partie des épicondyliens latéraux.

Origine (insertion proximale) (fig. 3-67)			
	longue portion (LP)	**chef latéral**	**chef médial**
structure	– **scapula**	– **humérus**	– **humérus**
partie	– bord axillaire	– face post. de la diaphyse	– face post. de la diaphyse
secteur	– partie toute sup. : tubercule infraglénoïdien	– partie sup. (au-dessus du sillon) – le long du bord latéral (se recourbe en ht et dd au contact de la capsule)	– partie inf. (au-dessous du sillon) – sur toute la surface (descend plus bas en dh)
par	– tendon	– lame tendineuse	– fibres charnues
+	– labrum – languette d'union avec le grand dorsal[1]	– arcade au-dessus du sillon	– SIMM (± SIML)

[1] Cette languette tendineuse réunit les 2 muscles au moment de leur croisement. Elle est constante chez le singe, pas chez l'homme. Elle représente une chaîne fonctionnelle associant l'abaissement du bras et l'extension du coude, geste réalisé lorsque l'on donne un coup de hache.

Terminaison (insertion distale) (fig. 3-67)	
structure	– **ulna**
partie	– extrémité supérieure – olécrâne
secteur	– face supérieure – champ postérieur – débordant sur les côtés (surtout face lat.)
par	– tendon puissant et aplati[1]
+	– expansion fascia antébrachial latéral

[1] Il comporte 2 plans : un superficiel réunissant la LP et le chef latéral, un profond pour le chef médial. Ce dernier envoie quelques fibres au cul-de-sac postérieur de la capsule. Il se continue sans démarcation nette avec le muscle anconé (même filet nerveux) qui constitue en quelque sorte le « 4e chef » du triceps.

TRICEPS BRACHIAL

3-68

Trajet.

1. Nerf ulnaire
2. Chef médial
3. Long triceps
4. Grand rond
5. Petit rond
6. Deltoïde
7. Chef latéral
8. Tendon tricipital
9. Nerf radial
10. Anconé
11. Capsule SH

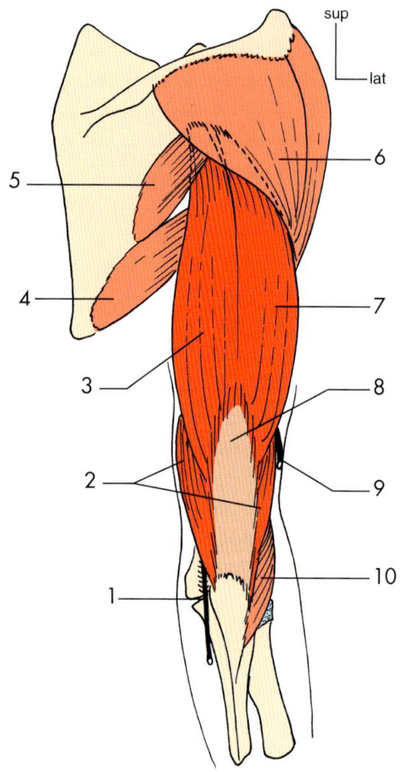

3-69

Trajet, chefs associés (mêmes légendes que 3-68).

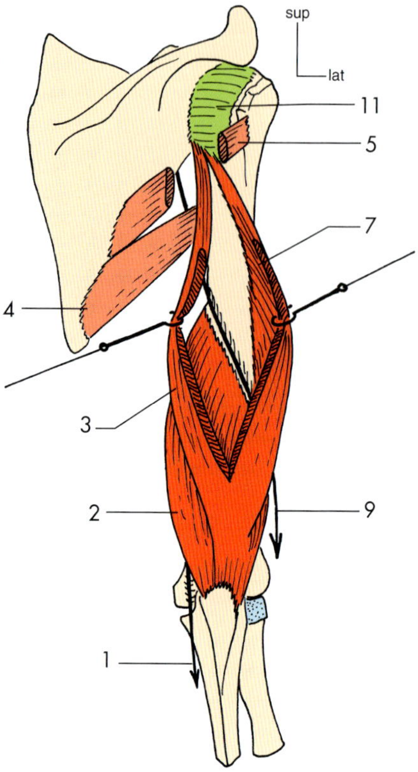

Trajet (fig. 3-68 à 3-70)	
loge	– loge postérieure, réparti sur 2 plans
obliquité	– globalement vertical
aspect	– long et volumineux
topographie	1) **triangle scapulo-tricipital** 2) **quadrilatère huméro-tricipital** 3) **espace axillaire inférieur** 4) **gouttière olécrânienne médiale**

TRICEPS BRACHIAL

3-70

Trajet (tendon long triceps).

a) Vue post.
b) Vue lat.
c) Caricature de la vue post.
1. Grand dorsal
2. Grand rond
3. Triangle scapulo-tricipital (artère subscapulaire)
4. Petit rond
5. Nerf axillaire
6. Artère circonflexe post.
7. Quadrilatère huméro-tricipital
8. Espace axillaire inf.
9. Artère brachiale profonde
10. Nerf radial
11. Long triceps
12. Languette d'union avec le grand dorsal
13. Vaisseaux circonflexes (voir aussi 6)

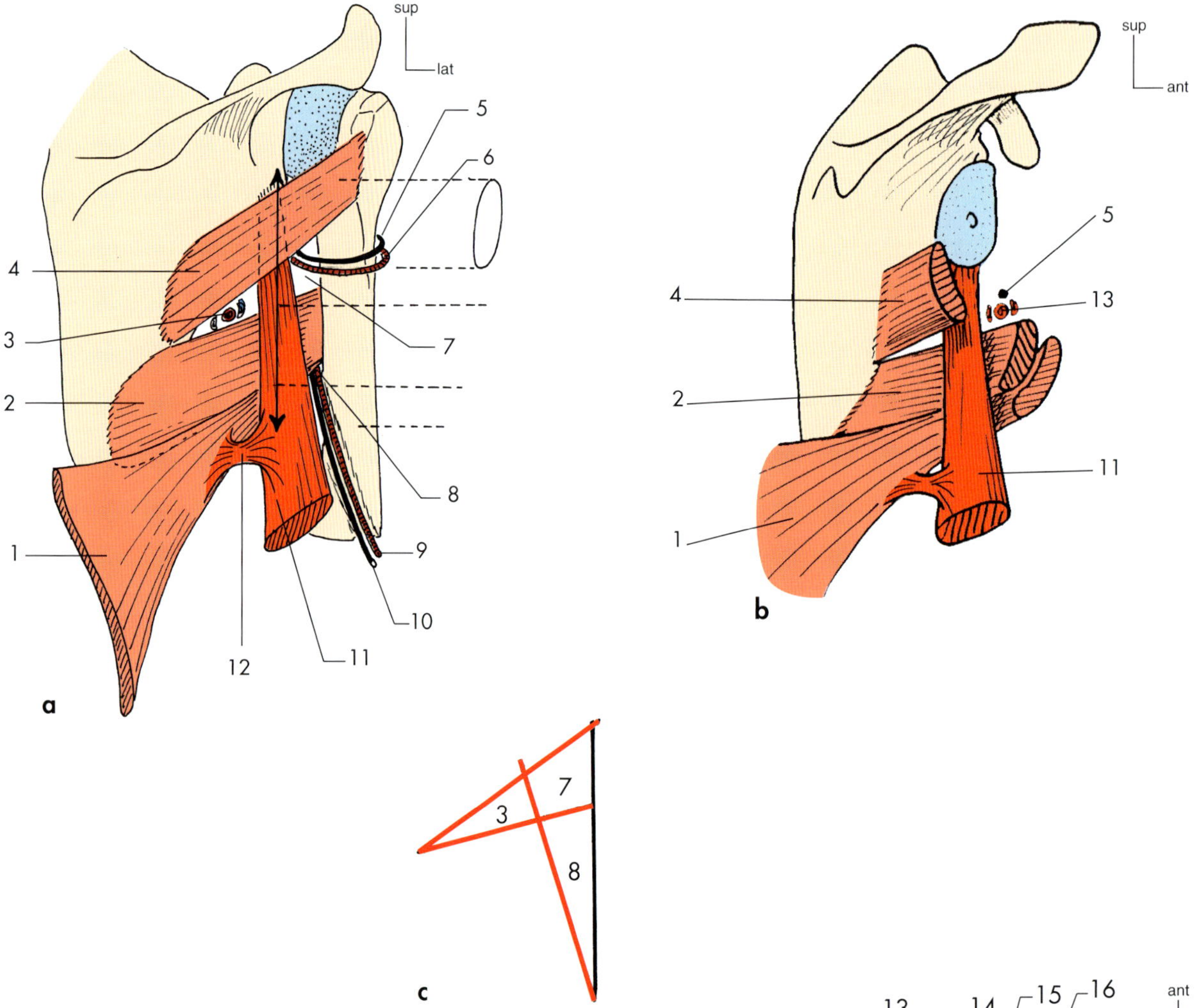

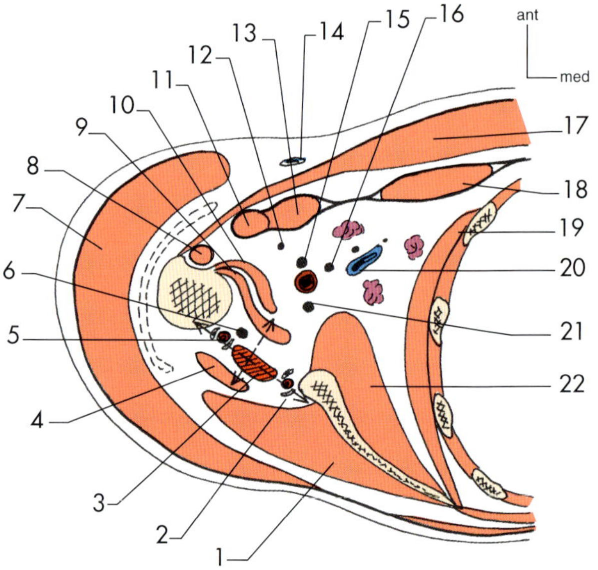

3-71

Rapports à la longue portion.

1. Infraépineux
2. Vaisseaux subscapulaires
3. Long triceps
4. Petit rond
5. Vaisseaux circonflexes post.
6. Nerf axillaire
7. Deltoïde
8. Long biceps
9. Grand rond
10. Grand dorsal
11. Court biceps
12. Nerf musculocutané
13. Coracobrachial
14. Veine céphalique
15. Nerf médian
16. Nerf ulnaire
17. Grand pectoral
18. Petit pectoral
19. Dentelé ant.
20. Veine axillaire
21. Nerf radial
22. Subscapulaire

Rapports	
au long triceps (fig. 3-70 et 3-71)	
en avt	– en ht : grand dorsal et grand rond – en bas : chef médial du triceps
en arr.	– petit rond et deltoïde post.
en dd	– **triangle scapulo-tricipital** (vaisseaux subscapulaires)
en dh	– **quadrilatère huméro-tricipital** (nerf axillaire et artère circonflexe post.) – **espace axillaire inférieur** (nerf radial, artère brachiale profonde) – chef latéral du triceps
en ht	– capsule scapulo-humérale

TRICEPS BRACHIAL

▶ **3-72**

Rapports au chef latéral.

1. Deltoïde
2. Veine céphalique
3. Brachial
4. Long biceps
5. Nerf musculocutané
6. Court biceps
7. Nerf médian
8. Veine basilique
9. Vaisseaux brachiaux
10. Nerf ulnaire (s'engageant derrière le SIMM)
11. SIMM
12. Long triceps
13. Chef médial du triceps
14. Nerf radial
15. Chef latéral du triceps

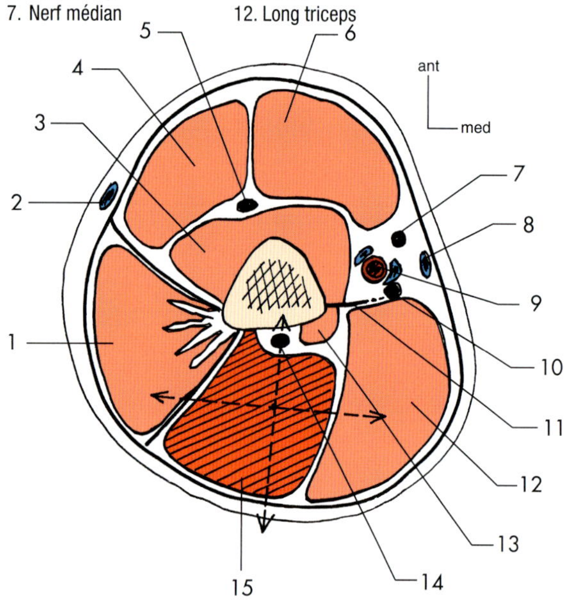

▶ **3-73**

Rapports au chef médial.

1. Veine céphalique
2. Brachial
3. Nerf musculocutané
4. Biceps
5. Nerf médian
6. Vaisseaux brachiaux
7. SIMM
8. Veine basilique
9. Nerf ulnaire
10. Chef médial
11. Long triceps
12. Chef latéral
13. Nerf radial
14. SIML

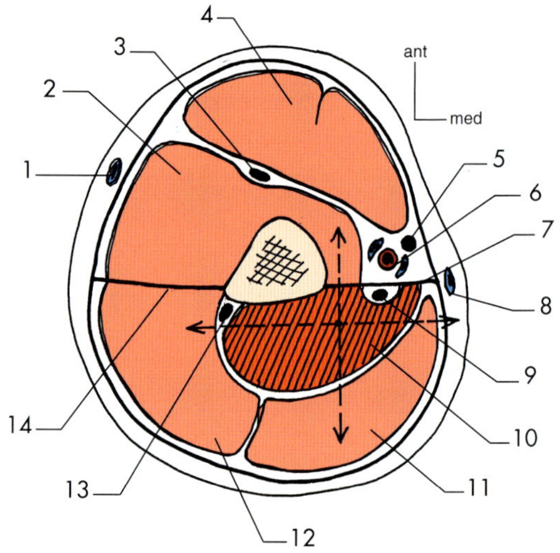

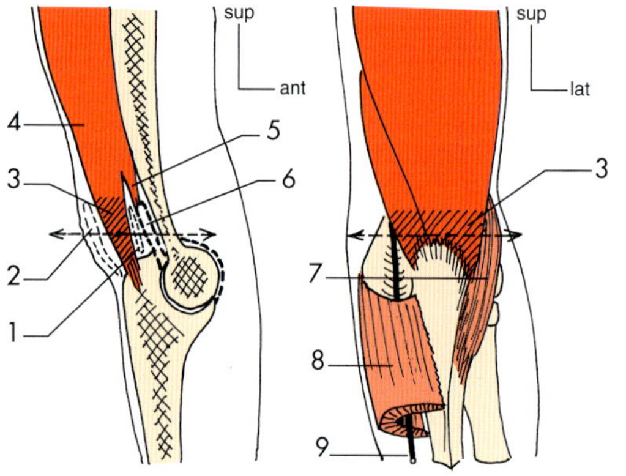

▶ **3-74**

Rapports du tendon tricipital en coupe (a) et vue postérieure (b).

1. Bourse synoviale prétendineuse
2. Bourse synoviale rétro tendineuse
3. Tendon tricipital
4. Triceps
5. Fibres du chef médial pour la capsule
6. Cul-de-sac capsulaire
7. Anconé
8. FUC
9. Nerf ulnaire

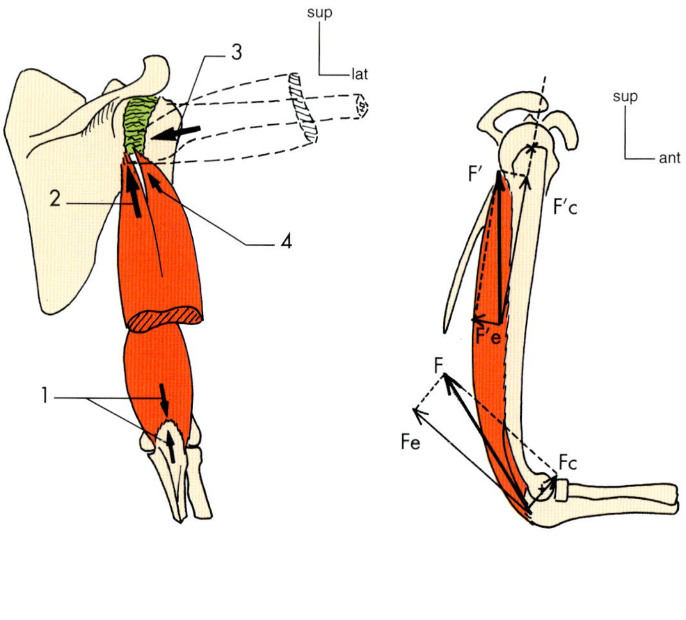

▶ **3-75**

Action, en vue postérieure (a).

1. Coaptation du coude
2. Coaptation scapulo-humérale
3. Coaptation en abduction
4. Stabilisation de la capsule inf.

Action en vue latérale (b).

Extension du coude (Fe) et coaptation (Fc), légère extension SH (F'e) et coaptation (F'c).

au chef latéral (fig. 3-72)	
en avt	– **sillon du nerf radial** (+ artère brachiale profonde) – puis chef médial du triceps
en arr.	– peau
en dd	– LP
en dh	– à la partie sup. : deltoïde postérieur – à la partie inf. : peau
en ht	– **capsule** scapulo-humérale
au chef médial (fig. 3-73)	
en avt	– à la partie médiale : nerf ulnaire – SIMM
en arr.	– en dd : LP – en dh : chef latéral du triceps et nerf radial
en dd	– à la partie sup. : LP – à la partie inf. : peau
en dh	– à la partie sup. : sillon du nerf radial (et chef latéral) – à la partie inf. : peau
au tendon tricipital (fig. 3-74)	
en avt	– bourse prétendineuse – articulation du **coude**
en arr.	– bourse rétrotendineuse et peau
en dd	– **gouttière olécrânienne médiale** (nerf ulnaire)
en bas	– **anconé**

Action (fig. 3-75)	
statique (fig. 3-75a)	1) *LP :* – **suspension** de l'humérus – coaptation (si bras en abduction à 90°)[1] 2) *LP et chef latéral :* – **protection inf.** de la capsule 3) *chef médial :* – **stabilisation** du coude[2]
dynamique (fig. 3-75b)	1) *LP :* – légère adduction scapulo-humérale – faible extension scapulo-humérale 2) *l'ensemble :* – **extension du coude**

[1] La stimulation électrique (Duchenne de Boulogne, *in* [9]) provoque un plaquage de la tête sur la glène.
[2] Ses fibres sont les plus profondes des 3 chefs, le chef médial abandonne quelques fibres au cul-de-sac postérieur de la capsule du coude (tenseur). Ces fibres forment parfois un petit muscle inconstant nommé subanconé (Paturet). Le rôle stabilisateur est partagé avec l'anconé et le supinateur [11].

▶ 3-76

Innervation, vascularisation.

1. Nerf inf. du chef médial et de l'anconé
2. Nerf sup. du chef médial
3. Nerf du long triceps
4. Nerf du chef latéral
5. Nerf radial (+ artère brachiale profonde)
6. Anconé

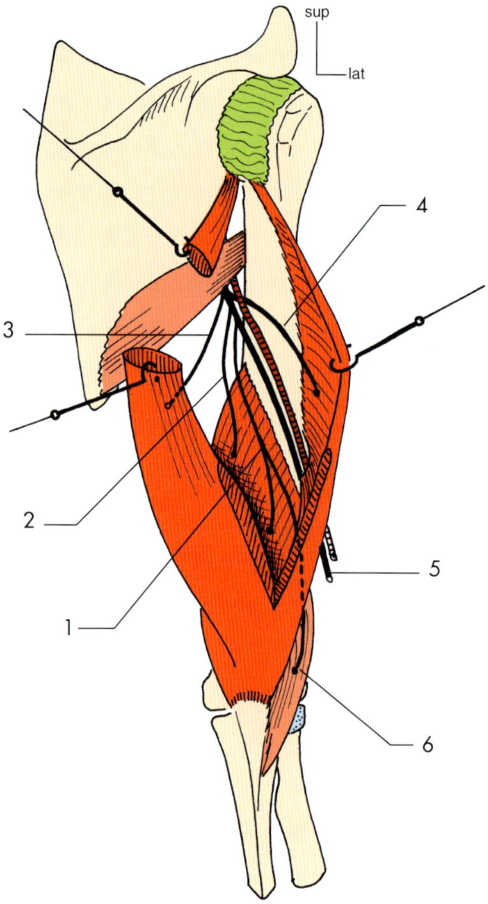

Innervation, vascularisation (fig. 3-76)	
nerf	– nerf **radial** : 1 filet pour la LP 1 filet pour le chef latéral 1 filet sup. pour le chef médial 1 filet inf. pour le chef médial et l'anconé
racines	– C7, C8
artères	– artère brachiale profonde – artère collatérale ulnaire sup.

Incidences pratiques

- *Sur le plan morpho-palpatoire*, ce muscle est volumineux et sous-cutané (*cf.* chapitre 7). Il occupe à lui seul toute la loge postérieure. Il faut bien noter qu'à la moitié supérieure, on palpe le chef latéral en dehors et la LP en dedans (et non le chef médial). À la moitié inférieure, on palpe un méplat médian correspondant à la lame tendineuse de terminaison de ces 2 chefs et, en dedans, le volume du chef médial.
- Sur le plan mécanique et pathologique, 2 niveaux sont à distinguer :
  – à l'épaule, le triceps est en rapport avec la partie basse de la capsule scapulo-humérale : la LP (biarticulaire) s'insère près d'elle et sur le labrum, le chef latéral remonte à son contact et il existe des fibres communes au chef latéral et LP dans 30 % des cas [10]. Le triceps protège donc cette zone, notamment dans les élévations fortes du membre supérieur. C'est la position dite du « **coup de hache** », qui fait participer le grand dorsal (languette d'union) ;
  – au coude, le tendon a son meilleur angle d'efficacité autour de 20° de flexion, position qui doit être adoptée lors du réglage des cannes anglaises. La LP intervient dans le **paradoxe de Lombard**, entre long biceps et long triceps. Les fractures diaphysaires de l'humérus embrochant le nerf radial ne provoquent généralement pas de paralysie du triceps, l'innervation de ce muscle démarrant avant le sillon postérieur de l'os. Quant aux fractures de l'olécrâne, elles interdisent la mise en tension du triceps en raison du risque de séparation du fragment.

QROC sur le triceps brachial

Corrigés p. 483

1. Quels sont les rapports de la longue portion du triceps ?
2. Quelle est l'innervation du triceps ?
3. Quelles sont les actions du chef médial ?
4. Quels sont les rapports du chef latéral ?

AVANT-BRAS : MUSCLES LATÉRAUX

BRACHIORADIAL[4]

3-77

Situation du brachioradial.
1. Brachial
2. Biceps
3. Brachioradial

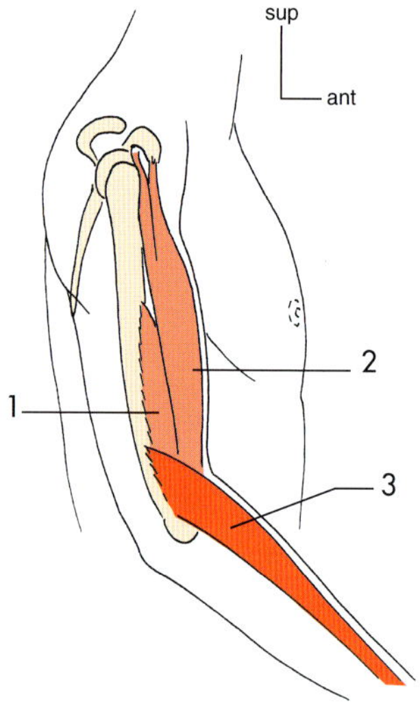

3-78

Origine.
1. CERC
2. LERC
3. Brachioradial
4. SIML
5. SIMM

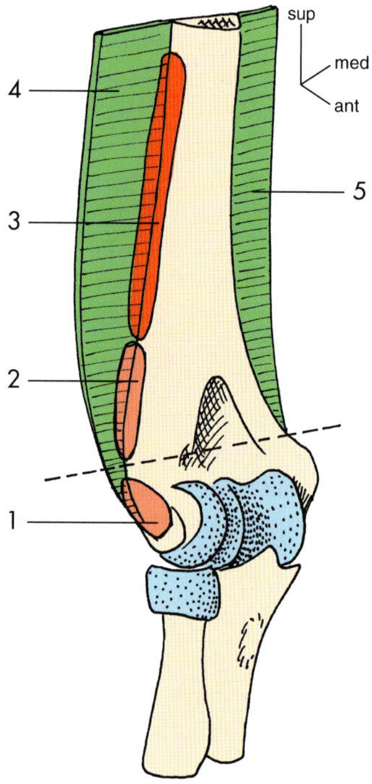

3-79

Terminaison.
1. Brachioradial
2. CERC
3. LERC

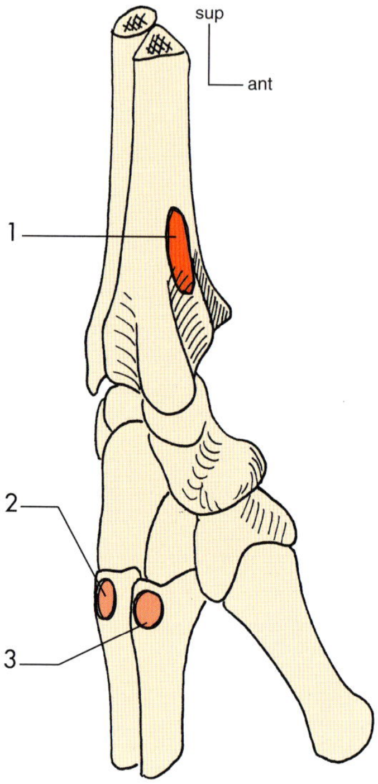

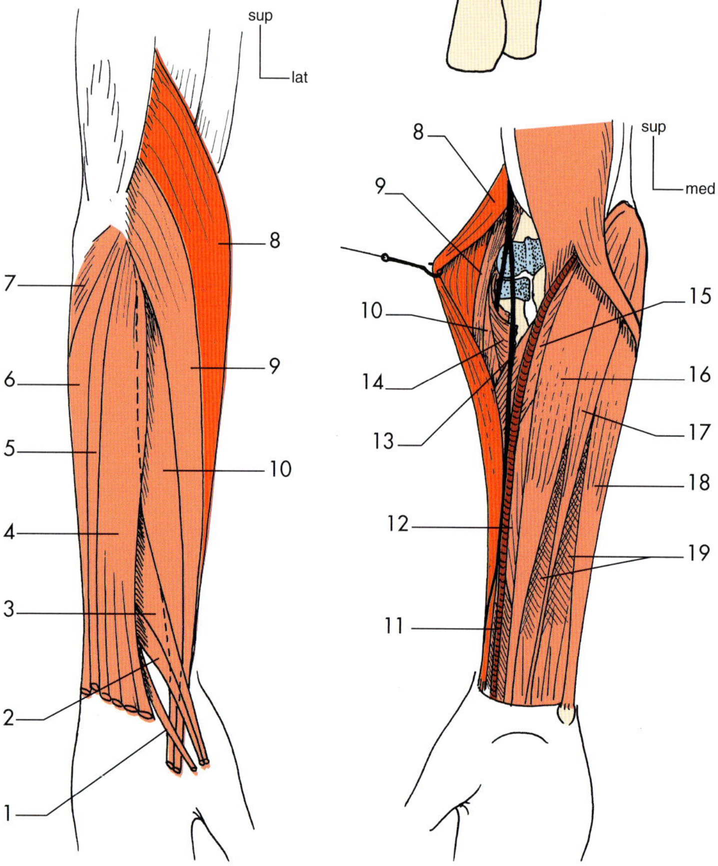

3-80

Trajet en vues postérieure (a) et antérieure (b).
1. Long extenseur du I
2. Court extenseur du I
3. Long abducteur du I
4. Extenseur des doigts
5. Extenseur du V
6. EUC
7. Anconé
8. Brachioradial
9. LERC
10. CERC
11. Artère radiale (gouttière du pouls)
12. LFP
13. Branche superficielle du nerf radial
14. Supinateur
15. Rond pronateur
16. FRC
17. Long palmaire
18. FUC
19. FSD

[4] Ancien huméro-stylo-radial ou long supinateur, ce dernier terme ne correspondait pas à l'action du muscle.

Présentation (fig. 3-77)	
groupe	– **fléchisseurs du coude** – muscles latéraux de l'avant-bras[1]
situation	– avant-bras
tendu de/à	– humérus → radius
forme	– allongé

[1] Le terme est plus large que celui d'épicondyliens latéraux car il englobe le brachioradial et le long extenseur radial du carpe.

Origine (insertion proximale) (fig. 3-78)	
structure	– **humérus**
partie	– corps – bord latéral (débordant sur la face latérale)
secteur	– 1/3 inférieur (entre brachial et LERC)[1]
par	– lame tendineuse
+	– SIML adjacent

[1] Sur 6 à 7 cm de haut.

Terminaison (insertion distale) (fig. 3-79)	
structure	– **radius**
partie	– extrémité inférieure – face latérale
secteur	– partie sup. du sillon antérieur
par	– tendon

Trajet (fig. 3-80)	
loge	– loge latérale
obliquité	– vertical
aspect	– charnu en haut et tendineux en bas
topographie	1) tout du long : **relief lat.** de l'avant-bras (fig. 3-80a) 2) en ht : limite lat. de la **gouttière bicipitale latérale** (fig. 3-80b) 3) en bas : limite latérale de la **gouttière du pouls** (fig. 3-80b)

BRACHIORADIAL

3-81

Rapports à la partie charnue.

1. Brachioradial
2. Veine céphalique
3. Artère radiale et branche superficielle du nerf radial
4. Rond pronateur
5. LFP
6. FRC
7. Nerf médian
8. Long palmaire
9. Artère ulnaire
10. FSD
11. FUC
12. PVN interosseux ant.
13. Nerf ulnaire
14. FPD
15. EUC
16. Extenseur du V
17. Long abducteur du I
18. Artère interosseuse post.
19. Extenseur des doigts
20. CERC
21. Branche profonde du nerf radial
22. LERC
23. Supinateur (2 faisceaux)

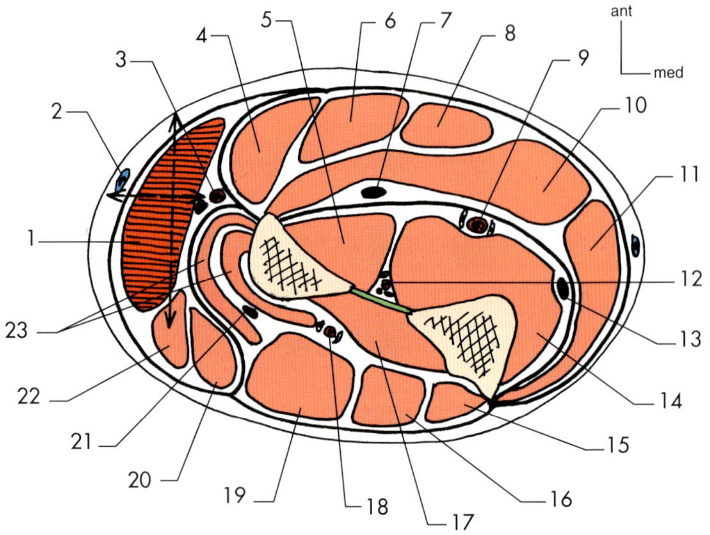

3-82

Rapports à la terminaison.

1. Gouttière du pouls
2. Artère radiale
3. FRC
4. Long fléchisseur du I
5. Nerf médian
6. Long palmaire
7. Veine médiane de l'avant-bras
8. FSD
9. FPD
10. Artère ulnaire
11. Nerf ulnaire
12. FUC
13. Veine basilique
14. Carré pronateur
15. PVN interosseux ant.
16. EUC
17. PVN interosseux post.
18. Extenseur du V
19. Extenseur du II
20. Extenseur des doigts
21. Long extenseur du I
22. CERC
23. LERC
24. Court extenseur du I
25. Long abducteur du I
26. Brachioradial
27. Branche superficielle du nerf radial
28. Veine céphalique

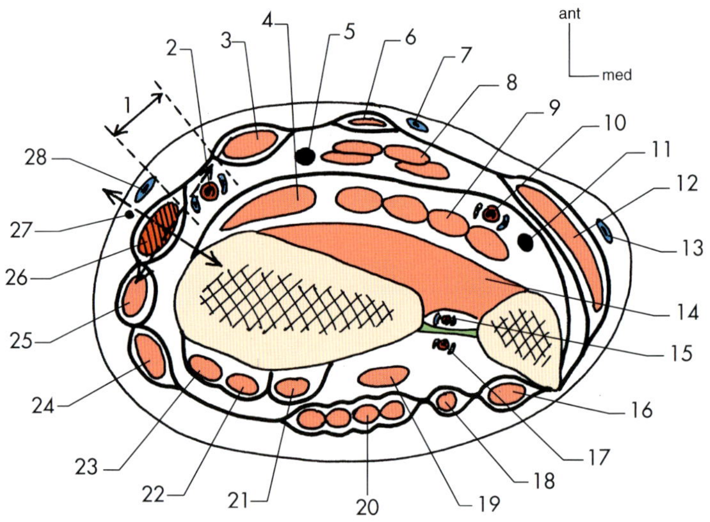

3-83

Action fléchissante en chaîne fermée (Ff) et en chaîne ouverte (F'f), forces captatrices (Fc et F'c).

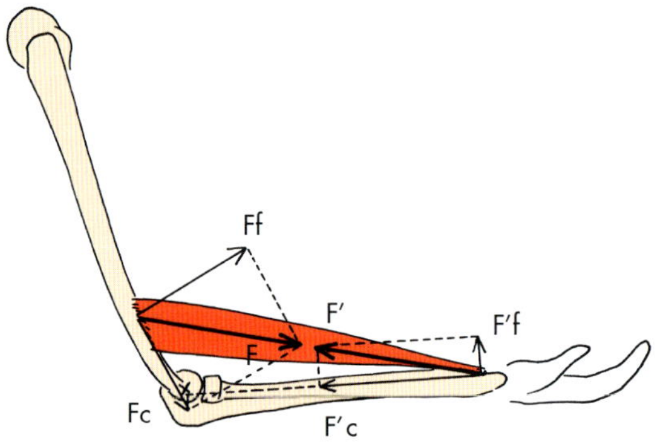

Rapports	
à la partie charnue (fig. 3-81)	
en avt	– peau
en arr.	– LERC puis CERC
en dd	– à la partie sup. : – **gouttière bicipitale latérale** (fig. 3-84) : (nerfs radial et musculocutané + artère récurrente radiale) – à la partie inf. (fig. 3-80b) : – artère radiale et branche superficielle du nerf radial – supinateur
en dh	– veine céphalique de l'avant-bras
au tendon (fig. 3-82)	
en dd/avt	– artère **radiale**, dans la gouttière du pouls (*cf.* fig. 7-13) – FRC
en dh/arr.	– long abducteur du I
en superficie	– **branche superficielle du nerf radial** – veine céphalique
en profondeur	– radius

Action (coude) (fig. 3-83)	
dynamique	– **flexion** – surtout actif si : – en proximodistal – en vitesse – en force – ramène en pronosupination **intermédiaire**

BRACHIORADIAL

▶ 3-84

Innervation, vascularisation.

1. Artère radiale
2. Brachioradial
3. Supinateur superficiel
4. Supinateur profond
5. Branche superficielle du nerf radial
6. Branche profonde du nerf radial
7. CERC
8. LERC
9. Artère récurrente radiale
10. Nerf musculocutané
11. Brachial
12. Biceps brachial
13. Artère brachiale
14. Nerf médian
15. Rond pronateur
16. FRC
17. Long palmaire
18. FUC

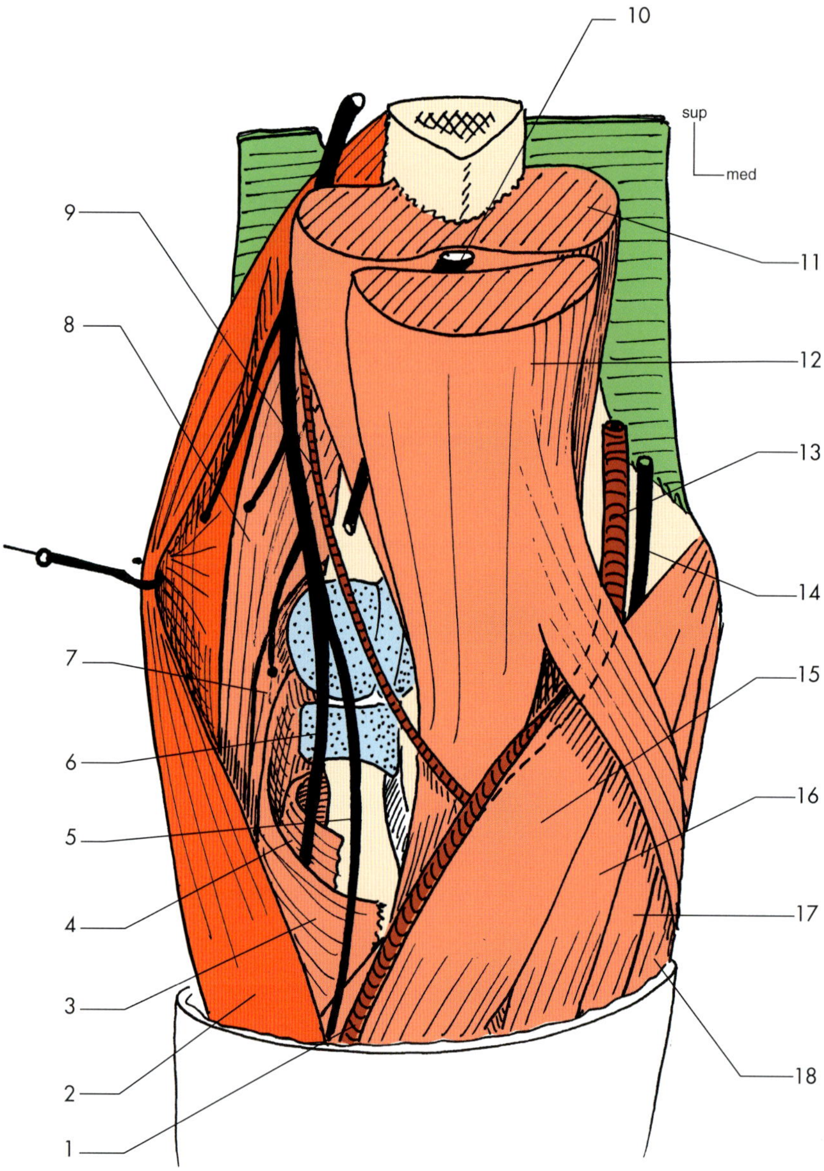

Innervation, vascularisation (fig. 3-84)	
nerf	– nerf **radial**
racines	– C5, C6
artères	– artère récurrente radiale – (artère radiale)

Incidences pratiques

- *Sur le plan morpho-palpatoire,* le relief charnu est parfaitement visible le long du bord latéral de l'avant-bras. Cependant la distinction de ses fibres profondes avec celles du LERC n'est pas toujours possible [9].
- *Sur le plan mécanique et pathologique,* ce muscle est surtout actif dans la flexion du bras sur l'avant-bras (et moins dans l'inverse) et en pronosupination intermédiaire, il est efficace dans les tractions suspendues. Du fait de sa forte composante coaptatrice, il s'oppose aux luxations du coude, ce qui n'est pas toujours le cas des biceps et brachial [9].

QROC sur le brachioradial

Corrigés p. 483

1. Quelle est l'action du brachioradial ?
2. Quelle est l'innervation de ce muscle ?
3. Quels sont ses rapports essentiels ?

LONG ET COURT EXTENSEURS RADIAUX DU CARPE (LERC ET CERC)[5]

▶ **3-85**

Situation des LERC et CERC.
1. Long extenseur du I
2. RME
3. Court extenseur du I
4. Long abducteur du I
5. Extenseur des doigts
6. Brachioradial
7. LERC
8. CERC

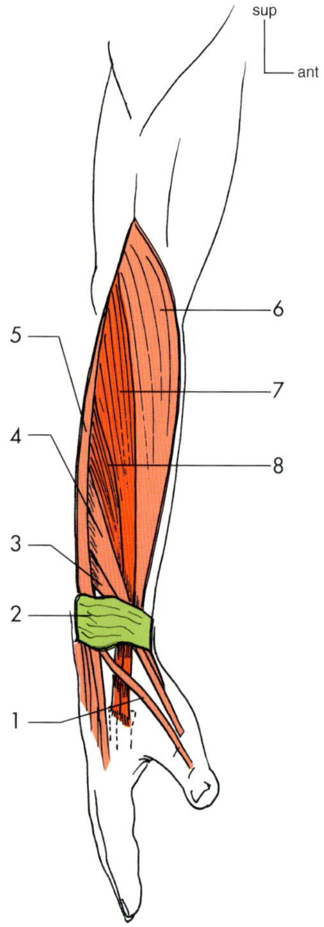

▶ **3-86**

Origines.
1. CERC
2. LERC
3. Brachioradial
4. SIML
5. SIMM

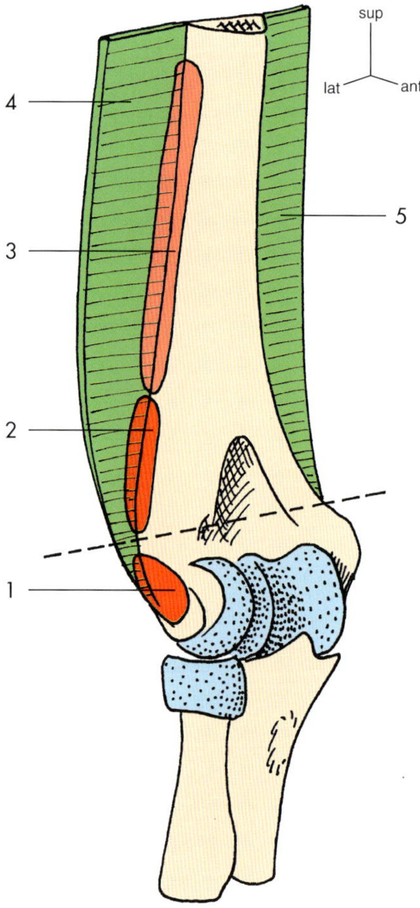

▶ **3-87**

Terminaisons.
1. Brachioradial
2. CERC
3. LERC

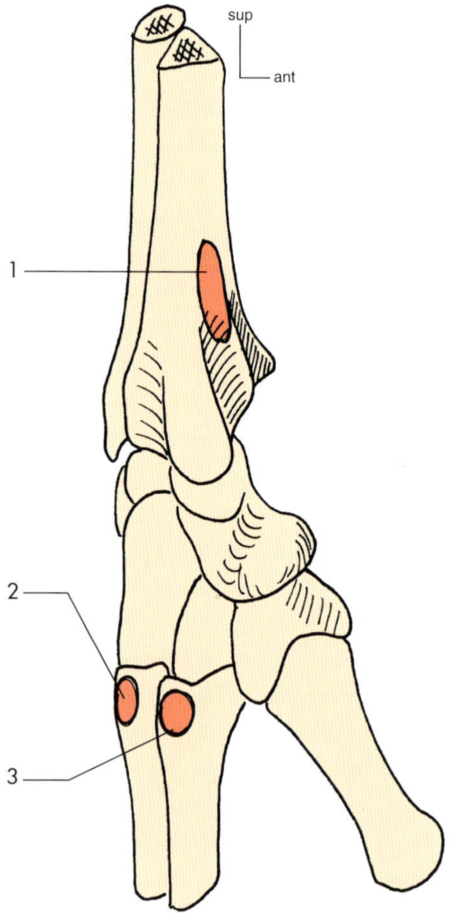

[5] Ancien 1er radial ou long radial externe, et 2e radial ou court radial externe.

LONG ET COURT EXTENSEURS RADIAUX DU CARPE (LERC ET CERC)

Présentation (fig. 3-85)		
	LERC	**CERC**
groupe	– **muscles propres du poignet** – fléchisseurs du coude[1]	– **muscles propres du poignet** – **épicondyliens latéraux**
	– muscles latéraux de l'avant-bras	
situation	– avant-bras	
tendu de/à	– humérus → métacarpiens	
forme	– allongés	

[1] À ne pas assimiler, de ce point de vue, à son voisin court extenseur du carpe (CERC) qui, lui, est un épicondylien latéral. Cela dit, ce sont 2 muscles totalement similaires.

Origine (insertion proximale) (fig. 3-86)		
	LERC	**CERC**
structure	– **humérus**	
partie	– corps	– extrémité inf. – épicondyle latéral
secteur	– bord latéral (débordant sur face latérale)	– bord latéral (sous le LERC)
par	– tendon	– tendon commun
+	– SIML	– SIM muscles voisins

Terminaison (insertion distale) (fig. 3-87)		
	LERC	**CERC**
structure	– **2e métacarpien** (M2)	– **3e métacarpien** (M3)
partie	– base	
secteur	– face dorsale sur le tubercule latéral	– face dorsale sur le styloïde latéral
par	– tendon	

Trajet LERC et CERC (*cf.* fig. 3-80a)	
loge	– loge latérale
obliquité	– verticaux
aspect	– charnus en haut et tendineux en bas
topographie	1) le LERC longe postérieurement le **brachioradial** 2) le CERC est accolé au LERC (en arr. de lui) 3) ils croisent la **tabatière anatomique** (fig. 3-89) en profondeur

LONG ET COURT EXTENSEURS RADIAUX DU CARPE (LERC ET CERC)

3-88

Rapports à la partie charnue.

1. Brachioradial
2. Veine céphalique
3. Artère radiale et branche superficielle du nerf radial
4. Rond pronateur
5. LFP
6. FRC
7. Nerf médian
8. Long palmaire
9. Artère ulnaire
10. FSD
11. FUC
12. PVN interosseux ant.
13. Nerf ulnaire
14. FPD
15. EUC
16. Extenseur du V
17. Long abducteur du I
18. Artère interosseuse post.
19. Extenseur des doigts
20. CERC
21. Branche profonde du nerf radial
22. LERC
23. Supinateur (2 faisceaux)

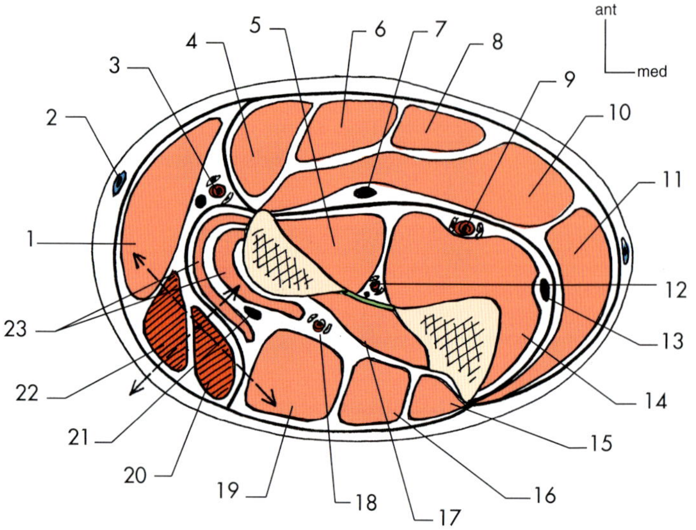

3-89

Rapports à la tabatière anatomique (TA).

Les tendons superficiels se déplacent vers l'avant (flèche) :

1. Long extenseur du I
2. Court extenseur du I
3. Long abducteur du I

Les tendons profonds se déplacent vers l'arrière (flèche) :

4. CERC
5. LERC

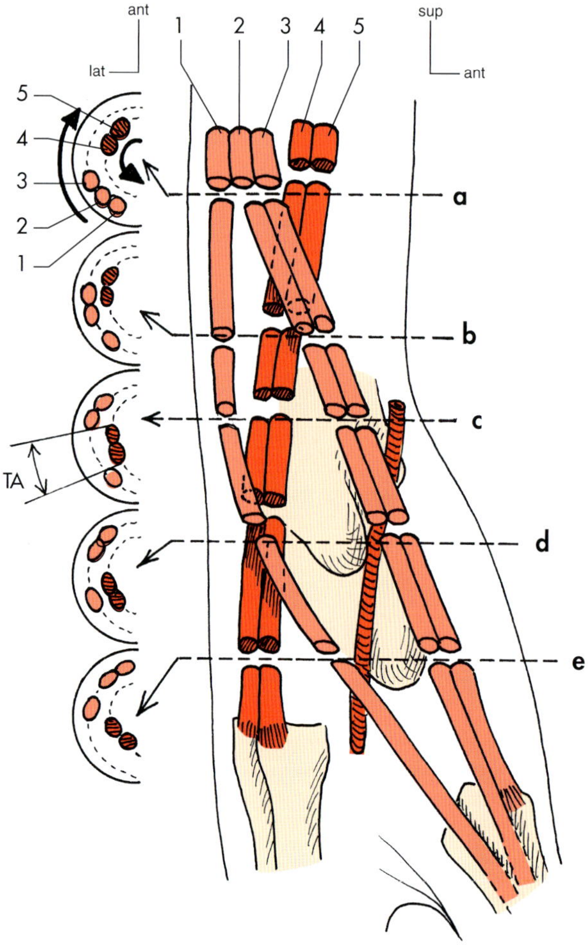

3-90

Actions des LERC (a) et CERC (b).

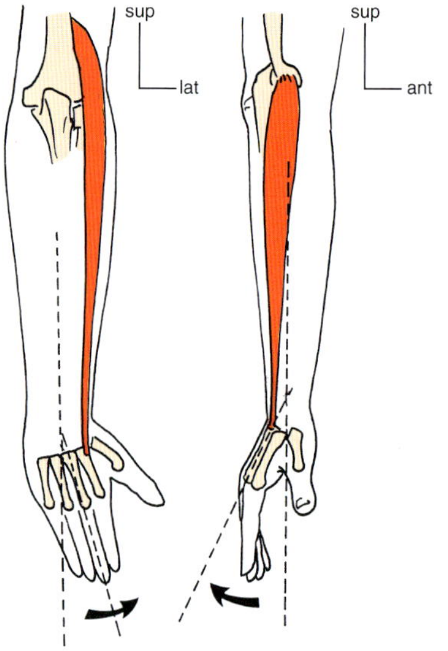

Rapports LERC et CERC	
à la partie charnue (fig. 3-88)	
en avt	– **brachioradial**
en arr.	– extenseur des doigts
en superficie	– peau
en profondeur	– supinateur
au tendon (fig. 3-89)	
en superficie	– **tabatière anatomique**
en profondeur	– plan osseux (radius)

Actions LERC et CERC (fig. 3-90)	
statique	– au coude : stabilisation latérale – au poignet : participent à l'**effet ténodèse**[1]

dynamique
(au poignet)
	– LERC :
	  – **abduction**
	– **extension** (plus faible que le CERC)
	– CERC :
	  – **extension** +++[2]

[1] Ce type de fonctionnement économique entre antagonistes explique que les activités courantes de la main ne sollicitent que peu d'activité de la part de ces muscles. Il en va autrement dans les prises de force et gestes sportifs.
[2] La terminaison sur M3 (axe de la main) ne lui donne aucun rôle abducteur comme son voisin le LERC.

Innervation, vascularisation LERC et CERC (*cf.* fig. 3-84)	
nerf	– nerf **radial**
racines	– C6, C7 (pour CERC : ± C8)
artère	– artère récurrente radiale – (artère radiale)

Incidences pratiques LERC et CERC

- *Sur le plan morpho-palpatoire,* le LERC a un corps charnu, décelable à la partie latérale du coude lors de sa contraction. Il apparaît un relief bombé. Le CERC est difficile à percevoir, étant fin et serré entre le LERC et l'extenseur des doigts.
- *Sur le plan mécanique et pathologique,* ces muscles aident aux prises en force de main en maintenant le poignet en extension radiale (effet ténodèse). Leur surmenage fréquent entraîne une tendinite ou ténopériostite connue sous le nom d'**épicondylite latérale** ou maladie du joueur de tennis (tennis-elbow).

QROC sur les LERC et CERC

Corrigés p. 483

1. Donnez l'insertion distale du LERC.
2. Donnez l'insertion proximale du CERC.
3. Quelle est l'innervation du LERC ?
4. Donnez les rapports du CERC au coude.
5. Donnez la vascularisation principale du CERC.
6. Quelles sont les actions du LERC ?

SUPINATEUR[6]

▶ **3-91**

Situation du supinateur.
Le LERC et le brachioradial, qui recouvrent le supinateur, ne sont pas représentés.
1. Long extenseur du I
2. Court extenseur du I
3. Long abducteur du I
4. CERC
5. Extenseur des doigts
6. Anconé
7. Supinateur

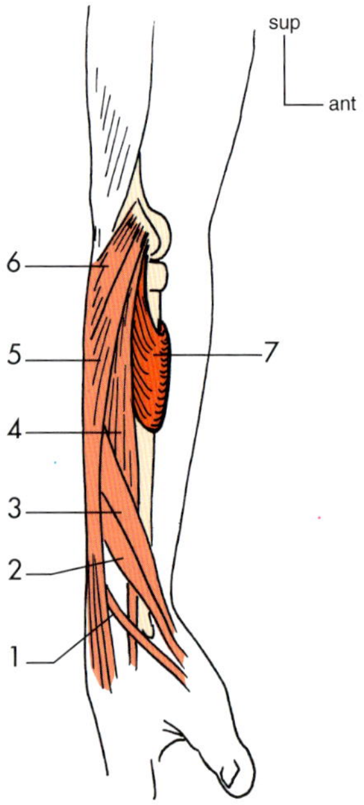

▶ **3-92**

Insertions du supinateur : origine (a) et terminaison (b).
1. Chef superficiel
2. Faisceau moyen du LCR
3. Insertion humérale du chef superficiel
4. Extenseur des doigts
5. Extenseur du V
6. EUC
7. CERC
8. Chef profond

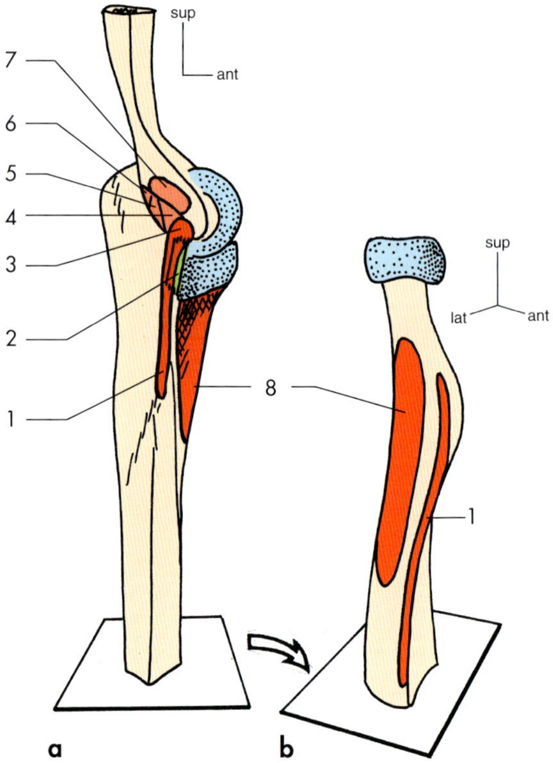

▶ **3-93**

Trajet du supinateur (os écartés).
1. Chef superficiel
2. Chef profond

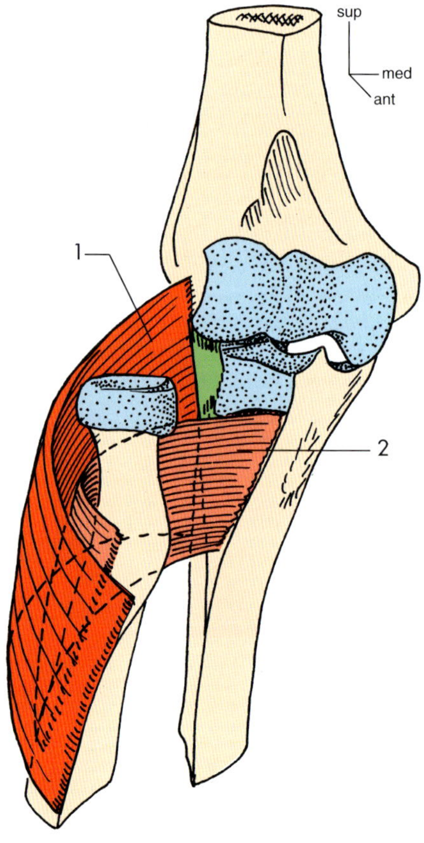

[6] Ancien court supinateur (par opposition à celui qui s'appelait « long »).

Présentation (fig. 3-91)	
groupe	– **épicondyliens latéraux**
situation	– avant-bras (partie haute et latérale, bien qu'étant dans la loge post.)
tendu de/à	– humérus et ulna → radius
forme	– aplati, en 2 plans

Origine (insertion proximale) (fig. 3-92a)				
	plan superficiel			**plan profond**
structure	– **humérus**	– **LCR**	– **ulna**	– **ulna**
partie	– extrémité inf.	– faisceau moy.	– extrémité sup.	– corps
secteur	– épicondyle lat. (partie ant.)	– face superficielle	– crête supinatrice (en arr. de la fosse supinatrice)	– fosse supinatrice (dédoublement du bord lat.)
par	– lame tendineuse			– fibres charnues

Terminaison (insertion distale) (fig. 3-92b)		
	plan superficiel	**plan profond**
structure	– **radius**	
partie	– bord antérieur	– face latérale
secteur	– moitié supérieure (au-dessus du FSD)	– partie supérieure
par	– lame tendineuse	– fibres charnues et tendineuses
+	– débordant à la face ant. du col	– débordant à la face lat. du col

Trajet (fig. 3-93)	
loge	– **loge postérieure**, plan profond (mais se glissant sous la loge latérale) – partie supérieure
obliquité	– enroulé autour du radius (le cravate d'arrière en avant)
aspect	– formé de 2 lames concentriques : – superficielle : large, en éventail – profonde : transversale
topographie	1) entre les 2 chefs **: branche profonde du nerf radial** 2) intime avec l'articulation **radio-ulnaire supérieure** (RUS)

SUPINATEUR

3-94

Rapports.

1. SIMPL
2. Supinateur superficiel
3. CERC
4. LERC
5. Branche profonde du nerf radial
6. Brachioradial
7. Branche superficielle du nerf radial
8. Vaisseaux radiaux
9. SIMAL
10. Rond pronateur
11. FRC
12. Nerf médian
13. Long palmaire
14. Vaisseaux ulnaires
15. Brachial
16. FSD
17. FPD
18. FUC
19. Nerf ulnaire
20. EUC
21. Long abducteur du I
22. Biceps brachial
23. Extenseur du V
24. Extenseur des doigts
25. Supinateur profond

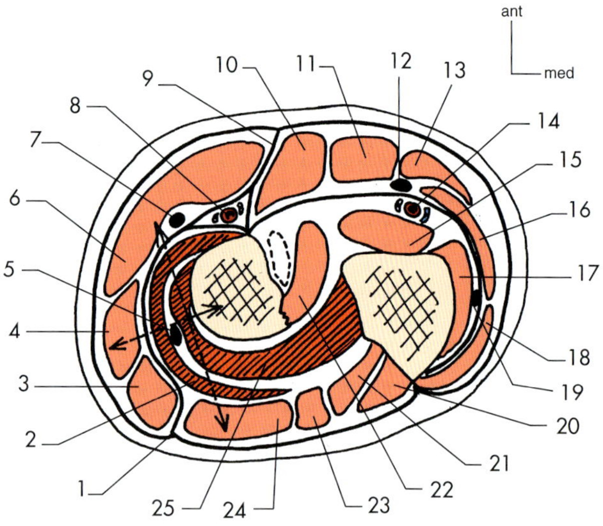

3-95

Action supinatrice (S) et coaptatrice (C) en coupes schématiques au niveau supérieur du radius (a) et à la tubérosité bicipitale (b).

1. Supinateur profond
2. Supinateur superficiel
3. Biceps
4. Ulna

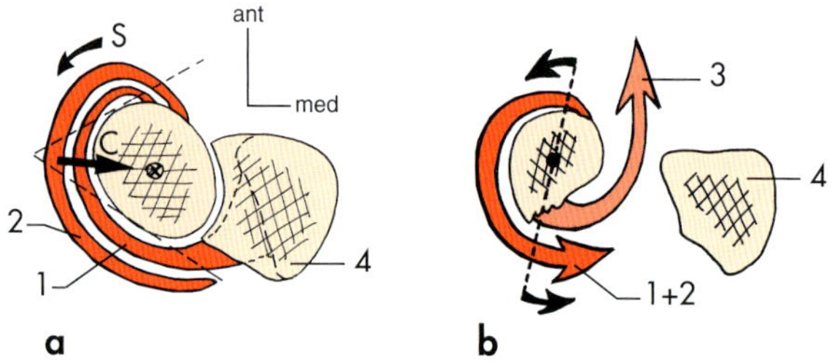

3-96

Innervation, vascularisation.

1. EUC
2. Extenseur du V
3. Extenseur des doigts
4. Anconé
5. Artère récurrente interosseuse
6. CERC
7. LERC
8. Brachioradial
9. Triceps
10. Brachial
11. Biceps
12. Artère récurrente radiale
13. Nerf radial
14. Artère radiale
15. Supinateur (2 plans)
16. Long abducteur du I

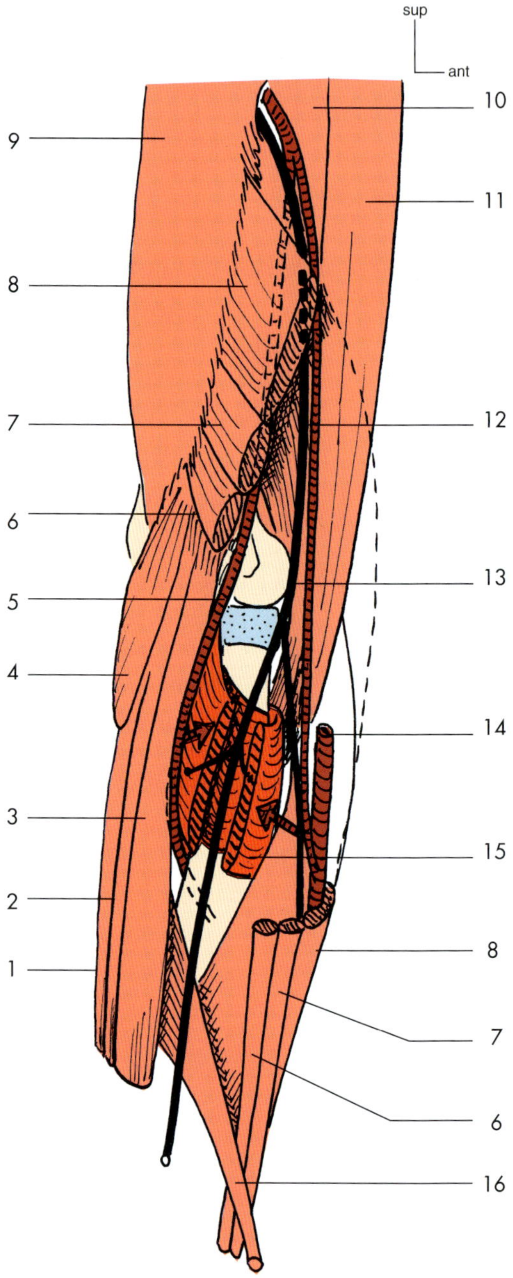

Rapports (fig. 3-94)	
globalement	
en superficie	– brachioradial – LERC et CERC – à noter qu'au niveau de ce muscle, la loge postérieure s'invagine sous la loge latérale
en profondeur	– articulation du **coude**
entre les 2	– **branche profonde du nerf radial**

Action (fig. 3-95)	
statique	– **stabilisation** latérale du coude[1]
dynamique	– **supination**

[1] C'est un antagoniste synergique de l'anconé. Aidés du chef médial du triceps, ils verrouillent le coude latéral.

Innervation, vascularisation (fig. 3-96)	
nerf	– branche profonde du **nerf radial** (1 filet pour chaque chef)
racines	– C6, C7
artères	– en avt : artère récurrente radiale – en arr. : artère récurrente interosseuse

Incidences pratiques

- *Sur le plan morpho-palpatoire*, ce muscle est inaccessible.
- *Sur le plan mécanique et pathologique*, c'est un supinateur pur, fonctionnant tout le temps à la différence du biceps qui intervient dans la force mais peu en position d'extension.

QROC sur le supinateur

Corrigés p. 483

1. Quelle est l'action du supinateur ?
2. Quelle est l'innervation du supinateur ?
3. Donnez l'origine proximale du supinateur.
4. Donnez ses rapports essentiels.

AVANT-BRAS : MUSCLES POSTÉRIEURS, PLAN SUPERFICIEL

ANCONÉ[7]

▶ **3-97**

Situation de l'anconé.

1. Extenseur des doigts
2. Extenseur du V
3. EUC
4. FUC
5. Anconé
6. Triceps
7. Brachioradial
8. LERC
9. CERC
10. Long abducteur du I
11. Court extenseur du I

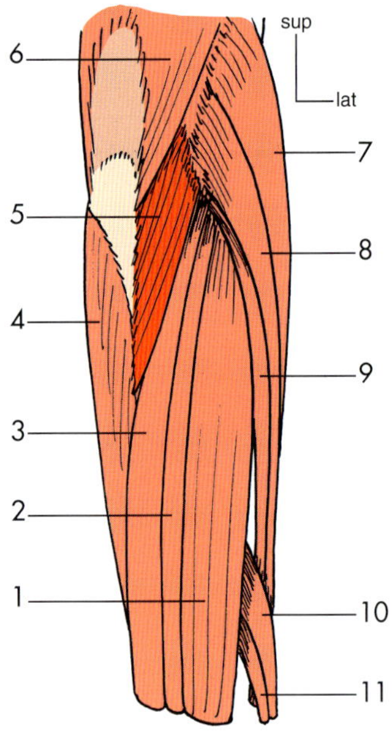

▶ **3-98**

Origine.

1. Fosse olécrânienne
2. Chef médial (triceps)
3. Anconé
4. Capitulum

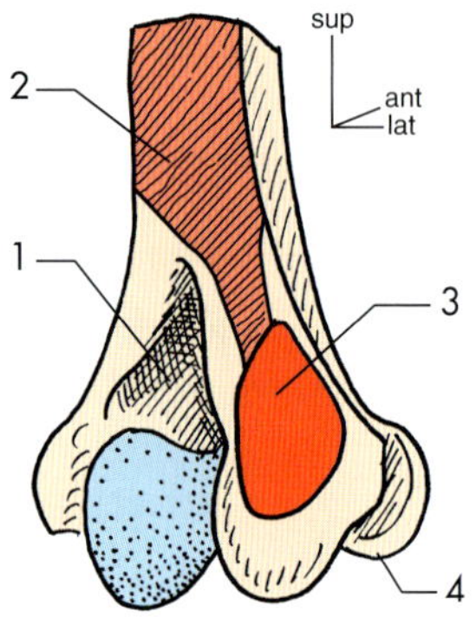

▶ **3-99**

Terminaison.

1. Anconé
2. Triceps
3. Incisure radiale
4. Fosse supinatrice

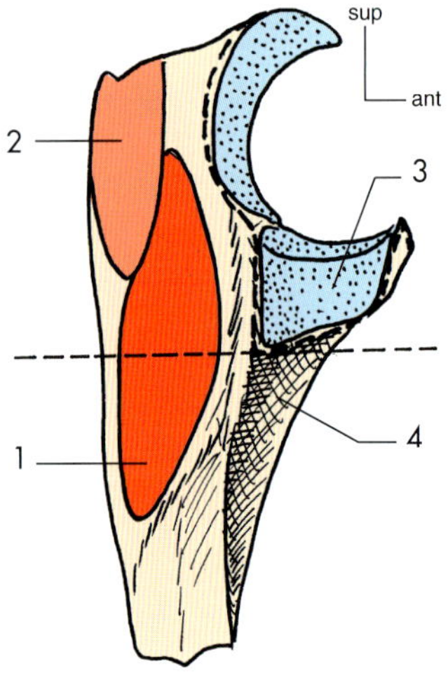

▶ **3-100**

Trajet.

1. Chef médial
2. Anconé

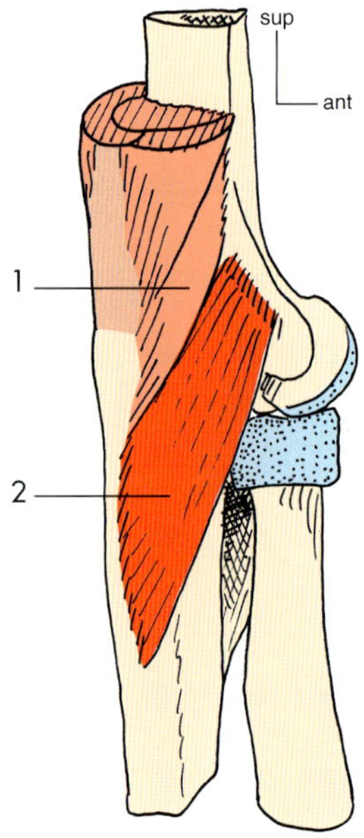

[7] Il représente, en quelque sorte, le 4e chef du triceps brachial (il pourrait être traité à sa suite).

Présentation (fig. 3-97)	
groupe	– **épicondyliens latéraux**
situation	– avant-bras
tendu de/à	– humérus → ulna
forme	– petit

Origine (insertion proximale) (fig. 3-98)	
structure	– **humérus**
partie	– extrémité inférieure – épicondyle latéral
secteur	– face post. (au contact du chef médial du triceps)
par	– tendon (non commun avec les autres épicondyliens)

Terminaison (insertion distale) (fig. 3-99)	
structure	– **ulna**
partie	– à cheval sur l'extrémité sup. et le corps
secteur	1) extrémité sup. : olécrâne (face lat.) 2) corps : 1/4 sup. de la face post. (au-dessus de la crête oblique)
par	– fibres charnues

Trajet (fig. 3-100)	
loge	– loge postérieure, plan superficiel – partie toute supérolatérale
obliquité	– s'étale en éventail en bas et en dedans
aspect	– court et aplati – triangulaire à sommet supérolatéral
topographie	1) continue le **plan du chef médial du triceps** 2) en rapport avec l'articulation du **coude** (postérolatéral)

ANCONÉ

▶ **3-101**

Rapports.

1. Artère récurrente interosseuse
2. Anconé
3. CERC
4. LERC
5. Veine céphalique
6. Brachioradial
7. Artère radiale
8. Nerf radial (se divisant)
9. Veine médiane céphalique
10. Brachial
11. Tendon du biceps
12. Veine médiane basilique
13. Artère brachiale
14. Nerf médian
15. Rond pronateur
16. FRC
17. FSD
18. Veine basilique
19. Long palmaire
20. FUC
21. Nerf ulnaire
22. Artère récurrente ulnaire (branche post.)

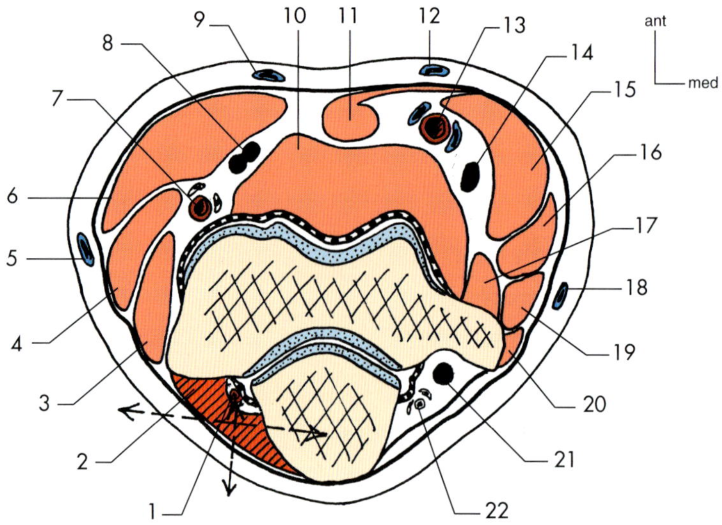

▶ **3-102**

Actions.

a) Coaptation huméro-ulnaire (C1 et radio-ulnaire sup. (C2)

b) Extension dans 3 positions : nulle en P1. faible en P2 (correspondant au croquis), plus forte en P3.

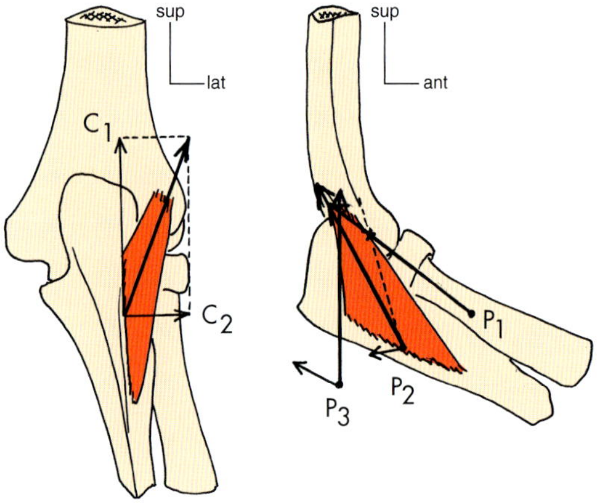

▶ **3-103**

Innervation, vascularisation.

1. Anconé
2. Tendon tricipital
3. Nerf inf. du chef méd. et anconé
4. Nerf radial
5. Artère récurrente radiale
6. Artère récurrente interosseuse

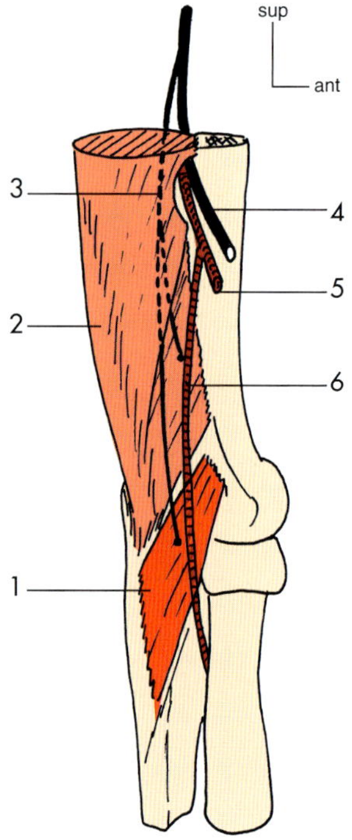

Rapports (fig. 3-101)	
globalement	
en avt	– artère récurrente interosseuse – articulation du coude – supinateur (pour ses fibres inférieures)
en arr.	– expansion latérale du triceps
en dd	– **olécrâne**
en dh	– peau
en ht	– **chef médial**

Action (fig. 3-102)	
statique	– **stabilisation** postérolatérale
dynamique	– extension (surtout en fin d'extension, activité proche du statique : verrouillage en **rectitude**)

Innervation, vascularisation (fig. 3-103)	
nerf	– **nerf inférieur du chef médial et de l'anconé** (collatérale du nerf radial)
racines	– C7, C8
artère	– artère récurrente interosseuse post.

Incidences pratiques

- *Sur le plan morpho-palpatoire*, ce petit muscle est peu apparent mais la facilité de son repérage le rend accessible, juste en dehors de l'olécrâne.
- *Sur le plan mécanique et pathologique*, il est synergique du supinateur pour stabiliser la partie latérale du coude, notamment au cours des mouvements de pronosupination de la main. À eux deux, ces muscles coaptent les interlignes huméroradial, huméro-ulnaire et radio-ulnaire. On peut le considérer comme le « 4e chef du triceps », ses insertions haute et basse étant en fondu enchaîné avec celles du chef médial (*cf.* ce muscle, ainsi que sa note de pratique concernant le muscle inconstant subanconé). Il partage également son innervation avec le chef médial. Certains accordent à l'anconé un léger effet d'abduction-pronation. Cet effet serait, en fait, dû à la légère extension de l'ulna lors de la rotation pronatrice du radius.

QROC sur l'anconé

Corrigés p. 484

1. Quelle est l'innervation de l'anconé ?
2. Quels sont les rapports de ce muscle ?
3. Quelle est son action ?

EXTENSEUR ULNAIRE DU CARPE (EUC)[8]

▶ **3-104**
Situation de l'EUC.
1. Anconé
2. Triceps brachial
3. LERC
4. EUC
5. Extenseur du V
6. Extenseur des doigts
7. CERC

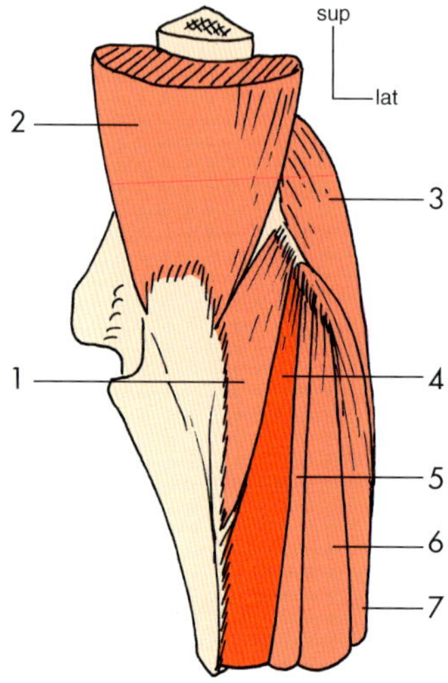

▶ **3-105**
Insertions.
1. Terminaison
2. Origine
3. Extenseur du V

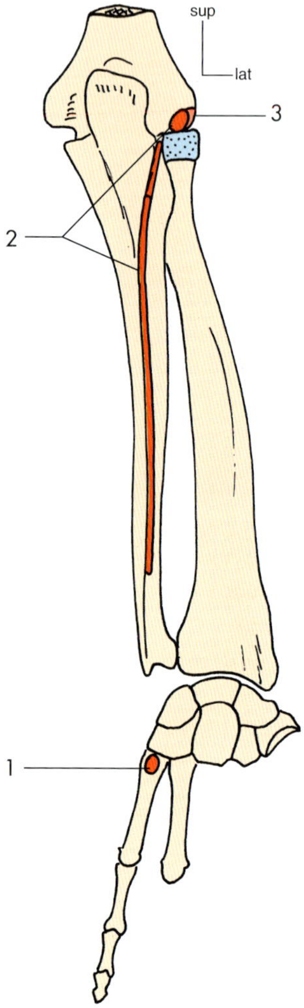

▶ **3-106**
Trajet.
1. EUC
2. RME

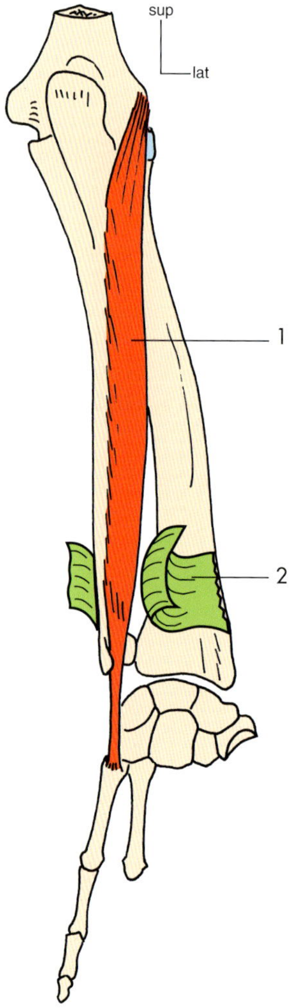

[8] Ancien cubital postérieur.

EXTENSEUR ULNAIRE DU CARPE (EUC)

Présentation (fig. 3-104)	
groupe	– **épicondyliens latéraux** – muscles propres du poignet
situation	– avant-bras
tendu de/à	– humérus et ulna → M5
forme	– allongé

Origine (insertion proximale) (fig. 3-105)		
structure	– **humérus**	– **ulna**
partie	– extrémité inférieure – épicondyle latéral	– corps – bord post. (crête)
secteur	– partie toute post. de l'apex	– versant latéral – dans ses 3/4 sup.
par	– tendon (commun)	– lame tendineuse
+	– SIM avec muscles voisins	– déborde sur l'extrémité sup. (bord lat. de la face post. de l'olécrâne)

Terminaison (insertion distale) (fig. 3-105)	
structure	– **5e métacarpien** (M5)
partie	– base
secteur	– face dorsale
par	– tendon

Trajet (fig. 3-106)	
loge	– loge postérieure, plan superficiel – le plus médial des épicondyliens latéraux (anconé mis à part)
obliquité	– grossièrement vertical (légèrement en bas et dd)
aspect	– très allongé – charnu en haut, tendineux en bas
topographie	1) longe la **crête ulnaire** 2) en bas : passe dans le **sillon post.** de la tête ulnaire

EXTENSEUR ULNAIRE DU CARPE (EUC)

▶ 3-107

Rapports au corps charnu.

1. CERC
2. LERC
3. Branche superficielle du nerf radial
4. Artère radiale
5. Veine céphalique
6. Brachioradial
7. Rond pronateur
8. LFP
9. FRC
10. Veine médiane de l'avant-bras
11. Nerf médian
12. Long palmaire
13. Artère ulnaire
14. FPD
15. FSD
16. Nerf ulnaire
17. Veine basilique
18. FUC
19. Court extenseur du I
20. EUC
21. Long extenseur du I
22. Extenseur du V
23. PV interosseux ant. et post.
24. Branche profonde du nerf radial
25. Long abducteur du I
26. Extenseur des doigts

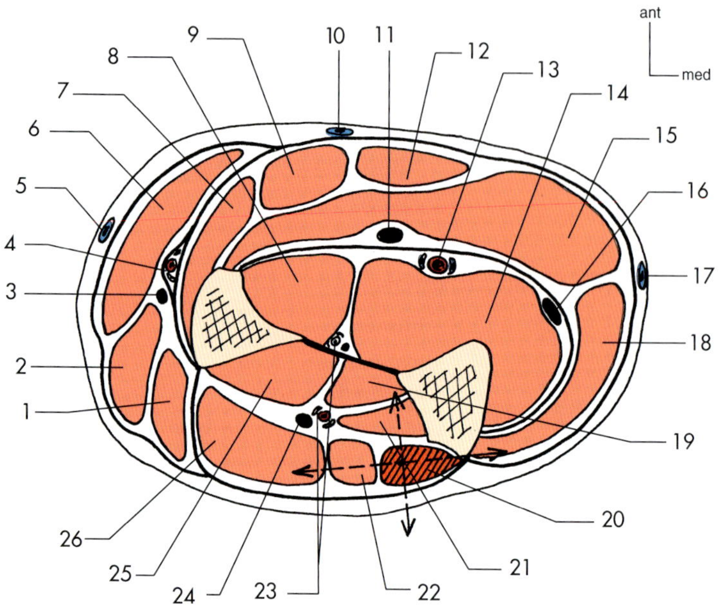

▶ 3-108

Rapports au tendon (mêmes légendes que 3-107).

27. Carré pronateur
28. Extenseur du II

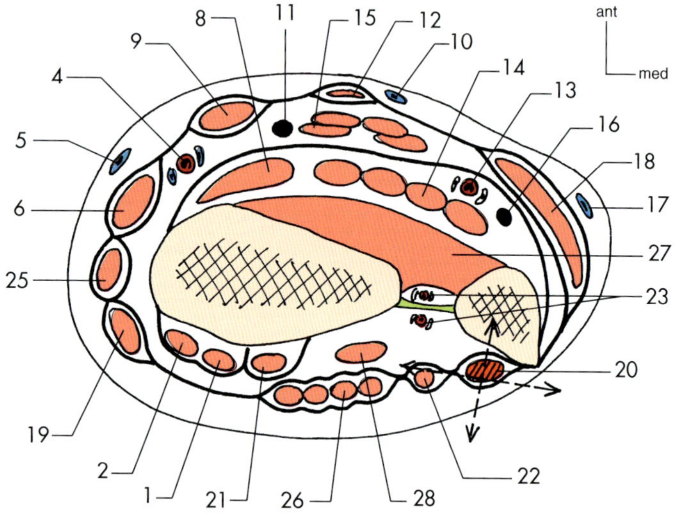

▶ 3-109

Actions de l'EUC : extension (a) et adduction (b) du poignet.

1. LERC et CERC
2. FRC
3. FUC
4. EUC

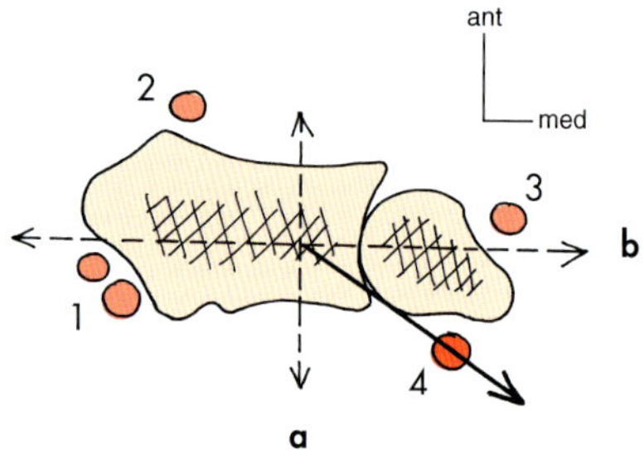

Rapports	
à l'avant-bras (fig. 3-107)	
en avt	– muscles de la couche profonde
en arr.	– peau
en dd	– **crête ulnaire**
en dh	– extenseur du V
au poignet (fig. 3-108)	
en avt	– **sillon post. de la tête ulnaire** – interlignes du poignet
en arr.	– RME
en dh	– extenseur du V

Action (fig. 3-109)	
statique	1) *coude :* **stabilisation** de l'interligne huméroradial 2) *poignet :* **stabilisation** médiale (main de force)
dynamique	– *poignet :* – **extension** – **adduction**

EXTENSEUR ULNAIRE DU CARPE (EUC)

▶ **3-110**

Innervation, vascularisation.

1. Artère interosseuse post.
2. EUC
3. Extenseur du V
4. Extenseur des doigts
5. Anconé
6. Nerf radial
7. Supinateur superficiel
8. Branche profonde du nerf radial
9. Supinateur profond
10. Tronc des muscles de la couche superficielle
11. Long abducteur du I
12. Court extenseur du I
13. Long extenseur du I
14. Extenseur du II

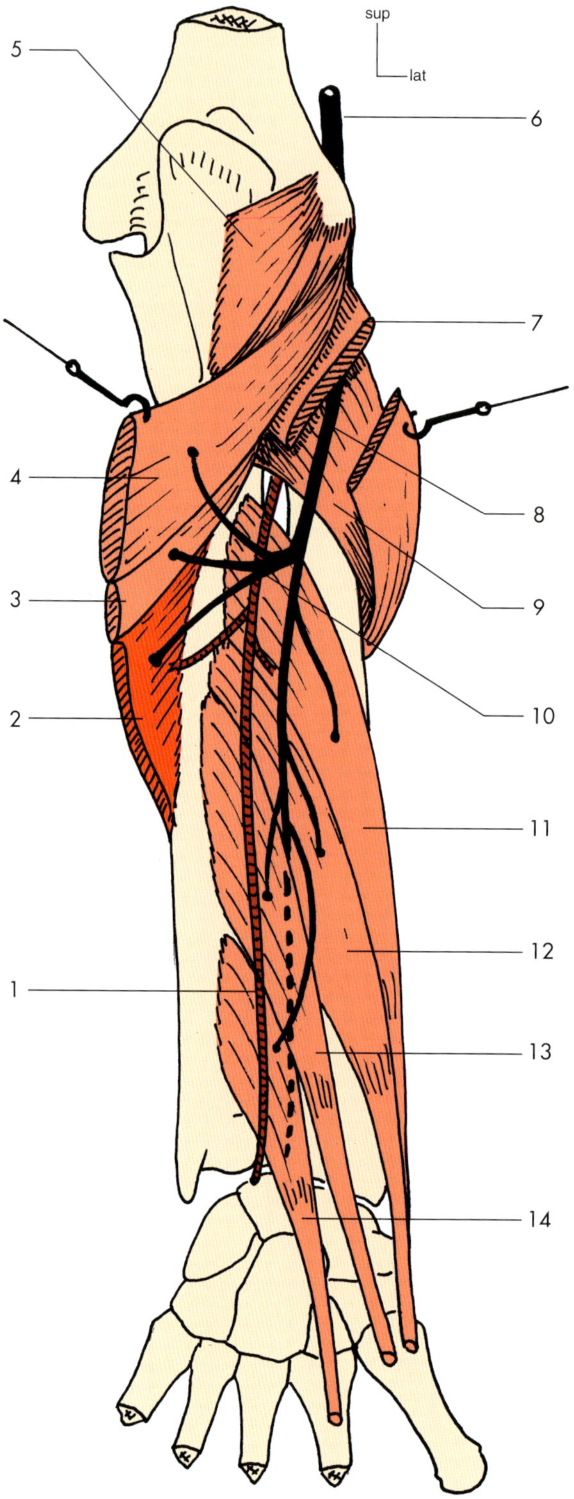

Innervation, vascularisation (fig. 3-110)	
nerf	– branche profonde du **nerf radial** (rameau de la couche superficielle)
racines	– C6, C7, C8
artère	– artère interosseuse post.

Incidences pratiques

- *Sur le plan morpho-palpatoire,* le muscle peut être suivi d'un bout à l'autre de son trajet en se repérant à la crête ulnaire.
- *Sur le plan mécanique et pathologique,* en tant qu'extenseur du poignet il intervient dans les prises par sa participation à l'effet ténodèse. Dans l'adduction du poignet, il est synergique du fléchisseur ulnaire du carpe. Il peut y avoir conflit, à type de tendinite, avec le styloïde ulnaire dans les mouvements tournants du poignet.

QROC sur l'EUC

Corrigés p. 484

1. Quelle est l'insertion d'origine de l'EUC ?
2. Quels sont les rapports essentiels de ce muscle ?
3. Quelle est son innervation ?
4. Quelle est son action ?

EXTENSEUR DU 5E DOIGT

▶ **3-111**

Situation de l'extenseur du V.
1. Anconé
2. Triceps brachial
3. LERC
4. EUC
5. Extenseur du V
6. Extenseur des doigts
7. CERC

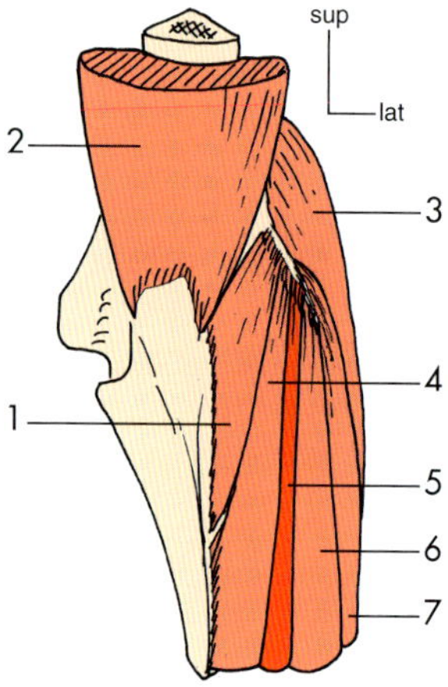

▶ **3-112**

Origine (mêmes légendes que 3-111).
8. Supinateur

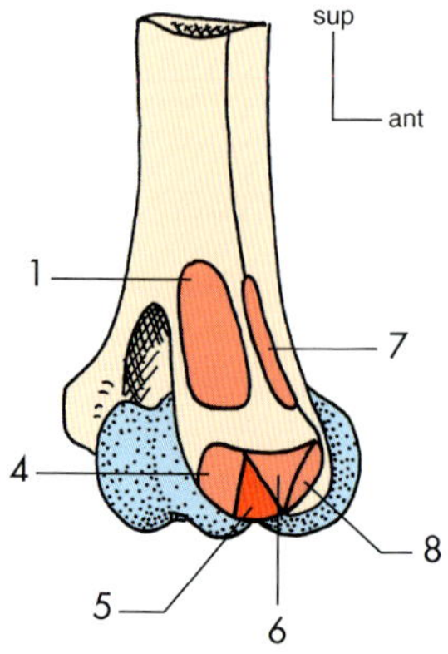

▶ **3-113**

Terminaison.
1. Tendon de l'extenseur des doigts pour le V
2. Extenseur du V
3. Tendons de l'extenseur des doigts
4. Languettes intertendineuses

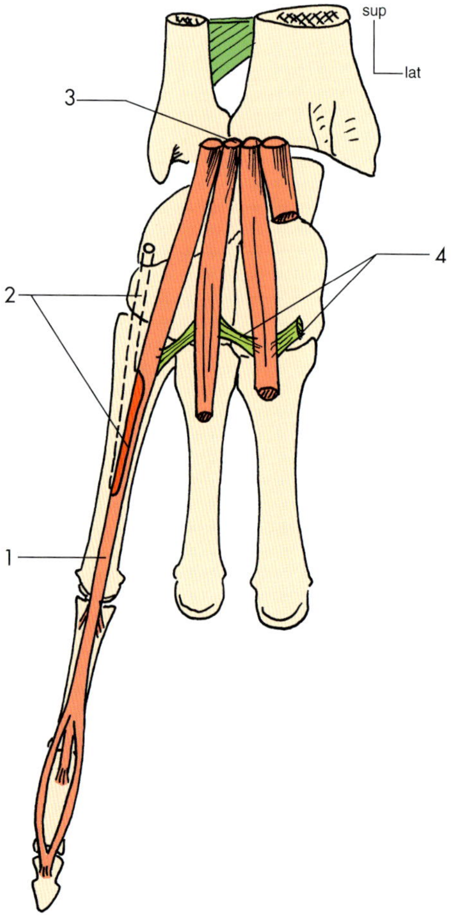

▶ **3-114**

Trajet.
1. extenseur du V (et sa gaine)
2. extenseur des doigts (et sa gaine)
3. RME

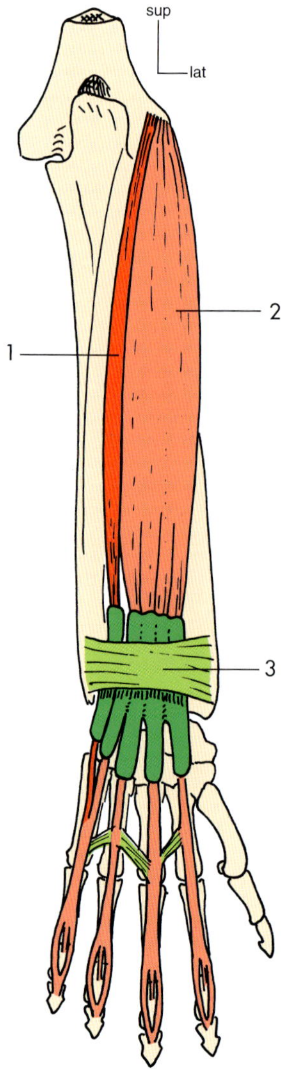

Présentation (fig. 3-111)	
groupe	– **épicondyliens latéraux**
situation	– avant-bras
tendu de/à	– humérus → ED pour le V
forme	– grêle

Origine (insertion proximale) (fig. 3-112)	
structure	– **humérus**
partie	– extrémité inférieure – épicondyle latéral
secteur	– apex – entre l'EUC et l'ED
par	– tendon (commun)
+	– SIM avec muscles voisins

Terminaison (insertion distale) (fig. 3-113)	
structure	– **extenseur des doigts** (tendon pour le V)
partie	– bord médial
secteur	– niveau métacarpien
par	– tendon

Trajet (fig. 3-114)	
loge	– loge postérieure, plan superficiel
obliquité	– vertical
aspect	– grêle et allongé – charnu en haut, tendineux en bas
topographie	1) logé entre l'extenseur des doigts et l'EUC 2) pas de terminaison propre (sur les phalanges par l'intermédiaire de l'ED)

EXTENSEUR DU 5E DOIGT

▶ **3-115**

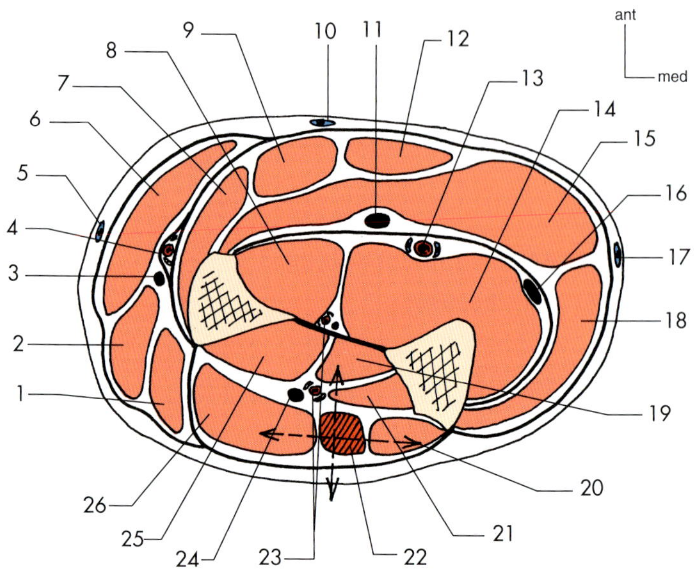

Rapports au corps charnu.

1. CERC
2. LERC
3. Branche superficielle du nerf radial
4. Artère radiale
5. Veine céphalique
6. Brachioradial
7. Rond pronateur
8. LFP
9. FRC
10. Veine médiane de l'avant-bras
11. Nerf médian
12. Long palmaire
13. Artère ulnaire
14. FPD
15. FSD
16. Nerf ulnaire
17. Veine basilique
18. FUC
19. Court extenseur du I
20. EUC
21. Long extenseur du I
22. Extenseur du V
23. PV interosseux ant. et post.
24. Branche profonde du nerf radial
25. Long abducteur du I
26. Extenseur des doigts

▶ **3-116**

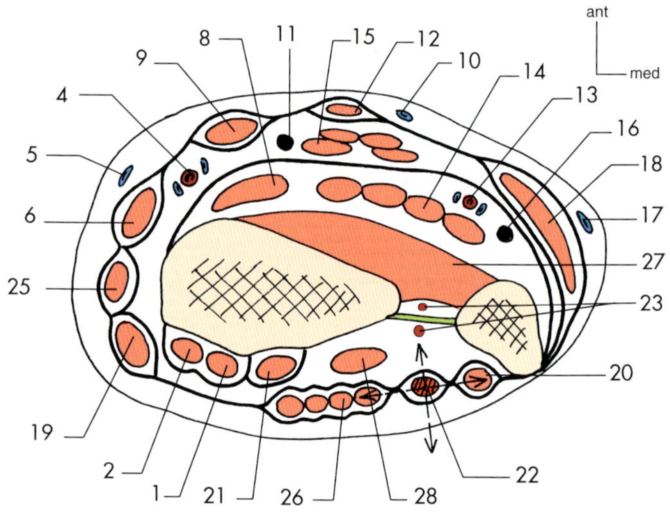

Rapports au tendon.

1. CERC
2. LERC
4. Artère radiale
5. Veine céphalique
6. Brachioradial
8. LFP
9. FRC
10. Veine médiane de l'avant-bras
11. Nerf médian
12. Long palmaire
13. Artère ulnaire
14. FPD
15. FSD
16. Nerf ulnaire
17. Veine basilique
18. FUC
19. Court extenseur du I
20. EUC
21. Long extenseur du I
22. Extenseur du V
23. PV interosseux ant. et post.
25. Long abducteur du I
26. Extenseur des doigts
27. Carré pronateur
28. Extenseur du II

Rapports	
à la partie charnue (fig. 3-115)	
en avt	– vaisseaux interosseux post. et branche profonde du nerf radial – muscles de la couche profonde
en arr.	– peau
en dd	– EUC
en dh	– extenseur des doigts
au tendon (fig. 3-116)	
en avt	– plan osseux (carpe)
en arr.	– RME (dans une gaine propre)
en dh	– tendon de l'ED pour le V

Action (*cf.* fig. 3-124)	
dynamique	1) *doigt :* – **extension** du 5e doigt (surtout MP) 2) *poignet :* – participe à l'extension – adduction

Innervation, vascularisation (*cf.* fig. 3-110)	
nerf	– branche profonde du **nerf radial**
racines	– C7, C8
artère	– artère interosseuse post.

Incidences pratiques

- *Sur le plan morpho-palpatoire,* ce muscle très fin est décelable entre ses 2 voisins mentionnés ci-dessus et grâce à des contractions itératives en extension du 5e doigt.
- *Sur le plan mécanique et pathologique,* il partage tout avec l'extenseur des doigts.

(*Note :* les QROC sont placées avec celles de l'extenseur des doigts.)

EXTENSEUR DES DOIGTS (ED)[9]

▶ 3-117

Situation de l'extenseur des doigts.

1. Anconé
2. Triceps brachial
3. LERC
4. EUC
5. Extenseur du V
6. Extenseur des doigts
7. CERC

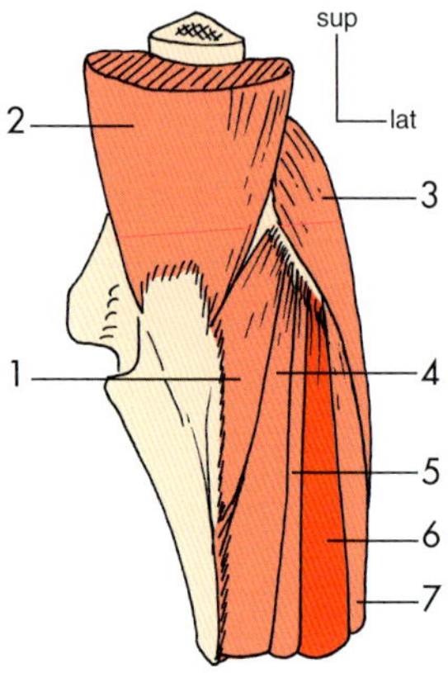

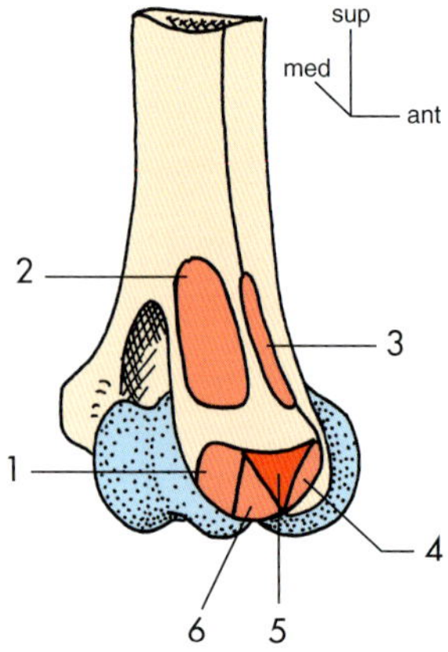

▶ 3-118

Origine de l'extenseur des doigts.

1. EUC
2. Anconé
3. CERC
4. Supinateur
5. Extenseur des doigts
6. Extenseur du V

▶ 3-119

Terminaison en vues dorsale (a, b), latérale (c), latérodorsale (d). Flèches = expansions des interosseux sur les languettes latérales.

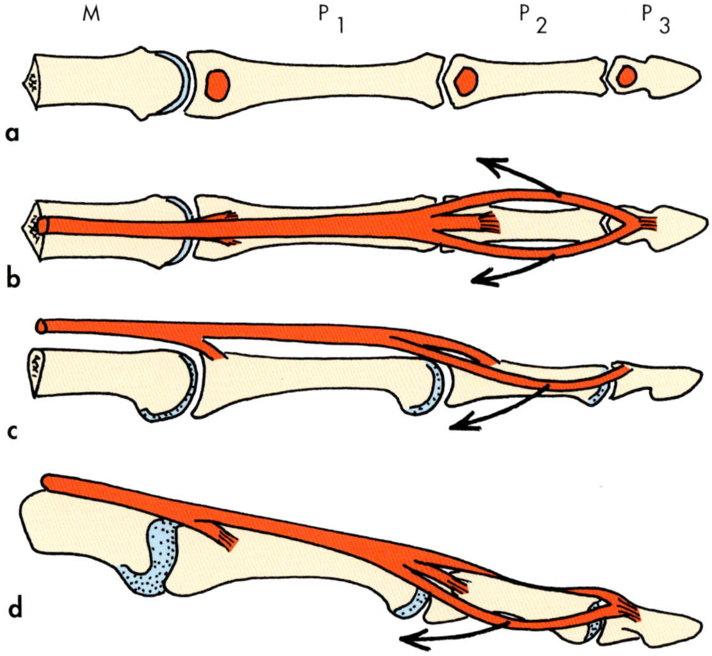

▶ 3-120

Terminaison.

1. Extenseur des doigts
2. RME
3. Gaine du muscle
4. Languettes intertendineuses
5. Bandelettes sagittales
6. Localisation des dossières

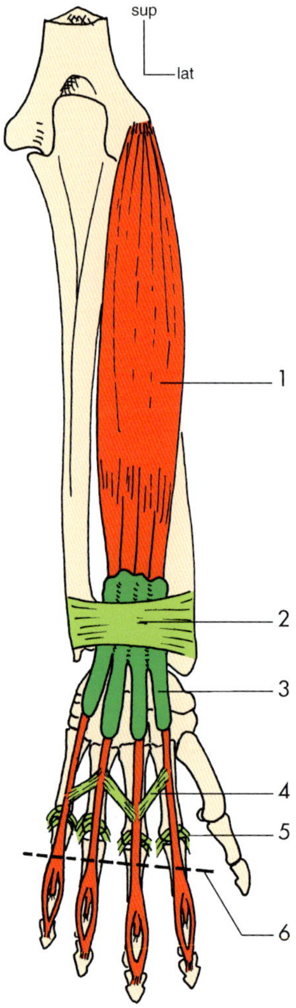

[9] Appelé parfois long extenseur des doigts car il peut en exister un court (anciennement nommé manieux, équivalent de l'ancien pédieux au pied). Lorsqu'il existe, il s'insère à la face dorsale du carpe (où il forme un petit relief charnu) et se termine en quelques petits tendons sur le long extenseur des doigts. Il est constant chez le singe, très rare chez l'homme.

Présentation (fig. 3-117)	
groupe	– **épicondyliens latéraux** – extrinsèques de la main
situation	– avant-bras
tendu de/à	– humérus → doigts
forme	– large et aplati

Origine (insertion proximale) (fig. 3-118)	
structure	– **humérus**
partie	– extrémité inférieure – épicondyle latéral
secteur	– apex – entre et au-dessus de l'extenseur du V et le supinateur
par	– tendon (commun)
+	– SIM avec muscles voisins

Terminaison (insertion distale) (fig. 3-119)	
structure	– les **3 phalanges** (P1, P2, P3) des 4 doigts longs
partie	– base
secteur	– face dorsale
par	– tendon

Trajet (fig. 3-120)	
loge	– loge postérieure, plan superficiel
obliquité	– vertical
aspect	– large et aplati – charnu en haut, divisé en 4 tendons en bas
topographie	1) *avant-bras :* – en bas, les 4 tendons passent sous le **RME** – tendons dans 1 gaine commune 2) *métacarpe :* – tendons réunis par **deslanguettes intertendineuses** – les tendons de l'ED pour le II et le V reçoivent la terminaison des extenseurs du II et du V sur leur bord médial. 3) *MP :* – naissance des **bandelettes sagittales** (éléments fibreux stabilisant le tendon, de part et d'autre, en le fixant au derme palmaire) – la terminaison sur P1 renforce la **capsule MP** 4) *P1 :* – chaque tendon reçoit une **dossière** (des interosseux) 5) *IPP :* – division en **3 languettes** (1 médiane + 2 latérales) 6) *P2 :* – terminaison de la **languette médiane** 7) *IPD :* – **réunion des 2 languettes latérales** et terminaison sur P3

EXTENSEUR DES DOIGTS (ED)

▶ **3-121**

Rapports au corps charnu.

1. CERC
2. LERC
3. Branche superficielle du nerf radial
4. Artère radiale
5. Veine céphalique
6. Brachioradial
7. Rond pronateur
8. LFP
9. FRC
10. Veine médiane de l'avant-bras
11. Nerf médian
12. Long palmaire
13. Artère ulnaire
14. FPD
15. FSD
16. Nerf ulnaire
17. Veine basilique
18. FUC
19. Court extenseur du I
20. EUC
21. Long extenseur du I
22. Extenseur du V
23. PVN interosseux ant. et post.
24. Branche profonde du nerf radial
25. Long abducteur du I
26. Extenseur des doigts

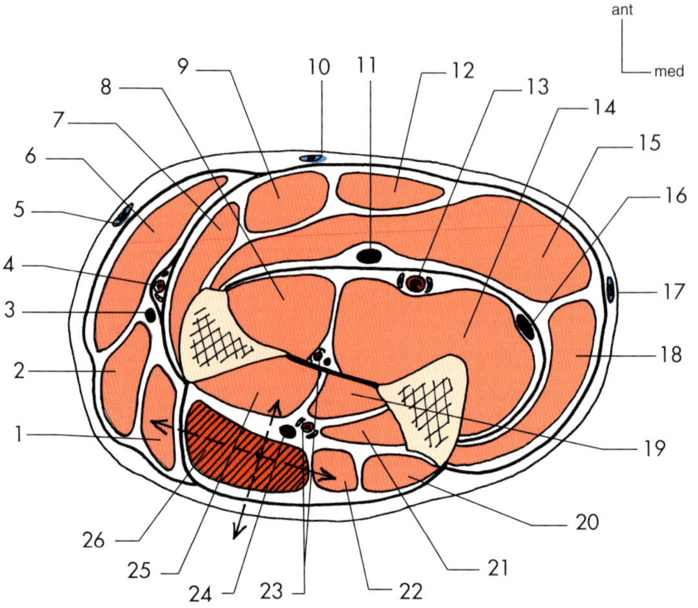

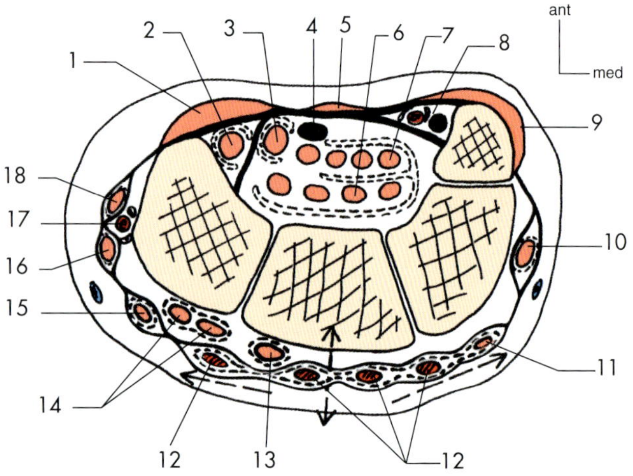

▶ **3-122**

Rapports aux tendons.

1. Court abducteur du I
2. FRC
3. LFP
4. Nerf médian
5. Long palmaire
6. FPD
7. FSD
8. Canal ulnaire (PVN)
9. Abducteur du V
10. EUC
11. Extenseur du V
12. Extenseur des doigts
13. Extenseur du II
14. CERC et LERC
15. Long extenseur du I
16. Court extenseur du I
17. Artère radiale
18. Long abducteur du I

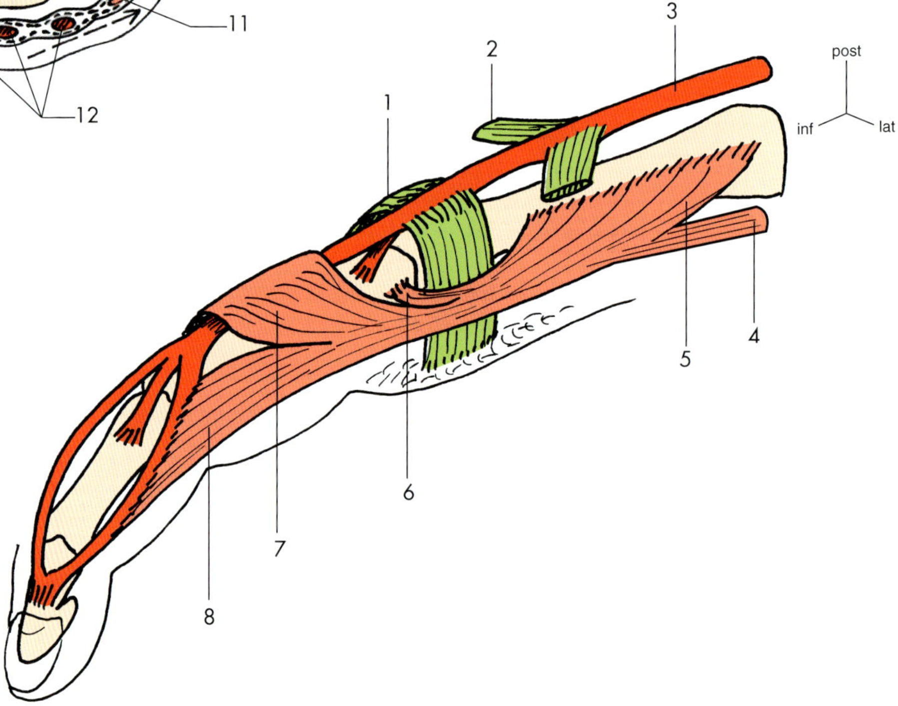

▶ **3-123**

Rapports fibreux à la terminaison (4e doigt en vue dorsolatérale).

1. Bandelette sagittale
2. Languette intertendineuse
3. Tendon de l'extenseur des doigts pour le IV
4. 3e lombrical
5. 3e IOP
6. Terminaison de l'IOP sur P1
7. Dossière des interosseux
8. Expansion de l'IOP sur la languette lat.

Rapports	
à la partie charnue (fig. 3-121)	
en avt	– branche profonde du **nerf radial** et vaisseaux interosseux post. – muscles de la **couche profonde**
en arr.	– peau
en dd	– extenseur du V
en dh	– en ht : CERC – en bas : long abducteur et court extenseur du I
au tendon (fig. 3-122 et 3-123)	
en avt	– plan ostéoarticulaire – extenseur du II (jusqu'aux métacarpiens)
en arr.	– en ht : RME, puis fascia dorsal – en bas : **dossière des IO**
en côtés	– en ht : **languettes intertendineuses**, puis **bandelettes sagittales** – en bas : tendons des **intrinsèques** (IOP et IOD) (formant le losange de Stack)

EXTENSEUR DES DOIGTS (ED)

▶ **3-124**

Action.

1. Tendon ED et 1' son action sur la MP
2. Dossière des interosseux et 2' son action sur l'IPP
3. Expansion de l'interosseux et 3' son action sur l'IPD

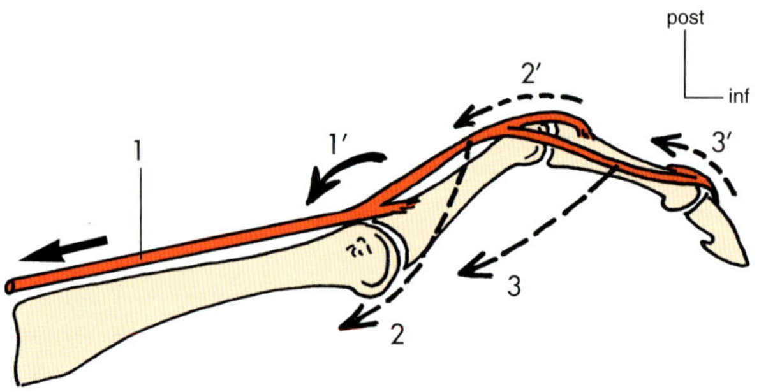

▶ **3-125**

Innervation, vascularisation.

1. Artère interosseuse post.
2. EUC
3. Extenseur du V
4. Extenseur des doigts
5. Anconé
6. Nerf radial
7. Supinateur superficiel
8. Branche profonde du nerf radial
9. Supinateur profond
10. Tronc des muscles de la couche superficielle
11. Long abducteur du I
12. Court extenseur du I
13. Long extenseur du I
14. Extenseur du II

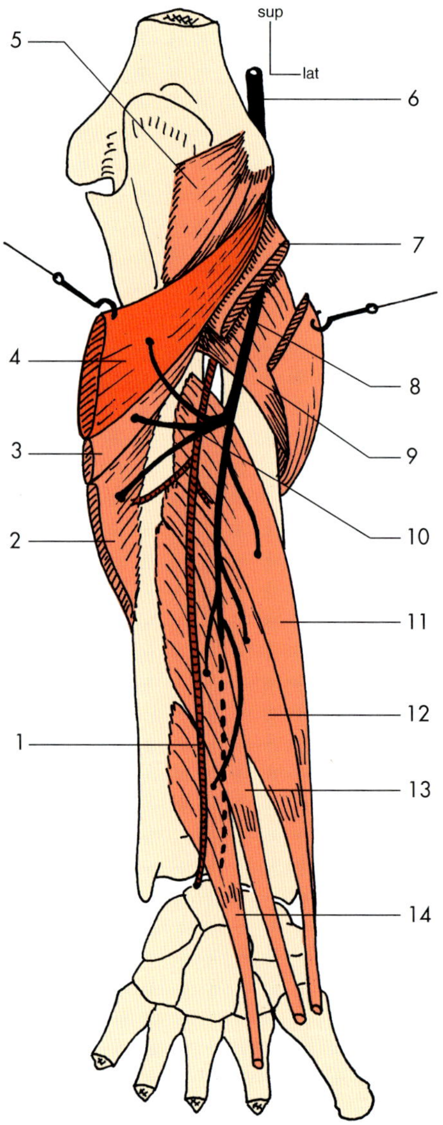

Action (fig. 3-124)	
statique	– contribue à la **stabilisation** latérale du coude
dynamique	1) *doigts :* – **extension** des 4 doigts longs (surtout des MP[1]) 2) *poignet :* – extension

[1] Les IPP et IPD sont surtout étendues par les muscles interosseux.

Innervation, vascularisation (fig. 3-125)	
nerf	– branche profonde du **nerf radial**
racines	– C7, C8
artères	– artère interosseuse post. – artère interosseuse récurrente

Incidences pratiques

- *Sur le plan morpho-palpatoire,* ce muscle est facilement accessible car sous-cutané. Sa contraction itérative le met nettement en évidence.
- *Sur le plan mécanique et pathologique,* l'extenseur des doigts agit par un mécanisme complexe faisant intervenir le FSD pour provoquer l'extension de P1. L'extension des interphalangiennes est surtout le fait des interosseux. Les tendons extenseurs sont stabilisés sur les côtés par les interosseux et lombricaux (prédominant sur leur bord latéral), la dégénérescence tendineuse entraîne un déraillement des doigts vers le dedans (surnommé « coup de vent ulnaire »).

QROC sur l'extenseur des doigts et du V

Corrigés p. 484

1. Quels sont les rapports essentiels de ces muscles ?
2. Quelle est l'innervation de l'ED et celle de l'extenseur du V ?
3. Quelle est l'action de ces muscles ?

AVANT-BRAS : MUSCLES POSTÉRIEURS, PLAN PROFOND

LONG ABDUCTEUR DU POUCE

3-126

Muscles profonds émergeant au cadran inférolatéral de la loge postérieure.

1. Extenseur du V
2. EUC
3. FUC
4. Anconé
5. LERC
6. Extenseur des doigts
7. CERC
8. Long abducteur du I
9. Court extenseur du I
10. Long extenseur du I
11. Extenseur du II

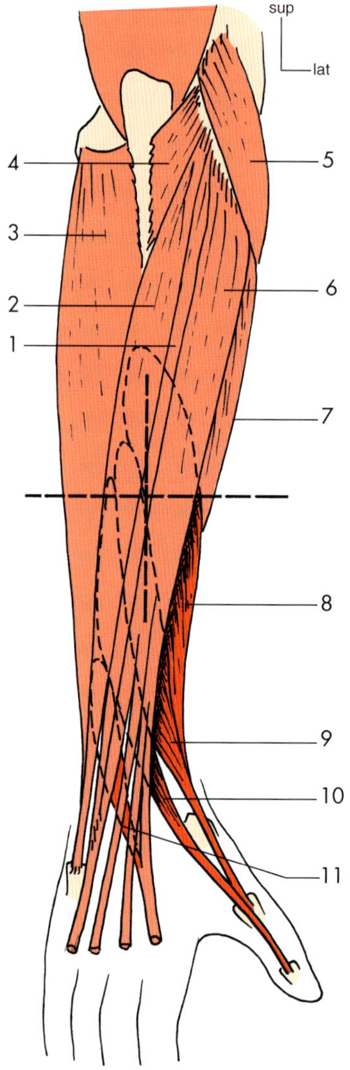

3-127

Insertions.

1. Long abducteur du I
2. Court extenseur du I
3. Long extenseur du I
4. Extenseur du II

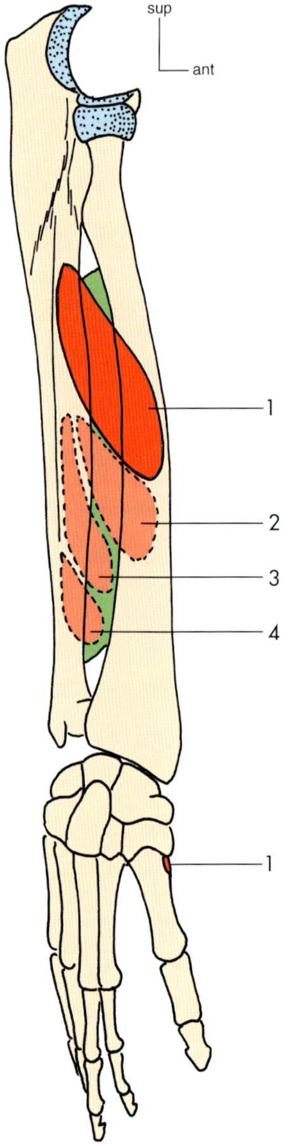

Présentation (fig. 3-126)	
groupe	– **extrinsèques** de la main – muscles **propres du pouce** – à noter que le supinateur, muscle profond du plan postérieur de par son trajet, est généralement classé dans les muscles latéraux de l'avant-bras (p. 201)
situation	– avant-bras
tendu de/à	– 2 os de l'avant-bras → pouce
forme	– allongé

Origine (insertion proximale) (fig. 3-127)		
structure	– **ulna**	– **radius**
partie	– face post.	– face post.
secteur	– champ postérolatéral – partie supérieure	– partie moyenne (au-dessus du court extenseur du I)
par	– fibres charnues	
+	– MIO adjacente	

LONG ABDUCTEUR DU POUCE

▶ 3-128

Terminaison, en vues ant. (a, b, c) et latérale (d).

1. Long abducteur du I
2. Opposant du I
3. 1er IOP
4. 1er IOD
5. Court abducteur du I
6. RMF
7. Extenseur des doigts pour le II
8. LERC et CERC
9. RME
10. Artère radiale
11. Court extenseur du I
12. Long extenseur du I

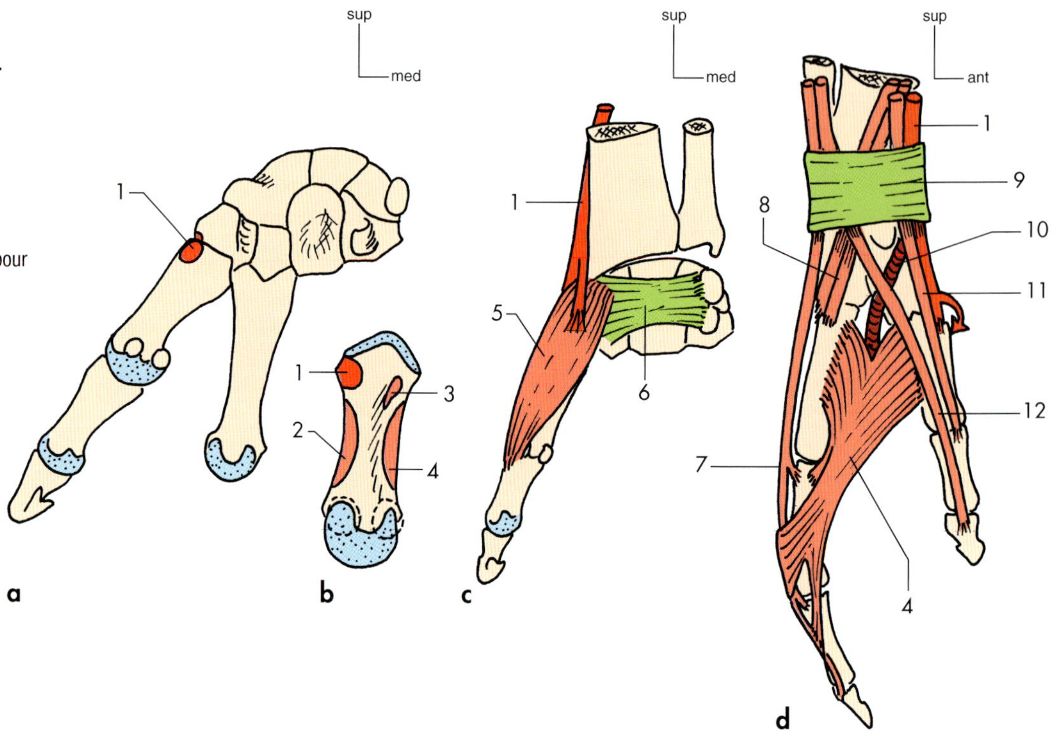

▶ 3-129

Trajet.

1. Long abducteur du I
2. Court extenseur du I
3. Long extenseur du I
4. Extenseur du II

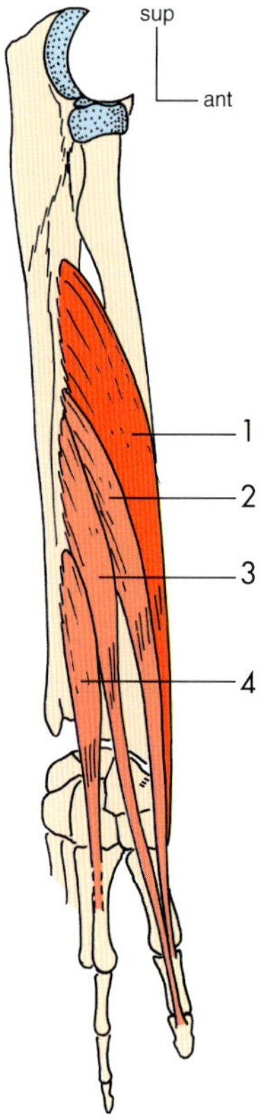

▶ 3-130

Rapports au corps charnu.

1. CERC
2. LERC
3. Branche superficielle du nerf radial
4. Artère radiale
5. Veine céphalique
6. Brachioradial
7. Rond pronateur
8. LFP
9. FRC
10. Nerf médian
11. Long palmaire
12. Veine médiane de l'avant-bras
13. Artère ulnaire
14. FPD
15. FSD
16. Nerf ulnaire
17. Veine basilique
18. FUC
19. Court extenseur du I
20. EUC
21. Long extenseur du I
22. Extenseur du V
23. PV interosseux ant. et post.
24. Branche profonde du nerf radial
25. Long abducteur du I
26. Extenseur des doigts

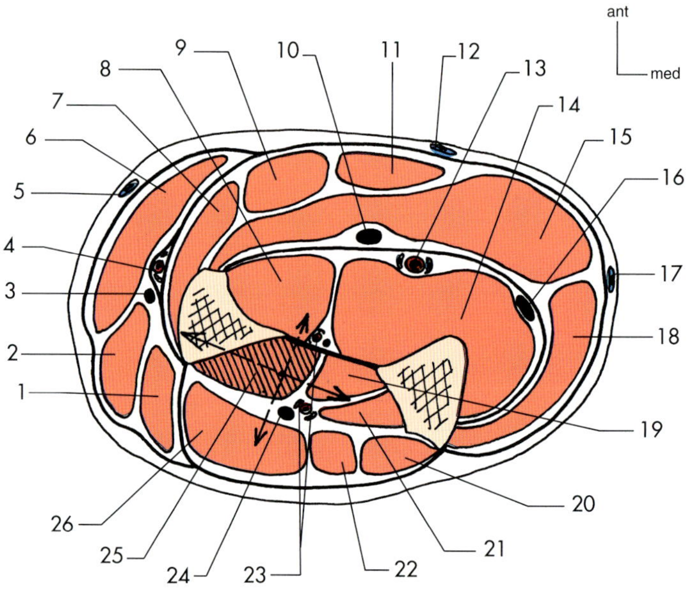

Terminaison (insertion distale) (fig. 3-128)	
structure	– **1er métacarpien** (M1)
partie	– base
secteur	– tubercule latéral
par	– tendon
+	– capsule trapézo-métacarpienne du I (voir sur le trapèze) – expansion au court abducteur du I

Trajet (fig. 3-129)	
loge	– loge postérieure, plan profond
obliquité	– en bas, en dehors
aspect	– le plus gros des muscles de la couche profonde – charnu en haut, tendineux en bas
topographie	1) le plus **haut et latéral** des muscles de la couche profonde 2) longe le court extenseur du I **(tabatière anatomique)**

Rapports	
à la partie charnue (fig. 3-130)	
en avt	– MIO et radius
en arr.	– PVN postérieur – muscles de la **couche superficielle** (surtout ED)
en dd	– court extenseur du I
en dh	– CERC
en ht	– supinateur
en bas	– court extenseur du I

LONG ABDUCTEUR DU POUCE

3-131

Rapports au tendon.

1. Long abducteur du I
2. Brachio-radial
3. Veine céphalique
4. Artère radiale
5. FRC
6. LFP
7. Nerf médian
8. FSD
9. Long palmaire
10. Veine médiane de l'avant-bras
11. FPD
12. Artère ulnaire
13. Nerf ulnaire
14. FUC
15. Veine basilique
16. Carré pronateur
17. Vaisseaux interosseux
18. EUC
19. Extenseur du V
20. Extenseur du II
21. ED
22. Long extenseur du I
23. CERC
24. LERC
25. Court extenseur du I

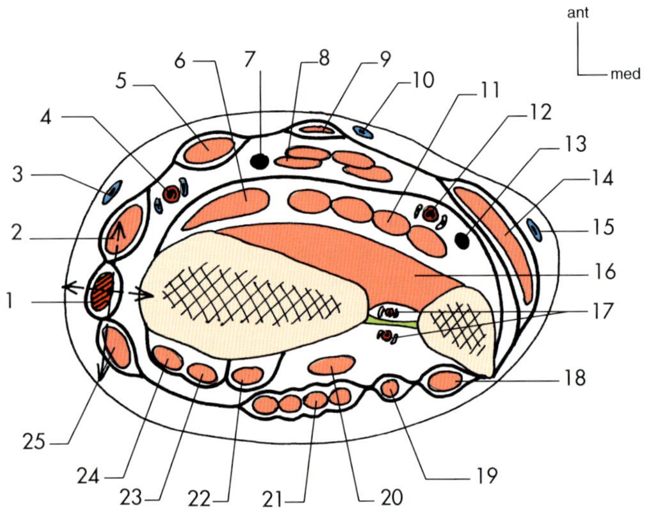

3-132

Action du muscle sur la trapézo-métacarpienne.

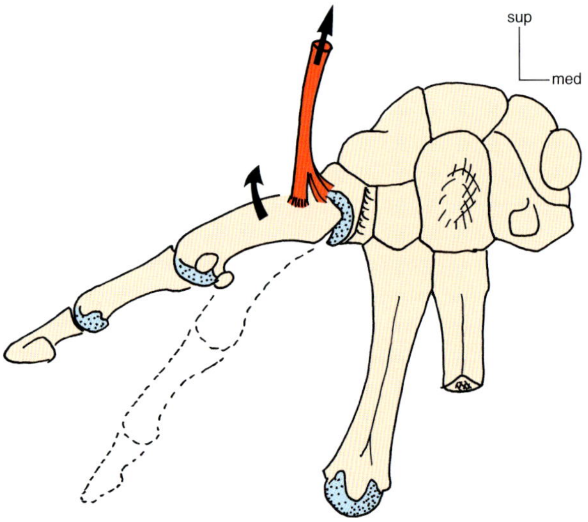

3-133

Innervation, vascularisation.

1. Artère interosseuse post.
2. EUC
3. Extenseur du V
4. Extenseur des doigts
5. Anconé
6. Nerf radial
7. Supinateur superficiel
8. Branche profonde du nerf radial
9. Supinateur profond
10. Tronc des muscles de la couche profonde (ou nerf interosseux post.)
11. Long abducteur du I
12. Court extenseur du I
13. Long extenseur du I
14. Extenseur du II

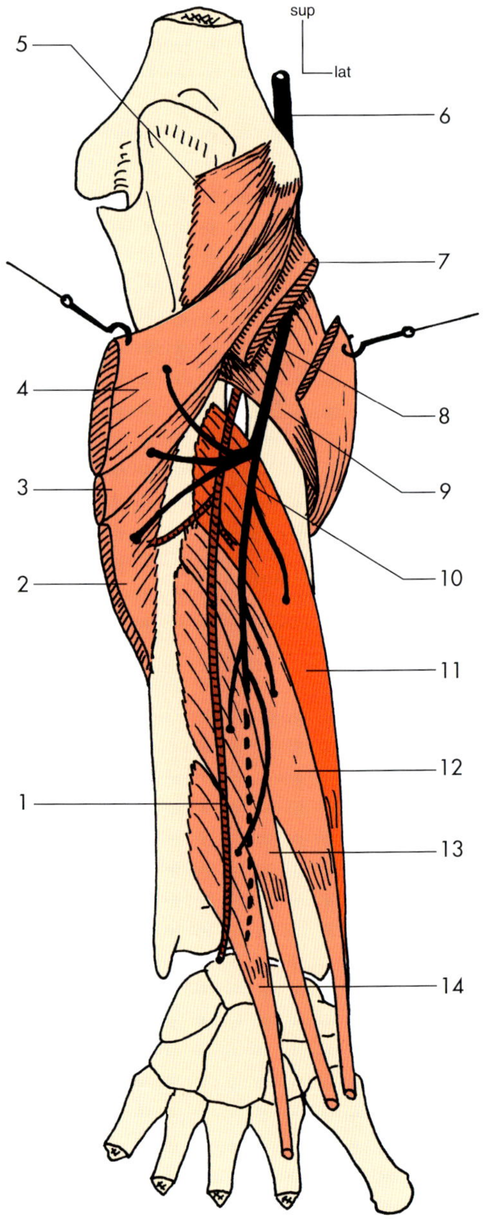

au tendon (fig. 3-131)	
en avt	– **brachioradial** – artère radiale
en arr.	– **court extenseur** du I (tabatière anatomique)
en dd	– plan osseux

Action (fig. 3-132)	
statique	– **stabilisation** de la trapézo-métacarpienne
dynamique	1) *pouce :* – **abduction** du pouce – porte M1 vers l'avant 2) *poignet :* – légère abduction

Innervation, vascularisation (fig. 3-133)	
nerf	– branche profonde du **nerf radial** (tronc des muscles de la couche profonde)
racines	– C7, C8
artère	– artère interosseuse post.

Incidences pratiques

- *Sur le plan morpho-palpatoire,* c'est le plus gros du plan profond. Chez les gens musclés, il forme un petit relief latéral à la partie basse de l'avant-bras, zone où on le palpe. Il est proche de la tabatière anatomique puisqu'il est accolé au court extenseur du pouce.
- *Sur le plan mécanique et pathologique,* c'est le garant le plus puissant de la capsule trapézo-métacarpienne, sur laquelle il s'insère, et d'où il déborde souvent jusqu'au trapèze.

QROC sur le long abducteur du I

Corrigés p. 484

1. Combien d'interlignes croisent le long abducteur du pouce ?
2. Quelle est l'innervation de ce muscle ?
3. Citez les os sur lesquels s'insère ce muscle.
4. Quels sont les points clés du trajet de ce muscle ?

LONG ET COURT EXTENSEURS DU POUCE

▶ **3-134**

Muscles propres du pouce (5, 6 et 7 n'appartiennent pas au pouce).

1. Opposant
2. Long extenseur
3. Court extenseur
4. Long abducteur
5. CERC
6. LERC
7. Brachioradial
8. Court abducteur
9. Long fléchisseur
10. Court fléchisseur
11. Adducteur et 1er IOP

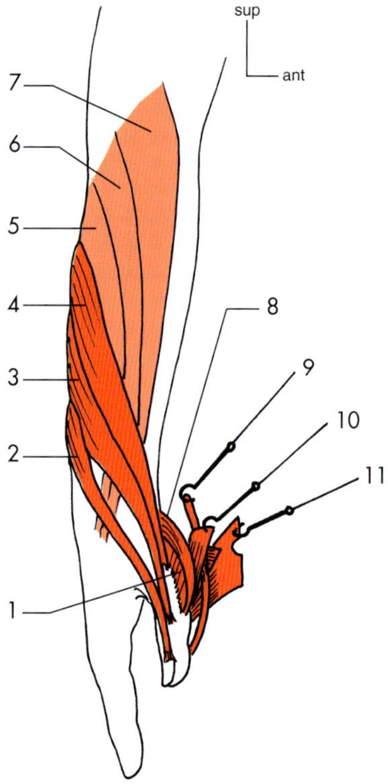

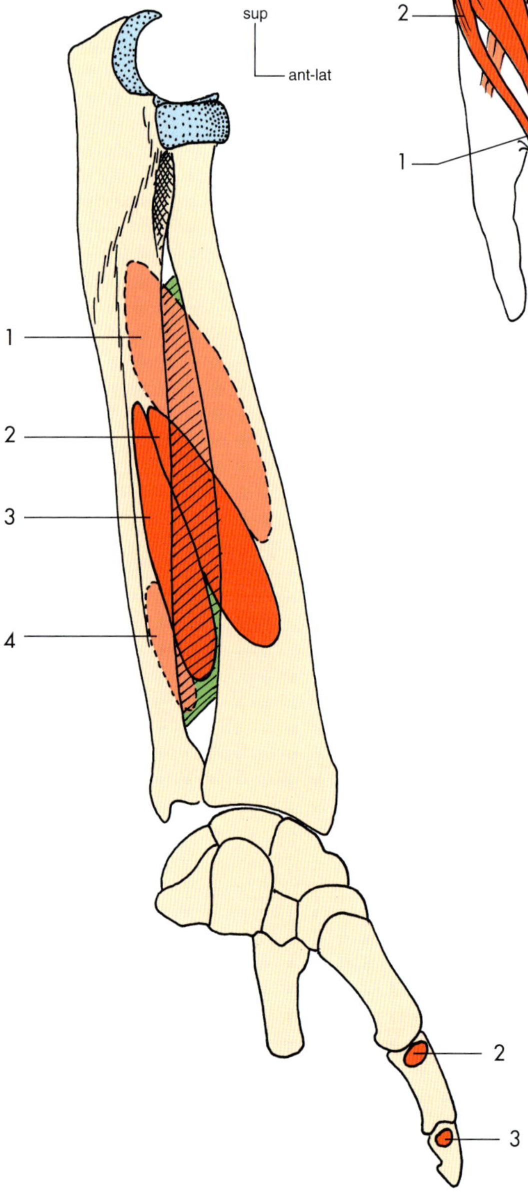

▶ **3-135**

Insertions.

1. Long abducteur du I
2. Court extenseur du I
3. Long extenseur du I
4. Extenseur du II

▶ **3-136**

Trajet.

1. Long abducteur du I
2. Court extenseur du I
3. Long extenseur du I
4. Extenseur du II

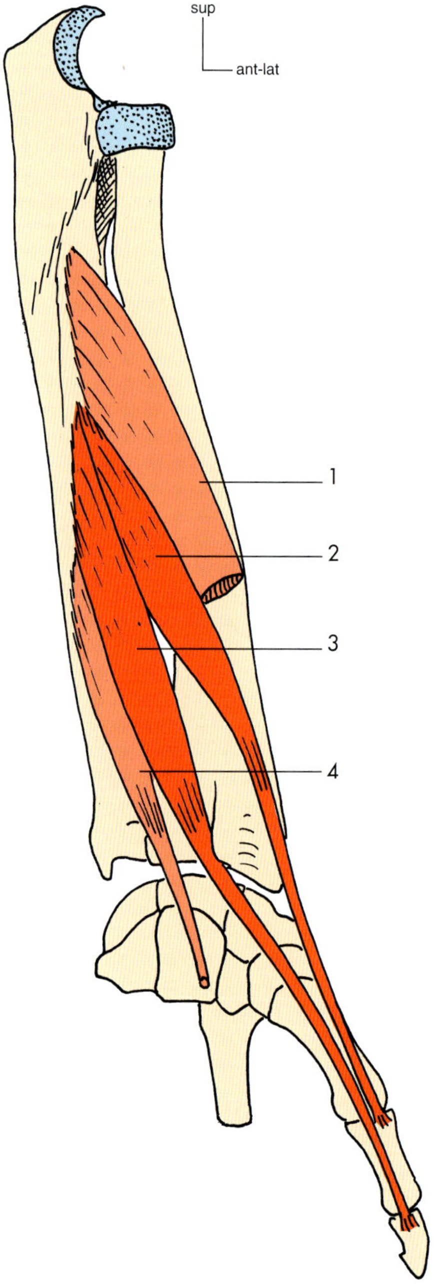

LONG ET COURT EXTENSEURS DU POUCE

Présentation (fig. 3-134)	
groupe	– **extrinsèques** de la main – muscles propres du pouce
situation	– avant-bras
tendu de/à	1) long extenseur : ulna → pouce 2) court extenseur : ulna + radius → pouce
forme	– allongés

Origines (insertions proximales) (fig. 3-135)			
	long extenseur I	**court extenseur I**	
structure	– **ulna**	– **ulna** (inconstant)	– **radius**
partie	– face postérieure – sous long abducteur du I	– face postérieure – sous long abducteur du I	– face postérieure 1/3 moyen
secteur	– champ postérolatéral		– sous le long abd. du I
par	– fibres charnues		
+	– MIO adjacente		

Terminaisons (insertions distales) (fig. 3-135)		
	long extenseur I	**court extenseur I**
structure	– **P2** du I	– **P1** du I
partie	– base	
secteur	– face dorsale	
par	– tendon	

Trajets (fig. 3-136)	
loge	– loge postérieure, plan profond
obliquité	– en bas, en dehors
aspect	– grêles – charnus en haut, tendineux en bas
topographie	1) long extenseur : limite postéromédiale de la **tabatière anatomique** (*cf.* fig. 7-14) 2) court extenseur : limite antérolatérale de la **tabatière anatomique**

LONG ET COURT EXTENSEURS DU POUCE

3-137

Rapports aux corps charnus.

1. CERC
2. LERC
3. Branche superficielle du nerf radial
4. Artère radiale
5. Veine céphalique
6. Brachioradial
7. Rond pronateur
8. LFP
9. FRC
10. Nerf médian
11. Long palmaire
12. Veine médiane de l'avant-bras
13. Artère ulnaire
14. FPD
15. FSD
16. Nerf ulnaire
17. Veine basilique
18. FUC
19. Court extenseur du I
20. EUC
21. Long extenseur du I
22. Extenseur du V
23. PV interosseux ant. et post.
24. Branche profonde du nerf radial
25. Long abducteur du I
26. Extenseur des doigts

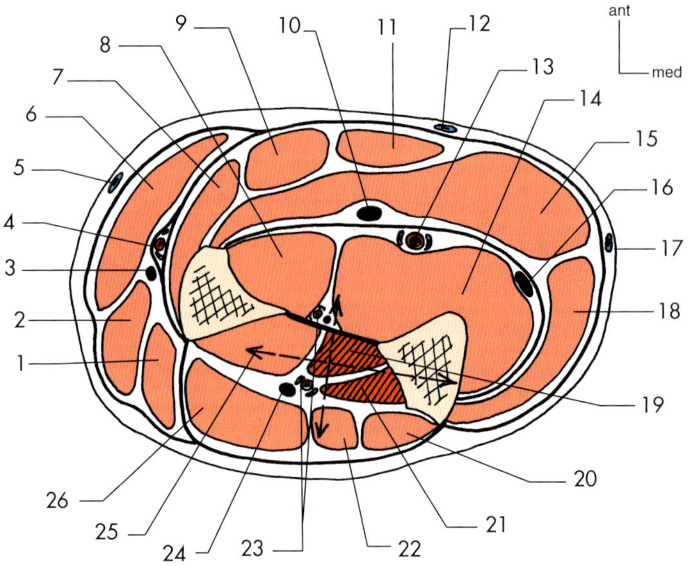

3-138

Rapports aux tendons.

1. Long extenseur du I
2. CERC
3. LERC
4. Court extenseur du I
5. Brachioradial
6. Long abducteur du I
7. Veine céphalique
8. Artère radiale
9. LFP
10. FRC
11. Nerf médian
12. Long palmaire
13. FSD
14. FPD
15. Carré pronateur
16. PVN ulnaire
17. FUC
18. Veine basilique
19. EUC
20. Extenseur du V
21. Extenseur du II
22. Extenseur des doigts

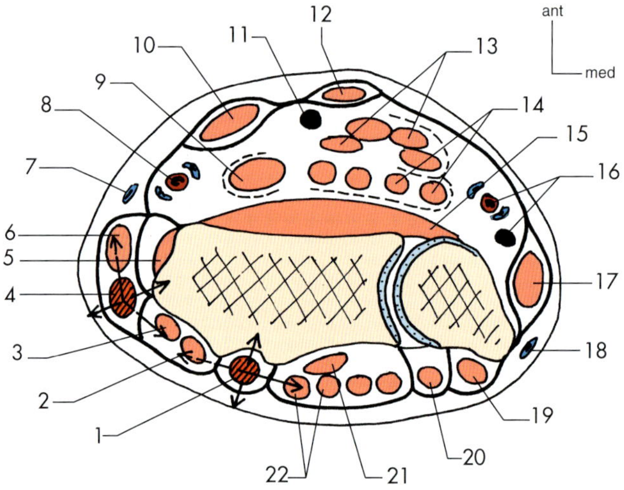

3-139

Action du court extenseur (a) et du long extenseur (b).

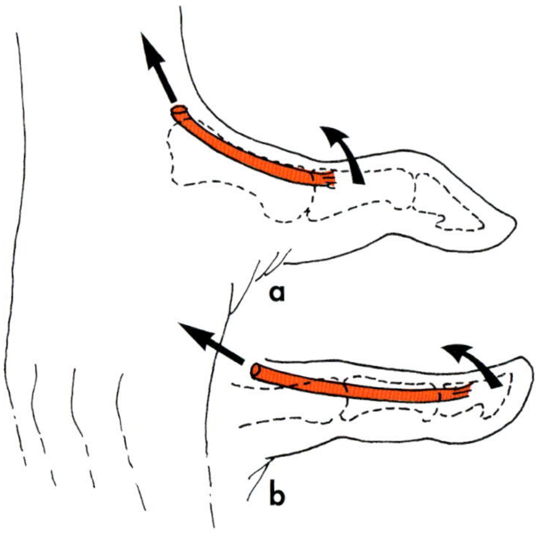

Rapports		
à la partie charnue (fig. 3-137 et *cf.* fig. 3-133)		
	long extenseur du I	**court extenseur du I**
en avt	– branche profonde du nerf radial – MIO et plan osseux (radius)	– MIO et plan osseux (radius)
en arr.	– artère interosseuse post. – muscles du plan superficiel	– PVN postérieur (nerf et artère) – muscles du plan superficiel
en dd/bas	– extenseur du II	– long extenseur du I
en dh	– court extenseur du I	– long abducteur du I
au tendon (fig. 3-138)		
	long extenseur du I	**court extenseur du I**
en avt et dh	– **tabatière anatomique** – puis court extenseur du I	– long abducteur du I
en arr. et dd	– ED (tendon pour le II) – extenseur du II	– **tabatière anatomique** puis long extenseur du I
en superficie	– RME	
en profondeur	– radius – LERC et CERC (en ht) – artère radiale (en bas)	

Actions (fig. 3-139)		
	long extenseur du I	**court extenseur du I**
dynamique	– **extension** de l'interphalangienne du I – **contre-opposition** – extension de la colonne du pouce – (extension radiale du poignet)	– extension de la MP du I
statique	– stabilisation de l'IP	– stabilisation de la **MP**

Innervation, vascularisation (*cf.* fig. 3-133)	
nerf	– branche profonde du **nerf radial** (tronc des muscles de la couche profonde)
racines	– C7, C8
artère	– artère interosseuse post.

Incidences pratiques

- *Sur le plan morpho-palpatoire,* ces muscles n'apparaissent qu'à la partie inférolatérale de l'avant-bras, seul endroit où ils sont palpables (faible relief). Ils délimitent la **tabatière anatomique** (le long en dedans, le court en dehors).
- *Sur le plan mécanique et pathologique,* le long extenseur du pouce agit, au-delà de l'interphalangienne, sur l'ensemble de la colonne de celui-ci et, compte tenu de la position antérieure de ce doigt par rapport aux autres, son action se répercute au poignet. C'est « le » muscle de la **contre-opposition** par excellence. Le tendon du court extenseur renforce dorsalement la capsule de la MP. Comme tous les tendons des doigts, ils sont soumis aux risques de dégénérescence rhumatismale et aux ruptures traumatiques.

QROC sur les long et court extenseurs du I

Corrigés p. 484

1. Quelles sont les insertions terminales de ces muscles ?
2. Quelles sont leurs actions ?
3. Quels sont leurs rapports essentiels ?
4. Quelle est leur innervation ?

EXTENSEUR DE L'INDEX

▶ **3-140**

Muscles profonds émergeant au cadran inférolat. de la loge post.

1. Extenseur du V
2. EUC
3. FUC
4. Anconé
5. LERC
6. Extenseur des doigts
7. CERC
8. Long abducteur du I
9. Court extenseur du I
10. Long extenseur du I
11. Extenseur du II

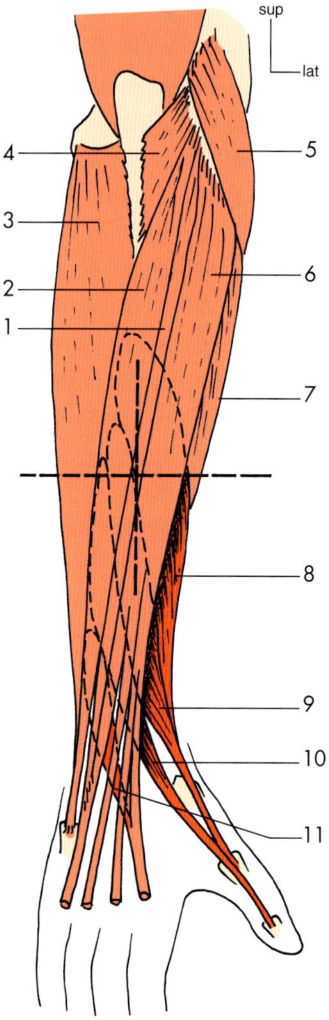

▶ **3-141**

Insertions.

1. Long extenseur du I
2. Court extenseur du I
3. Extenseur du II
4. Tendon de l'ED pour le II

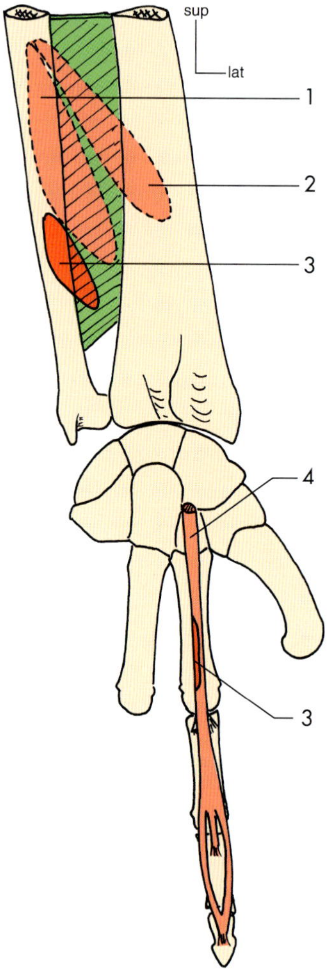

▶ **3-142**

Trajet.

1. Long abducteur du I
2. Court extenseur du I
3. Extenseur du II
4. Long extenseur du I
5. Extenseur des doigts

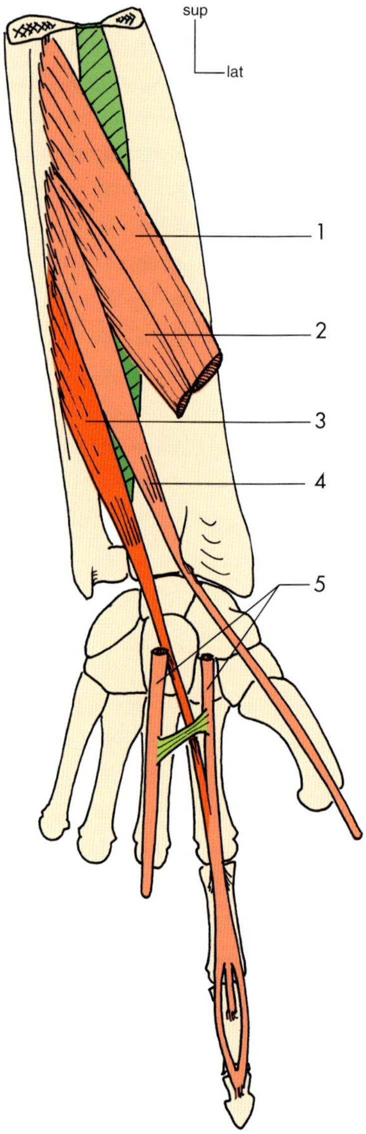

EXTENSEUR DE L'INDEX

Présentation (fig. 3-140)	
groupe	– **extrinsèques** de la main
situation	– avant-bras
tendu de/à	– ulna → index
forme	– allongé

Origine (insertion proximale) (fig. 3-141)	
structure	– **ulna**
partie	– corps – face postérieure
secteur	– versant postérolatéral – partie inférieure
par	– fibres charnues
+	– MIO adjacente

Terminaison (insertion distale) (fig. 3-141)	
structure	– **tendon de l'ED** de l'index
partie	– bord médial
secteur	– niveau métacarpien – par son intermédiaire : sur P1, P2 et P3
par	– tendon

Trajet (fig. 3-142)	
loge	– loge postérieure, plan profond
obliquité	– en bas et dehors
aspect	– très grêle – charnu en haut, tendineux en bas
topographie	1) le plus **médial et inférieur** de la couche profonde 2) apparaît **entre les tendons du II et du III** de l'ED

EXTENSEUR DE L'INDEX

▶ **3-143**

Rapports à la partie charnue.

1. Long abducteur du I
2. Brachioradial
3. Veine céphalique
4. Artère radiale
5. FRC
6. LFP
7. Nerf médian
8. FSD
9. Long palmaire
10. Veine médiane de l'avant-bras
11. FPD
12. Artère ulnaire
13. Nerf ulnaire
14. FUC
15. Veine basilique
16. Carré pronateur
17. PV interosseux ant. et post.
18. EUC
19. Extenseur du V
20. Extenseur du II
21. Extenseur des doigts
22. Long extenseur du I
23. CERC
24. LERC
25. Court extenseur du I

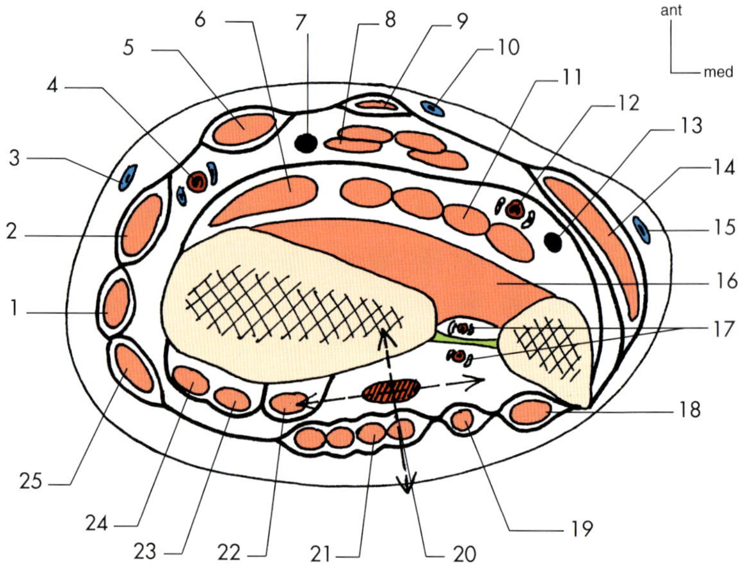

▶ **3-144**

Rapports au tendon.

1. EUC
2. Extenseur du V
3. RME
4. Extenseur du II
5. Long extenseur du I
6. MIO
7. Tendons de l'extenseur des doigts
8. 1er IOD
9. 2e IOD

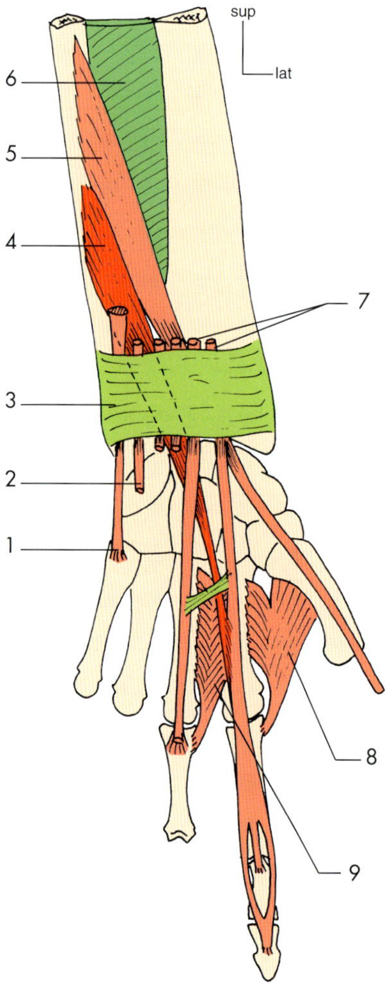

Rapports	
à la partie charnue (fig. 3-143)	
en avt	– MIO et plan osseux
en arr.	– **extenseur des doigts**
en dh	– long extenseur du I
en dd	– ulna
au tendon (fig. 3-144)	
en avt	– 2e IOD
en arr.	– **RME** – languette intertendineuse de l'ED
en dd	– tendon de l'ED du III
en dh	– tendon de l'ED du II

Action	
dynamique	1) *index :* – **extension** du doigt (surtout MP) – **adduction** (surtout si P2 et P3 fléchies, pour inhiber les IO) 2) *poignet :* – participe à l'extension

Innervation, vascularisation (cf. fig. 3-133)	
nerf	– branche profonde du **nerf radial** (tronc des muscles de la couche profonde)
racines	– C7, C8
artère	– artère interosseuse (IO) post. (et quelques perforantes de l'artère IO ant.)

Incidences pratiques

- *Sur le plan morpho-palpatoire,* ce muscle n'est que difficilement accessible, à sa partie terminale, entre les tendons de l'ED pour le II et le III. On le distingue par rapport au tendon de l'index de l'ED qui fait une baïonnette[10] lors d'une extension de l'index accompagnée d'une flexion des autres doigts.
- *Sur le plan mécanique et pathologique,* ce muscle est entièrement tributaire de l'ED, dont il partage l'action (terminaison commune) et les pathologies (ruptures, déviations).

QROC sur l'extenseur du II

Corrigés p. 484

1. Quels sont les rapports de l'extenseur de l'index au niveau de son tendon ?
2. Quelle est l'innervation de ce muscle ?
3. Quelle est l'insertion terminale de ce muscle ?
4. Où peut-on le palper ?

[10] Elle est due à la tension de la languette intertendineuse entre les tendons du II et du III, entraînée distalement par la flexion des 3 autres doigts.

AVANT-BRAS : MUSCLES ANTÉRIEURS, PLAN SUPERFICIEL

ROND PRONATEUR

▶ **3-145**

Épicondyliens médiaux.

1. Rond pronateur
2. FRC
3. Long palmaire
4. FUC
5. FSD

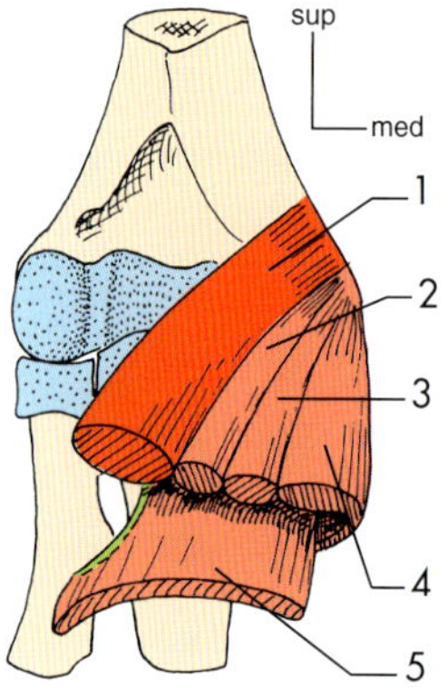

▶ **3-146**

Origines humérales (mêmes légendes que 3-145).

6. LCU

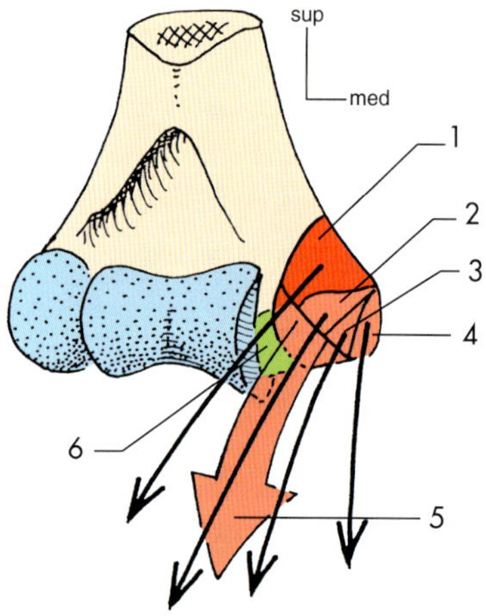

▶ **3-147**

Terminaison (1).

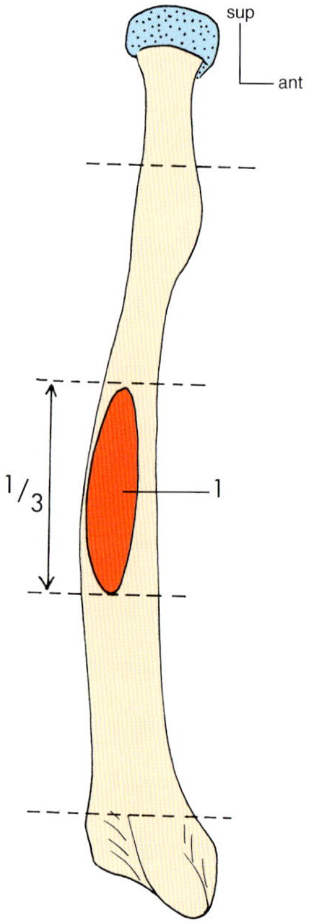

▶ **3-148**

Trajet.

1. Rond pronateur
2. Artère radiale
3. Artère brachiale
4. Chef ulnaire
5. Artère ulnaire
6. Nerf médian

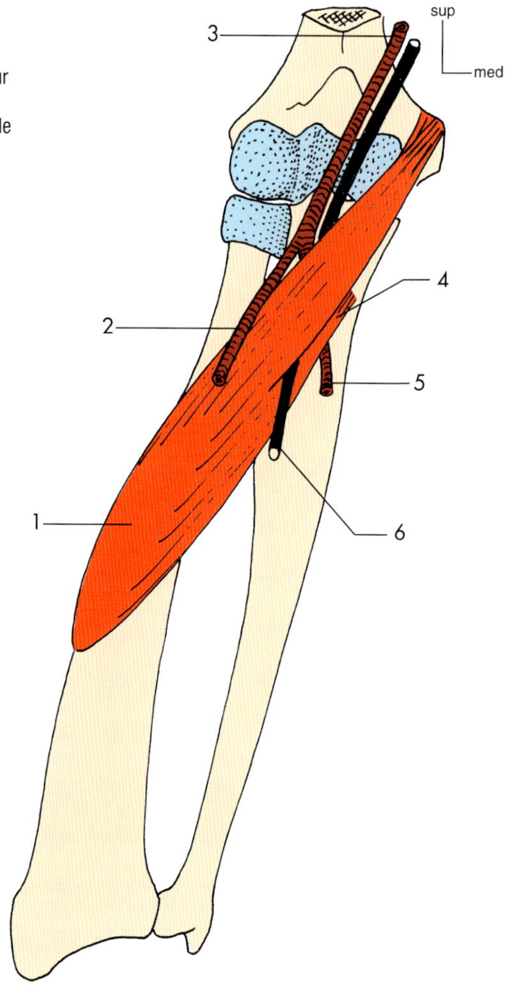

Présentation (fig. 3-145)	
groupe	– **épicondyliens médiaux**
situation	– avant-bras
tendu de/à	– humérus + ulna → radius
forme	– allongé

Origine (insertion proximale) (fig. 3-146)		
structure	– **humérus**	– **ulna**
partie	– extrémité inférieure – épicondyle médial	– extrémité sup. – processus coronoïde
secteur	– face antérieure – partie sup. (au-dessus d'une crête transversale)	– face antérieure – partie supéromédiale (entre FSD et brachial)
par	– tendon (commun)	– tendon (grêle)
+	– SIM avec muscles voisins – SIMM	

Terminaison (insertion distale) (fig. 3-147)	
structure	– **radius**
partie	– corps – face latérale
secteur	– partie moyenne (rugosité verticale)
par	– tendon aplati

Trajet (fig. 3-148)	
loge	– loge antérieure – le plus latéral des épicondyliens médiaux
obliquité	– en bas, en dehors
aspect	– allongé, aplati – en 2 plans d'origine
topographie	1) *en haut* : = limite médiale de la **gouttière bicipitale médiale** 2) *au milieu* : – nerf **médian** entre les 2 chefs 3) *en bas* : – **vaisseaux radiaux** et branche superficielle du nerf **radial**

ROND PRONATEUR

3-149

Rapports à l'origine.

1. Anconé
2. CERC
3. LERC
4. Veine céphalique
5. Artère récurrente radiale
6. Brachioradial
7. Nerf radial (se divisant)
8. Veine médiane céphalique
9. Brachial
10. Tendon du biceps
11. Veine médiane basilique
12. Artère brachiale
13. Rond pronateur
14. Nerf médian
15. FRC
16. FSD
17. Veine basilique
18. Long palmaire
19. FUC
20. Nerf ulnaire
21. Artère récurrente ulnaire (branche post.)

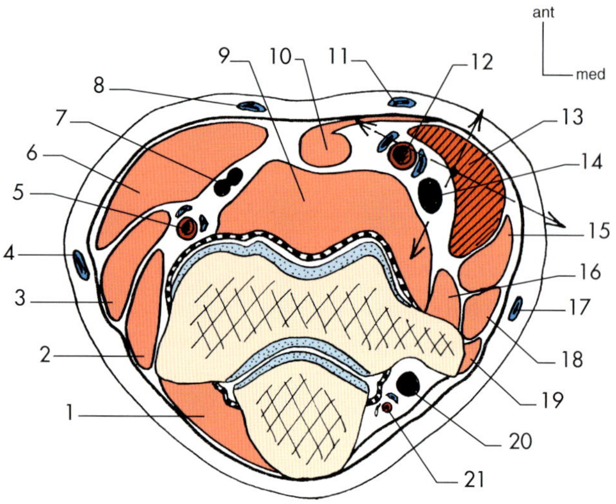

3-150

Rapports à la partie moyenne.

1. Branche superficielle du nerf radial
2. Brachioradial
3. Artère radiale
4. Artère ulnaire
5. Rond pronateur (2 chefs)
6. Nerf médian
7. FRC
8. Brachial
9. Long palmaire
10. FPD
11. Nerf ulnaire
12. FUC
13. Anconé
14. EUC
15. Extenseur du V
16. Tendon du biceps (+ bourse)
17. Extenseur des doigts
18. Supinateur (2 chefs)
19. CERC
20. Branche profonde du nerf radial
21. LERC

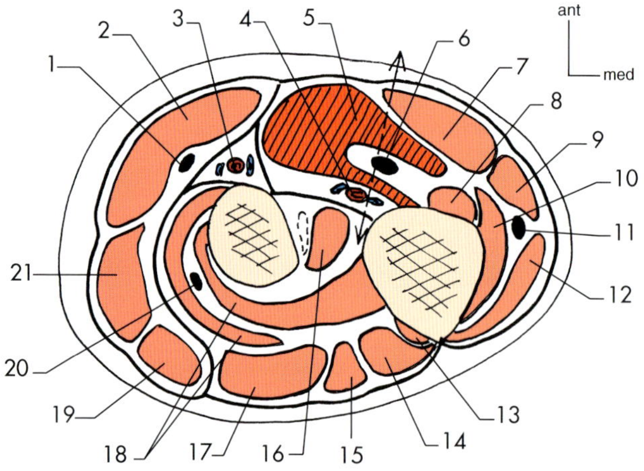

3-151

Rapports à la terminaison.

1. CERC
2. LERC
3. Branche superficielle du nerf radial
4. Artère radiale
5. Veine céphalique
6. Brachioradial
7. Rond pronateur
8. LFP
9. FRC
10. Veine médiane de l'avant-bras
11. Nerf médian
12. Long palmaire
13. Artère ulnaire
14. FPD
15. FSD
16. Nerf ulnaire
17. Veine basilique
18. FUC
19. Court extenseur du I
20. EUC
21. Long extenseur du I
22. Extenseur du V
23. PV interosseux ant. et post.
24. Branche profonde du nerf radial
25. Long abducteur du I
26. Extenseur des doigts

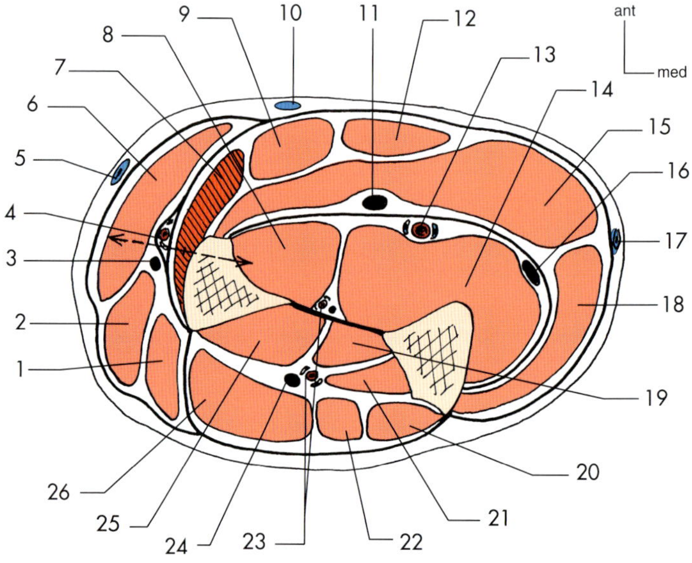

Rapports	
à la partie haute (fig. 3-149)	
en superficie	– expansion du biceps
en profondeur	– nerf **médian** – brachial et coude
en dd	– FRC
en dh	– **gouttière bicipitale médiale** (vaisseaux brachiaux)
à la partie moyenne (fig. 3-150)	
en avt	– peau
en arr.	– artère **ulnaire**
entre les 2 chefs	– nerf **médian**
à la partie basse (fig. 3-151)	
en superficie	– artère **radiale** et branche superficielle du nerf radial – brachioradial
en profondeur	– d'abord : partie antérieure du **supinateur** – puis : plan osseux (radius)

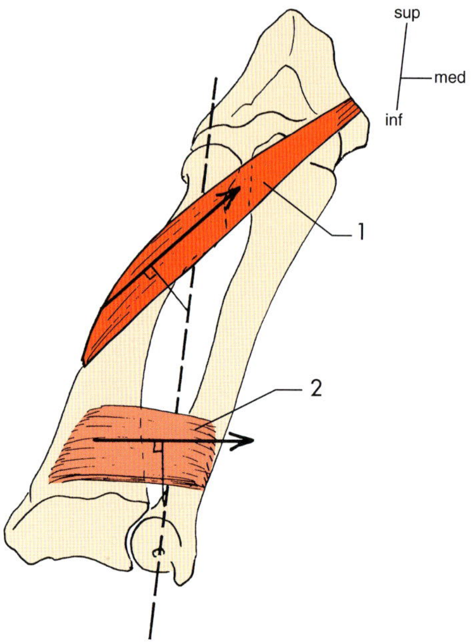

▶ 3-152
Action des pronateurs rond (1) et carré (2).

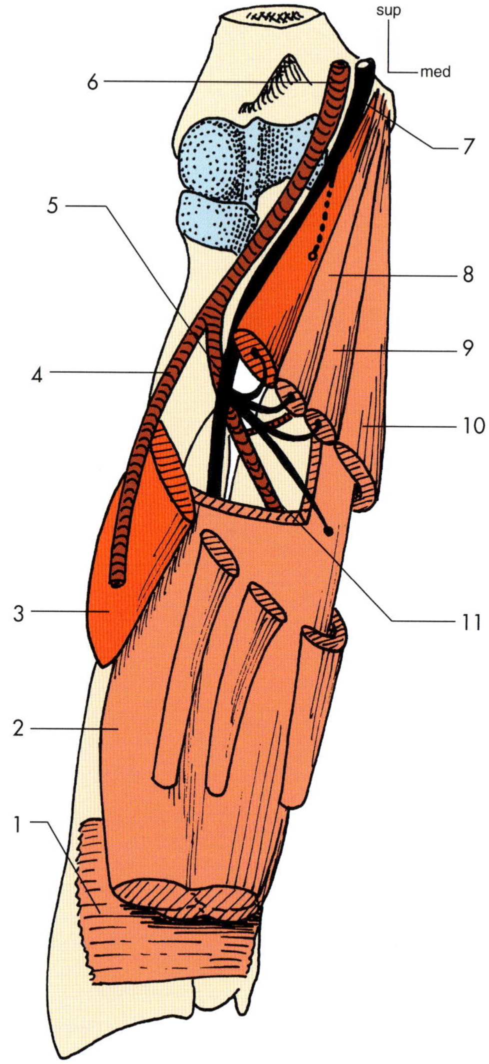

▶ 3-153
Innervation, vascularisation.

1. Carré pronateur
2. FSD
3. Rond pronateur
4. Artère radiale
5. Tronc des muscles de la couche superficielle
6. Artère brachiale
7. Nerf médian
8. FRC
9. Long palmaire
10. FUC
11. Artère ulnaire

Action (coude) (fig. 3-152)	
statique	– **stabilisation** médiale du coude
dynamique	1) **pronation** 2) **flexion** (en finesse)

Innervation, vascularisation (fig. 3-153)	
nerf	– **nerf médian** : – 1 nerf sup. issu du tronc – 1 nerf inf. issu du rameau des muscles de la couche superficielle
racines	– C6, C7
artères	– artère brachiale – artère ulnaire + récurrente + IO commune et ant. – artère radiale

Incidences pratiques

- *Sur le plan morpho-palpatoire,* ce muscle est repérable du fait de son relief (à la contraction) au bord médial de la gouttière bicipitale médiale.
- *Sur le plan mécanique et pathologique,* il a une petite composante de flexion du coude. En effet, c'est le plus haut des épicondyliens médiaux. Chez le singe, la ligne bi-épicondylienne est située encore plus haut et le bras de levier fléchisseur est encore plus grand. Chez l'homme, la flexion-pronation est dite « mouvement de finesse », c'est celui de prendre un portefeuille dans une poche de veste (par opposition à la flexion-supination en force du biceps). Il existe des épicondylites médiales, moins fréquentes que les latérales.

QROC sur le rond pronateur

Corrigés p. 484

1. Quel(s) nerf(s) innerve(nt) le rond pronateur ?
2. Quelle est son action ?
3. Quels sont ses rapports essentiels ?

FLÉCHISSEUR RADIAL DU CARPE (FRC)[11]

3-154

Épicondyliens médiaux.
1. Rond pronateur
2. FRC
3. Long palmaire
4. FUC
5. FSD

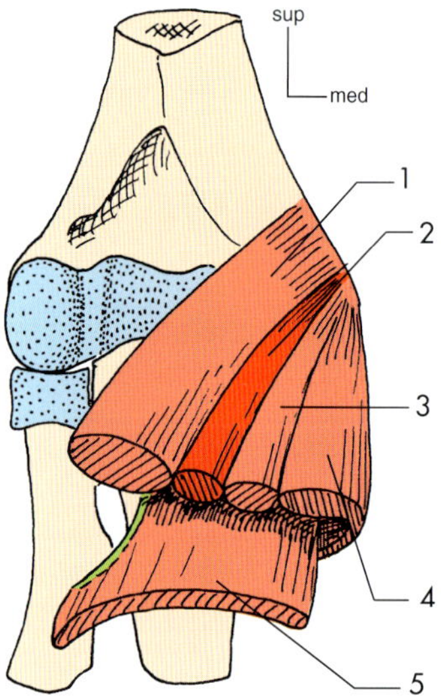

3-155

Origine (mêmes légendes que 3-154).
6. LCU

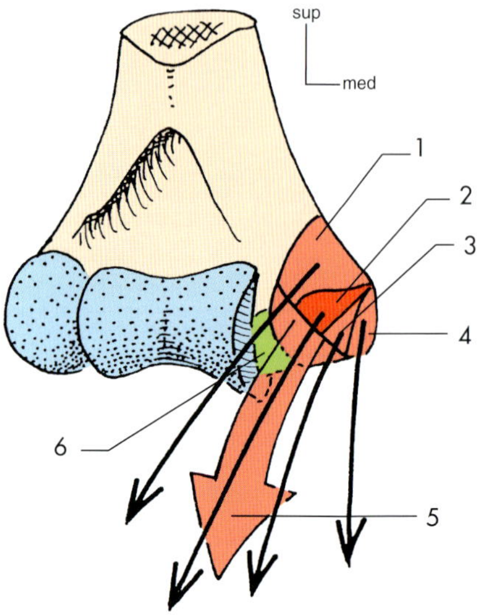

3-156

Terminaison.
1. Expansion du FRC en l'absence de long palmaire
2. Tendon du FRC
3. Long palmaire
4. RMF
5. FSD
6. FPD
7. Nerf médian
8. Expansion à M3
9. Long fléchisseur du I

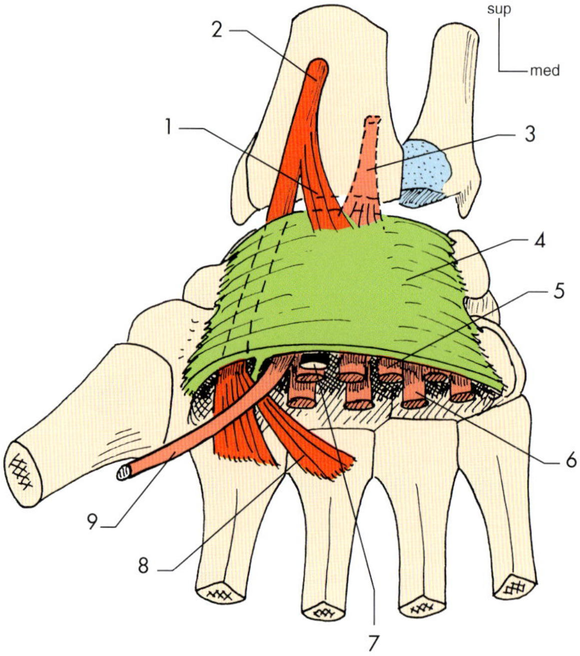

3-157

Trajet.
1. Artère radiale
2. Brachioradial
3. Rond pronateur
4. FRC
5. Long palmaire
6. FUC
7. RMF

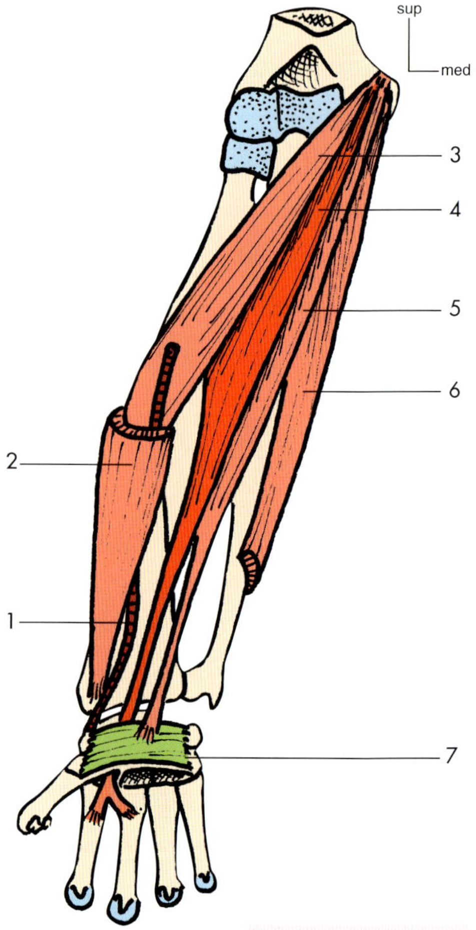

[11] Ancien grand palmaire

FLÉCHISSEUR RADIAL DU CARPE (FRC)

Présentation (fig. 3-154)	
groupe	– **épicondyliens médiaux**
situation	– avant-bras
tendu de/à	– humérus → métacarpe
forme	– allongé

Origine (insertion proximale) (fig. 3-155)	
structure	– **humérus**
partie	– extrémité inférieure – épicondyle médial
secteur	– face antérieure – sous le rond pronateur et en dd du FSD
par	– tendon commun
+	– SIMM avec muscles voisins

Terminaison (insertion distale) (fig. 3-156)	
structure	– **2^emétacarpien** (M2)
partie	– base
secteur	– face palmaire
par	– tendon
+	– M3 (base palmaire)[1]

[1] Cette terminaison palmaire sur M2 et M3 doit faire penser à celle, symétrique, des LERC et CERC sur M2 et M3 à la partie dorsale de leur base.

Trajet (fig. 3-157)	
loge	– loge antérieure, plan superficiel
obliquité	– en bas, en dehors
aspect	– allongé et aplati – (± divisé en 2 faisceaux : ant. et post.)
topographie	1) limite médialement la **gouttière du pouls** (fig. 3-157 et *cf.* fig. 7-13) 2) passe dans un repli du **canal carpien**

FLÉCHISSEUR RADIAL DU CARPE (FRC)

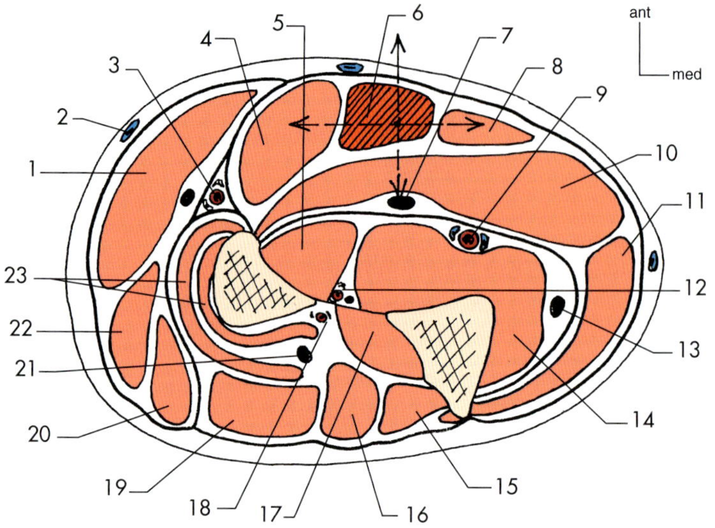

3-158

Rapports à la partie charnue.

1. Brachioradial
2. Veine céphalique
3. Artère radiale et branche superficielle du nerf radial
4. Rond pronateur
5. LFP
6. FRC
7. Nerf médian
8. Long palmaire
9. Artère ulnaire
10. FSD
11. FUC
12. PVN interosseux ant.
13. Nerf ulnaire
14. FPD
15. EUC
16. Extenseur du V
17. Long abducteur du I
18. Artère interosseuse post.
19. Extenseur des doigts
20. CERC
21. Branche profonde du nerf radial
22. LERC
23. Supinateur (2 faisceaux)

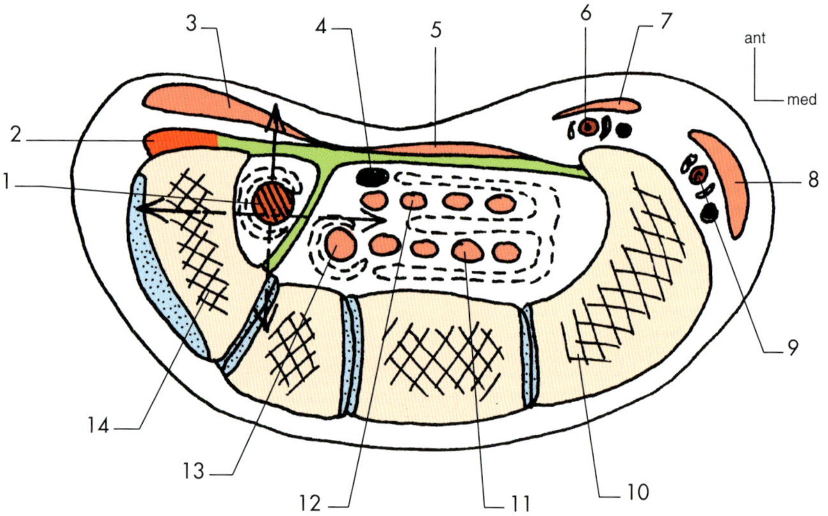

3-159

Rapports au canal carpien (2e rangée du carpe).

1. FRC (dans son repli et sa gaine)
2. Opposant du I
3. Court abducteur du I
4. Nerf médian
5. Long palmaire
6. Branche superficielle du nerf ulnaire et artère ulnaire (arcade superficielle)
7. Court palmaire
8. Abducteur du V
9. Branche profonde du nerf ulnaire et rameau palmaire profond (arcade profonde)
10. Hamatum
11. FPD
12. FSD
13. Long fléchisseur du I
14. Trapèze

3-160

Action en flexion (a) et abduction (b).

1. FRC
2. FUC
3. EUC
4. CERC
5. LERC

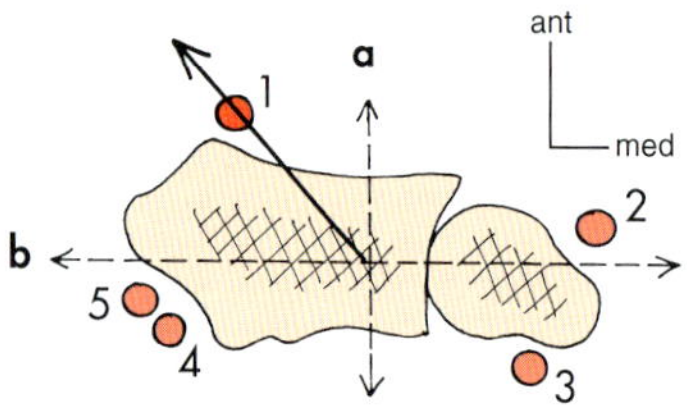

Rapports	
à la partie charnue (fig. 3-158)	
en avt	– expansion du biceps – puis peau
en arr.	– **FSD** – nerf médian
en dd	– **long palmaire**
en dh	– en ht : rond pronateur – en bas : artère **radiale** (gouttière du pouls)
au carpe (fig. 3-159)	
dans un repli du RMF (fermant le sillon du trapèze)	
en avt	– **RMF**
en arr.	– carpe
en dd	– **repli** du RMF – LFP – nerf **médian** puis FSD
en dh	– tubercule du scaphoïde – crête du trapèze

Action (fig. 3-160)	
statique	1) *coude* : **stabilisation** médiale 2) *carpe* : stabilisation carpo-métacarpienne (des 2e et 3e doigts)
dynamique	– poignet : – **flexion** – abduction

Innervation, vascularisation (*cf.* fig. 3-153)	
nerf	– **nerf médian** (tronc des muscles de la couche superficielle)
racines	– C6, C7
artères	– artères radiale et récurrente radiale

Incidences pratiques

- *Sur le plan morpho-palpatoire*, c'est un muscle sous-cutané et antérieur à l'avant-bras, la flexion prononcée du poignet permet de la mettre en évidence. Lorsque le long palmaire existe, le tendon du FRC est le plus gros et le plus latéral des deux.
- *Sur le plan mécanique et pathologique*, c'est un muscle propre du poignet, n'allant pas aux doigts, dont l'homologue postérieur est l'ensemble LERC et CERC, et l'homologue médial le FUC. En cas d'absence de long palmaire, c'est le FRC qui donne une expansion au RMF pour assurer sa tension. Sur le plan pathologique, son tendon proximal peut être le siège d'une épicondylite médiale (anciennement épitrochléite).

QROC sur le FRC

Corrigés p. 484

1. Quelle est la terminaison du FRC ?
2. Quels sont ses rapports au canal carpien ?
3. Quelle est sa vascularisation ?

LONG PALMAIRE[12]

▶ 3-161
Épicondyliens médiaux.
1. Rond pronateur
2. FRC
3. Long palmaire
4. FUC
5. FSD

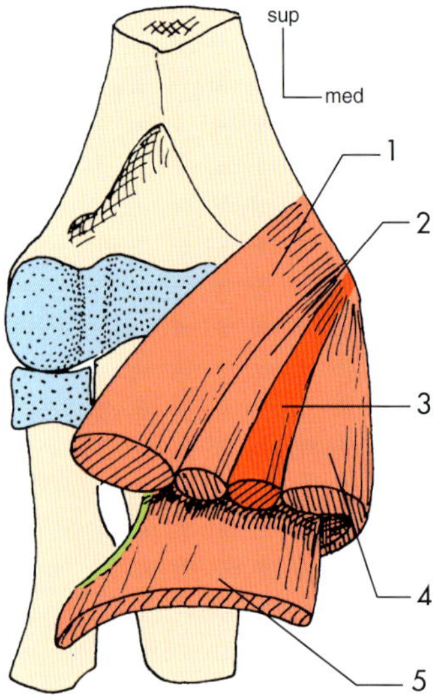

▶ 3-162
Origine (mêmes légendes que 3-161).
6. LCU

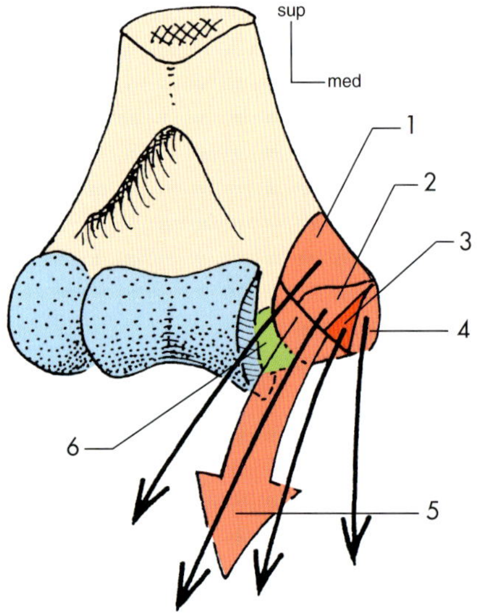

▶ 3-163
Trajet.
1. FRC
2. Long palmaire
3. FUC
4. RMF
5. Fascia palmaire moyen

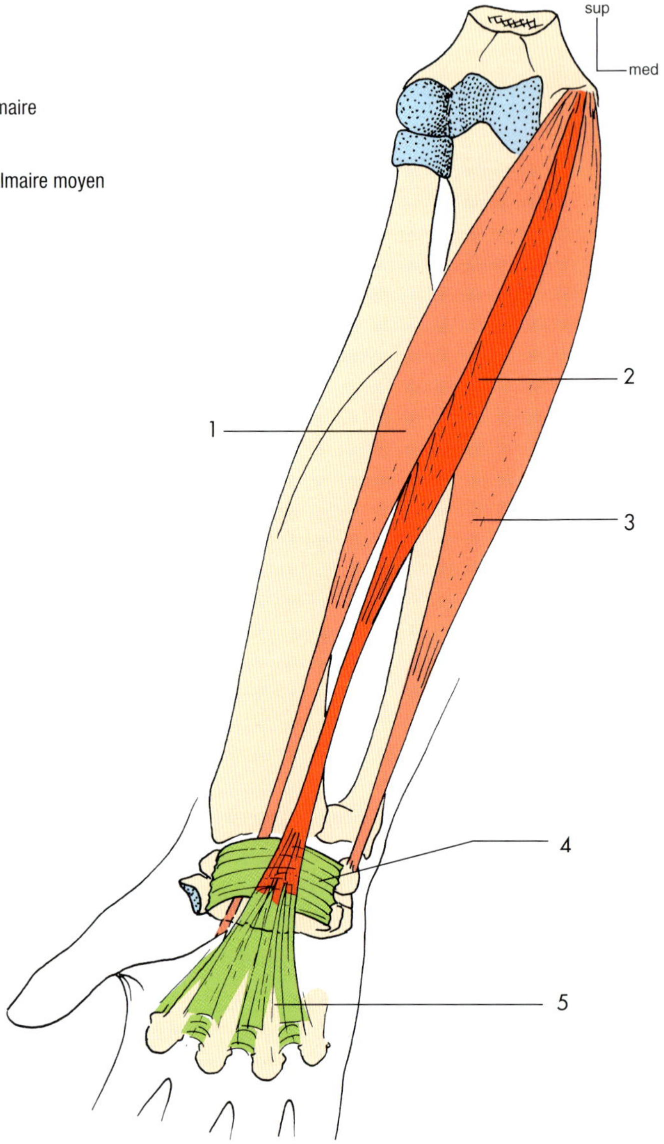

[12] Ancien petit palmaire.
Ne pas confondre avec l'ancien grand palmaire ni avec le court palmaire (ancien palmaire cutané).

Présentation (fig. 3-161)	
groupe	– **épicondyliens médiaux**
situation	– avant-bras – muscle inconstant[1]
tendu de/à	– humérus → RMF
forme	– allongé

[1] Mais le plus souvent présent.

Origine (insertion proximale) (fig. 3-162)	
structure	– **humérus**
partie	– extrémité inférieure – épicondyle médial
secteur	– sous la crête transversale – en dedans du FRC
par	– tendon commun des épicondyliens médiaux
+	– SIM avec muscles voisins

Terminaison (insertion distale) (fig. 3-163)	
structure	– **RMF**
partie	– bord sup. et face ant.
secteur	– partie moyenne
par	– tendon étalé
+	– fascia palmaire moyen

Trajet (fig. 3-163)	
loge	– antérieure, plan sous-cutané
obliquité	– grossièrement vertical
aspect	– grêle et fusiforme – charnu en haut, tendineux en bas
topographie	– occupe la partie **moyenne** de la face antérieure de l'avant-bras

3-164

Rapports au corps charnu.

1. Brachioradial
2. Veine céphalique
3. Artère radiale et branche superficielle du nerf radial
4. Rond pronateur
5. LFP
6. FRC
7. Nerf médian
8. Long palmaire
9. Artère ulnaire
10. FSD
11. FUC
12. PVN interosseux ant.
13. Nerf ulnaire
14. FPD
15. EUC
16. Extenseur du V
17. Long abducteur du I
18. Artère interosseuse post.
19. Extenseur des doigts
20. CERC
21. Branche profonde du nerf radial
22. LERC
23. Supinateur (2 faisceaux)

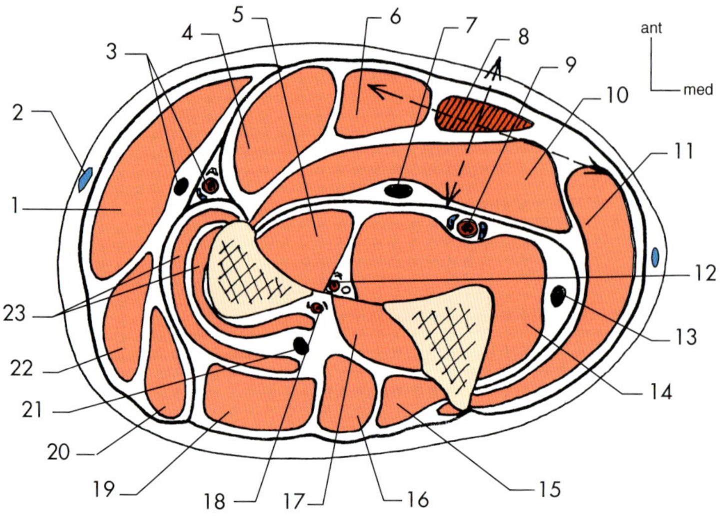

3-165

Mise en évidence du long palmaire.

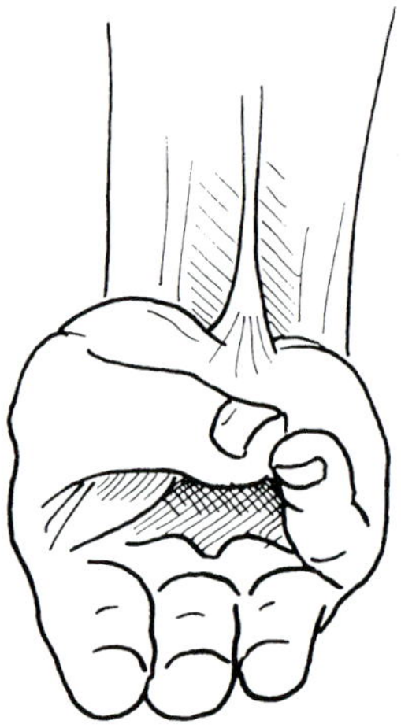

Rapports	
globalement (fig. 3-164)	
en avt	– en haut : expansion du biceps – ensuite : peau
en arr.	– FSD – nerf médian et, plus en dedans : artère ulnaire
en dd	– partie sup. : FUC – partie inf. : FSD
en dh	– FRC

Action (fig. 3-165)	
statique	– tension proximale du RMF
dynamique	– **flexion** du poignet

Innervation, vascularisation (*cf.* fig. 3-153)	
nerf	– **nerf médian** (tronc des muscles de la couche superficielle)
racines	– C6, C7, C8
artères	– artères ulnaire et récurrente ulnaire

Incidences pratiques

- *Sur le plan morpho-palpatoire,* quand il est présent, ce petit muscle est mis en évidence lorsque l'on tend le RMF sous l'action conjuguée des thénariens et hypothénariens : il suffit de faire se toucher les pulpes du pouce et du petit doigt tout en fléchissant le poignet.
- *Sur le plan mécanique et pathologique,* ce muscle n'appelle aucune remarque. S'il est absent, c'est son voisin, le FRC, qui donne une expansion pour tendre le RMF [12].

QROC sur le long palmaire

Corrigés p. 484

1. Quelle est l'action du long palmaire ?
2. Quelle est son innervation ?
3. Quelles sont ses insertions ?

FLÉCHISSEUR ULNAIRE DU CARPE (FUC)[13]

▶ **3-166**

Épicondyliens médiaux.
1. Rond pronateur
2. FRC
3. Long palmaire
4. FUC
5. FSD

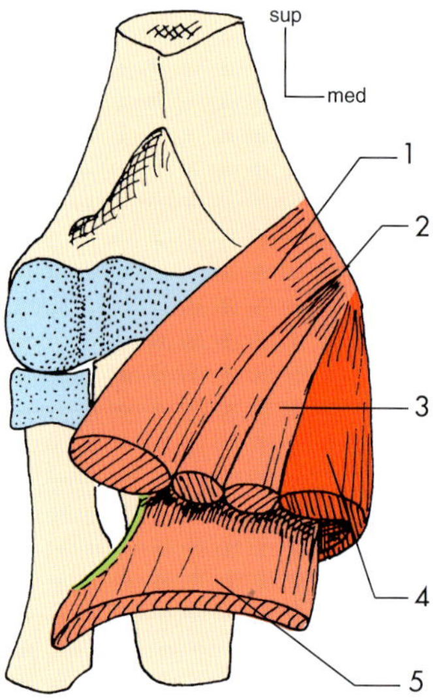

▶ **3-169**

Trajet.
1. Long palmaire
2. FRC
3. Rond pronateur
4. Triceps
5. Nerf ulnaire
6. Arcade
7. FUC
8. EUC
9. Expansions du FUC sur M5

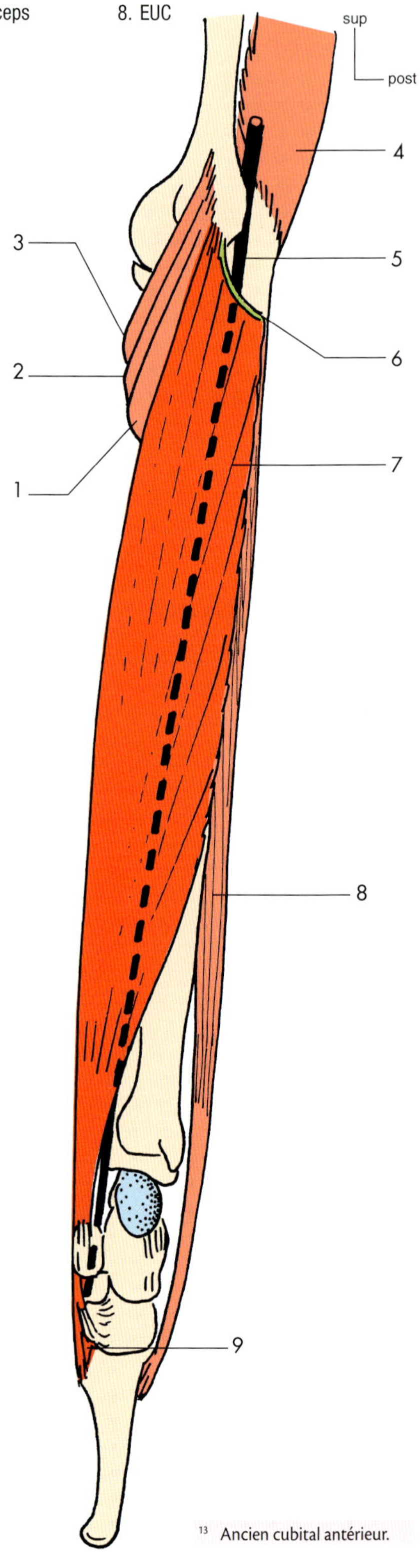

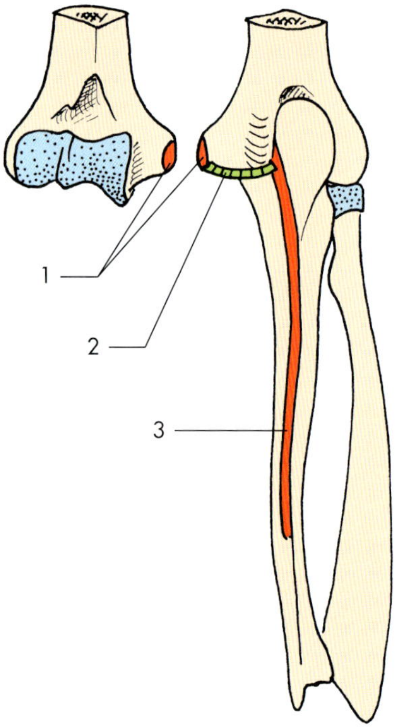

▶ **3-167**

Origine en vues ant. (a) et post. (b).
1. Sur l'épicondyle médial
2. Sur l'arcade fibreuse
3. Sur la crête ulnaire

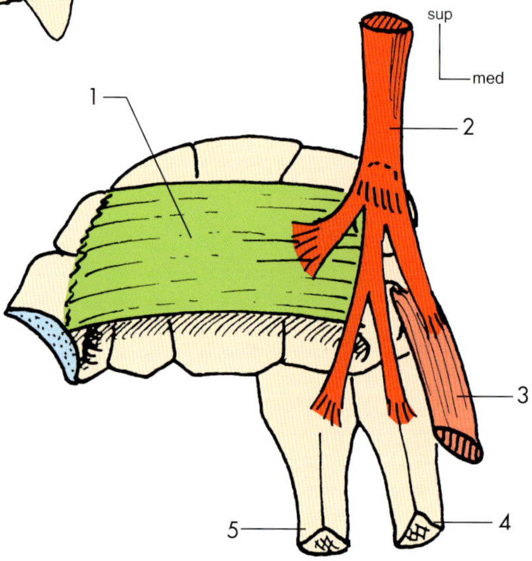

▶ **3-168**

Terminaison.
1. RMF
2. Tendon du FUC
3. Abducteur du V
5. M4
4. M5

[13] Ancien cubital antérieur.

Présentation (fig. 3-166)	
groupe	– **épicondyliens médiaux**
situation	– avant-bras
tendu de/à	– humérus et ulna → pisiforme
forme	– allongé

Origine (insertion proximale) (fig. 3-167)		
structure	– **humérus**	– **ulna**
partie	– extrémité inférieure – épicondyle médial	1) corps 2) débordant sur l'olécrâne
secteur	– sous la crête transversale – sur l'apex (le plus médial)	1) bord postérieur du corps, versant médial (2/3 sup.) 2) déborde sur le bord méd. de la face post. de l'olécrâne
par	– tendon commun avec les épicondyliens médiaux	– lame tendineuse
+	– SIM avec les muscles voisins	– arcade fibreuse fermant le sillon du nerf ulnaire[1]

[1] Cette arcade est le reliquat d'un petit muscle inconstant chez l'homme (à l'inverse du singe) : le muscle épitrochléo-olécrânien (épitrochlée = ancien nom de l'épicondyle médial).

Terminaison (insertion distale) (fig. 3-168)	
structure	– **pisiforme**
partie	– pôle supérieur
secteur	– débordant à la face antérieure
par	– tendon
+	– RMF et fascia palmaire – abducteur du V – ligaments pisi-métacarpiens (bases de M4, M5)

Trajet (fig. 3-169)	
loge	– antérieure, plan sous-cutané
obliquité	– vertical
aspect	– large et aplati (enroulé autour du FPD et de l'ulna)
topographie	1) forme le **relief médial** de l'avant-bras 2) en rapport avec le **PVN ulnaire**

FLÉCHISSEUR ULNAIRE DU CARPE (FUC)

▶ 3-170

Rapports au corps charnu.

1. Brachioradial
2. Veine céphalique
3. Artère radiale et branche superficielle du nerf radial
4. Rond pronateur
5. LFP
6. FRC
7. Nerf médian
8. Long palmaire
9. Artère ulnaire
10. FSD
11. FUC
12. PVN interosseux ant.
13. Nerf ulnaire
14. FPD
15. EUC
16. Extenseur du V
17. Long abducteur du I
18. Artère interosseuse post.
19. Extenseur des doigts
20. CERC
21. Branche profonde du nerf radial
22. LERC
23. Supinateur (2 faisceaux)

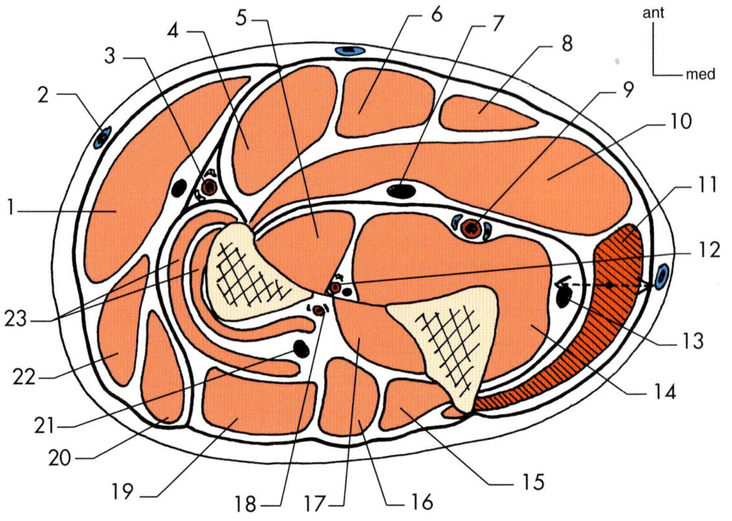

▶ 3-171

Rapports au tendon (mêmes légendes que 3-170).

24. Carré pronateur
25. Extenseur du II
26. Long extenseur du I
27. Court extenseur du I

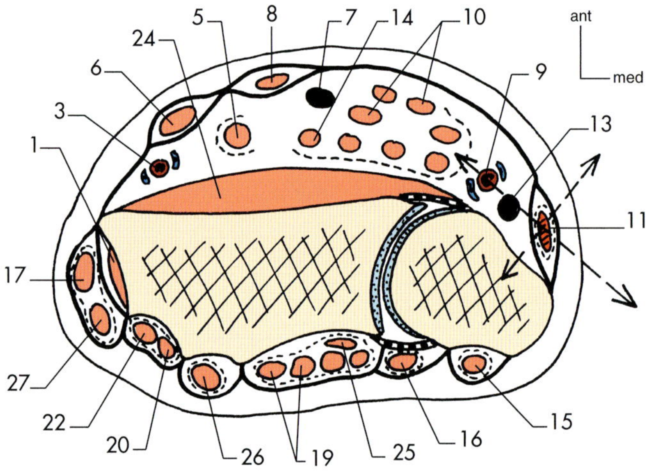

▶ 3-174

Innervation, vascularisation.

1. Artère radiale
2. Nerf ulnaire
3. Artère brachiale
4. Artère ulnaire
5. FUC

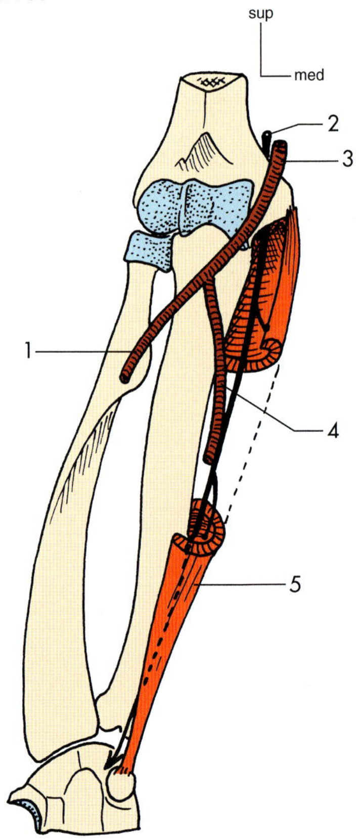

▶ 3-172

Action du FUC sur le RMF.

1. FUC
2. Résultante de tension transversale
3. Abducteur du V
4. RMF

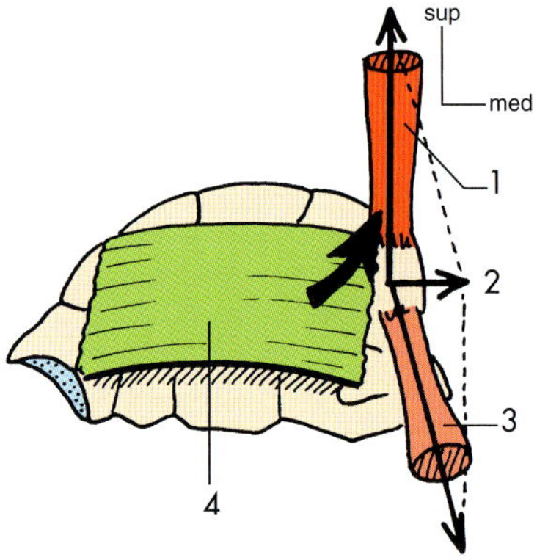

▶ 3-173

Action en flexion (a) et adduction (b).

1. FRC
2. FUC
3. EUC
4. CERC
5. LERC

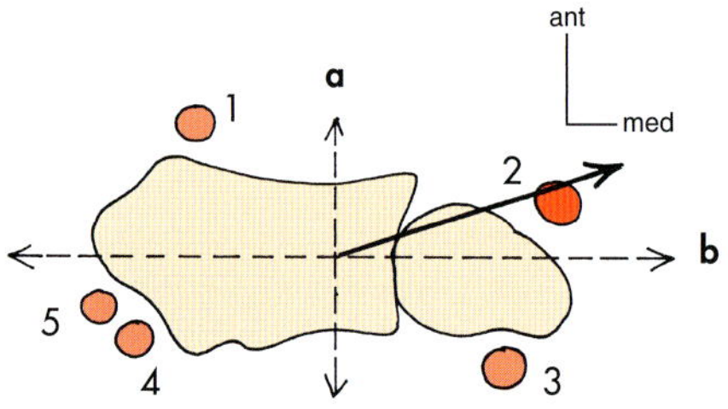

Rapports	
à la partie charnue (fig. 3-170)	
en superficie	– veine basilique de l'avant-bras – peau
en profondeur	– nerf **ulnaire** (provenant du sillon) – FPD et FSD
au tendon (fig. 3-171)	
en superficie	– peau
en profondeur	– plan osseux
en dh	– **PVN ulnaire** (canal ulnaire[1]) (*cf.* fig. 7-16)

[1] Ou loge ulnaire, ou loge ostéofibreuse médiale, ancienne loge de Guyon.

Action	
statique (fig. 3-172)	1) poignet : tension transversale du **RMF** 2) coude : **stabilisation** médiale
dynamique (fig. 3-173)	– poignet : – **flexion** – **adduction**

Innervation, vascularisation (fig. 3-174)	
nerf	– **nerf ulnaire** : – 1 nerf supérieur – 1 nerf inférieur
racines	– C7, C8, T1
artère	– artère ulnaire

Incidences pratiques

- *Sur le plan morpho-palpatoire*, il est très palpable d'un bout à l'autre de son trajet car sous-cutané. Il donne sa morphologie à la partie médiale de l'avant-bras.
- *Sur le plan mécanique et pathologique*, il est synergique de l'abducteur du petit doigt et leur action conjuguée a pour effet de translater légèrement le pisiforme vers le dedans, ce qui tend le RMF transversalement. Cette action permet à ce dernier de mieux résister à la poussée des fléchisseurs dans le mouvement de flexion (fig. 3-172), ceux-ci étant agonistes du FUC. Les pathologies sont essentiellement des tendinites et des sections traumatiques.

QROC sur le FUC

Corrigés p. 484

1. Quelles sont les insertions de ce muscle ?
2. Quelle est son innervation ?
3. Quelle est son action ?
4. Quels sont ses rapports essentiels au poignet ?

AVANT-BRAS : MUSCLES ANTÉRIEURS, PLAN MOYEN

FLÉCHISSEUR SUPERFICIEL DES DOIGTS (FSD)

3-175

Épicondyliens médiaux.
1. Rond pronateur
2. FRC
3. Long palmaire
4. FUC
5. FSD

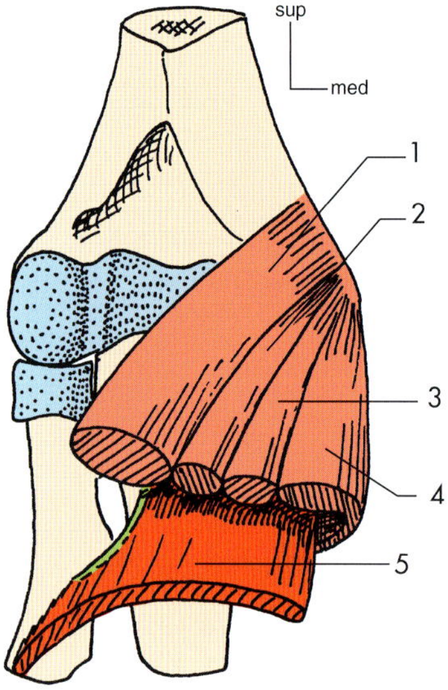

3-176

Origine.
1. Brachial
2. Rond pronateur
3. FRC
4. Long palmaire
5. FUC

I. Insertion humérale
II. Insertion ligamentaire
III. Insertion ulnaire
IV. Insertion sur l'arcade
V. Insertion radiale

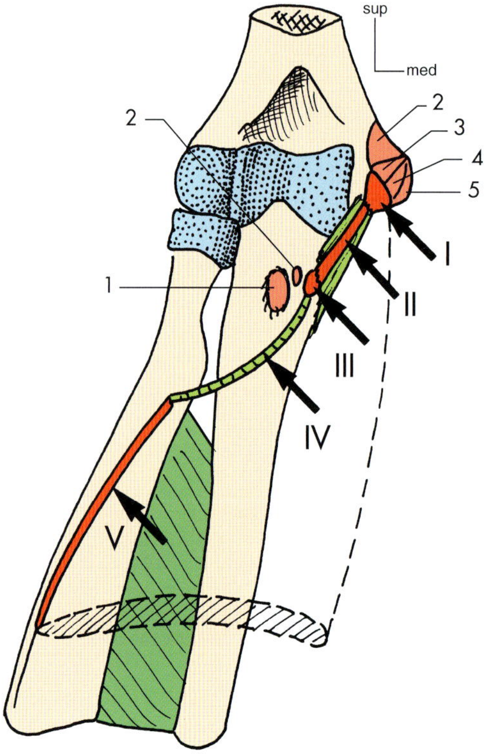

3-177

Terminaison (la croix indique l'emplacement du FPD).
1. FSD
2. Gaine
3. Coulisse
4. Division tendineuse
5. Chiasma
6. Insertion du FSD

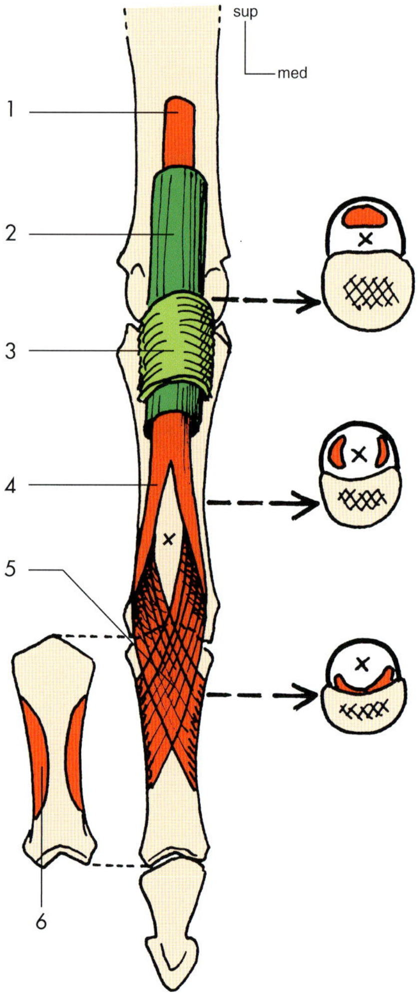

FLÉCHISSEUR SUPERFICIEL DES DOIGTS (FSD)

Présentation (fig. 3-175)	
groupe	– **épicondyliens médiaux** – **extrinsèques** de la main
situation	– avant-bras
tendu de/à	– humérus + 2 os de l'avant-bras → doigts
forme	– large, se terminant par 4 tendons

Origine (insertion proximale) (fig. 3-176)

Elle forme en 1 grande ligne d'insertion, oblique en bas et en dehors, s'étalant sur 5 structures :

structure	– **humérus**	– **LCU**	– **ulna**	– **arcade**	– **radius**
partie	– extrémité inférieure – épicondyle médial	– faisceau moyen	– extrémité supérieure – processus coronoïde	– entre les 2 os de l'avant-bras	– corps – bord ant.
secteur	– face antérieure – partie inférolat. (près de la trochlée)	– face superficielle	– face antérieure – juste en dh du tubercule coronoïdien		– moitié sup. (versant inf.)
par	– tendon (commun[1])	– lame tendineuse			
+	– SIM muscles voisins				

[1] Avec les autres épicondyliens médiaux.

Terminaison (insertion distale) (fig. 3-177)	
structure	– **2e phalange** (P2) des 4 doigts longs
partie	– corps
secteur	– 2 insertions, près des bords latéraux
par	– fibres tendineuses

FLÉCHISSEUR SUPERFICIEL DES DOIGTS (FSD)

▶ **3-178**

Trajet du plan superficiel.

1. RMF
2. FSD
3. Rond pronateur
4. FRC
5. Long palmaire
6. FUC

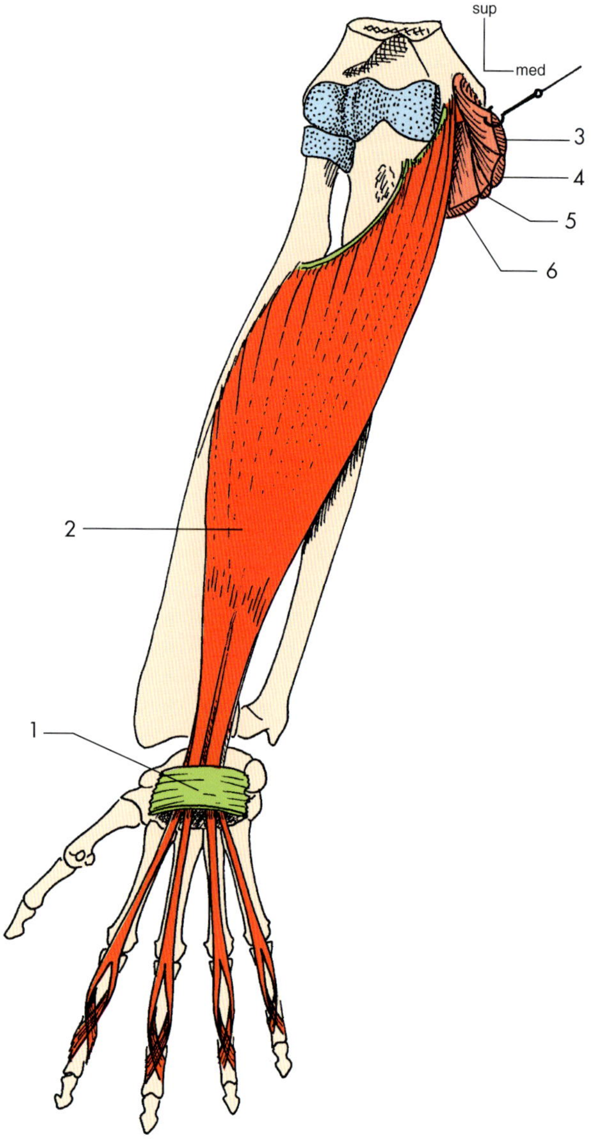

▶ **3-179**

Trajet du plan profond (mêmes légendes que 3-178).

7. Ventre supérieur
8. Ventres du II et du V
9. Carré pronateur

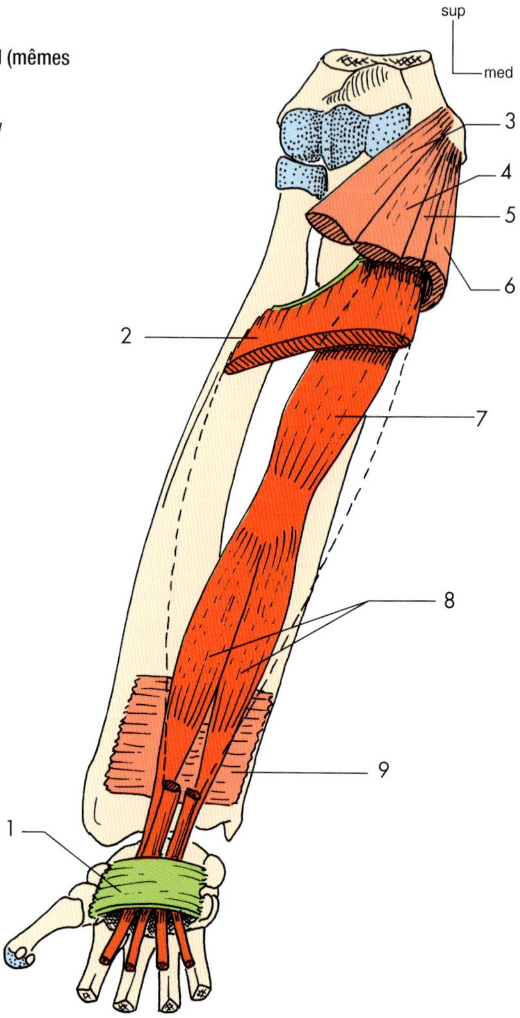

▶ **3-180**

Mémorisation de la position des tendons du FSD.

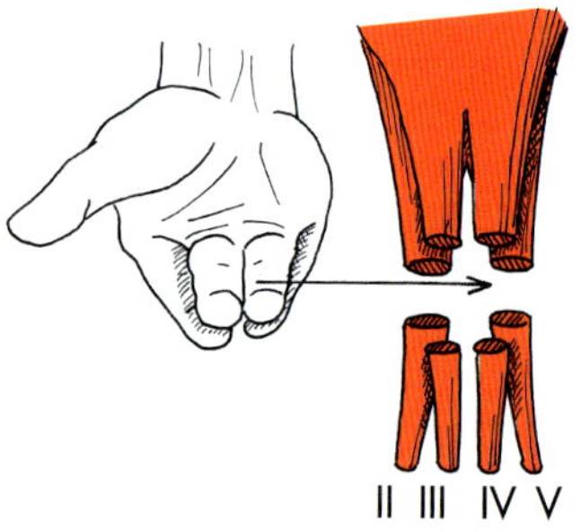

Trajet	
loge	– loge antérieure, plan superficiel de la loge (mais en position moyenne entre les muscles sous-cutanés et le plan profond)
obliquité	– vertical, le muscle converge avant le canal carpien, puis diverge vers chaque doigt
aspect	– large et aplati, il se dissocie en 2 plans : 1) *superficiel* – issue de toute l'origine du muscle (fig. 3-178) – donne 1 chef pour le III (insertion radiale) et 1 pour le IV (insertion huméro-ulnaire) 2) *profond* – issu de l'origine huméro-ulnaire (fig. 3-179 et 3-180) – est digastrique : un ventre sup. et 2 inf. : 1 pour le II, 1 pour le V[1]

[1] Le moyen mnémotechnique est de se saisir les 2e et 5e doigts de la main et de se les faire toucher en arrière des 2 autres (fig. 3-180).

FLÉCHISSEUR SUPERFICIEL DES DOIGTS (FSD)

3-181

Gaines synoviales des fléchisseurs.
La zone centrale, libre (croix), s'explique par la présence des insertions des lombricaux sur le FPD (se dirigeant ensuite vers l'ED).

1. Gaine du LFP
2. Gaine inconstante du tendon du II du FSD
3. RMF
4. Gaine des fléchisseurs
5. Gaines digitales

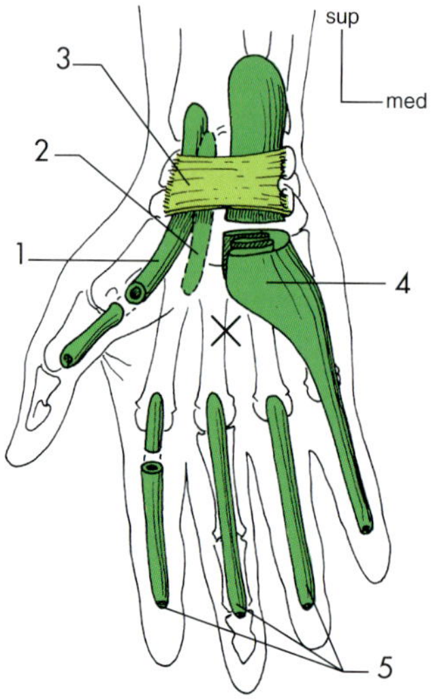

3-182

Coulisses fibreuses annulaires (A), cruciformes (C) en vues palmaire (a) et latérale (b).
1. FSD

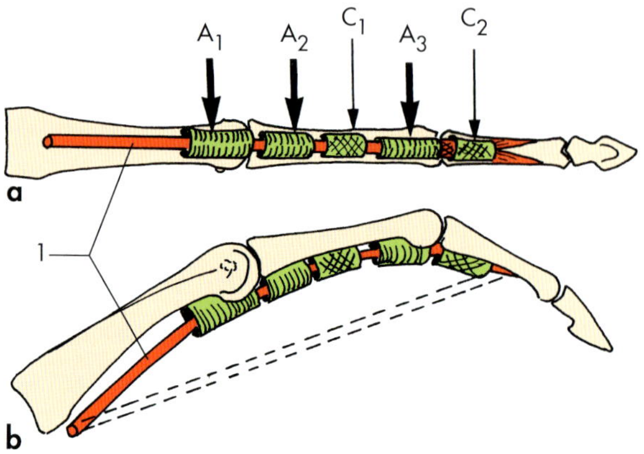

3-183

Rapports au corps charnu.

1. Supinateur
2. Brachioradial
3. Branche superficielle du nerf radial
4. Artère radiale
5. Rond pronateur
6. FRC
7. Nerf médian
8. Long palmaire
9. Artère ulnaire
10. FSD
11. FPD
12. Nerf ulnaire
13. FUC
14. Anconé
15. Long abducteur du I
16. EUC
17. PVN interosseux ant. et post.
18. Extenseur du V
19. Branche profonde du nerf radial
20. Extenseur des doigts
21. CERC
22. LERC

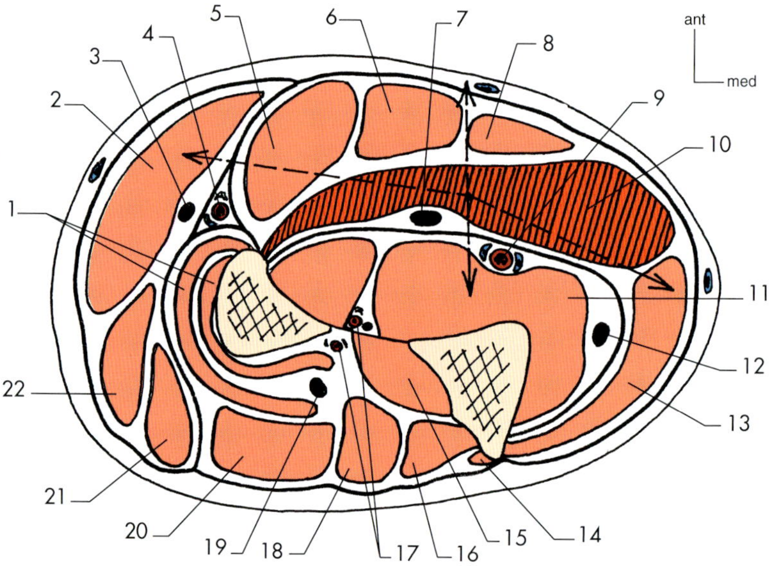

3-184

Rapports au poignet.

1. Trapèze
2. Opposant du I
3. Court abducteur du I
4. FRC
5. LFP
6. Nerf médian
7. Long palmaire
8. FSD
9. FPD
10. Court palmaire et PVN ulnaire superficiel
11. Abducteur du V et PVN ulnaire profond
12. Hamatum

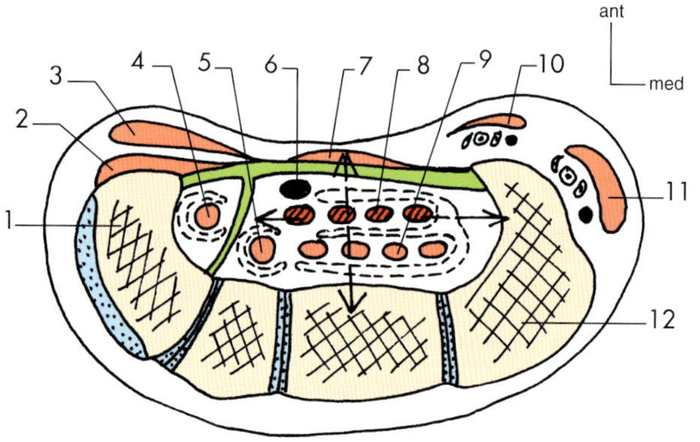

3-185

Rapports au doigt.

1. Gaine des fléchisseurs
2. Coulisse fibreuse
3. FSD (se dédoublant)
4. FPD
5. Phalange P1
6. ED
7. Expansion
8. Ligament de Cleland (bandelette tendineuse du doigt)
9. PVN digital propre palmaire
10. Ligament de Grayson
11. Pulpe

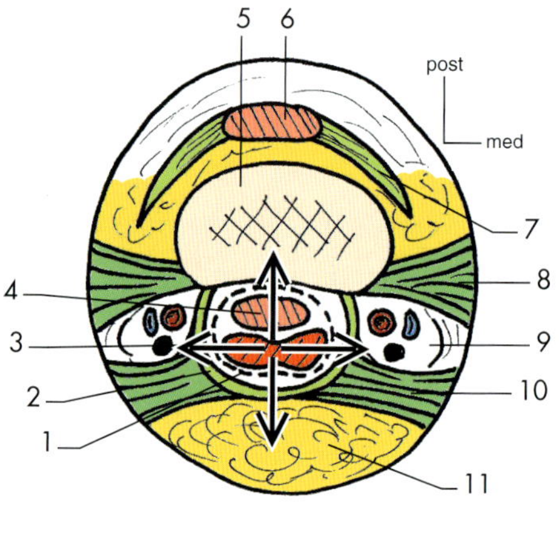

topographie	1) *au carpe* – **canal carpien** (*cf.* fig. 3-184) – **nerf médian** en avant du II – 4 tendons **alignés** en avant du FPD – dans le repli ant. de la **gaine des fléchisseurs** 2) *au métacarpe* – la **gaine des fléchisseurs** s'étend jusqu'au V (fig. 3-181) – 3 **gaines digitales** pour les II, III et IV – début des **coulisses fibreuses** des fléchisseurs (fig. 3-182)[2] 3) *à P1* – chaque tendon est **perforé** par le FPD 4) *à l'IPP* – les fibres perforées se regroupent et s'entrecroisent – elles forment un **chiasma**[3] tendineux en regard de l'IPP (renforce le fibrocartilage) (*cf.* fig. 3-177)

[2] Ces coulisses sont répertoriées en arciformes (A) et cruciformes (C). Elles sont numérotées et s'échelonnent en A1 (niveau MP), A2 (niveau P1 proximal), C1 (niveau P1 moyen), A3 (niveau P1 distal et IPP), C2 (niveau P2 proximal), A4 (niveau P2 moyen), C3 (niveau IPD).
[3] Un chiasma (grec : *khiasma*) est un croisement avec inversion des éléments (poésie). Ce phénomène existe en anatomie (ex : chiasma du nerf optique).

Rapports	
à l'avant-bras (fig. 3-183)	
en avt	– muscles **épicondyliens superficiels**
en arr.	– nerf **médian** – FPD et LFP – PVN ulnaire (en dd)
en dd	– FUC
en dh	– brachioradial
au poignet et à la paume (fig. 3-184)	
dans le repli antérieur de la gaine des fléchisseurs	
en avt	– nerf **médian** (en avant du tendon du II) – **RMF** et terminaison du long palmaire
en arr.	– **FPD** (dans le repli post. de la gaine)
en dd	– limite médiale du **canal carpien**
en dh	– **LFP** – limite latérale du canal carpien
au doigt (fig. 3-185)	
dans sa gaine digitale	
en avt	– **coulisses fibreuses** des fléchisseurs – pulpe et téguments
en arr.	– FPD (jusqu'à P1) – plan ostéoarticulaire
en côtés	– PVN digitaux palmaires propres des doigts

FLÉCHISSEUR SUPERFICIEL DES DOIGTS (FSD)

▶ **3-186**

Action du FSD associée à l'effet ténodèse : extension du poignet (1) et flexion des doigts (2).

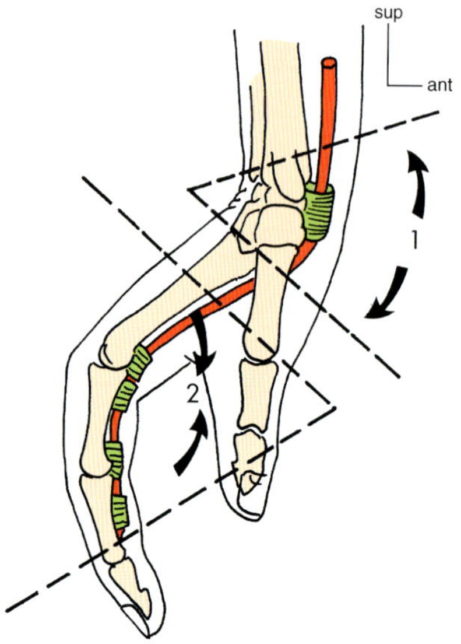

▶ **3-187**

Innervation, vascularisation.

1. Nerf médian
2. Artère radiale
3. Artère brachiale
4. Rond pronateur
5. FRC
6. Long palmaire
7. FUC
8. Nerf du FSD
9. Artère ulnaire
10. Nerf du FSD pour le ventre inf. du II

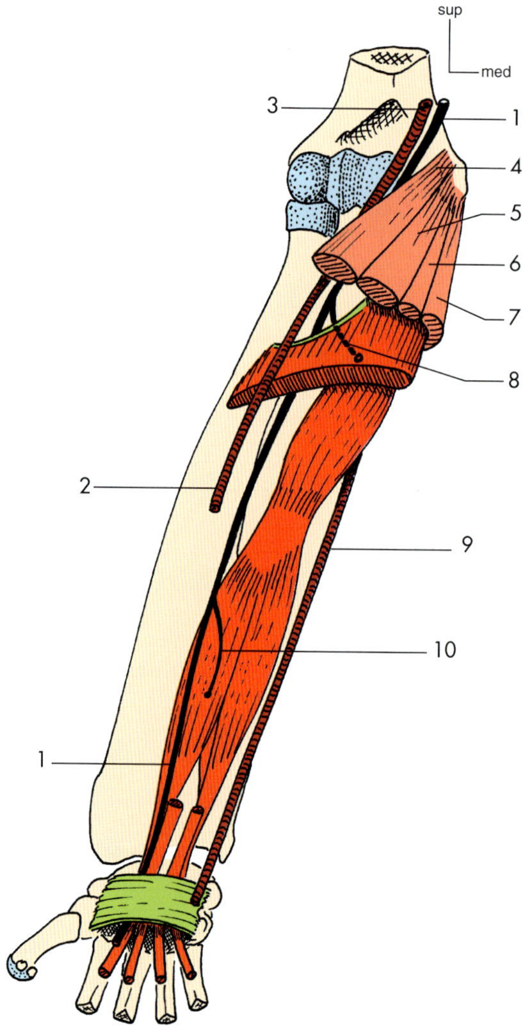

Action (fig. 3-186)	
statique	1) *coude :* – renfort médial de la capsule (**stabilisation**) 2) *doigt :* – stabilisation de l'**IPP** (chiasma tendineux)
dynamique	1) *doigts :* – **flexion**[1] (surtout en force ou vitesse) 2) *poignet :* – flexion[2]

[1] La flexion concerne plus spécialement l'IPP (*cf.* Incidences pratiques).
[2] Cette flexion, forcée, contrecarre l'effet ténodèse.

Innervation, vascularisation (fig. 3-187)	
nerf	– **nerf médian** (tronc des muscles de la couche superficielle[1]) – inconstant : 1 filet spécial pour le ventre inf. de l'index
racines	– C7, C8, T1
artères	– artères radiale et ulnaire

[1] Se détache du nerf avant l'arcade du FSD.

Incidences pratiques

- *Sur le plan morpho-palpatoire*, le corps charnu est partiellement visible à la partie inféromédiale de la loge antérieure : il suffit de faire le mouvement de malaxer quelque chose pour voir l'activité de ce muscle. Le reste est recouvert par les autres épicondyliens plus superficiels.
- *Sur le plan mécanique et pathologique.* La flexion par le FSD concerne plus spécialement la flexion de P2 sur P1 (IPP), la MP étant fléchie par les interosseux et l'IPD par le FPD. Il intervient surtout dans les mouvements de force. Il faut noter l'effet **ténodèse**, qui associe la flexion des doigts à l'extension du poignet, et vice versa. Par ailleurs, les coulisses fibreuses permettent, mécaniquement, aux tendons de conserver leur longueur efficace au cours de la flexion. Anatomiquement, elles transforment le sillon osseux des phalanges en **tunnel ostéofibreux**.

En pathologie, les tendons fléchisseurs sont exposés aux traumatismes directs (plaies) entraînant une section tendineuse. Leur réparation chirurgicale pose le problème « **cicatrisation – glissements** », le temps jouant inversement pour ces phénomènes : il est favorable à la première, défavorable aux seconds (adhérences) et réciproquement. Les tendons fléchisseurs sont également le siège de troubles orthopédiques en rapport avec les maladies rhumatismales (déviations, rétractions, ruptures). Un exemple connu est la maladie de **Dupuytren**, associant une rétraction du fascia palmaire en regard des tendons, commençant par le 5e doigt.

QROC sur le FSD

Corrigés p. 485

1. Quels sont les rapports essentiels de ce muscle au canal carpien ?
2. Quelle est l'innervation de ses chefs médiaux ?
3. Quelles sont ses insertions ?
4. Quels sont ses rapports essentiels à la partie supérieure de l'avant-bras ?

AVANT-BRAS : MUSCLES ANTÉRIEURS, PLAN PROFOND

FLÉCHISSEUR PROFOND DES DOIGTS (FPD)

▶ 3-188

Origine.
1. FPD

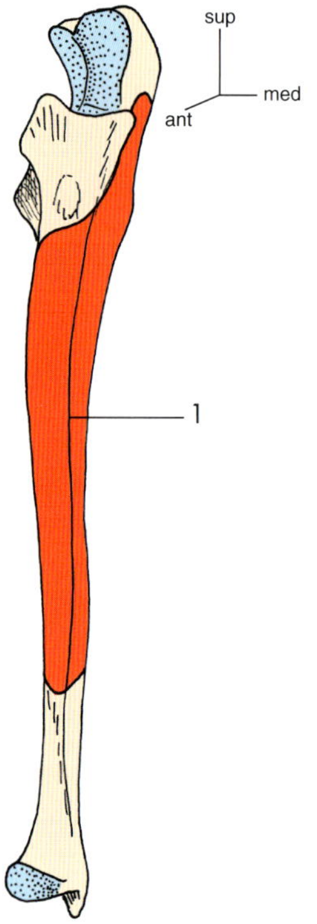

▶ 3-190

Trajet.
1. FSD
2. Rond pronateur
3. FRC
4. Long palmaire
5. FUC
6. FPD
7. RMF
8. Lombricaux
9. FSD

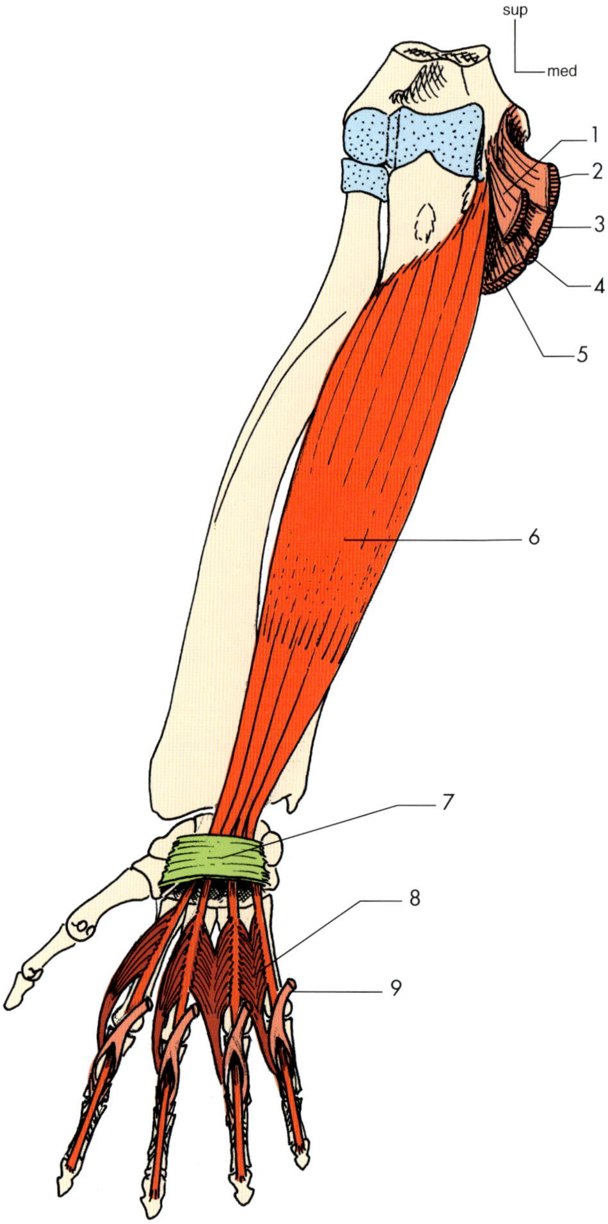

▶ 3-189

Terminaison : vues palmaire (a) et latérale (b).
1. FSD
2. FPD
3. Vinculum long
4. Vinculum court

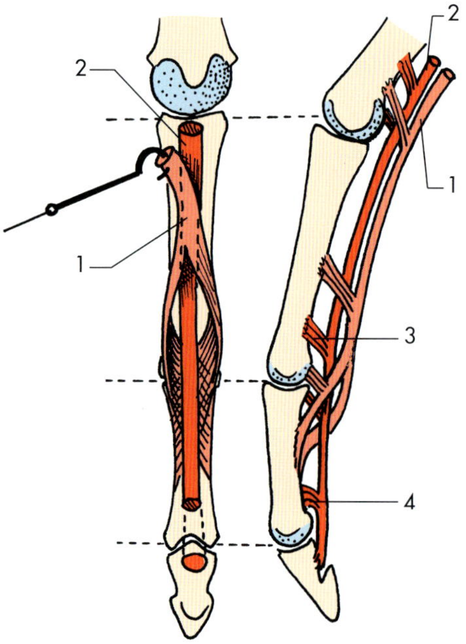

Présentation	
groupe	– **extrinsèques** de la main
situation	– avant-bras
tendu de/à	– ulna → doigts
forme	– large

Origine (insertion proximale) (fig. 3-188)	
structure	– **ulna**
partie	– corps – 3/4 supérieurs
secteur	– faces ant. et méd. + bord ant.
par	– fibres charnues
+	– MIO adjacente

Terminaison (insertion distale) (fig. 3-189)	
structure	– **3e phalange** (P3) des 4 doigts longs
partie	– base
secteur	– face palmaire
par	– tendon
+	– des vinculums, courts et longs, ou mésotendons, tendus du tendon aux phalanges (passage de petits vaisseaux)

Trajet (fig. 3-190)	
loge	– loge antérieure, plan profond
obliquité	– vertical, puis converge avant le canal carpien, puis diverge vers chaque doigt
aspect	– épais, large et aplati – charnu en haut, tendineux en bas (4 tendons)
topographie	1) *avant-bras :* – **enroulé** autour de l'ulna ; sur le même plan que le LFP 2) *carpe :* – **canal carpien** – dans le **repli postérieur** de la gaine des fléchisseurs (présente de petites languettes intertendineuses) 3) *métacarpe :* – mêmes gaines que **FSD** (*cf.* fig. 3-181) – donne naissance aux **lombricaux** 4) *doigt :* – **perfore le FSD** au niveau de l'IPP

FLÉCHISSEUR PROFOND DES DOIGTS (FPD)

3-191

Rapports au corps charnu.

1. Supinateur
2. Brachioradial
3. Branche superficielle du nerf radial
4. Artère radiale
5. Rond pronateur
6. FRC
7. Nerf médian
8. Long palmaire
9. Artère ulnaire
10. FSD
11. FPD
12. Nerf ulnaire
13. FUC
14. Anconé
15. Long abducteur du I
16. EUC
17. PVN interosseux ant. et post.
18. Extenseur du V
19. Branche profonde du nerf radial
20. Extenseur des doigts
21. CERC
22. LERC

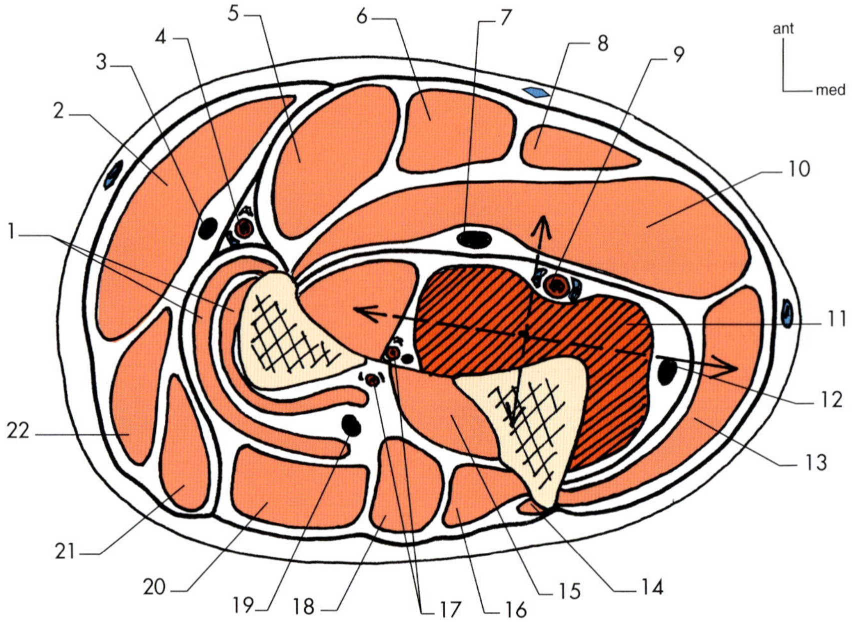

3-192

Rapports au carpe.

1. Trapèze
2. Opposant du I
3. Court abducteur du I
4. FRC
5. LFP
6. Nerf médian
7. Long palmaire
8. FSD
9. FPD
10. Court palmaire et PVN ulnaire superficiel
11. Abducteur du V et PVN ulnaire profond
12. Hamatum

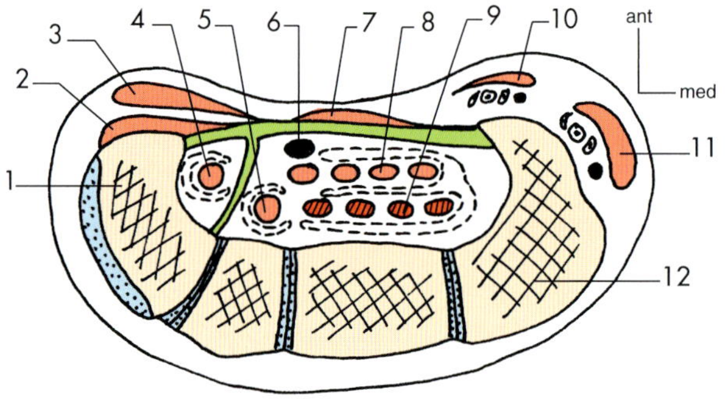

3-193

Rapports au métacarpe.

1. 1er IOP
2. Court fléchisseur du I
3. Long fléchisseur du I
4. Opposant du I
5. Court abducteur du I
6. Lombricaux
7. FSD
8. FPD
9. Opposant du V
10. Court palmaire
11. Court fléchisseur du V
12. Abducteur du V
13. Extenseur du V
14. IOP
15. Extenseur des doigts
16. IOD
17. Extenseur du II
18. Adducteur du I
19. Long extenseur du I
20. Court extenseur du I

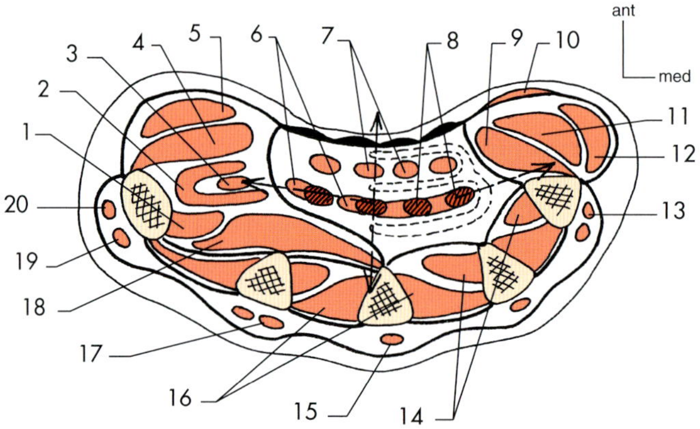

Rapports	
à l'avant-bras (fig. 3-191)	
en avt	– en dd : artère ulnaire/en dh : nerf médian – **FSD**
en arr.	– en ht : plan osseux (ulna) – en bas : carré pronateur
en dd	– nerf **ulnaire et FUC**
en dh	– PVN interosseux ant. – **LFP**
au poignet et à la paume (fig. 3-192 et 3-193)	
dans le repli postérieur de la gaine des fléchisseurs	
en avt	– nerf **médian et FSD**
en arr.	– carpe
en dd	– limite médiale du canal carpien
en dh	– **FRC** et limite lat. du canal carpien
entre les tendons	– **lombricaux**

FLÉCHISSEUR PROFOND DES DOIGTS (FPD)

▶ **3-194**

Coulisses fibreuses du doigt : annulaires (A) et cruciformes (C) en vues palmaire (a) et latérale (b).

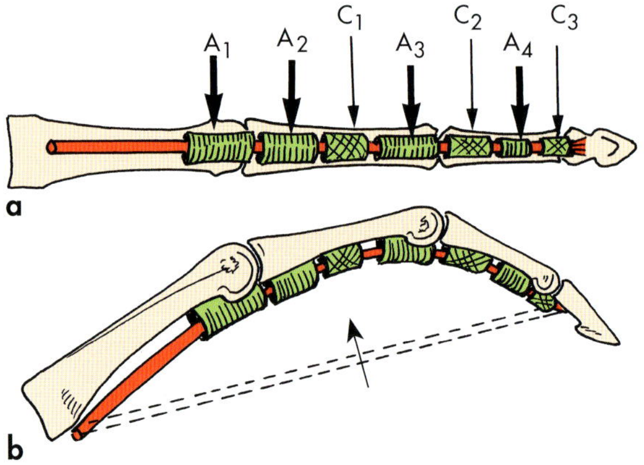

▶ **3-195**

Rapports au doigt.

1. Gaine des fléchisseurs
2. Coulisse fibreuse
3. FSD (se dédoublant)
4. FPD
5. Phalange P1
6. ED
7. Expansion
8. Ligament de Cleland (bandelette tendineuse du doigt)
9. PVN digital propre palmaire
10. Ligament de Grayson
11. Pulpe

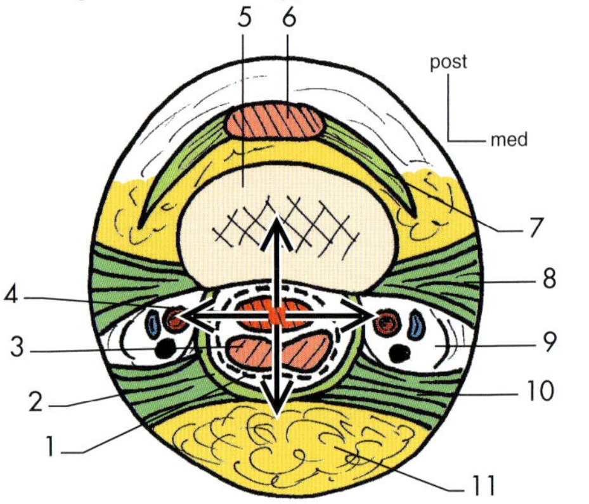

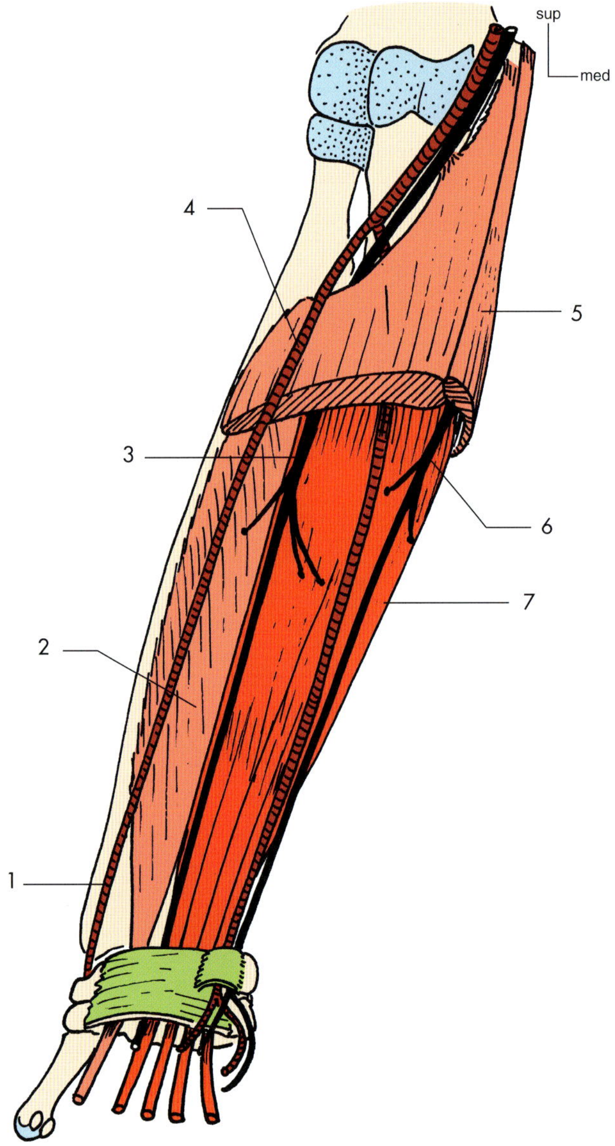

▶ **3-196**

Innervation, vascularisation.

1. Artère radiale
2. LFP
3. Nerf médian
4. FSD
5. FUC
6. Nerf ulnaire
7. FPD

au doigt (fig. 3-194 et 3-195)	
dans sa gaine digitale	
en avt	– FSD (jusqu'à P1) – coulisses fibreuses
en arr.	– plan ostéoarticulaire
en côtés	– PVN digital propre palmaire

Action (MP) (*cf.* fig. 3-222)	
statique	– IPD : – **stabilisation**
dynamique	1) doigt : – flexion IPD[1] 2) poignet : – flexion[2]

[1] Anatomiquement parlant car mécaniquement son action se porte en 1er sur l'IPP (*cf.* Incidences pratiques).
[2] Avec les mêmes remarques que pour le FSD (effet ténodèse).

Innervation, vascularisation (*cf.* fig. 3-196)	
nerf	– 2 chefs latéraux : – nerf **médian** – tronc des muscles de la couche profonde – accessoirement : nerf interosseux ant. – 2 chefs médiaux : nerf **ulnaire**
racines	– C8, T1
artère	– artère ulnaire

Incidences pratiques

- *Sur le plan morpho-palpatoire*, c'est un muscle profond, non palpable.
- *Sur le plan mécanique et pathologique*, c'est un « fléchisseur à tout faire » : il intervient dans tous les mouvements de flexion des doigts. Théoriquement la flexion par le FPD concerne spécialement la flexion de P3 sur P2 (IPD), la MP étant fléchie par les interosseux et l'IPP par le FSD. En réalité, la mécanique des doigts est plus complexe : le FPD intervient sur l'IPP, par ligament **rétinaculaire** interposé, et agit de façon différenciée sur la MP en fonction des activités musculaires associées (comme pour le FSD : voir l'**effet ténodèse**).

Les pathologies sont identiques à celles du FSD (*cf.* ce dernier), les niveaux de section traumatique déterminant plutôt l'un, l'autre ou les 2 muscles.

QROC sur le FPD

Corrigés p. 485

1. Quelle est l'innervation de ce muscle ?
2. Où se situe son insertion distale ?
3. Quelle est son action ?
4. Quels sont ses rapports essentiels à l'avant-bras ?

LONG FLÉCHISSEUR DU POUCE (LFP)

3-197

Origine.

1. Supinateur superficiel
2. FSD
3. LFP
4. Carré pronateur

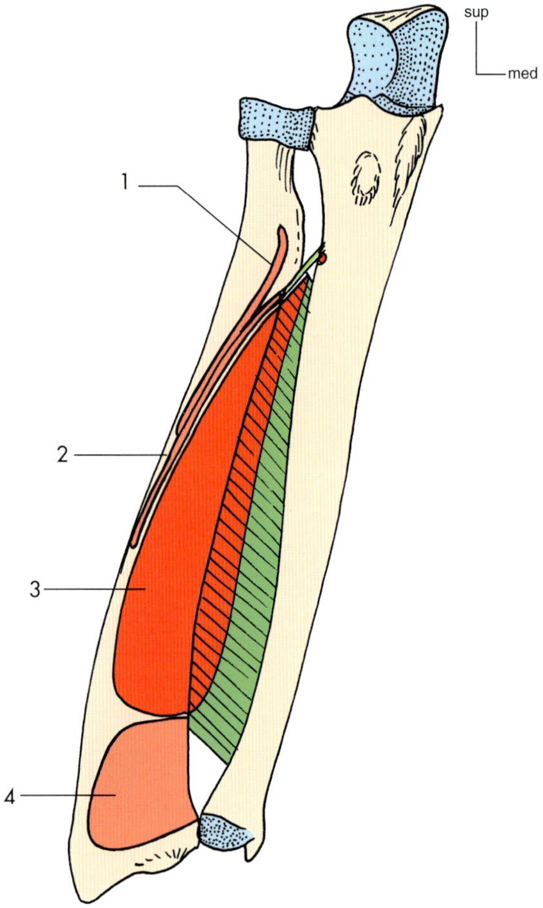

3-198

Terminaison du LFP (1).

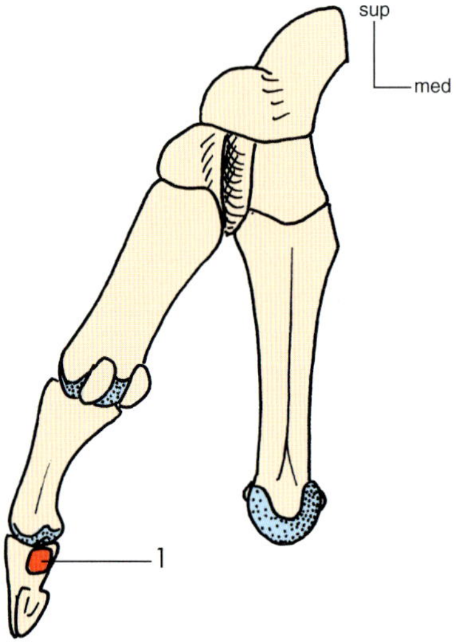

3-199

Trajet.

1. RMF
2. FRC
3. LFP
4. FPD

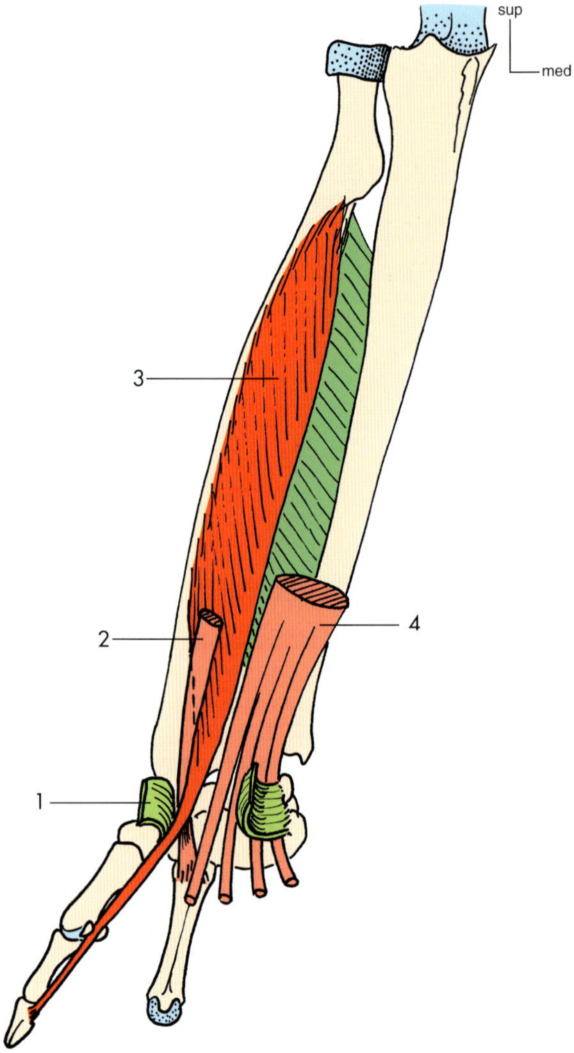

Présentation	
groupe	– **extrinsèques** de la main – muscles propres du pouce
situation	– avant-bras
tendu de/à	– radius → pouce
forme	– allongé

Origine (insertion proximale) (fig. 3-197)	
structure	– **radius**
partie	– face antérieure
secteur	– 2/3 supérieurs
par	– fibres charnues
+	– MIO adjacente[1]

[1] Il prend parfois quelques fibres sur l'ulna, au niveau de la corde oblique, qui est un reliquat d'une insertion plus importante du LFP. Il échange aussi parfois quelques fibres avec le rond pronateur, qui le recouvre (la flexion du pouce s'associe d'ailleurs généralement à une pronation).

Terminaison (insertion distale) (fig. 3-198)	
structure	– **2e phalange** (P2) du pouce
partie	– base
secteur	– face palmaire
par	– tendon

Trajet (fig. 3-199)	
loge	– loge antérieure, plan profond – partie latérale
obliquité	– vertical à l'avant-bras, oblique en bas, avt et dh après le canal carpien
aspect	– volumineux et aplati – charnu en haut, tendineux en bas – **semi-penniforme** (tendon terminal remonte haut au bord médial du muscle)
topographie	1) *avant-bras :* – en dh du **FPD** 2) *carpe :* – **canal carpien**, dans 1 **gaine** propre 3) *métacarpe :* – passe **entre les 2 chefs** du court fléchisseur du I

LONG FLÉCHISSEUR DU POUCE (LFP)

▶ 3-200

Rapports au corps charnu.

1. Supinateur
2. Brachioradial
3. Branche superficielle du nerf radial
4. Artère radiale
5. Rond pronateur
6. FRC
7. Nerf médian
8. Long palmaire
9. Artère ulnaire
10. FSD
11. FPD
12. Nerf ulnaire
13. FUC
14. Anconé
15. Long abducteur du I
16. EUC
17. PVN interosseux ant. et post.
18. Extenseur du V
19. Branche profonde du nerf radial
20. Extenseur des doigts
21. CERC
22. LERC

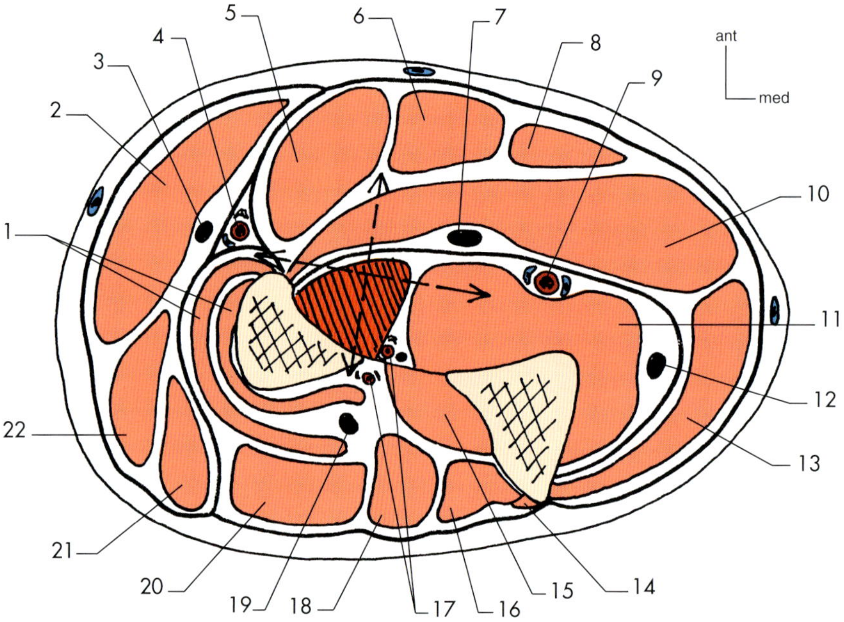

▶ 3-201

Rapports au métacarpe.

1. 1er IOP
2. Court fléchisseur du I
3. Long fléchisseur du I
4. Opposant du I
5. Court abducteur du I
6. Lombricaux
7. FSD
8. FPD
9. Opposant du V
10. Court palmaire
11. Court fléchisseur du V
12. Abducteur du V
13. Extenseur du V
14. IOP
15. Extenseur des doigts
16. IOD
17. Extenseur du II
18. Adducteur du I
19. Long extenseur du I
20. Court extenseur du I

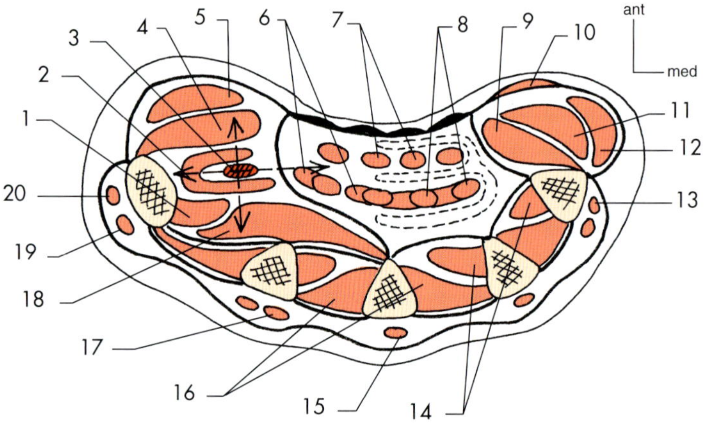

▶ 3-202

Innervation, vascularisation.

1. Artère radiale
2. LFP
3. Nerf médian
4. FSD
5. FUC
6. Nerf ulnaire
7. FPD

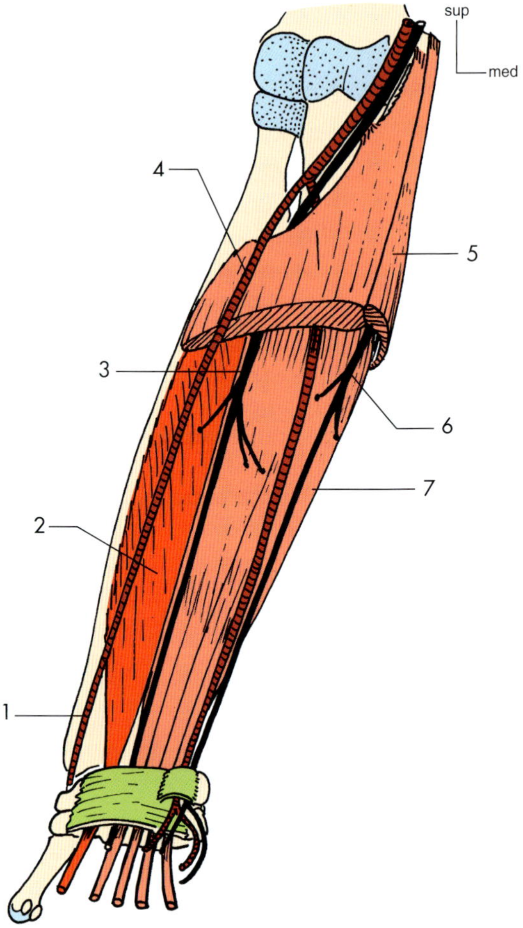

Rapports	
à l'avant-bras (fig. 3-200)	
en avt	– artère radiale (en bas : **gouttière du pouls**) – **FSD**
en arr.	– en haut : radius – en bas : **carré pronateur**
en dd	– PVN interosseux ant. et FPD
en dh	– **brachioradial**
au carpe (*cf.* **fig. 3-184)**	
dans une gaine propre	
en avt	– RMF
en arr.	– carpe
en dd	– FPD et FSD – nerf médian
en dh	– limite latérale du **canal carpien**
au pouce (fig. 3-201)	
globalement	– entre les 2 chefs du **court fléchisseur du I** – entre les 2 **sésamoïdes** de la MP

Action	
statique	– stabilisation de l'IP du pouce
dynamique	– **flexion** de l'IP du pouce – pronation de la colonne du pouce

Innervation, vascularisation (fig. 3-202)	
nerf	– **nerf médian** (tronc des muscles de la couche profonde)
racines	– C8, T1
artère	– artère radiale

Incidences pratiques

- *Sur le plan morpho-palpatoire*, ce muscle est profond, on palpe sa contraction au niveau inférieur de l'avant-bras. Son tendon est palpable au niveau thénarien, en regard du court fléchisseur du pouce.
- Sur *le plan mécanique et pathologique*, ce muscle est souvent lié à la pronation (il reçoit parfois quelques fibres du rond pronateur) ainsi qu'à tous les appuis pulpaires du pouce.

QROC sur le LFP

Corrigés p. 485

1. Quelle est l'innervation de ce muscle ?
2. Où se situe son insertion proximale ?
3. Quelle est son action ?
4. Quels sont ses rapports essentiels à l'avant-bras ?

CARRÉ PRONATEUR

▶ 3-203
Insertions.
1. LFP
2. FPD
3. Carré pronateur

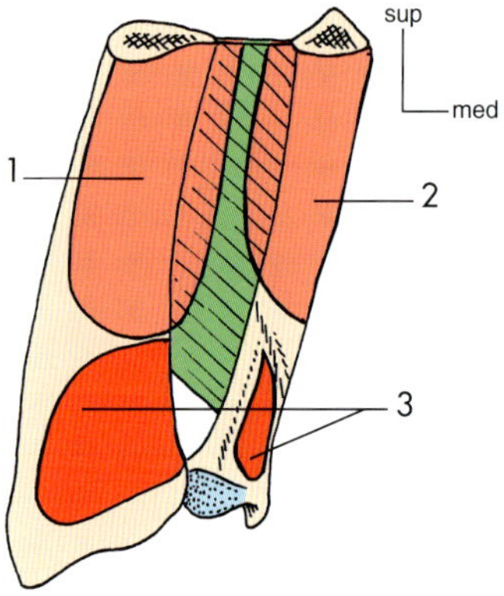

▶ 3-204
Trajet (mêmes légendes que 3-203).

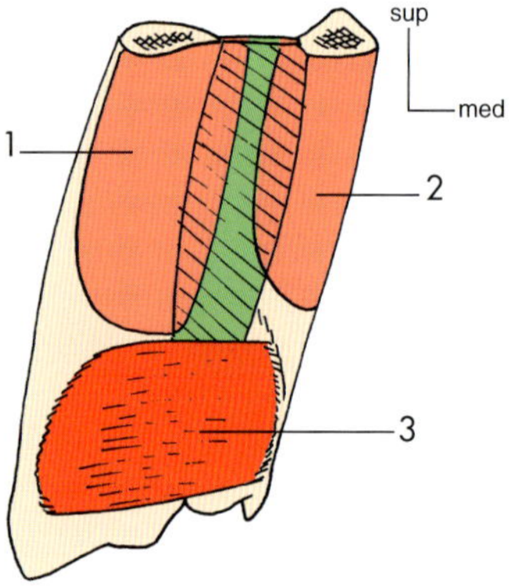

▶ 3-205
Rapports.
1. Long abducteur du I
2. Brachioradial
3. Veine céphalique
4. Artère radiale
5. FRC
6. LFP
7. Nerf médian
8. FSD
9. Long palmaire
10. Veine médiane de l'avant-bras
11. Fascia profond
12. FPD
13. Artère ulnaire
14. Nerf ulnaire
15. FUC
16. Veine basilique
17. Carré pronateur
18. PV interosseux ant. et post.
19. EUC
20. Extenseur du V
21. Extenseur du II
22. Extenseur des doigts
23. Long extenseur du I
24. CERC
25. LERC
26. Branche superficielle du nerf radial
27. Court extenseur du I

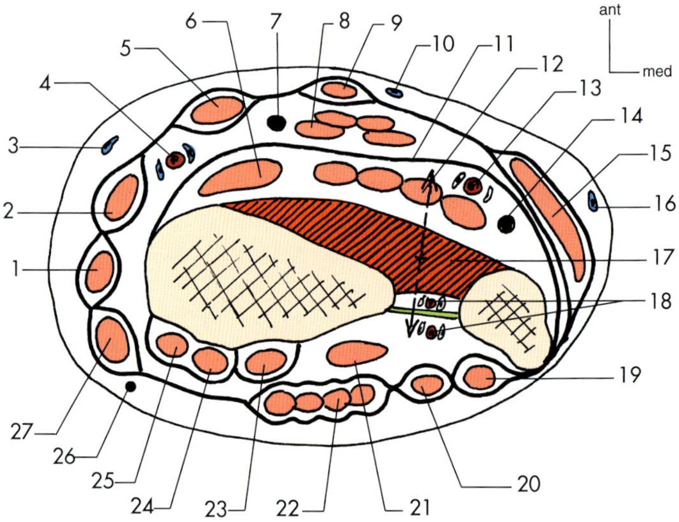

Présentation	
groupe	– **pronateurs**
situation	– avant-bras
tendu de/à	– ulna → radius
forme	– carré

Origine (insertion médiale) (fig. 3-203)	
structure	– **ulna** (os fixe)
partie	– corps – face antérieure
secteur	– 1/4 inférieur (sous 1 crête oblique) – en dd d'une petite crête verticale
par	– fibres charnues

Terminaison (insertion latérale) (fig. 3-203)	
structure	– **radius** (os mobile)
partie	– corps – face antérieure
secteur	– 1/3 inférieur
par	– fibres charnues
+	– déborde à l'extrémité inférieure

Trajet (fig. 3-204)	
loge	– loge antérieure (partie inf.) – plan profond (sous le FPD)
obliquité	– transversal
aspect	– court, aplati, carré
topographie	– plaqué contre la MIO (tous les autres éléments sont en avant de lui)

Rapports (fig. 3-205)	
globalement	
en avt	– FPD – en dh : LFP
en arr.	– MIO
en bas	– articulation radio-ulnaire inf. (RUI)

Action	
statique	– **stabilisation** de la RUI
dynamique	– **pronateur**

3-206

Innervation, vascularisation.

1. Nerf médian
2. PVN interosseux ant.
3. Artère radiale
4. Artère ulnaire
5. Artère interosseuse post.
6. Carré pronateur

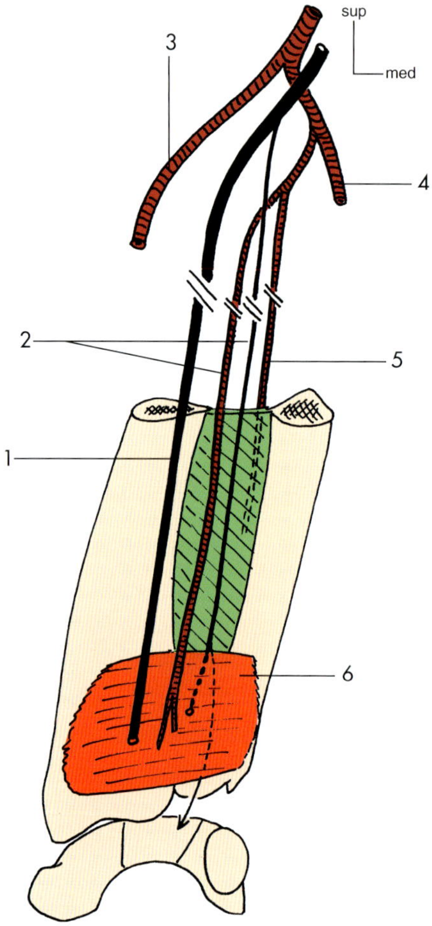

Innervation, vascularisation (fig. 3-206)	
nerf	– nerf interosseux ant. (du **nerf médian**)
racines	– C8
artère	– artère interosseuse ant.

Incidences pratiques

- *Sur le plan morpho-palpatoire,* ce muscle petit et profond est inaccessible.
- *Sur le plan mécanique et pathologique,* c'est un pronateur pur. Sa position inférieure ajoutée à celle, moyenne, du rond pronateur, explique que dans les fractures de l'avant-bras le fragment supérieur se place en supination (biceps et supinateur) et l'inférieur en pronation.

QROC sur le carré pronateur

Corrigés p. 485

1. Quelle est l'innervation de ce muscle ?
2. Quels sont ses rapports essentiels ?
3. Quel croquis permettrait le mieux de comprendre ses rapports ?

MAIN : MUSCLES THÉNARIENS

COURT ABDUCTEUR DU POUCE[14]

3-207

Situation des intrinsèques du I et du V.

1. Adducteur du I
2. Opposant du I
3. Court abducteur du I
4. Court fléchisseur du I
5. Long fléchisseur du I
6. RMF
7. FUC
8. Court palmaire
9. Abducteur du V
10. Court fléchisseur du V
11. Opposant du V

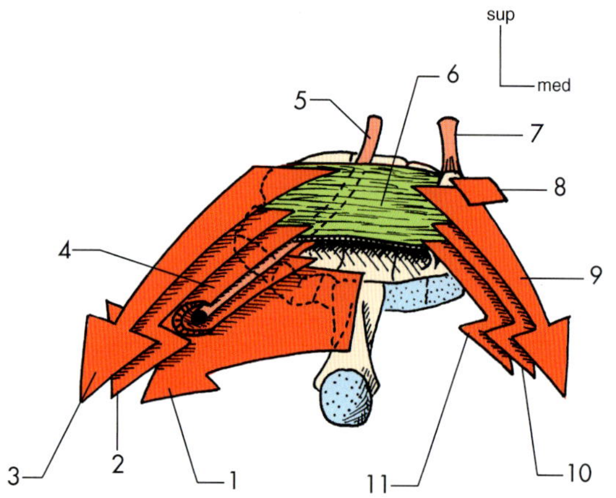

3-208

Repérage clinique des thénariens.

1. 1er IOP
2. Adducteur du I
3. Long fléchisseur du I
4. Court fléchisseur du I
5. Court abducteur du I
6. Opposant du I

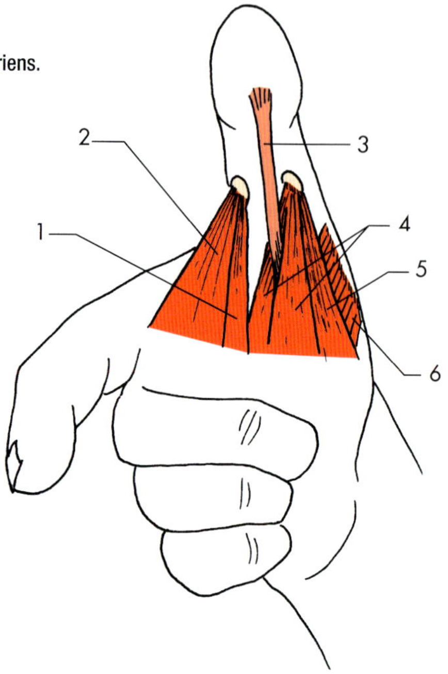

3-209

Insertions.

1. Court abducteur du I
2. Opposant
3. Court fléchisseur du I
4. Adducteur du I
5. 1e IOP

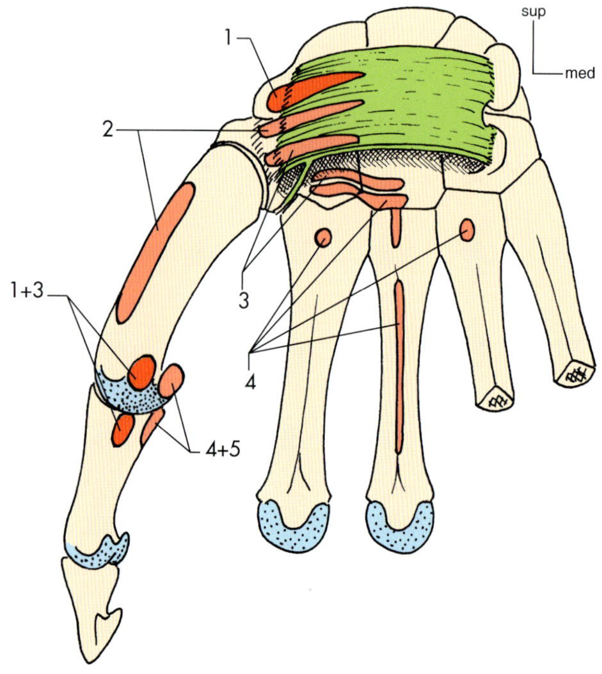

3-210

Trajet.

1. Dossière du pouce
2. Long extenseur du I
3. Court abducteur du I
4. Long abducteur du I
5. 1er IOP et adducteur du I

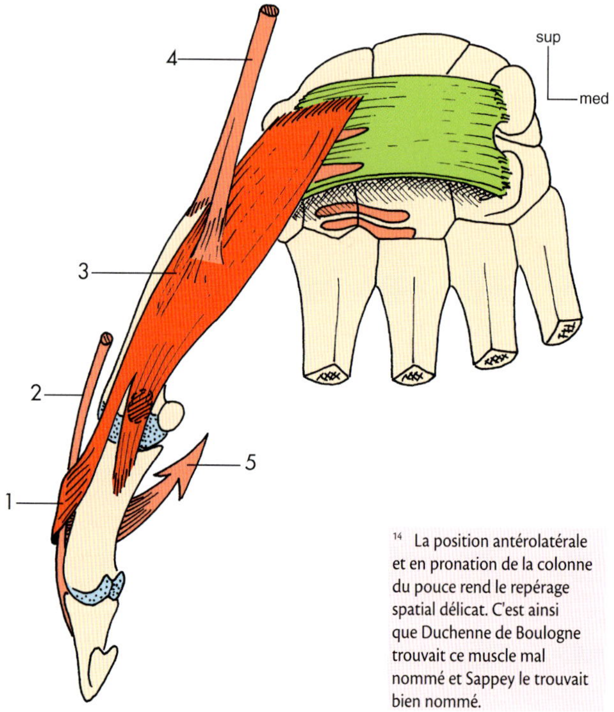

[14] La position antérolatérale et en pronation de la colonne du pouce rend le repérage spatial délicat. C'est ainsi que Duchenne de Boulogne trouvait ce muscle mal nommé et Sappey le trouvait bien nommé.

Présentation (fig. 3-207 et 3-208)	
groupe	– intrinsèques – **thénariens**[1] – muscles propres du pouce (*cf.* fig. 3-134), **appareil sésamoïdien**
situation	– main
tendu de/à	– scaphoïde → pouce
forme	– court

[1] Les thénariens (*thenar* = paume, ce qui ne traduit pas exactement la position de ces muscles courts du pouce) sont au nombre de 4 et répartis sur 4 plans. Leurs initiales, de la superficie à la profondeur, forment le mot « COCA ».

Origine (insertion proximale) (fig. 3-209)	
structure	– **scaphoïde**
partie	– face antérieure
secteur	– tubercule
par	– fibres charnues
+	– RMF partie adjacente – fibres reçues du long abducteur du I

Terminaison (insertion distale) (fig. 3-209)	
structure	1) **1re phalange** (P1) du pouce 2) **sésamoïde latéral**
partie	– base de P1
secteur	– partie latérale
par	– tendon (commun avec le court fléchisseur du I)
+	– expansion à la dossière des interosseux[1]

[1] Ce muscle est un « écarteur » comme les interosseux dorsaux (IOD) mais comme il n'y a pas de doigt avant le pouce, il ne porte pas ce nom. C'est en quelque sorte un IOD modifié.

Trajet (fig. 3-210)	
loge	– loge thénar (latérale) – le plus superficiel des 4 thénariens
obliquité	– en bas, en dehors, un peu en avant
aspect	– triangulaire à base supérieure – aplati d'avant en arrière
topographie	– **sous-cutané**

COURT ABDUCTEUR DU POUCE

▶ **3-211**

Rapports.

1. 1er IOP
2. Court fléchisseur du I
3. Long fléchisseur du I
4. Opposant du I
5. Court abducteur du I
6. Lombricaux
7. FSD
8. FPD
9. Opposant du V
10. Court palmaire
11. Court fléchisseur du V
12. Abducteur du V
13. Extenseur du V
14. IOP
15. Extenseur des doigts
16. IOD
17. Extenseur du II
18. Adducteur du I
19. Long extenseur du I
20. Court extenseur du I

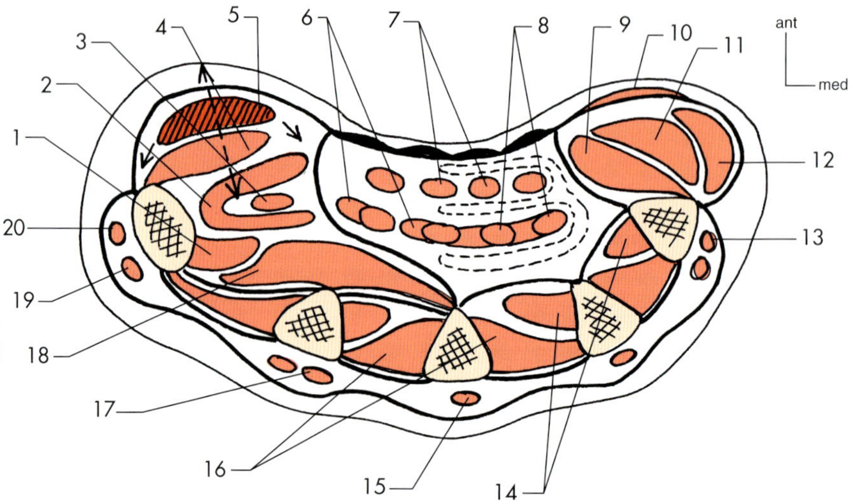

▶ **3-212**

Action.

1. Long extenseur du I
2. Court extenseur du I
3. Long abducteur du I
4. Court abducteur du I
5. Opposant du I
6. Court fléchisseur du I
7. Long fléchisseur du I
8. Adducteur du I
9. 1er IOP

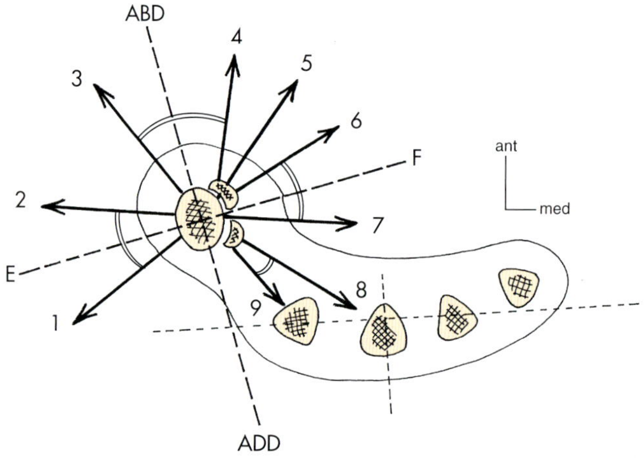

▶ **3-213**

Systématisation de l'innervation motrice de la main.

1. IOP
2. Adducteur du I
3. Opposant du I
4. Court abducteur du I
5. Court fléchisseur du I
6. Court palmaire
7. Court fléchisseur du V
8. Abducteur du V
9. Opposant du V
10. IOD

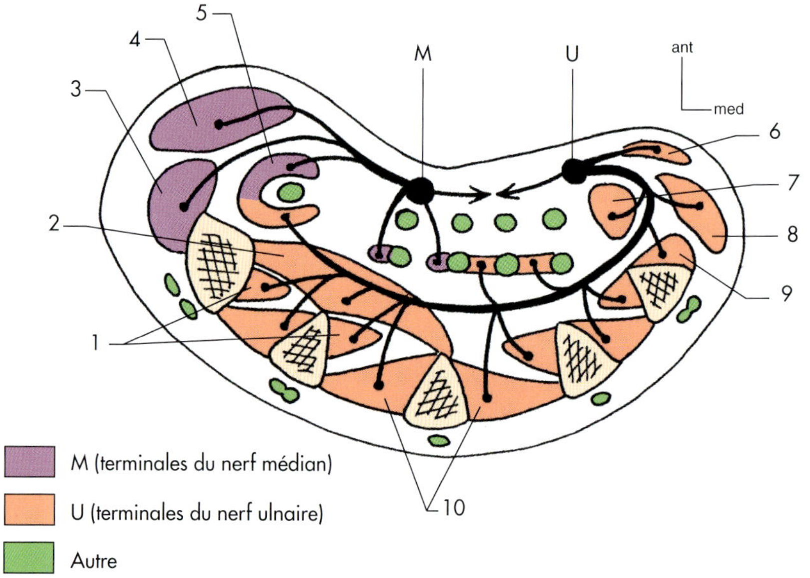

Rapports (fig. 3-211)	
globalement	
en avt	– peau
en arr.	– opposant du I
en dd	– court fléchisseur du I
en dh	– débordement de l'opposant du I – peau
en bas	– **MP** du I

Action (fig. 3-212)	
statique	– **stabilisation** de la MP du I
dynamique	1) **abduction** et **flexion** de P1[1] 2) extension de P2 (par la dossière)

[1] Ces actions sont celles d'un IOD.

Innervation, vascularisation (fig. 3-213)	
nerf	– branche terminale (latérale) du **nerf médian**
racines	– C8, T1
artère	– arcade palmaire superficielle

Incidences pratiques

- *Sur le plan morpho-palpatoire*, ce muscle est palpable puisque sous-cutané. C'est le plus antérieur.
- *Sur le plan mécanique et pathologique*, avec sa composante d'abduction et de flexion (terminaison commune avec le court fléchisseur), il se comporte comme un interosseux dorsal.

OPPOSANT DU POUCE

▶ 3-214

Insertions.
1. Court abducteur du I
2. Opposant
3. Court fléchisseur du I
4. Adducteur du I

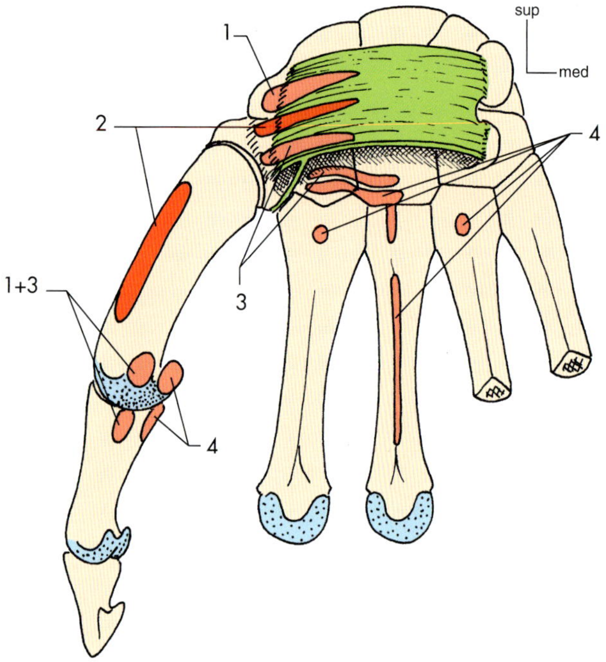

▶ 3-215

Trajet.
1. Opposant du I (2 plans)
2. Court abducteur du I
3. RMF
4. Court fléchisseur du I
5. Adducteur du I

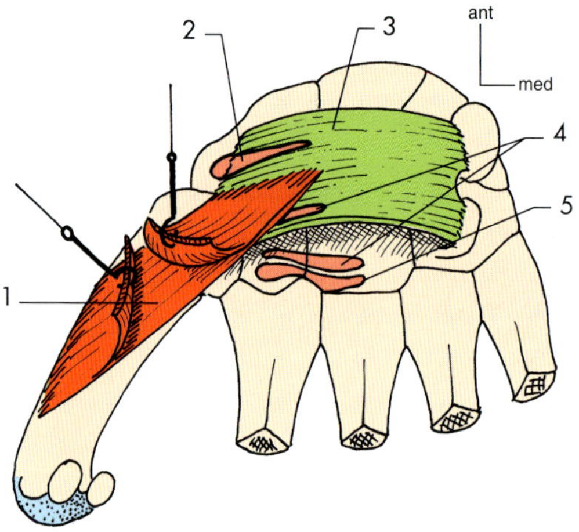

Présentation (*cf.* fig. 3-207 et 3-208)	
groupe	– intrinsèque – **thénariens** – muscles propres du I
situation	– main
tendu de/à	– trapèze → pouce
forme	– très court

Origine (insertion proximale) (fig. 3-214)	
structure	– **trapèze**
partie	– face antérieure – crête verticale
secteur	– partie supérieure – versant latéral [1]
par	– fibre charnue
+	– RMF partie adjacente

[1] Le versant médial est occupé par le RMF.

Terminaison (insertion distale) (fig. 3-214)	
structure	– **1er métacarpien** (M1)
partie	– corps
secteur	– face antérieure – le long du bord latéral
par	– fibres tendineuses

Trajet (fig. 3-215)	
loge	– loge thénar (latérale)
obliquité	– en bas, en dehors
aspect	– court et aplati – monoarticulaire – épais (donc relativement puissant), en 2 plans
topographie	– le plus latéral à la palpation (le long de la diaphyse de M1)

OPPOSANT DU POUCE

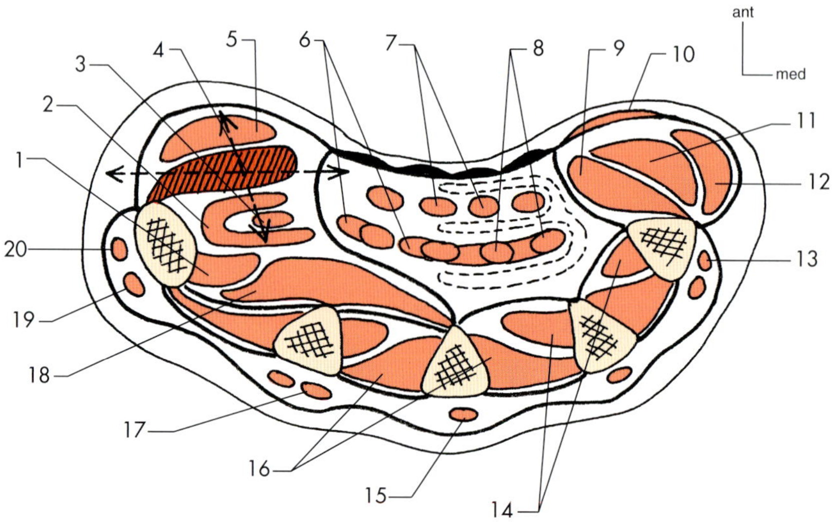

3-216

Rapports.

1. 1er IOP
2. Court fléchisseur du I
3. Long fléchisseur du I
4. Opposant du I
5. Court abducteur du I
6. Lombricaux
7. FSD
8. FPD
9. Opposant du V
10. Court palmaire
11. Court fléchisseur du V
12. Abducteur du V
13. Extenseur du V
14. IOP
15. Extenseur des doigts
16. IOD
17. Extenseur du II
18. Adducteur du I
19. Long extenseur du I
20. Court extenseur du I

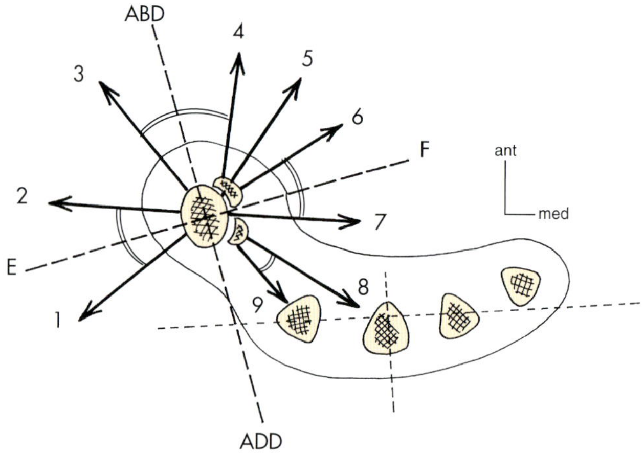

3-217

Action.

1. Long extenseur du I
2. Court extenseur du I
3. Long abducteur du I
4. Court abducteur du I
5. Opposant du I
6. Court fléchisseur du I
7. Long fléchisseur du I
8. Adducteur du I
9. 1er IOP

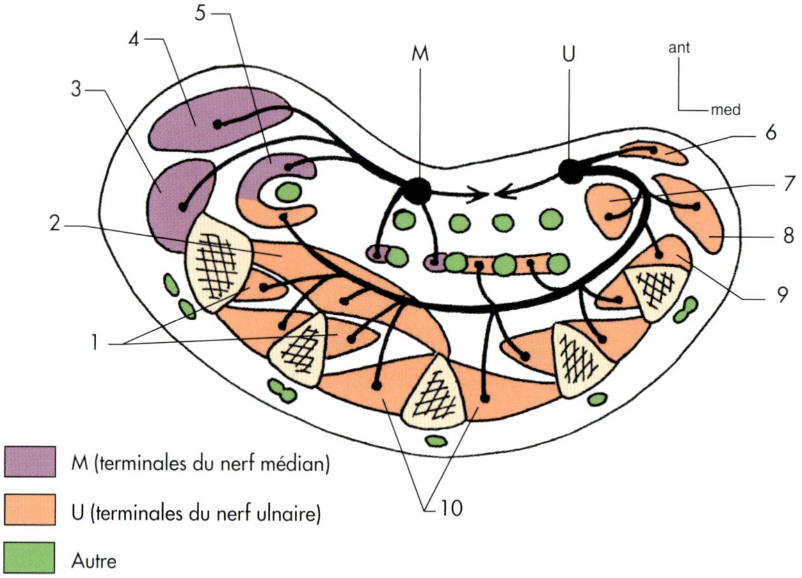

3-218

Innervation.

1. IOP
2. Adducteur du I
3. Opposant du I
4. Court abducteur du I
5. Court fléchisseur du I
6. Court palmaire
7. Court fléchisseur du V
8. Abducteur du V
9. Opposant du V
10. IOD

Rapports (fig. 3-216)	
globalement	
en avt	– court abducteur du I
en arr.	– court fléchisseur du I
en dd	– paume (et son contenu)
en dh	– peau

Action (TM) (fig. 3-217)	
statique	– **stabilisation** de la trapézo-métacarpienne (TM)
dynamique	– **flexion** + **adduction** + **pronation** (prépare l'opposition et maintient l'appui du pouce)

Innervation, vascularisation (fig. 3-218)	
nerf	– branche terminale (latérale) du **nerf médian**
racines	– C8, T1
artère	– arcade palmaire superficielle

Incidences pratiques

- *Sur le plan morpho-palpatoire*, il n'est palpable que partiellement, le long du bord latéral de M1. Il est épais, l'amyotrophie étant caractéristique dans les paralysies par atteinte du nerf médian.
- *Sur le plan mécanique et pathologique*, c'est un muscle relativement épais par rapport à sa petite taille. Il est divisé en 2 plans superposés, le profond étant lui-même divisé en 3 faisceaux (Paturet). Des travaux ont montré le rôle capital de ce muscle, non comme réalisant l'opposition à proprement parler, mais comme étant indispensable à la force de pression au cours de l'opposition [13]. Ce muscle est peu développé, voire absent chez le singe. En effet, le singe n'a pas d'opposition semblable à celle de l'homme, son pouce, beaucoup plus court que les autres doigts, bloque les prises comme une pince.

COURT FLÉCHISSEUR DU POUCE

▶ **3-219**

Insertions.

1. Court abducteur du I
2. Opposant
3. Court fléchisseur du I
4. Adducteur du I

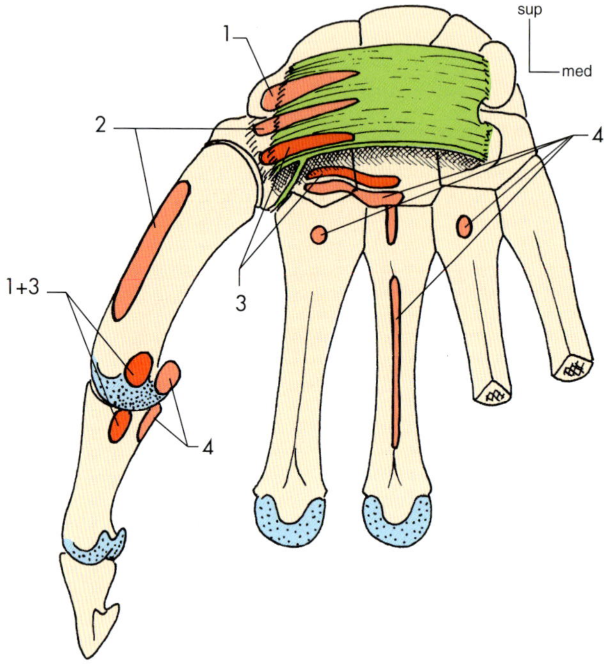

▶ **3-220**

Trajet.

1. Dossière du pouce
2. Court abducteur du I
3. Court fléchisseur du I (2 faisceaux)
4. Opposant du I
5. Court abducteur du I
6. Long fléchisseur du I
7. 1er IOP

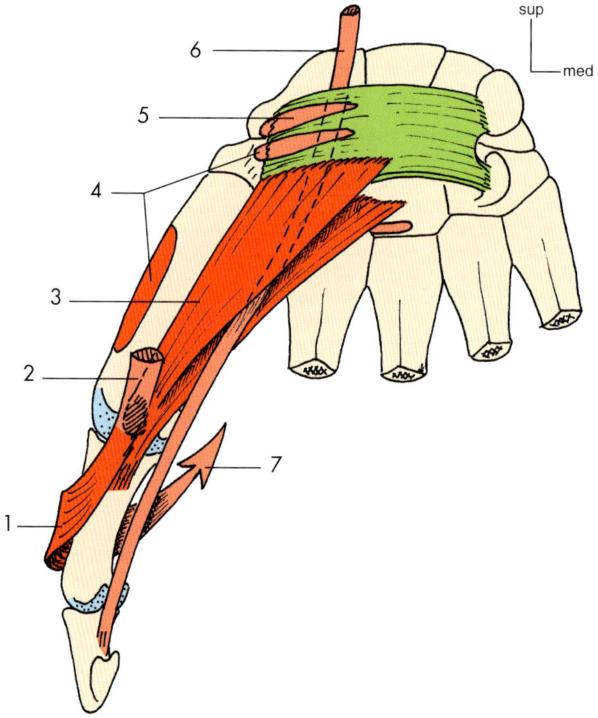

Présentation (*cf.* fig. 3-207 et 3-208)	
groupe	– intrinsèques de la main – **thénariens** – muscles propres du pouce, **appareil sésamoïdien**
situation	– main
tendu de/à	– 2e rangée du carpe → pouce
forme	– court, en 2 plans

Origine (insertion proximale) (fig. 3-219)		
	faisceau superficiel	**faisceau profond**
structure	– **trapèze**	– **trapézoïde** et **capitatum**
partie	– face antérieure – crête verticale	– face antérieure
secteur	– partie inférieure – versant latéral	– partie inférieure (au-dessus de l'adducteur du I)
par	– fibres charnues	– fibres charnues
+	– RMF adjacent	

Terminaison (insertion distale) (fig. 3-219)	
structure	1) **1re phalange** (P1) du pouce 2) **sésamoïde latéral**
partie	– base de P1
secteur	– partie latérale
par	– tendon commun[1]

[1] Commun aux 2 faisceaux, mais aussi avec le court abducteur, ce qui rappelle l'action de type IOD (flexion + écartement).

Trajet (fig. 3-220)	
loge	– loge thénar (latérale)
obliquité	– en bas, en dehors
aspect	– triangulaire à base sup. – les 2 faisceaux forment 1 gouttière ouverte en dd (passage du long fléchisseur, LFP, entre les 2)
topographie	1) engaine le **LFP** 2) fait partie de l'**appareil sésamoïdien**

COURT FLÉCHISSEUR DU POUCE

▶ **3-221**

Rapports.

1. 1er IOP
2. Court fléchisseur du I
3. Long fléchisseur du I
4. Opposant du I
5. Court abducteur du I
6. Lombricaux
7. FSD
8. FPD
9. Opposant du V
10. Court palmaire
11. Court fléchisseur du V
12. Abducteur du V
13. Extenseur du V
14. IOP
15. Extenseur des doigts
16. IOD
17. Extenseur du II
18. Adducteur du I
19. Long extenseur du I
20. Court extenseur du I

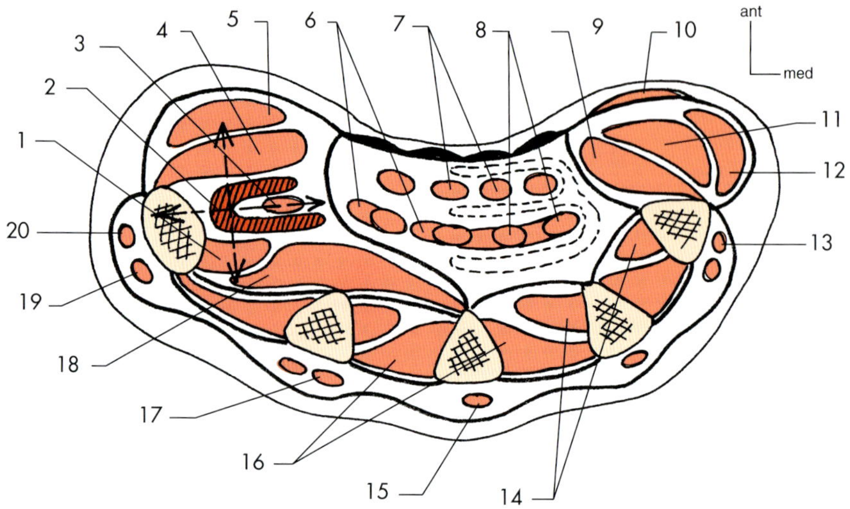

▶ **3-222**

Action.

1. Long extenseur du I
2. Court extenseur du I
3. Long abducteur du I
4. Court abducteur du I
5. Opposant du I
6. Court fléchisseur du I
7. Long fléchisseur du I
8. Adducteur du I
9. 1er IOP

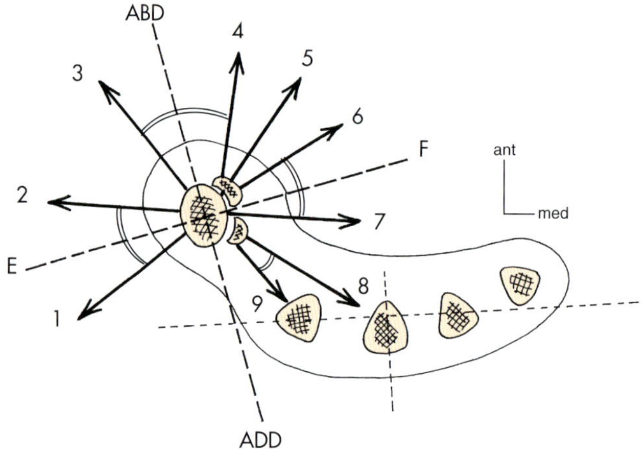

Rapports (fig. 3-221)	
globalement	
en avt	– opposant du I
en arr.	– 1er IOP et adducteur du I
en dd	– **LFP** (entre les 2 faisceaux) – paume et son contenu
en ht	– orifice inf. du canal carpien
en bas	– **MP** du I

Action (MP) (fig. 3-222)	
statique	– **stabilisation** de la MP du pouce
dynamique	– **flexion** de P1

▶ 3-223
Systématisation de l'innervation motrice de la main.
1. IOP
2. Adducteur du I
3. Opposant du I
4. Court abducteur du I
5. Court fléchisseur du I
6. Court palmaire
7. Court fléchisseur du V
8. Abducteur du V
9. Opposant du V
10. IOD

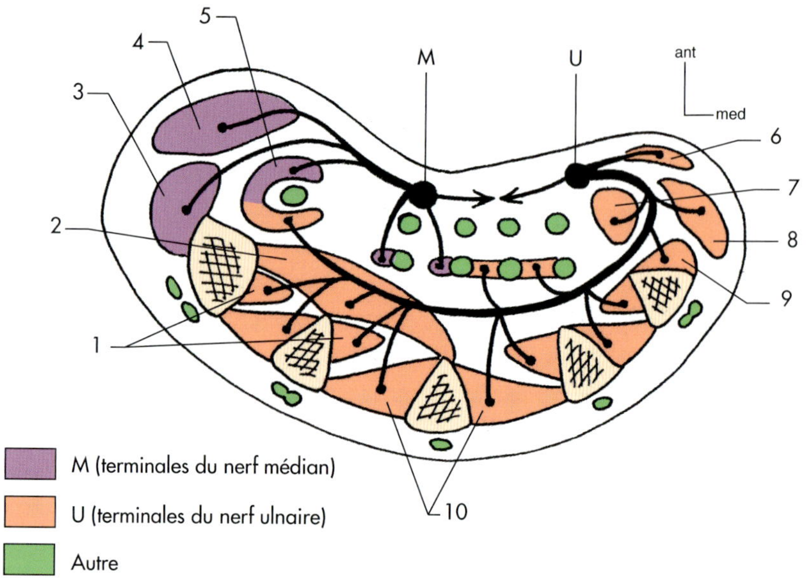

▶ 3-224
Schématisation de l'innervation des muscles intrinsèques de la main.

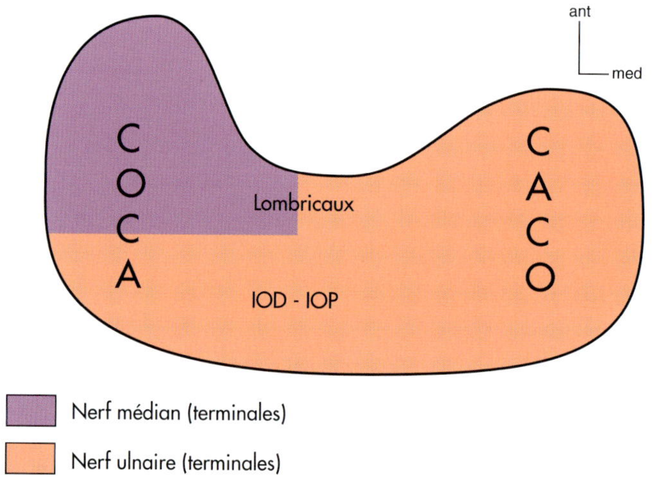

Innervation, vascularisation (fig. 3-223 et 3-224)	
nerf	1) *faisceau superficiel* : **nerf médian** (branche terminale latérale) 2) *faisceau profond* : **nerf ulnaire** (branche terminale profonde)[1]
racines	– C8, T1
artères	– arcades palmaires superficielle et profonde

[1] Cette innervation par les 2 nerfs palmaires de la main ressemble à celle du court fléchisseur de l'hallux, au pied. Cependant, cette division connaît de nombreuses variables et l'un des 2 nerfs peut ne pas être concerné.

Incidences pratiques

- *Sur le plan morpho-palpatoire,* ce muscle est palpable dans l'axe palmaire du pouce, lors d'une flexion de P1. Celle de P2 permet de sentir la corde du LFP et de préciser la situation.
- *Sur le plan mécanique et pathologique,* il est lié au court abducteur (terminaison commune), partageant ainsi la ressemblance avec un interosseux dorsal.

ADDUCTEUR DU POUCE[15]

▶ 3-225
Insertions.
1. Court abducteur du I
2. Opposant
3. Court fléchisseur du I
4. Adducteur du I

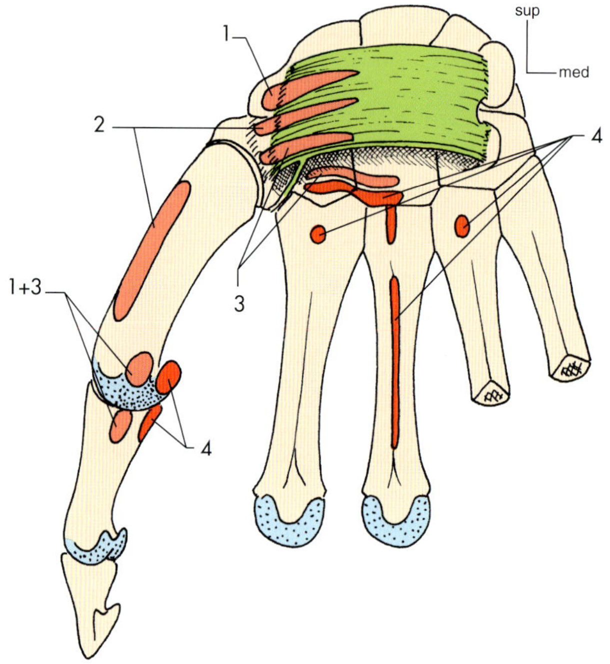

▶ 3-226
Trajet.
1. Adducteur du I
2. Court abducteur du I
3. Opposant du I
4. Court fléchisseur du I
5. PVN ulnaire
6. Arcade palmaire profonde
7. Branche profonde du nerf ulnaire

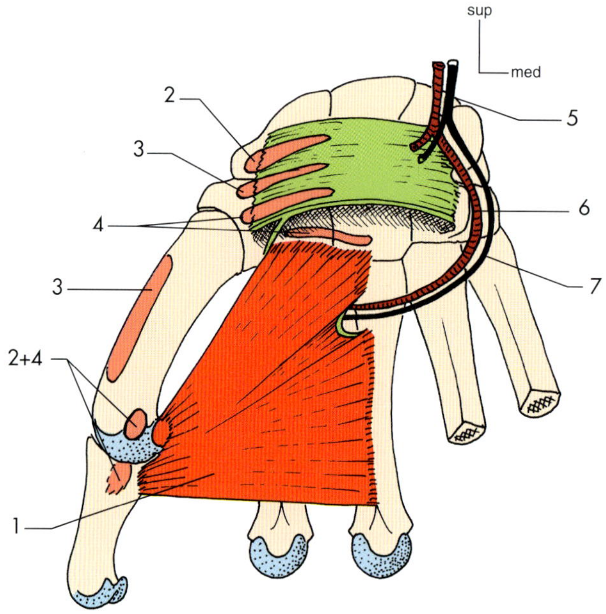

[15] Certains auteurs lui adjoignent le 1er IOP, de faible volume.

Présentation (*cf.* fig. 3-207 et 3-208)	
groupe	– intrinsèques de la main – **thénariens** – muscles propres du pouce (*cf.* fig. 3-134), **appareil sésamoïdien**
situation	– main
tendu de/à	– 2e rangée du carpe → pouce
forme	– triangulaire – en 2 faisceaux

Origine (insertion proximale) (fig. 3-225)		
	faisceau oblique	**faisceau transverse**
structure	1) **trapézoïde** et **capitatum** 2) **3e métacarpien** (M3)	– **3e métacarpien** (M3)
partie	1) face antérieure du carpe 2) face ant. de la base de M3	– corps
secteur	– partie inf. des 2 os du carpe	– bord antérieur
par	– fibres charnues	– fibres charnues
+	– capsule entre ces os ± bases de M2 et M4	– arcade avec faisceau oblique

Terminaison (insertion distale) (fig. 3-225)	
structure	1) **1re phalange** (P1) du pouce 2) **sésamoïde médial**
partie	– base
secteur	– partie médiale
par	– tendon commun aux 2 faisceaux + expansion à la dossière du pouce

Trajet (fig. 3-226)	
loge	– loge thénar (latérale), plan le plus profond
obliquité	– convergence en bas et dehors – les 2 faisceaux ont la direction qui les nomme : oblique et transverse
aspect	– aplati, triangulaire à base médiale
topographie	1) occupe la face palmaire de la 1re **commissure** 2) entre ses 2 faisceaux : passage de l'arcade palmaire profonde et branche profonde du nerf ulnaire (**PVN**)

ADDUCTEUR DU POUCE

▶ **3-227**

Rapports.

1. 1er IOP
2. Court fléchisseur du I
3. Long fléchisseur du I
4. Opposant du I
5. Court abducteur du I
6. Lombricaux
7. FSD
8. FPD
9. Opposant du V
10. Court palmaire
11. Court fléchisseur du V
12. Abducteur du V
13. Extenseur du V
14. IOP
15. Extenseur des doigts
16. IOD
17. Extenseur du II
18. Adducteur du I
19. Long extenseur du I
20. Court extenseur du I

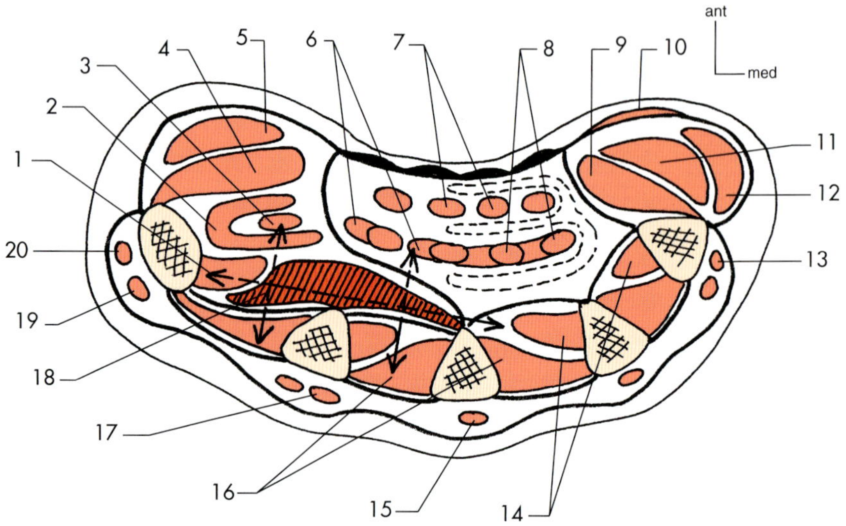

▶ **3-228**

Action.

1. Long extenseur du I
2. Court extenseur du I
3. Long abducteur du I
4. Court abducteur du I
5. Opposant du I
6. Court fléchisseur du I
7. long fléchisseur du I
8. adducteur du I
9. 1er IOP

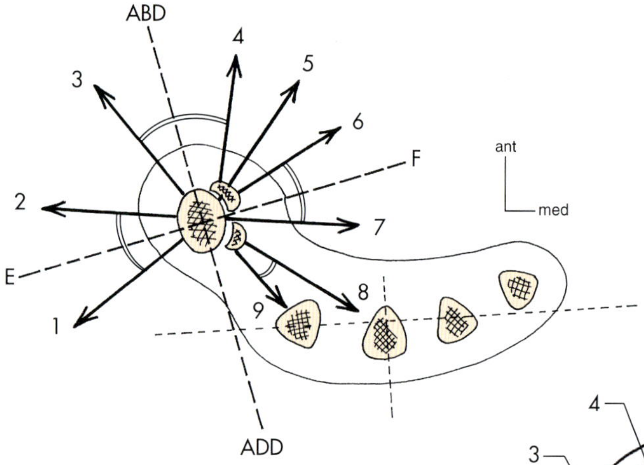

▶ **3-229**

Systématisation de l'innervation motrice de la main.

1. IOP
2. Adducteur du I
3. Opposant du I
4. Court abducteur du I
5. Court fléchisseur du I
6. Court palmaire
7. Court fléchisseur du V
8. Abducteur du V
9. Opposant du V
10. IOD

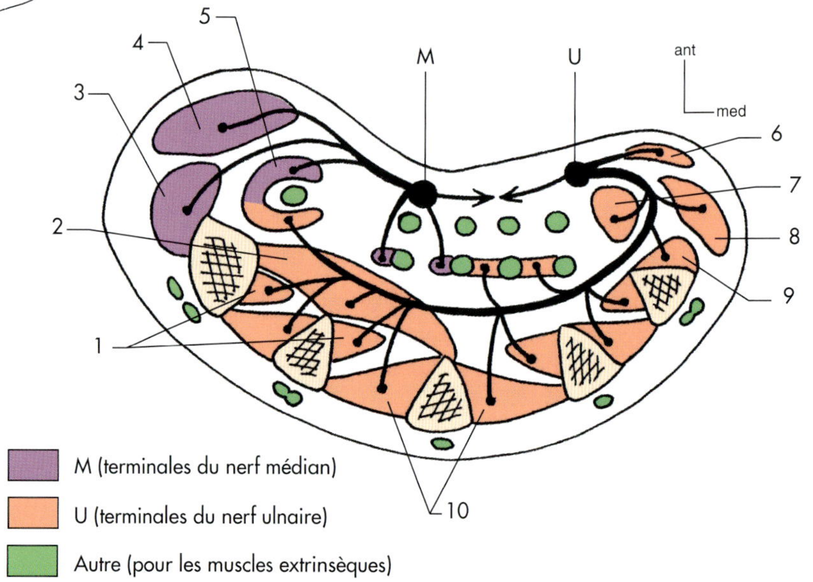

Rapports (fig. 3-227)	
globalement	
en avt	– en dh : court fléchisseur du I (profond) – en dd : FPD des II et III et 2 lombricaux lat.
en arr.	– 1er et 2e espaces (1er IOD +++) – arcade palmaire profonde
en dd	– 3e espace IO
en dh	– 1er IOP et M1
entre faisceaux	– PVN : branche profonde du nerf ulnaire et arcade palmaire profonde
en ht	– canal carpien
en bas	– peau de la 1re commissure

Action (MP) (fig. 3-228)	
statique	– **stabilisation** de la MP du pouce
dynamique	– **adduction** (rapproche de M2)

Innervation, vascularisation (fig. 3-229)	
nerf	– branche profonde du **nerf ulnaire**
racines	– C8, T1
artère	– arcade palmaire profonde

Incidences pratiques

- *Sur le plan morpho-palpatoire*, ce muscle est facile à localiser à la partie palmaire de la 1re commissure.
- *Sur le plan mécanique et pathologique*, c'est lui qui rapproche de l'axe du 2e doigt et participe ainsi à toutes les activités de serrage.

MAIN : MUSCLES HYPOTHÉNARIENS
COURT PALMAIRE

3-230
Insertions.
1. RMF
2. Abducteur du V
3. Court palmaire
4. Fascia hypothénar
5. Court fléchisseur du V
6. Opposant du V

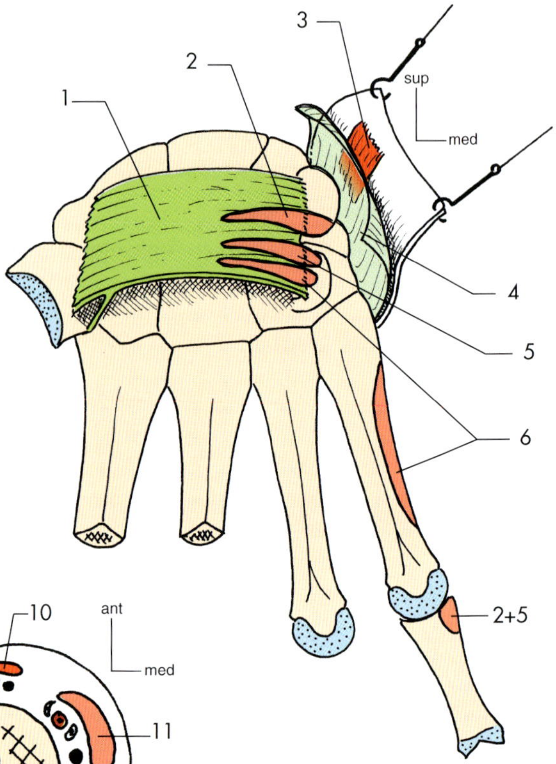

3-231
Trajet.
1. Trapèze
2. Opposant du I
3. Court abducteur du I
4. FRC
5. LFP
6. Nerf médian
7. Long palmaire
8. FSD
9. FPD
10. Court palmaire et PVN ulnaire superficiel
11. Abducteur du V et PVN ulnaire profond
12. Hamatum

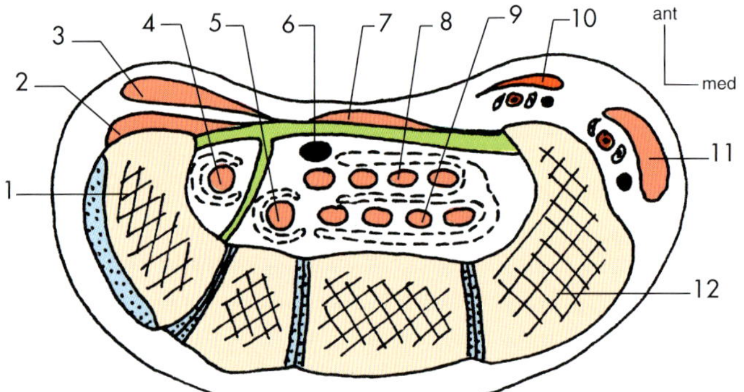

3-232
Systématisation de l'innervation motrice de la main.
1. IOP
2. Adducteur du I
3. Opposant du I
4. Court abducteur du I
5. Court fléchisseur du I
6. Court palmaire
7. Court fléchisseur du V
8. Abducteur du V
9. Opposant du V
10. IOD

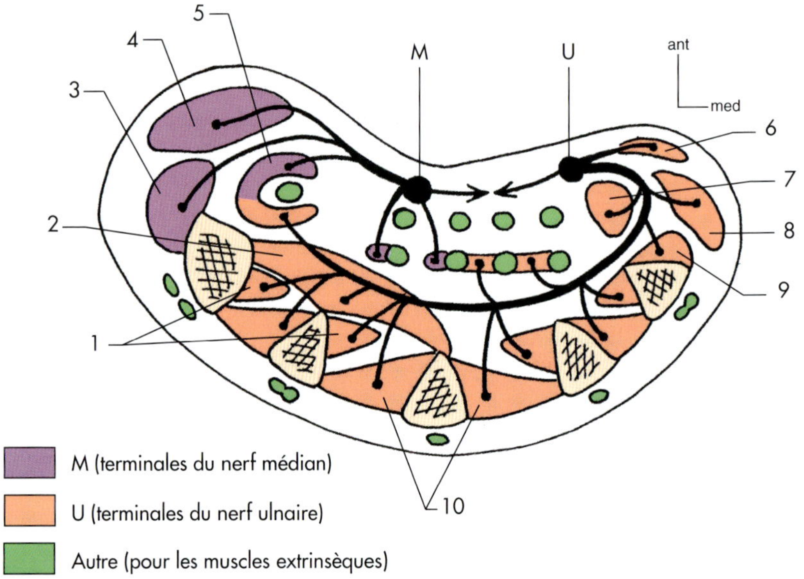

Présentation (*cf.* fig. 3-207)	
groupe	– intrinsèques de la main – **hypothénariens**[1] – muscles propres du V
situation	– main
tendu de/à	– extrafascial
forme	– très petit

[1] Ces muscles courts du petit doigt sont au nombre de 4, de la superficie à la profondeur, leurs initiales forment le mot : « CACO » (inverse de COCA pour les thénariens). Le 1er d'entre eux n'a aucune insertion osseuse.

Origine et terminaison (fig. 3-230)		
	insertion latérale	**insertion médiale**
structure	– fascia palmaire médial	– derme profond
partie	– latérale	– partie médiale
par	– fibres aponévrotiques courtes	

Trajet (fig. 3-230)	
loge	– extrafascial (entre peau et fascia)
obliquité	– transversal
aspect	– extrêmement petit
topographie	– sous-cutané

Rapports (fig. 3-231)	
globalement	
en avt	– peau
en arr.	– loge hypothénar (abducteur et court fléchisseur du V)

Action	
dynamique	– fronce les téguments de la partie médiale du talon de la main

Innervation, vascularisation (fig. 3-232)	
nerf	– branche superficielle du **nerf ulnaire**
racines	– C8, T1
artère	– arcade palmaire superficielle

ABDUCTEUR DU 5E DOIGT

▶ 3-233
Insertions.
1. RMF
2. Abducteur du V
3. Court palmaire
4. Fascia hypothénar
5. Court fléchisseur du V
6. Opposant du V

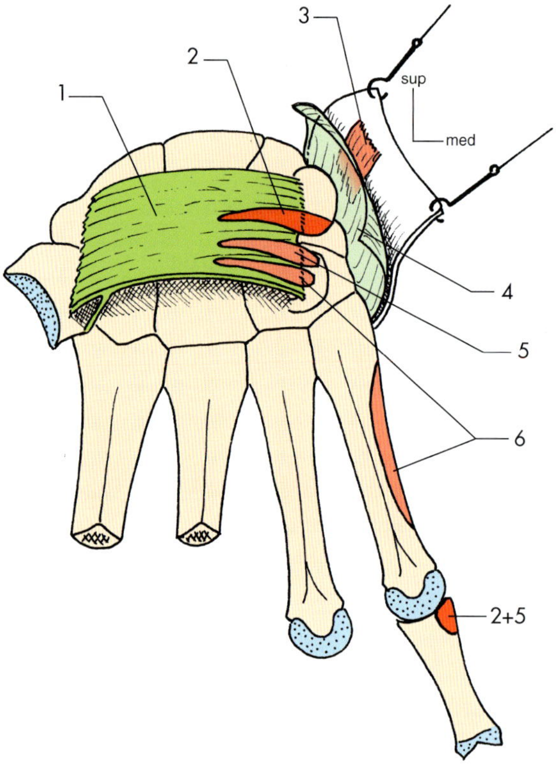

▶ 3-234
Trajet.
1. Opposant du V
2. Court fléchisseur du V
3. FUC
4. Abducteur du V
5. Dossière du V

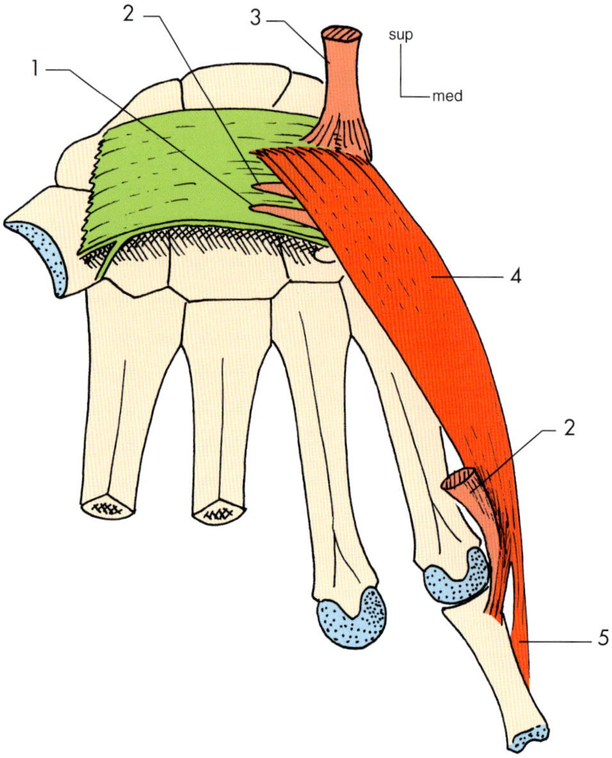

Présentation (*cf.* fig. 3-207)	
groupe	– intrinsèques de la main – **hypothénariens** – muscles propres du V
situation	– main
tendu de/à	– pisiforme → 5e doigt
forme	– petit

Origine (insertion proximale) (fig. 3-233)	
structure	– **pisiforme**
partie	– pôle inférieur
secteur	– débordant sur la face ant.
par	– tendon
+	– RMF – ligament pisi-unciformien

Terminaison (insertion distale) (fig. 3-233)	
structure	– **1re phalange** (P1) du V
partie	– base
secteur	– partie médiale
par	– tendon (commun avec le court fléchisseur du V)
+	– dossière des interosseux[1]

[1] On retrouve, comme au pouce, un muscle écarteur, s'alliant à un fléchisseur et contribuant à former la dossière du doigt. C'est donc l'équivalent d'un interosseux dorsal, qui ne porte pas ce nom puisqu'il n'y a pas de 6e doigt.

Trajet (fig. 3-234)	
loge	– loge hypothénar
obliquité	– en bas, en dedans
aspect	– allongé, petit
topographie	– le plus médial des hypothénariens

ABDUCTEUR DU 5E DOIGT

▶ 3-235

Rapports.

1. 1er IOP
2. Court fléchisseur du I
3. Long fléchisseur du I
4. Opposant du I
5. Court abducteur du I
6. Lombricaux
7. FSD
8. FPD
9. Opposant du V
10. Court palmaire
11. Court fléchisseur du V
12. Abducteur du V
13. Extenseur du V
14. IOP
15. Extenseur des doigts
16. IOD
17. Extenseur du II
18. Adducteur du I
19. Long extenseur du I
20. Court extenseur du I

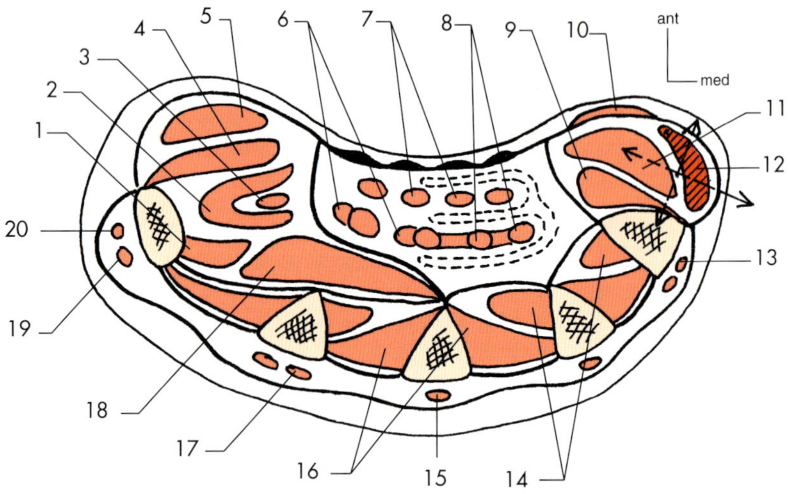

▶ 3-236

Action.

1. Opposant du V
2. Court fléchisseur du V
3. Abducteur du V

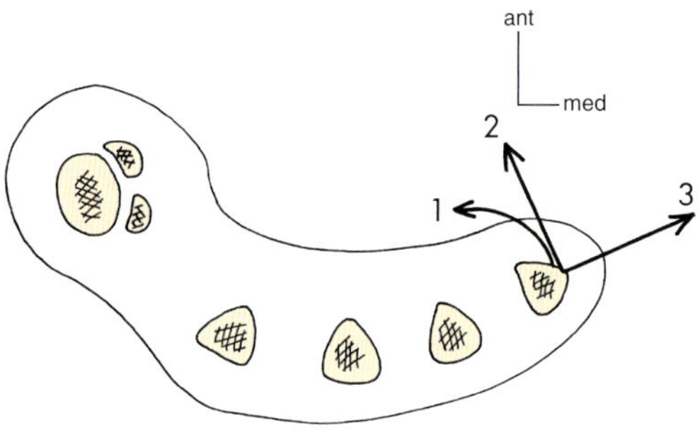

▶ 3-237

Systématisation de l'innervation motrice de la main.

1. IOP
2. Adducteur du I
3. Opposant du I
4. Court abducteur du I
5. Court fléchisseur du I
6. Court palmaire
7. Court fléchisseur du V
8. Abducteur du V
9. Opposant du V
10. IOD

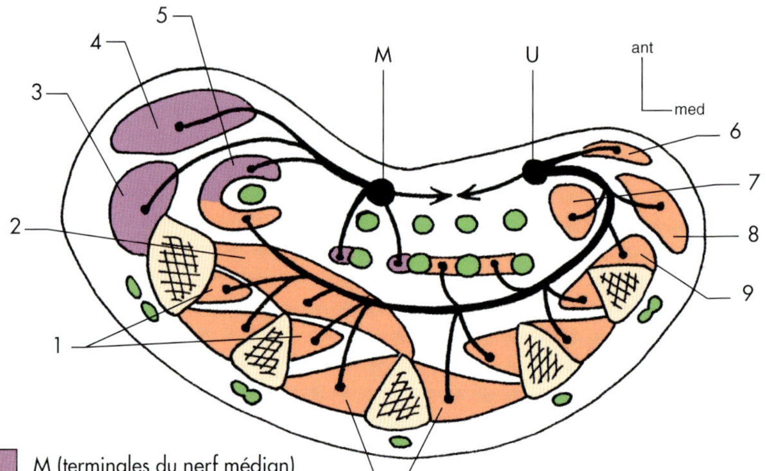

Rapports (fig. 3-235)	
globalement	
en avt	– court palmaire
en arr.	– opposant du V – branche profonde du nerf ulnaire (+ rameau palmaire profond de l'artère ulnaire[1])
en dd	– peau
en dh	– court fléchisseur du V

[1] Qui va former l'arcade palmaire profonde en s'anastomosant avec l'artère radiale.

Action (fig. 3-236)	
statique	– tension transversale du **RMF** avec le FUC – **stabilisation** de la MP du V
dynamique	– abducteur du V – action proche d'un IOD (*cf.* Incidences mécaniques)

Innervation, vascularisation (fig. 3-237)	
nerf	– branche profonde du **nerf ulnaire**
racines	– C8, T1
artère	– arcades palmaires superficielle et profonde

COURT FLÉCHISSEUR DU 5E DOIGT

▶ 3-238

Insertions.

1. RMF
2. Abducteur du V
3. Court palmaire
4. Fascia hypothénar
5. Court fléchisseur du V
6. Opposant du V

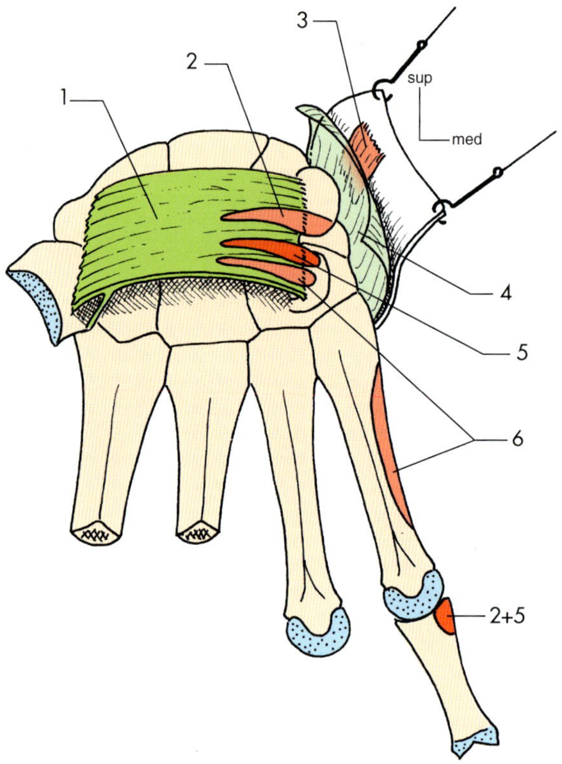

▶ 3-239

Trajet.

1. Opposant du V
2. Abducteur du V
3. Court fléchisseur du V

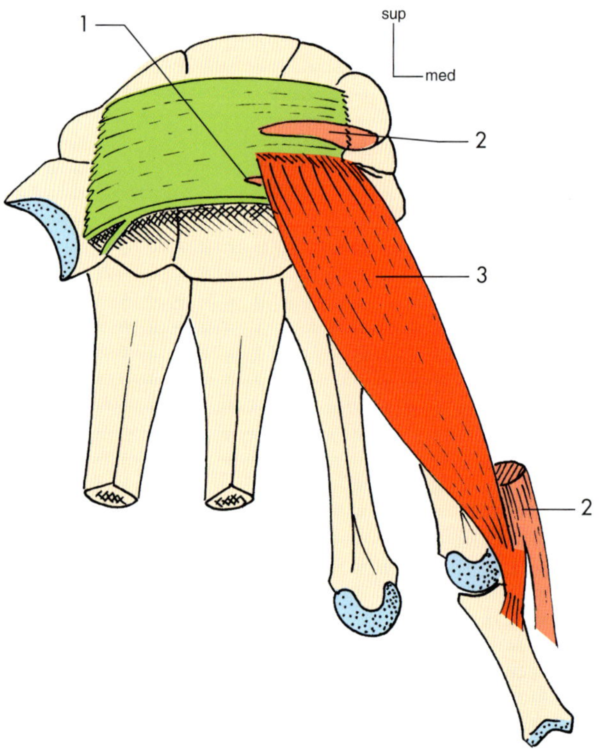

Présentation (*cf.* fig. 3-207)	
groupe	– intrinsèques de la main – **hypothénariens** – muscles propres du V
situation	– main
tendu de/à	– hamatum → 5e doigt
forme	– petit

Origine (insertion proximale) (fig. 3-238)	
structure	– **hamatum**
partie	– face antérieure – uncus
secteur	– partie antéromédiale – moitié supérieure
par	– fibres charnues et aponévrotiques
+	– RMF adjacent – arcade des hypothénariens

Terminaison (insertion distale) (fig. 3-238)	
structure	– **1re phalange** (P1) du V
partie	– base
secteur	– partie médiale[1]
par	– tendon (commun avec l'abducteur du V)
+	– dossière des interosseux du V[2]

[1] Se termine aussi sur le sésamoïde médial lorsqu'il existe.
[2] Voir la même remarque pour l'abducteur du V.

Trajet (fig. 3-239)	
loge	– loge hypothénar (médiale), plan superficiel
obliquité	– en bas, légèrement en dedans
aspect	– grêle et allongé
topographie	– situé en dehors de l'**abducteur du V**

COURT FLÉCHISSEUR DU 5E DOIGT

▶ 3-240

Rapports.

1. 1er IOP
2. Court fléchisseur du I
3. Long fléchisseur du I
4. Opposant du I
5. Court abducteur du I
6. Lombricaux
7. FSD
8. FPD
9. Opposant du V
10. Court palmaire
11. Court fléchisseur du V
12. Abducteur du V
13. Extenseur du V
14. IOP
15. Extenseur des doigts
16. IOD
17. Extenseur du II
18. Adducteur du I
19. Long extenseur du I
20. Court extenseur du I

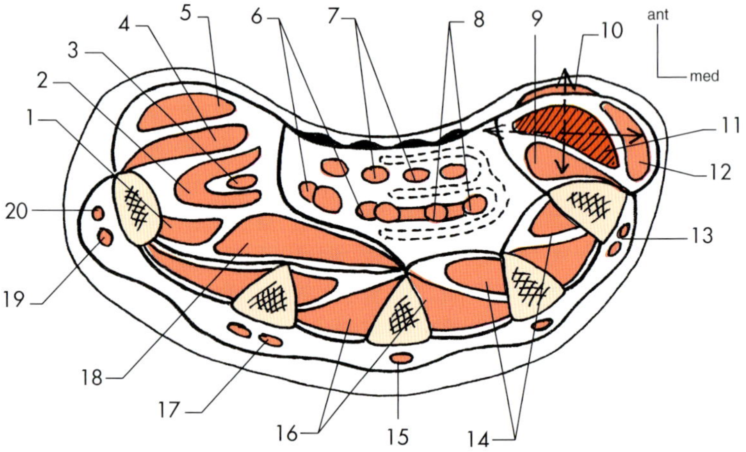

▶ 3-241

Action.

1. Opposant du V
2. Court fléchisseur du V
3. Abducteur du V

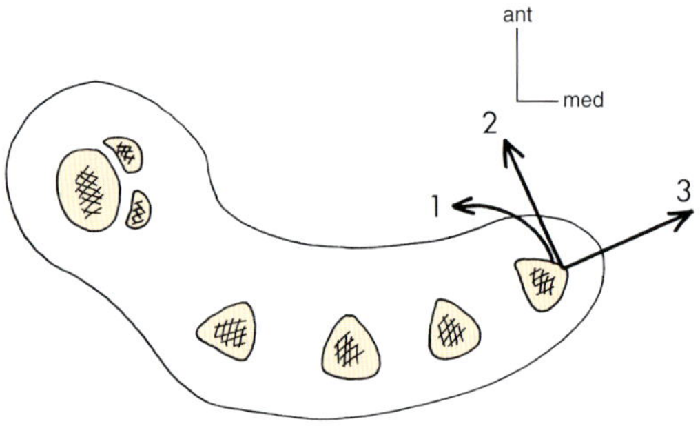

▶ 3-242

Systématisation de l'innervation motrice de la main.

1. IOP
2. Adducteur du I
3. Opposant du I
4. Court abducteur du I
5. Court fléchisseur du I
6. Court palmaire
7. Court fléchisseur du V
8. Abducteur du V
9. Opposant du V
10. IOD

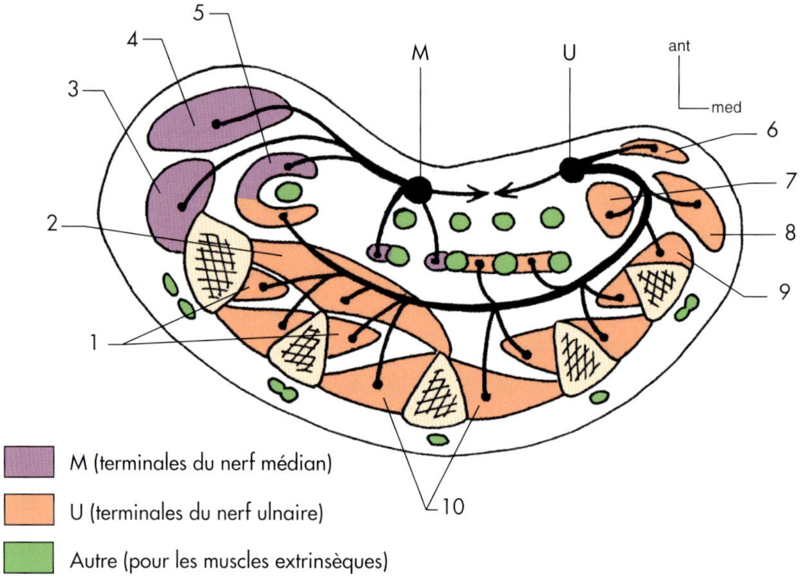

Rapports (fig. 3-240)	
globalement	
en avt	– court palmaire – branche superficielle du nerf ulnaire
en arr.	– branche profonde du nerf ulnaire/arcade palmaire profonde
en dd	– abducteur du V
en dh	– loge palmaire moyenne (gaine des fléchisseurs)
en ht	– pisiforme

Action (MP) (fig. 3-241)	
statique	– **stabilisation** de la MP du V
dynamique	– **flexion** de la MP du V

Innervation, vascularisation (fig. 3-242)	
nerf	– branche profonde du **nerf ulnaire**
racines	– C8, T1
artères	– arcades palmaires superficielle et profonde

OPPOSANT DU 5E DOIGT

▶ 3-243
Insertions.
1. RMF
2. Abducteur du V
3. Court palmaire
4. Fascia hypothénar
5. Court fléchisseur du V
6. Opposant du V

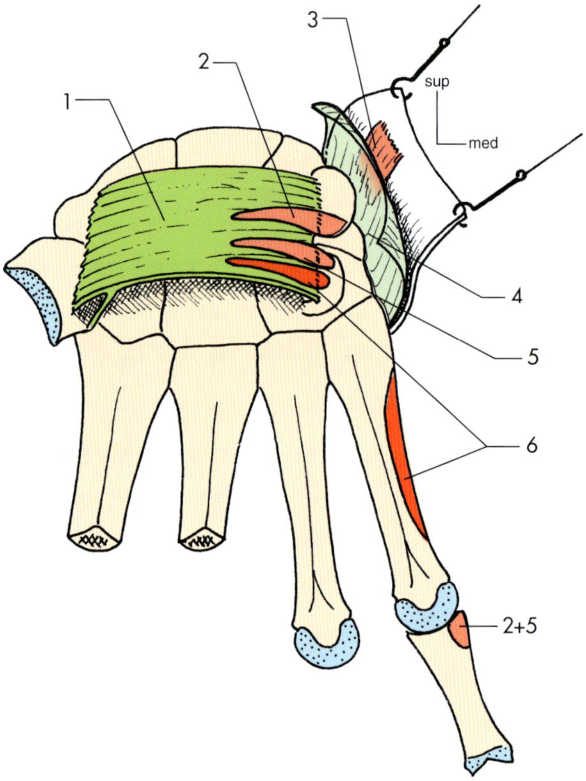

▶ 3-244
Trajet.
1. Abducteur du V
2. Court fléchisseur du V
3. Opposant du V

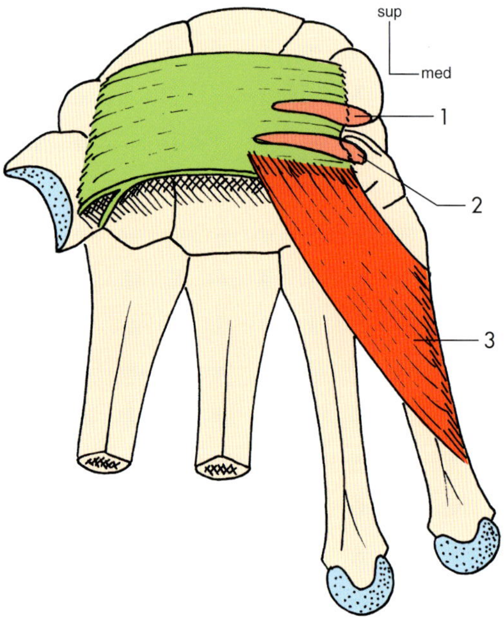

Présentation (*cf.* fig. 3-207)	
groupe	– intrinsèques de la main – **hypothénariens** – muscles propres du V
situation	– main
tendu de/à	– hamatum → 5e doigt
forme	– petit

Origine (insertion proximale) (fig. 3-243)	
structure	– **hamatum**
partie	– face antérieure – uncus
secteur	– partie antéromédiale – moitié inférieure
par	– fibres charnues et aponévrotiques
+	– RMF adjacent – arcade des hypothénariens

Terminaison (insertion distale) (fig. 3-243)	
structure	– **5e métacarpien** (M5)
partie	– corps – face médiale
secteur	– le long du bord médial
par	– fibres charnues et aponévrotiques

Trajet (fig. 3-244)	
loge	– loge hypothénar (médiale) – le plus profond des hypothénariens
obliquité	– en bas, en dedans
aspect	– mince et aplati – monoarticulaire
topographie	– en arrière du PVN ulnaire profond

OPPOSANT DU 5E DOIGT

▶ 3-245

Rapports.

1. 1er IOP
2. Court fléchisseur du I
3. Long fléchisseur du I
4. Opposant du I
5. Court abducteur du I
6. Lombricaux
7. FSD
8. FPD
9. Opposant du V
10. Court palmaire
11. Court fléchisseur du V
12. Abducteur du V
13. Extenseur du V
14. IOP
15. Extenseur des doigts
16. IOD
17. Extenseur du II
18. Adducteur du I
19. Long extenseur du I
20. Court extenseur du I

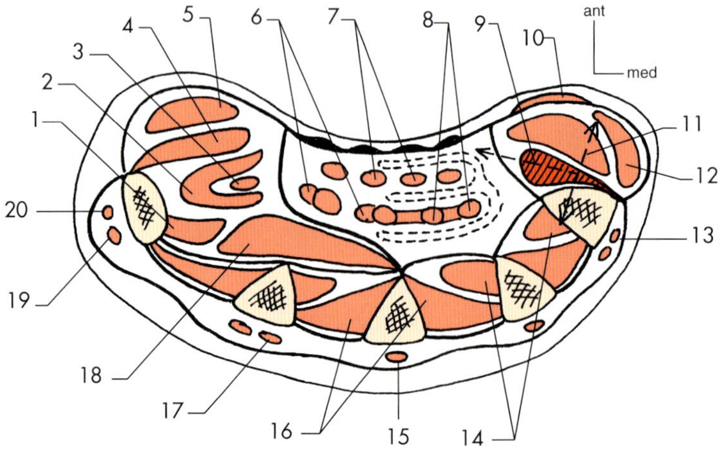

▶ 3-246

Action.

1. Opposant du V
2. Court fléchisseur du V
3. Abducteur du V

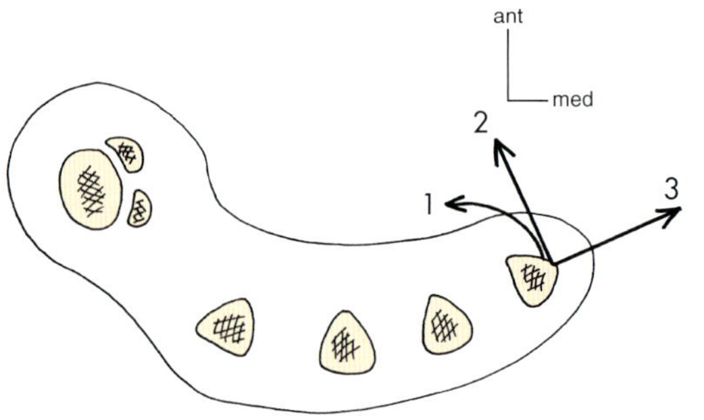

▶ 3-247

Systématisation de l'innervation motrice de la main.

1. IOP
2. Adducteur du I
3. Opposant du I
4. Court abducteur du I
5. Court fléchisseur du I
6. Court palmaire
7. Court fléchisseur du V
8. Abducteur du V
9. Opposant du V
10. IOD

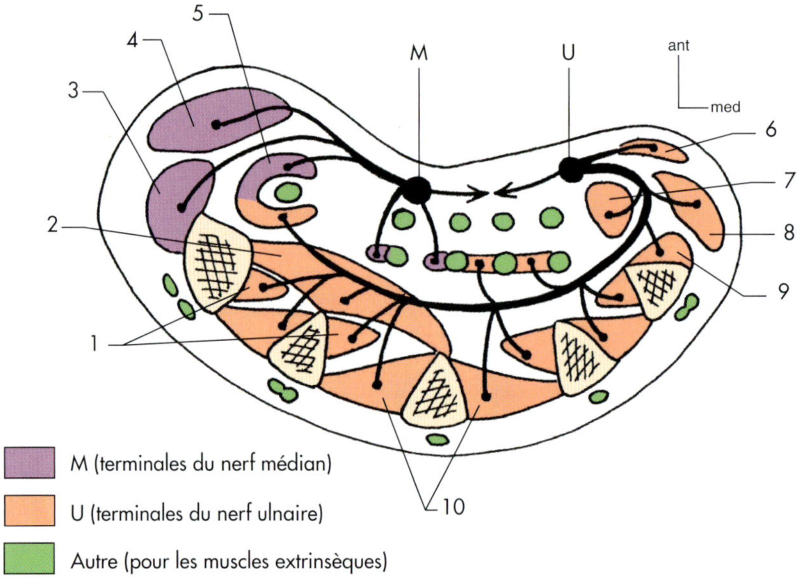

Rapports (fig. 3-245)	
globalement	
en avt	– branche profonde du nerf ulnaire et arcade palmaire profonde – en dd : abducteur du V – en dh : court fléchisseur du V
en arr.	– plan osseux
en dh	– loge palmaire moyenne

Action (fig. 3-246)	
statique	– **stabilisation** de la carpo-métacarpienne du V
dynamique	– porte M5 en avant, en dehors et en **supination**

Innervation, vascularisation (fig. 3-247)	
nerf	– branche profonde du **nerf ulnaire**
racines	– C8, T1
artère	– arcade palmaire profonde

Incidences pratiques pour les hypothénariens

- *Sur le plan morpho-palpatoire*, ces muscles sont localisés. Le court palmaire est trop petit pour être perçu (seul le froncement cutané est visible). L'abducteur longe l'éminence médialement, le court fléchisseur est dans l'axe palmaire du 5e métacarpien, l'opposant est plaqué médialement contre cet os.
- *Sur le plan mécanique et pathologique*, le court palmaire est un muscle peaucier, en voie de disparition, semble-t-il. On ironise en le classant dans les muscles de force, c'est-à-dire de la main médiale, car il contribue à la stabilité des prises en fronçant la peau hypothénarienne. L'opposant ne mérite guère son nom car son action est limitée, mais il est important dans le creusement transversal de la paume. L'abducteur et le court fléchisseur se comportent comme un interosseux dorsal (terminaison commune).

MAIN : LOGES INTEROSSEUSES
INTEROSSEUX

3-248
Interosseux dorsaux.
1. IOD
2. Court abducteur du I
3. Abducteur du V

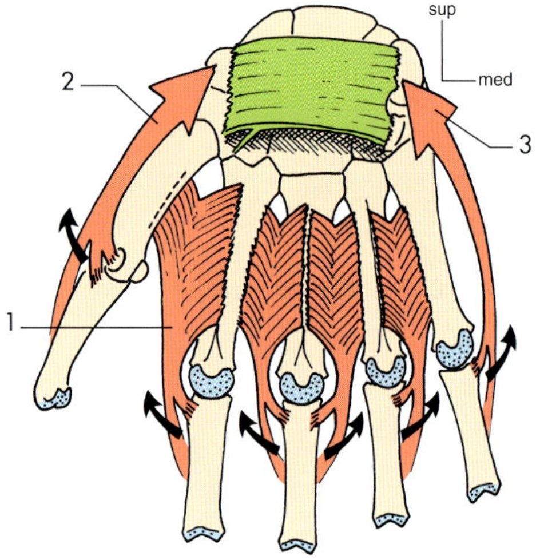

3-249
Interosseux palmaires (1).

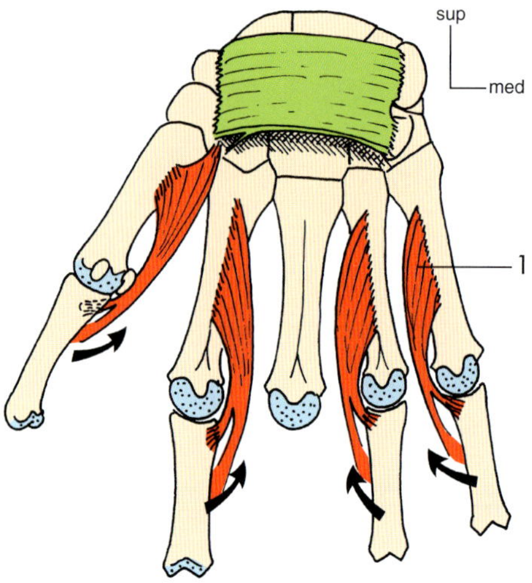

3-250
Représentation schématique : interosseux dorsaux.

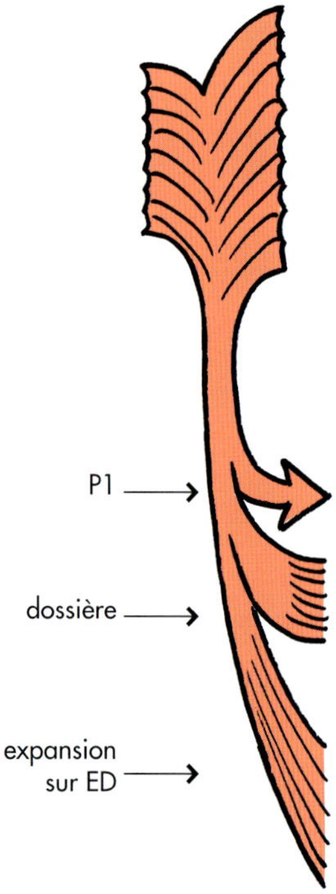

3-251
Représentation schématique : interosseux palmaires.

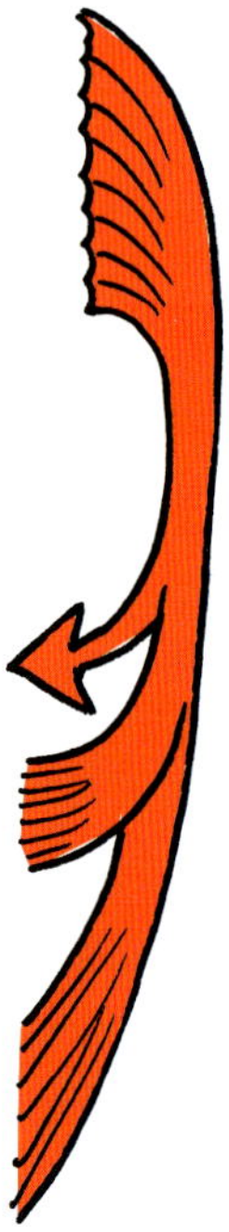

Présentation (fig. 3-248)	
groupe	– **intrinsèques** de la main – le 1er IOP fait partie des muscles propres du pouce (*cf.* fig. 3-134)
situation	– main
tendu de/à	– métacarpiens → P1 + dossières
forme	– petits – au nombre de 4 paires : 4 dorsaux (IOD) 4 palmaires (IOP)[1]

[1] Le 1er IOP est petit, souvent rattaché à l'adducteur du pouce, dont il est proche. Nous garderons, ici, la description d'un 1er IOP individualisé plus pour des raisons pédagogiques (symétrie générale).

Origine (insertion proximale)		
	IOD (fig. 3-249 et 3-250)	**IOP (fig. 3-251 et 3-252)**
structure	**– 2 métacarpiens adjacents**	**– tous les métacarpiens sauf M3**
partie	– corps – faces latérales (toute la hauteur)	– corps – face qui regarde l'axe de la main
secteur	1) 1 large insertion du côté le plus proche de l'axe de la main 2) 1 mince insertion (1/2 post.) du côté qui regarde l'axe de la main (c'est-à-dire qui est la plus éloignée de l'axe de la main)	– moitié antérieure (toute la hauteur)
	par fibres charnues	

INTEROSSEUX

▶ 3-252

Trajet en vues dorsale (a) et latérale (b) de l'index droit.

1. Ligament rétinaculaire oblique
2. Ligament rétinaculaire transverse
3. Expansion sur les languettes de l'ED
4. Dossière
5. Terminaison sur P1
6. Bandelette sagittale de l'ED
7. Interosseux
8. Extenseur des doigts
9. Lombrical
10. Tendons fléchisseurs
11. Ligament métacarpien transverse profond

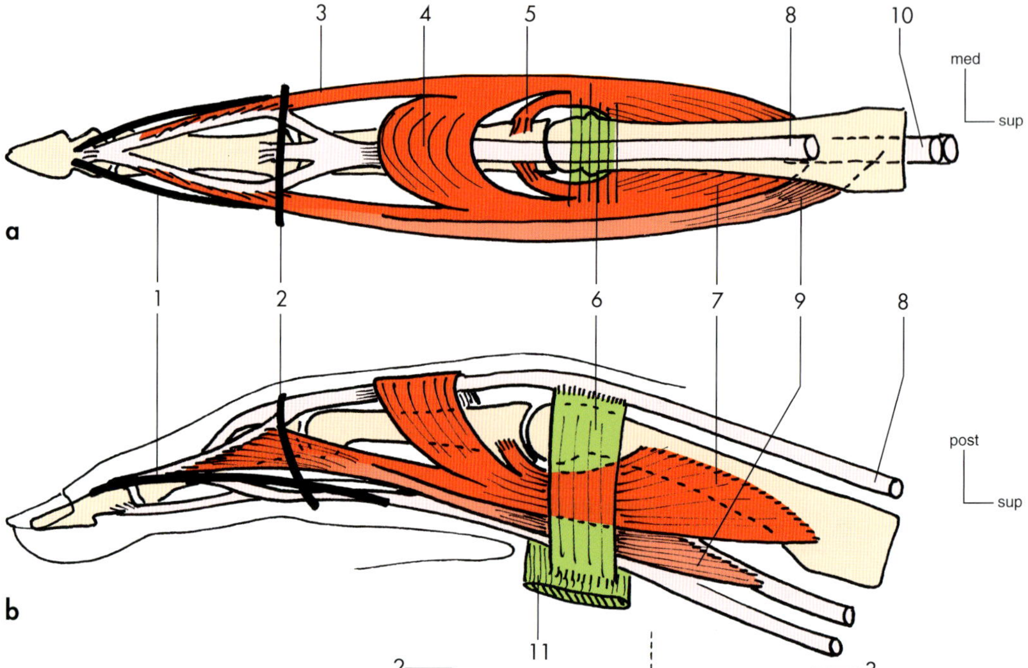

▶ 3-253

Situation des interosseux.

1. Court abducteur du I
2. IOD
3. IOP
4. Abducteur du V

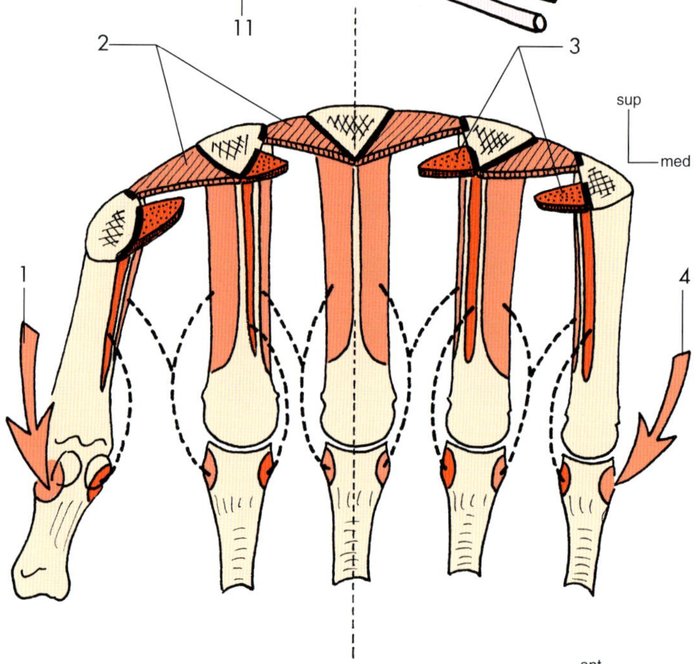

▶ 3-254

Rapports.

1. 1er IOP
2. Court fléchisseur du I
3. Long fléchisseur du I
4. Opposant du I
5. Court abducteur du I
6. Lombricaux
7. FSD
8. FPD
9. Opposant du V
10. Court palmaire
11. Court fléchisseur du V
12. Abducteur du V
13. Extenseur du V
14. IOP
15. Extenseur des doigts
16. IOD
17. Extenseur du II
18. Adducteur du I
19. Long extenseur du I
20. Court extenseur du I

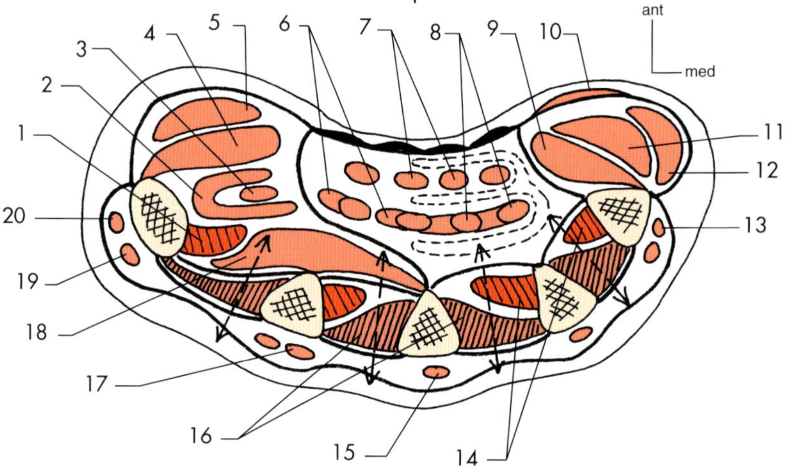

Terminaison (insertion distale)				
	IOD (fig. 3-248 et 3-250)			**IOP (fig. 3-249 et 3-251)**
	faisceau profond	**faisceau superficiel**		**2 faisceaux (id.)**
structure	**– P1**	**– dossière**	**– tendon ED**	**– id. IOD**
partie	– base	– en arr. de l'ED	– languette lat.	– id. IOD
secteur	– du côté de la large insertion	– niveau MP	– bord latéral	– pour P1 : du côté de l'insertion
par	– tendon	– fibres tendineuses		– id. IOD

Trajet (fig. 3-252)	
loges	– interosseuses
obliquité	– verticaux
aspect	– charnus en haut et tendineux en bas – IOD : penniformes/IOP : semi-penniformes
topographie	1) occupent l'espace interosseux 2) liés aux articulations métacarpo-phalangiennes 3) liés à l'extenseur des doigts (dossière)

Rapports (fig. 3-254)	
globalement	
en avt	– à la main : l'ensemble de la loge palmaire[1] – aux doigts : le PVN digital propre palmaire
en arr.	– à la main : la loge dorsale (très mince) – aux doigts : l'extenseur des doigts
sur les côtés	– d'abord les métacarpiens – puis les articulations métacarpo-phalangiennes – sur le côté latéral : les lombricaux

[1] Et l'adducteur du I pour les 2 premières commissures.

▶ 3-255

Actions.
a) IOP : rapprochement
b) IOD : écartement
c) tous : flexion MP et extenseur IPP-IPD

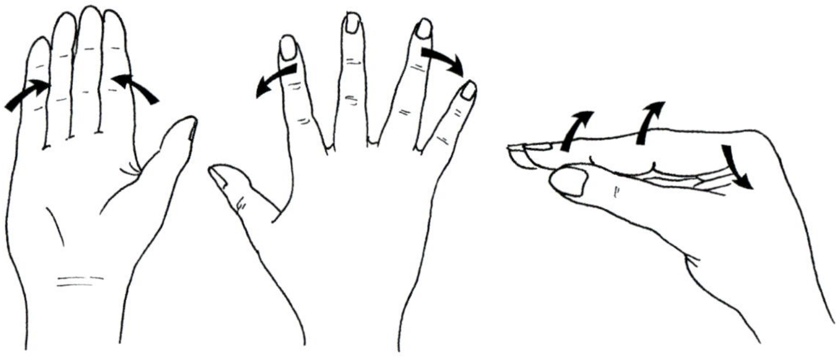

▶ 3-256

Systématisation de l'innervation motrice de la main.

1. IOP
2. Adducteur du I
3. Opposant du I
4. Court abducteur du I
5. Court fléchisseur du I
6. Court palmaire
7. Court fléchisseur du V
8. Abducteur du V
9. Opposant du V
10. IOD

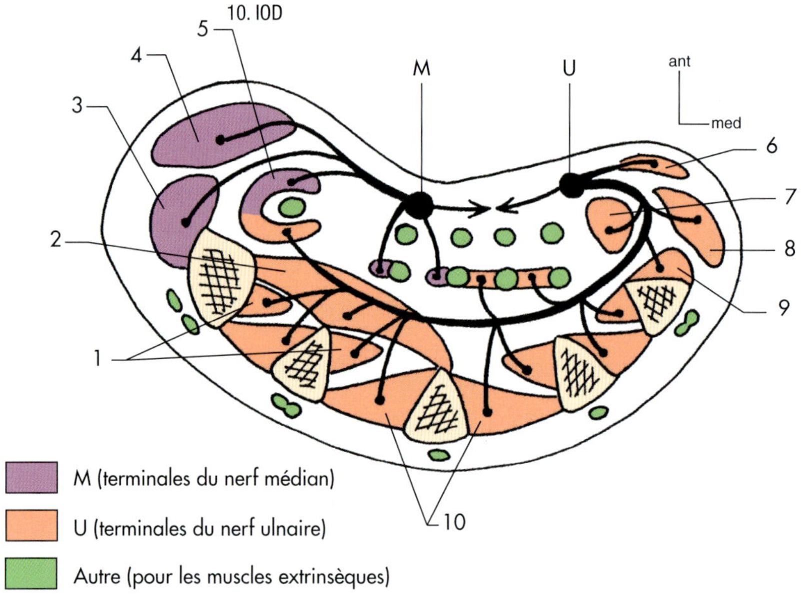

Action (fig. 3-255)	
statique	– stabilisation des MP
dynamique	1) tous : – **flexion des MP** (accentuée par la dossière, dont le bras de levier augmente avec la flexion) – **extension IPP et IPD** 2) IOD : – **abduction** des doigts 3) IOP : – **adduction** des doigts

Innervation, vascularisation (fig. 3-256)	
nerf	– **nerf ulnaire** (branche profonde)
racines	– C8, T1
artère	– arcade palmaire profonde

Incidences pratiques

- *Sur le plan morpho-palpatoire*, seuls les interosseux dorsaux sont palpables, à la face dorsale de la main. Leur forme est peu perçue (sauf le volume du 1er IOD, lorsque l'on rapproche le pouce de l'index et qu'il fait saillie), en revanche leur fonte (paralysie ulnaire) donne une « main de squelette » en raison du relief de la grille des métacarpiens qui devient saillante.
- *Sur le plan mécanique et pathologique*, ces muscles, régis par le nerf ulnaire, font le geste dit de « **main intrinsèque** » c'est-à-dire associant la flexion des métacarpo-phalangiennes à l'extension des interphalangiennes. La paralysie ulnaire, supprimant cette tendance, déséquilibre la main qui prend alors la position inverse (extension des MP et flexion des IPP et IPD), sous la dépendance des muscles extrinsèques et l'on parle alors de **griffe ulnaire**.

LOMBRICAUX

3-257

Situation d'un lombrical.
1. Extenseur des doigts
2. FPD
3. lombrical

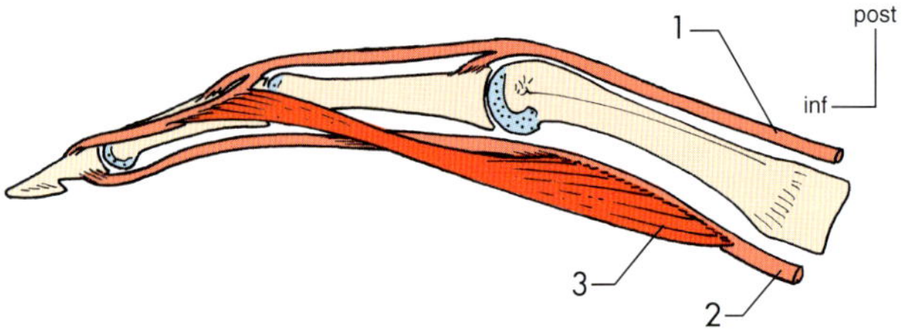

3-258

Trajet.
1. FSD
2. FPD
3. Lombricaux
4. Extenseur des doigts

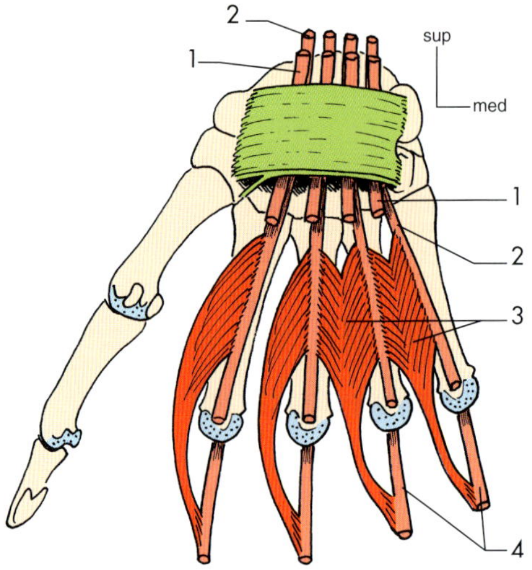

3-259

Interosseux et lombricaux.
1. IOP
2. IOD
3. Abducteur du V
4. Court abducteur du I
5. Long extenseur du I
6. Extenseur des doigts
7. Lombricaux

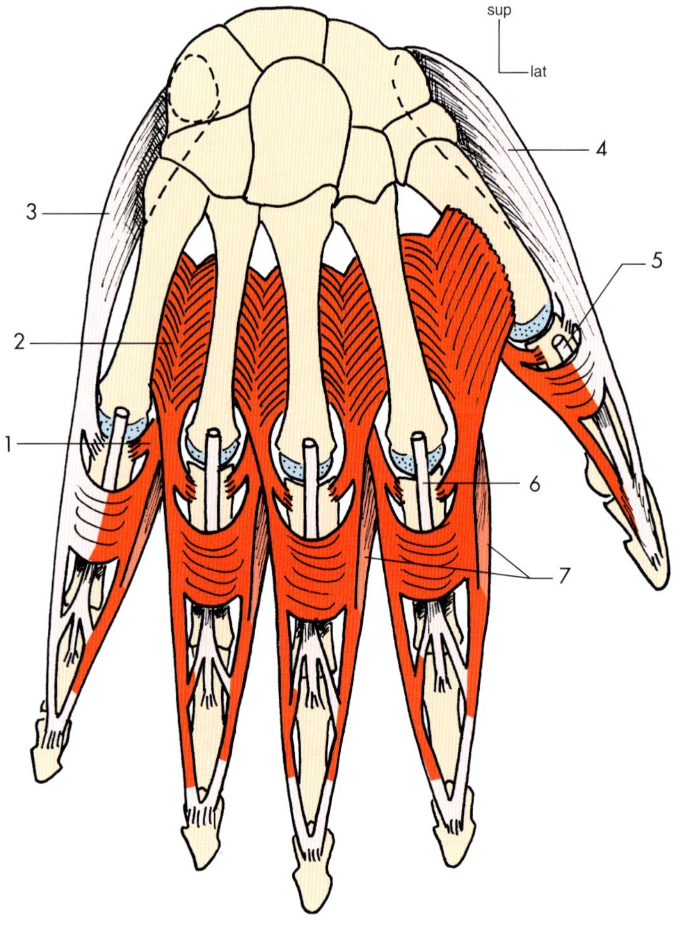

Présentation (fig. 3-257)	
groupe	– **intrinsèques** de la main
situation	– main
tendu de/à	– tendons FPD → tendons ED
forme	– très petits[1]

[1] Le nom de lombrical vient de lombric, ver de terre.

Origine (insertion proximale) (fig. 3-258)		
	les 2 latéraux	**les 2 médiaux**
structure	– tendons du **FPD** du II et III	– tendons **FPD** du III, IV et V
partie	– bord latéral	– bord latéral des 2 tendons limitant l'espace
secteur	– niveau métacarpien	
par	– fibres charnues	

Terminaison (insertion distale) (fig. 3-258)	
structure	– tendon de l'**extenseur des doigts** (ED)
partie	– bord latéral[1]
secteur	– niveau P1 + P2
par	– fibres tendineuses
+	– dossière des interosseux correspondante

[1] Latéral, car il faut noter que les doigts ont à lutter contre la pression antagoniste du pouce, latéralement.

Trajet (fig. 3-257)	
loge	– loge palmaire moyenne puis loges digitales
obliquité	– en bas, en arrière
aspect	– grêles – charnus en haut, tendineux en bas – les 2 latéraux sont **semi-penniformes**, les 2 médiaux sont **penniformes**[1]
topographie	– liés aux muscles **interosseux** (IO)

[1] Un muscle penniforme est toujours plus puissant. Ici, toutes proportions gardées, il faut se souvenir que la main de force est la main médiale et non la latérale.

Rapports	
globalement	
en avt	– FSD – collatérales des terminales des nerfs médian et ulnaire – arcade palmaire superficielle et ses branches
en arr.	– interosseux – plan ostéoarticulaire
en dd	– MP de chaque doigt (fig. 3-259)

Action	
statique	– **proprioception** des doigts +++ (ce sont des dynamomètres et longimètres)
dynamique	– semblable aux interosseux, surtout dans l'extension des interphalangiennes

▶ **3-260**

Systématisation de l'innervation motrice de la main.

1. IOP
2. Adducteur du I
3. Opposant du I
4. Court abducteur du I
5. Court fléchisseur du I
6. Court palmaire
7. Court fléchisseur du V
8. Abducteur du V
9. Opposant du V
10. IOD

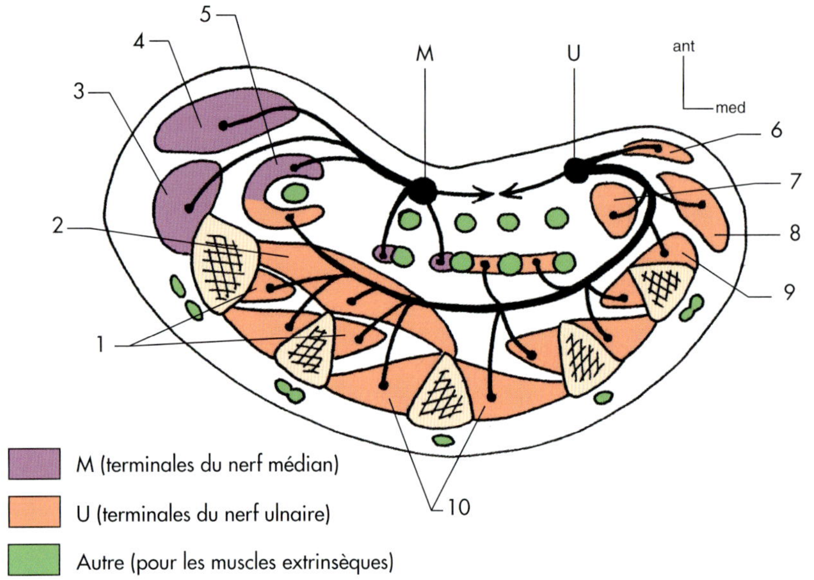

Innervation, vascularisation (fig. 3-260)	
nerf	1) les 2 latéraux : – branche terminale du nerf **médian** 2) les 2 médiaux : – branche profonde du nerf **ulnaire**
racines	– C8, T1
artère	– arcade palmaire profonde (partiellement l'arcade superficielle)

Incidences pratiques

- *Sur le plan morpho-palpatoire,* ces petits muscles sont inaccessibles.
- *Sur le plan mécanique et pathologique,* ils ont un rôle essentiellement cybernétique, assurant le contrôle rapide entre 2 systèmes antagonistes : tendons fléchisseurs et extenseurs (le FPD étant toujours sollicité, ce qui n'est pas toujours le cas du FSD). Leur incapacité se traduit par une perturbation des prises. La paralysie ulnaire dissocie la position des doigts, surtout des 2 médiaux (les 2 latéraux recevant partiellement l'innervation du nerf médian).

QROC sur les muscles intrinsèques de la main

Corrigés p. 485

1. Citez les muscles thénariens de la superficie à la profondeur.
2. Citez les muscles hypothénariens de la superficie à la profondeur.
3. Donnez l'innervation précise des muscles thénariens et hypothénariens.
4. Donnez l'innervation des interosseux médiaux et celle des latéraux.
5. Quelles sont les caractéristiques essentielles du court fléchisseur du pouce ?
6. Donnez l'origine de l'adducteur du pouce.
7. Donnez les insertions terminales du 4e IOD.
8. Donnez les insertions d'origine des 2 lombricaux médiaux.
9. Quelle est l'action de l'opposant du 5e doigt ?
10. Quelle est l'action des interosseux ?

APPAREIL FIBREUX

4

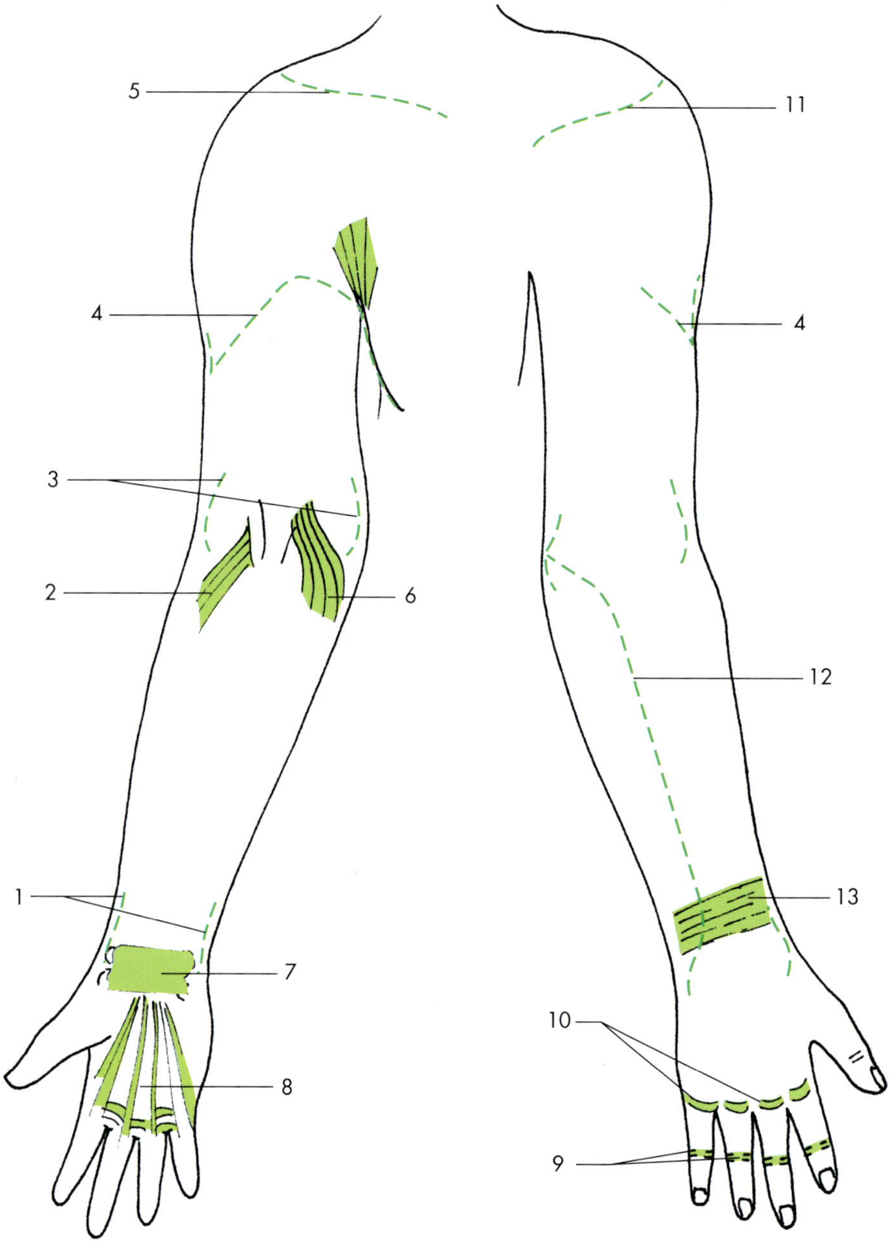

▶ **4-1**

Insertions et renforts du fascia superficiel.

1. Styloïdes
2. Expansion du brachial
3. Épicondyles
4. Jonction deltoïde – grand pectoral
5. Ligne acromioclaviculaire
6. Expansion du biceps
7. RMF
8. Fascia palmaire (fibres longitudinales et transverses)
9. Ligaments de Cleland (bandelettes tendineuses des doigts)
10. Bandelettes sagittales de l'extenseur des doigts
11. Épine scapulaire
12. Crête ulnaire
13. RME

Fascias

Si l'on met à part les fibrocartilages, l'appareil fibreux du membre supérieur (beaucoup moins important que celui du membre inférieur) comporte un certain nombre de structures assurant l'isolation, le maintien et la transmission des tensions au sein des organes musculo-tendino-ligamentaires, ainsi qu'une plage d'insertion pour certains muscles.

Fascia superficiel

C'est une enveloppe située sous les téguments, constituant une sorte de « sous-peau ». Il prend successivement les noms d'axillaire, brachial, antébrachial puis, à la main : dorsal et palmaire. Il se caractérise par son étendue[1], ses points d'insertion[2] (fig. 4-1), ses systèmes tenseurs[3] et ses renforts[4].

- *À l'épaule et au bras*, il s'insère sur la partie latérale de la ceinture scapulaire : **clavicule**, **acromion** et **épine** (fig. 4-2) de la scapula, recouvrant ensuite les muscles formant les parois de la fosse axillaire. Il se prolonge au bras, relié à l'os par les **septums intermusculaires** médial et latéral.
- *Au coude et à l'avant-bras*, il s'insère sur les **épicondyles** et l'**olécrâne**, prolongeant cette attache tout le long de la **crête ulnaire** et s'attachant sur les deux styloïdes. À la partie postéro-inférieure il présente des fibres transversales assurant le plaquage des tendons extenseurs lors de l'extension du poignet, c'est le rétinaculum des muscles extenseurs (RME).
- *À la main*, il recouvre les différentes loges. Il est particulièrement épais et résistant à la partie palmaire moyenne. Il est accolé au rétinaculum des muscles fléchisseurs (RMF) par l'intermédiaire des expansions du long palmaire. En regard de la zone métacarpienne, il est fortement tramé longitudinalement (expansions du long palmaire), et transversalement par des fibres palmaires, surtout à la partie distale (avant les têtes métacarpiennes). Il est renforcé par les **bandelettes prétendineuses** des doigts, en regard des tendons fléchisseurs (rétractées dans la maladie de Dupuytren). En regard des têtes métacarpiennes, les fibres transversales forment le **ligament natatoire**[5]. En profondeur s'étend le **ligament métacarpien profond**, qui relie les capsules métacarpo-phalangiennes et leur fibrocartilage palmaire.
- *Au niveau des doigts*, le ligament natatoire se prolonge par le ligament de Grayson, fin, situé en avant du paquet vasculo-nerveux du doigt et du septum digital dorsal.

[1] Il ne change pas de nature mais simplement de nom, à la manière des rues qui changent de nom à chaque croisement important.

[2] À chaque fois que l'os est sous-cutané, à fleur de peau.

[3] Situés à la partie proximale de chaque segment de membre.

[4] Pour des raisons mécaniques.

[5] Ancien ligament palmant interdigital.

▶ **4-2**

Fascias superficiel et profond de l'aisselle.

1. Fascia superficiel
2. Ligament suspenseur de l'aisselle
3. Grand pectoral
4. Fascia axillaire profond
5. Fascia clavi-pectoro-axillaire
6. Petit pectoral
7. Subclavier
8. Coracobrachial (dans son aponévrose)
9. Ligaments conoïde et trapézoïde
10. Trapèze sup.
11. Supra et infraépineux
12. Septums intermusculaires
13. Petit rond
14. Grand rond
15. Grand dorsal

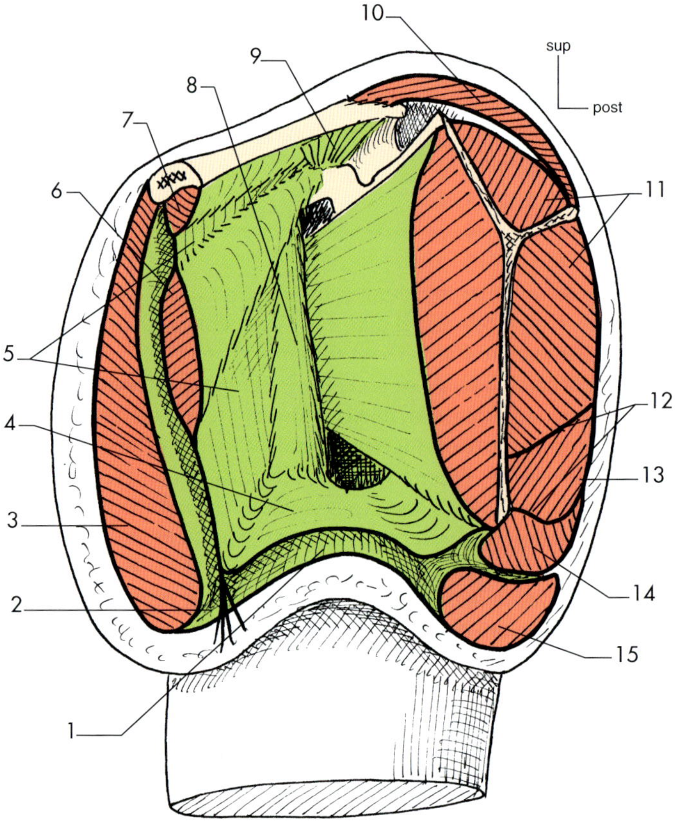

▶ **4-3**

Fascias de l'avant-bras.

1. MIO
2. SIMPL
3. Fascia superficiel
4. SIMAL
5. Fascia profond

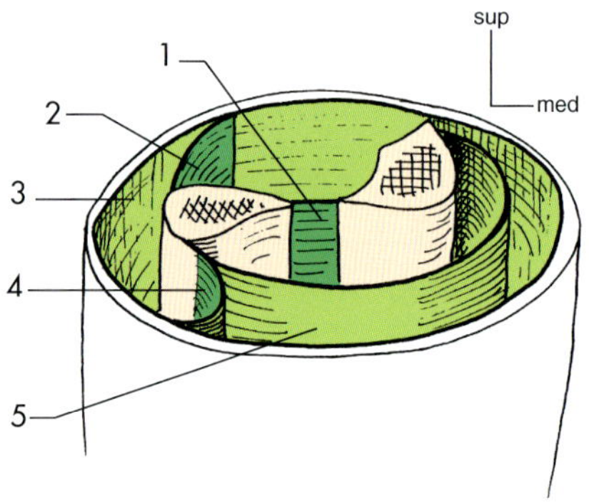

▶ **4-4**

Fascias de la main.

1. Septum latéral
2. Loge thénar
3. Fascia superficiel, palmaire moyen
4. Fascia palmaire profond
5. Loge palmaire moyenne
6. Septum médial
7. Loge hypothénar
8. Fascia dorsal profond
9. Loge dorsale et fascia superficiel dorsal
10. Loges interosseuses

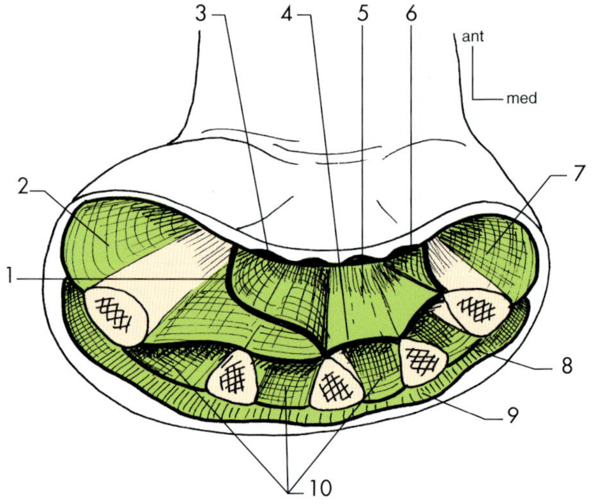

Fascia profond

- *À l'épaule*, il délimite la fosse axillaire en profondeur (fig. 4-2), s'insérant, en arrière, sur le bord latéral de la scapula et rejoignant, en avant, le fascia **clavi-pectoro-axillaire** et son **ligament suspenseur de l'aisselle**[6]. Médialement, il se perd contre la paroi thoracique. Latéralement, il forme une arcade à concavité inférolatérale[7] laissant passer le paquet vasculo-nerveux axillaire. Il n'existe pas de fascia profond au bras.
- *À l'avant-bras*, il sépare la loge antérieure en 2 compartiments, superficiel et profond (fig. 4-3). Il s'insère à la partie postéromédiale, tout le long de la crête ulnaire[8], et à la partie antérolatérale sur le bord antérieur du radius[9]. Ce fascia recouvre l'artère ulnaire, en dedans, mais pas le nerf médian, en dehors.
- *À la main*, il existe deux fascias profonds, insérés d'un métacarpien à l'autre (fig. 4-4) :
  - le fascia palmaire profond, qui limite antérieurement les loges interosseuses;
  - le fascia dorsal profond, qui les limite postérieurement.

[6] Ancien ligament de Gerdy.
[7] Ancien arc axillaire de Langer.
[8] En dedans de l'insertion du fléchisseur ulnaire du carpe.
[9] En dedans de l'insertion du fléchisseur superficiel des doigts.

CLOISONS

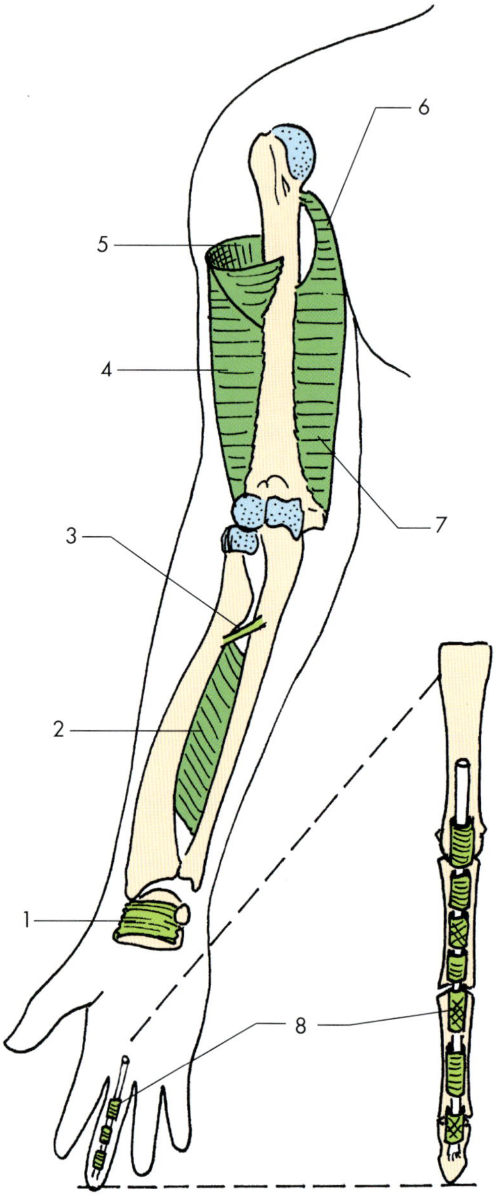

▶ 4-5

Membranes et coulisses.

1. RMF
2. MIO
3. Corde oblique
4. SIML
5. Aponévrose du deltoïde
6. Arcade du septum
7. SIMM
8. Coulisses des fléchisseurs

Septums

Ils séparent les loges musculaires. On en trouve à chaque segment de membre.

- *Au bras* : il en existe deux (fig. 4-5), situés de part et d'autre de l'humérus. Ils sont tendus entre celui-ci et le fascia superficiel : un septum intermusculaire médial (**SIMM**) et un latéral (**SIML**) séparent la loge antérieure de la postérieure. Le SIMM forme une **arcade**[10] à sa partie supérieure, pour laisser le passage aux tendons du grand rond et du grand dorsal, qui passent de l'arrière à l'avant. Le sommet de l'arcade se perd au contact du col huméral et de l'apex coracoïdien. Le SIML s'interrompt au niveau de la tubérosité deltoïdienne. Les deux septums se terminent, en bas, sur les épicondyles huméraux.
- *À l'avant-bras* : la loge latérale (fig. 4-3) est séparée de l'antérieure par le septum intermusculaire antérolatéral (**SIMAL**), et de la postérieure par le postérolatéral (**SIMPL**). Ils s'insèrent sur les bords antérieur et postérieur du radius et rejoignent le fascia superficiel. À sa partie supérieure, le SIMAL recouvre le supinateur puis le tendon du rond pronateur.
- *À la main* : les septums qui délimitent la loge palmaire moyenne (fig. 4-4) sont constitués par les portions réfléchies du fascia palmaire latéral (thénarien) et du médial (hypothénarien). Ces deux replis se rejoignent au bord antérieur du 3e métacarpien. Avec le fascia superficiel, les septums paratendineux sagittaux forment ainsi un **tunnel fibreux** qui fait suite au tunnel ostéofibreux carpien.
- *Au doigt* : les parties dorsale et palmaire sont séparées par le **septum digital dorsal**[11], situé en arrière du paquet vasculo-nerveux du doigt. Celui-ci est en rapport étroit avec le ligament rétinaculaire transverse, en regard des IPP.

Membrane interosseuse (MIO)

Il n'en existe qu'une seule, à l'avant-bras, tendue entre les bords interosseux des 2 os (fig. 4-5). Elle est formée d'une couche fibreuse oblique en bas et en dedans[12]. On lui décrit parfois une couche postérieure, d'obliquité inverse, mais il s'agit, en fait, de la fibrose des fibres musculaires profondes des long abducteur, court extenseur et long extenseur du pouce, ainsi que de l'extenseur de l'index, ce qui explique leur obliquité.

La MIO est surplombée par la **corde oblique** de l'avant-bras, oblique en haut et en dedans[13]. Elle est tendue de la partie haute du bord interosseux du radius à la partie inférolatérale de la face antérieure du coronoïde de l'ulna.

[10] Ancienne arcade de Struthers, s'insérant sur le coracoïde et la base du tubercule mineur.

[11] Ancien ligament de Cleland.

[12] Cette direction est importante pour la transmission des contraintes d'un os à l'autre.

[13] Ancienne corde de Weitbrecht, c'est un reliquat de fibres du long fléchisseur du pouce s'insérant sur l'ulna.

COULISSES FIBREUSES

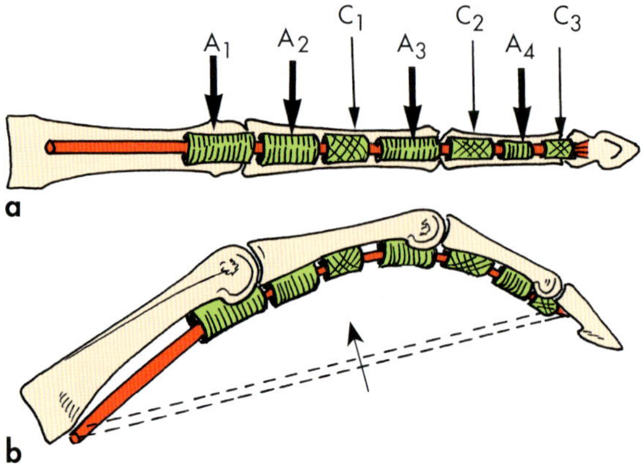

▶ **4-6**
Coulisses fibreuses du doigt : annulaires (A) et cruciformes (C) en vues palmaire (a) et latérale (b).

Rétinaculums

Ils sont au nombre de deux (fig. 4-1 et 4-5).

- Le **rétinaculum des muscles fléchisseurs** (RMF) est le plus important[14]. Il ferme antérieurement le canal carpien, le transformant en tunnel ostéofibreux. Il est tendu entre le tubercule du scaphoïde et la crête du trapèze, latéralement, le pisiforme et l'uncus de l'hamatum, médialement. Il est renforcé, transversalement, par les insertions des muscles thénariens et hypothénariens qui y débordent, ainsi que, verticalement, par l'expansion du long palmaire, qui se prolonge sur le fascia palmaire moyen. Le RMF possède deux replis :
  - un latéral, qui lui est interne, et qui livre passage au tendon du fléchisseur radial du carpe;
  - un médial, qui lui est externe[15], plaqué contre le pisiforme. Il forme le **canal ulnaire**[16] ou loge ostéofibreuse médiale, qui livre passage au PVN ulnaire.
- Le **rétinaculum des muscles extenseurs** (RME) est plus faible. Il n'est pas situé au carpe, mais à la partie toute inférieure de l'avant-bras, en face dorsale. Il recouvre les tendons extenseurs et leurs gaines[17].

Coulisses des doigts

Elles sont échelonnées depuis l'articulation métacarpo-phalangienne jusqu'à l'interphalangienne distale. Elles sont répertoriées numériquement du proximal vers le distal et classées en coulisses **arciformes** (A), dont les fibres sont transversales à l'axe du doigt, et **cruciformes** (C), dont les fibres sont entrecroisées. Elles se succèdent et sont situées de la façon suivante (fig. 4-5 et 4-6) :

- **A1 :** en regard de l'articulation métacarpo-phalangienne, plaquée sur le fibrocartilage. Elle se replie sur elle-même lors des mouvements de flexion. Avec la suivante, elles sont les plus importantes de toutes, larges et puissantes, car elles placent les tendons dans l'axe du doigt;
- **A2** : à la partie proximale du corps de P1;
- **C1** : à la partie distale du corps de P1;
- **A3** : en regard de l'IPP;
- **C2** : à la partie proximale du corps de P2;
- **A4** : à la partie distale du corps de P2;
- **C3** : en regard de l'IPD.

[14] Car il recouvre les puissants tendons fléchisseurs et leurs gaines, il est mis en tension par leur contraction concentrique.

[15] Les syndromes du canal carpien n'engendrent donc jamais d'atteinte du PVN ulnaire.

[16] Ancienne loge de Guyon.

[17] Le RME les maintient contre le plan osseux, dans l'extension du poignet.

ÉLÉMENTS ANNEXÉS

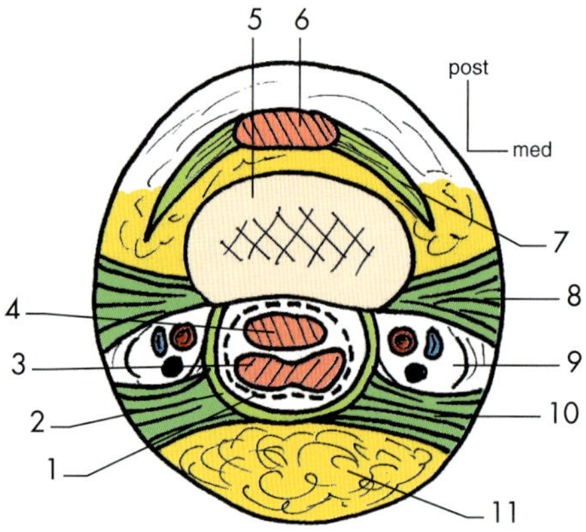

▶ 4-7

Rapports au doigt.

1. Gaine des fléchisseurs
2. Coulisse fibreuse
3. FSD (se dédoublant)
4. FPD
5. Phalange P1
6. ED
7. Expansion
8. Ligament de Cleland (système digital dorsal)
9. PVN digital propre palmaire
10. Ligament de Grayson
11. Pulpe

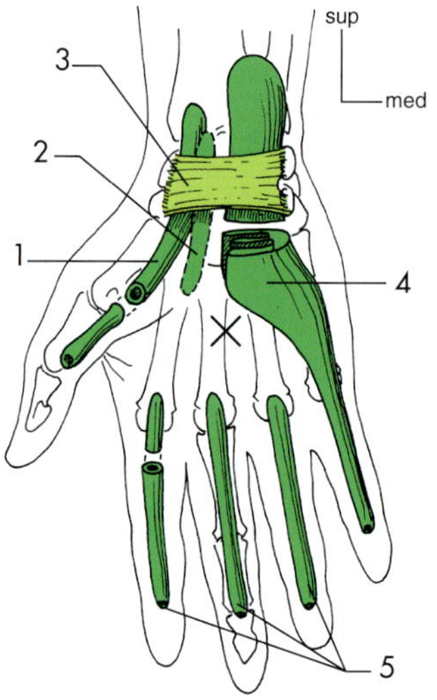

▶ 4-8

Gaines synoviales des fléchisseurs.

La zone centrale, libre (croix), s'explique par la présence des insertions des lombricaux sur le FPD (se dirigeant ensuite vers l'ED).

1. Gaine du LFP
2. Gaine inconstante du tendon du II du FSD
3. RMF
4. Gaine des fléchisseurs
5. Gaines digitales

- Les **arcades** unissant 2 plages d'insertion d'un même muscle (ex. : celle du FSD).
- Les **dossières** des interosseux, qui stabilisent les tendons extenseurs des doigts et participent à la flexion des métacarpo-phalangiennes (*cf.* fig. 3-253 et 3-259).
- Les **expansions aponévrotiques** ou tendineuses des muscles (expansion du biceps, languettes intertendineuses de l'extenseur des doigts et ses bandelettes sagittales, etc.) (fig. 4-1 et *cf.* fig. 3-120, 3-123, 3-253).
- Les **éléments de glissement**, représentés soit par :
  - les **bourses synoviales sous-cutanées**. La plus importante est celle du triceps, au coude ;
  - les **bourses synoviales profondes**. Les plus importantes sont celles du deltoïde[18] (*cf.* fig. 3-32), des grands pectoral, dorsal et rond, celles du biceps et du triceps, du supinateur ;
  - les **gaines synoviales**[19] qui entourent les tendons à chaque zone où un frottement risque de se produire, ou à la réflexion contre une autre structure[20]. Les plus importantes sont celles du long biceps à l'épaule et celles situées au poignet. Ces dernières sont décomposées en :
    - *gaines des fléchisseurs*, les plus importantes, qui sont au nombre de 3 principales (fig. 4-8). Elles débutent au-dessus du carpe et se prolongent différemment. Celle du FRC va jusqu'à sa terminaison, celle du LFP également, celle des FSD et FPD se prolonge jusqu'à P3 du 5e doigt et se termine à la paume pour les autres, laissant la portion digitale à 3 gaines propres (une pour chacun des 3 doigts). Au poignet, la gaine commune est formée d'un repli qui sépare 2 compartiments : un antérieur pour le FSD et un postérieur pour le FPD,
    - *gaines des extenseurs* (*cf.* fig. 3-120), qui sont généralement au nombre de six : une pour les long abducteur et court extenseur du pouce, une pour le long extenseur du pouce, une pour le tendon des LERC et CERC, une pour celui de l'extenseur des doigts et celui de l'index, une pour celui du 5e doigt, une pour celui de l'extenseur ulnaire du carpe.
- Les **espaces celluleux**, partout où il y a des PVN ou des petits espaces entre les structures anatomiques :
  - à l'épaule (*cf.* fig. 2-15), c'est le cas au niveau scapulothoracique (espaces antérieur et postérieur, de part et d'autre du muscle dentelé antérieur) ;
  - à la main, c'est le cas à la loge thénar (entre le plan du court fléchisseur et de l'adducteur du pouce), à la loge moyenne (en avant du FSD et en arrière du FPD), à la loge hypothénar (en profondeur des court fléchisseur et abducteur du 5e doigt).

[18] Son importance dans le glissement lors de l'abduction de l'épaule la fait considérer, fonctionnellement, comme une articulation (fausse articulation de « de Sèze »).

[19] Elles sont formées d'une double paroi (pariétale et viscérale).

[20] Elles sont situées au niveau des zones de frottement, c'est-à-dire qu'elles offrent leur interface vers l'avant (flexion), l'arrière (extension), le dedans (adduction) et le dehors (abduction), alors qu'elles sont ouvertes vers l'axe de la main (fig. 3-231).

NEUROLOGIE

5

Anatomie de l'appareil locomoteur - Tome 2

PLEXUS BRACHIAL[1]

▶ 5-1

Plexus brachial : parties infra (A) et supraclaviculaire (B).

1. Petit pectoral
2. Nerfs du membre supérieur
3. Trapèze sup.
4. Scalène post.
5. Scalène moyen
6. Scalène ant.
7. Vaisseaux axillaires

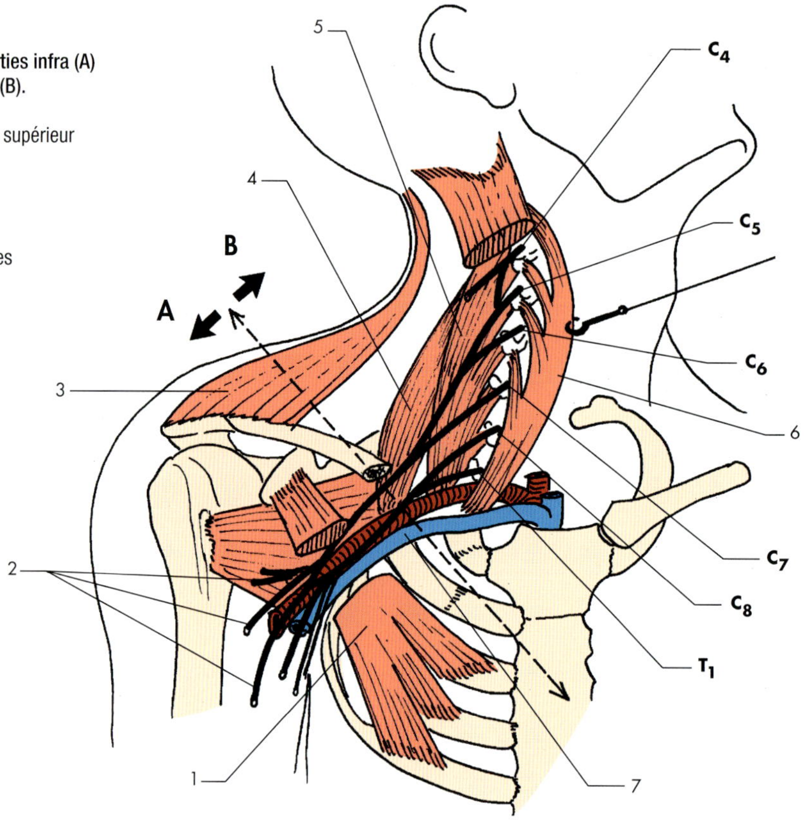

▶ 5-2

Situation du plexus dans la fosse axillaire.

1. Grand dorsal
2. Grand rond
3. Nerf radial
4. Subscapulaire
5. Artère axillaire
6. Faisceau post.
7. Faisceau latéral
8. Faisceau médial
9. Pectoraux
10. Nerf cutané méd. du bras
11. Nerf cutané méd. de l'avant-bras
12. Nerf ulnaire
13. Nerf médian
14. Nerf musculocutané
15. Coracobrachial
16. Nerf axillaire
17. Long et court biceps

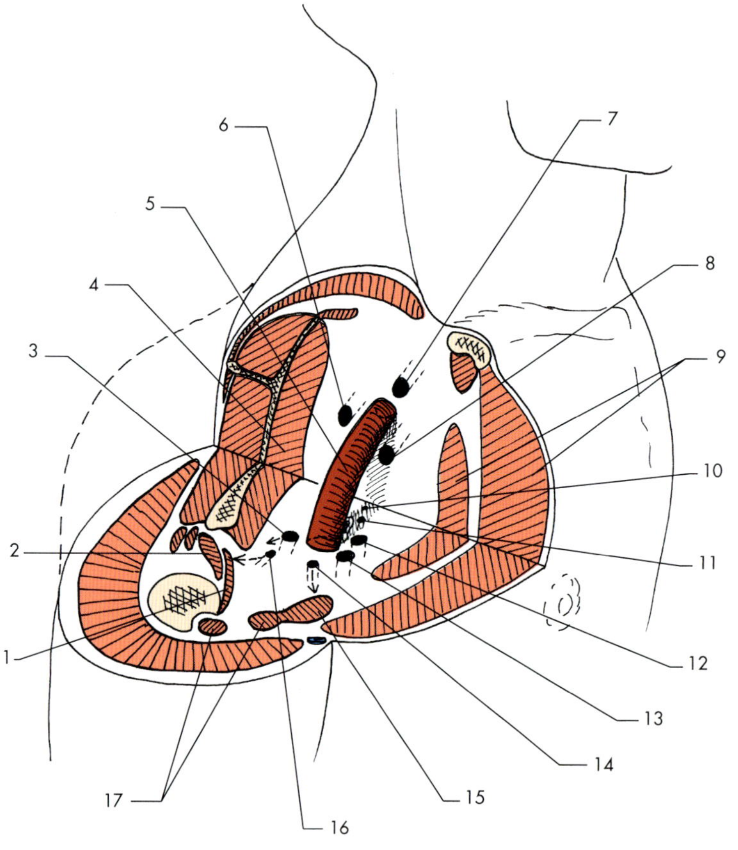

[1] Sa systématisation est plus importante que pour ceux du membre inférieur.

Présentation (fig. 5-1)	
situation	– fosse axillaire
de/à	– défilé des scalènes → bord inf. du petit pectoral
aspect	– triangulaire à base vertébrale (ou en forme de sablier, car rétréci au niveau claviculaire)
constitution	1) **racines** – **C5, C6, C7, C8, T1** (+ anastomose avec C4) 2) **troncs** a) supérieur : C5, C6 (+ C4) b) moyen : C7 c) inférieur : C8, T1 3) **faisceaux** a) latéral : branches ant. des troncs sup. et moy b) médial : branche ant. du tronc inf. c) postérieur : branches post. des 3 troncs
terminaison	– faisceau lat. : nerf musculocutané et racine lat. du nerf médian – faisceau méd. : nerf ulnaire et racine méd. du nerf médian (+ CMAB et CMB) – faisceau post. : nerfs radial et axillaire

Rapports (fig. 5-1 et 5-2)		
	supraclaviculaires	**infraclaviculaires**
avt	– **scalène antérieur**	– **petit pectoral**
arr.	– **scalène moyen** et postérieur	– **subscapulaire**
dd	– foramens intervertébraux – processus transverses	– premières côtes
dh	– sterno-cléido-mastoïdien	– processus coracoïde
ht		– clavicule
bas	– 1re côte – artère subclavière – dôme pleural	– fascia axillaire

▶ 5-3

Branches collatérales du plexus.
1. Nerf thoracodorsal
2. Nerf du grand rond
3. Nerf subscapulaire (sup. et inf.)
4. Nerf suprascapulaire
5. Nerf dorsal de la scapula
6. Nerf thoracique long
7. Nerf subclavier
8. Nerf pectoral lat. et sup.
9. Nerf pectoral méd.
10. Nerf pectoral lat. et inf.
11. Artère axillaire

Branches terminales (BT)

Nerfs axillaire (A), radial (R), musculocutané (MC), médian (M), ulnaire (U), cutané méd. de l'avant-bras (CMAB), cutané méd. du bras (CMB)

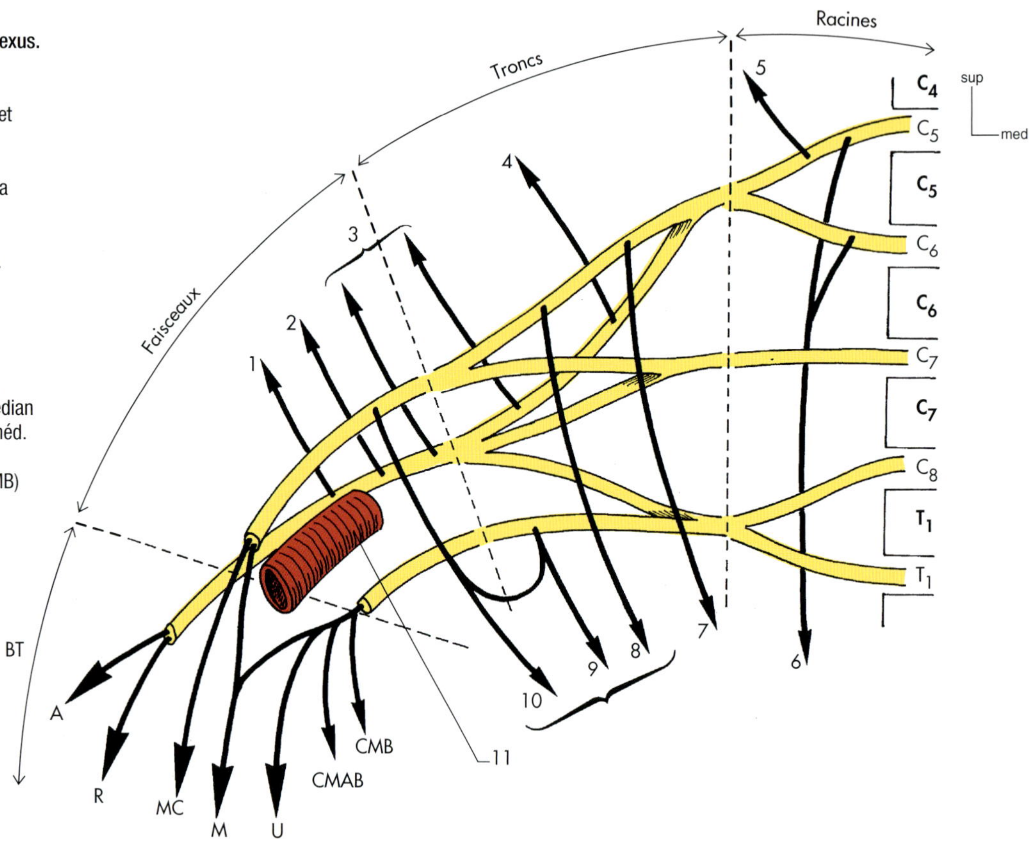

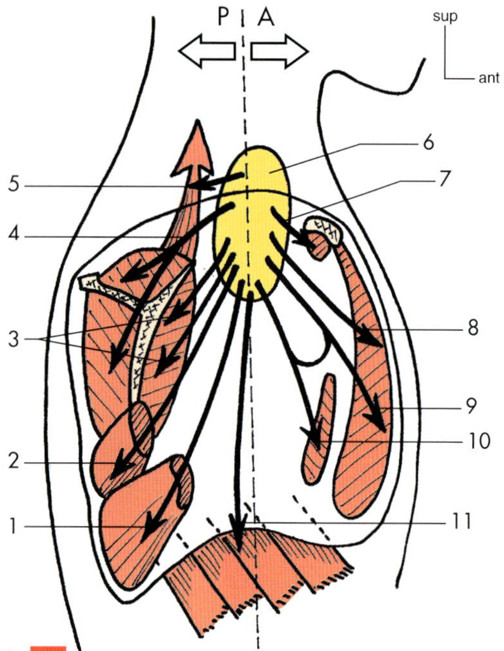

▶ 5-4

Systématisation schématique du plexus coupe sagittale : branches postérieures (P) et antérieures (A).
1. Nerf thoracodorsal
2. Nerf du grand rond
3. Nerf subscapulaire (sup. et inf.)
4. Nerf suprascapulaire
5. Nerf dorsal de la scapula
6. Plexus brachial
7. Nerf subclavier
8. Nerf pectoral latéral (sup).
9. Nerf pectoral latéral (inf.)
10. Nerf pectoral médial.
11. Nerf thoracique long

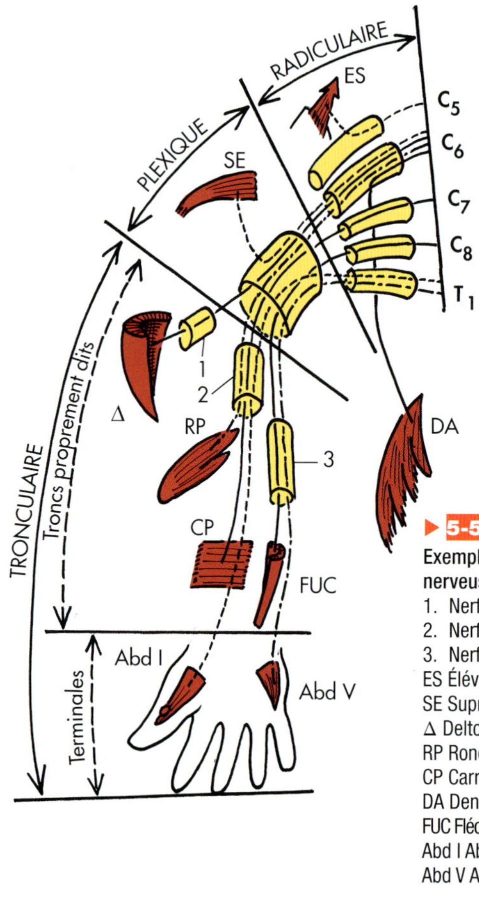

▶ 5-5

Exemple de distribution nerveuse.
1. Nerf axillaire
2. Nerf médian
3. Nerf ulnaire

ES Élévateur de la scapula
SE Supraépineux
Δ Deltoïde
RP Rond pronateur
CP Carré pronateur
DA Dentelé antérieur
FUC Fléchisseur ulnaire du carpe
Abd I Abducteur du I
Abd V Abducteur du V

Branches collatérales (fig. 5-3 à 5-5)	
1. branches antérieures (pour les muscles ant. de la ceinture scapulaire)	
1. nerf subclavier	– du tronc sup., pour le subclavier
2. nerf pectoral supérieur	– du tronc sup., pour le grand pectoral (n. inconstant)
3. nerf pectoral latéral	– du faisceau lat. – donne 2 branches : 1 pour le grand pectoral – 1 formant l'**anse des pectoraux**[1]
4. nerf pectoral médial	– du tronc inf. ou faisceau méd., donne 2 branches : – 1 pour le petit pectoral – 1 formant l'**anse des pectoraux**
2. branches postérieures (pour les muscles post. de la ceinture scapulaire)	
1. nerf dorsal de la scapula	– de C5 (pour élévateur de la scapula et rhomboïde)
2. nerf thoracique long	– de C5, C6 (pour dentelé antérieur)[2]
3. nerf suprascapulaire	– du tronc sup. (pour supra et infraépineux)
4. nerf subscapulaire	– du faisceau post. (pour subscapulaire)[3]
5. nerf du grand rond	– du faisceau post.
6. nerf thoracodorsal	– du faisceau post. (pour le grand dorsal)
3. nerfs annexés (émis directement par les nerfs spinaux)	
– nerfs des scalènes (ant. = C5 ; moy. = C6, 7, 8 ; post. = C7) – nerfs des muscles intertransversaires (nerfs C3 à C8)	

[1] C'est une anastomose avec le nerf pectoral médial, ce qui explique des partages d'innervation entre ces 2 muscles.

[2] Ancien nerf respiratoire de Charles Bell.

[3] Parfois en 2 nerfs : 1 sup. (provenant du faisceau post. ou du tronc sup.) et 1 inf. (du faisceau post.)

5-6

Branches terminales du plexus.
1. Nerf musculocutané
2. Nerf radial
3. Nerf axillaire
4. Faisceau lat.
5. Faisceau post.
6. Faisceau méd.
7. Nerf CMB
8. Nerf CMAB
9. Nerf ulnaire
10. Nerf médian

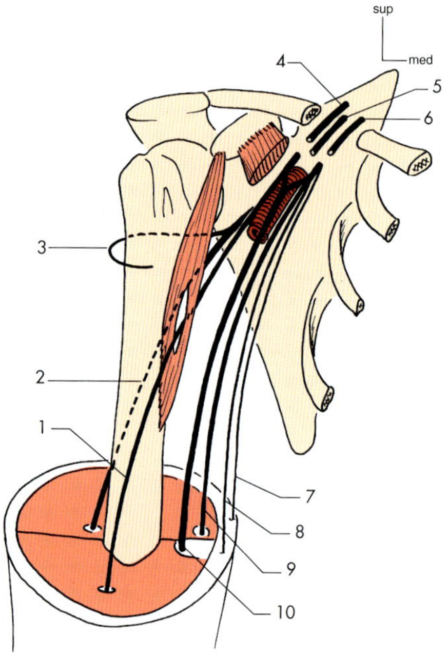

5-7

Rapports de niveau entre les numéros de racines et les segments du membre.

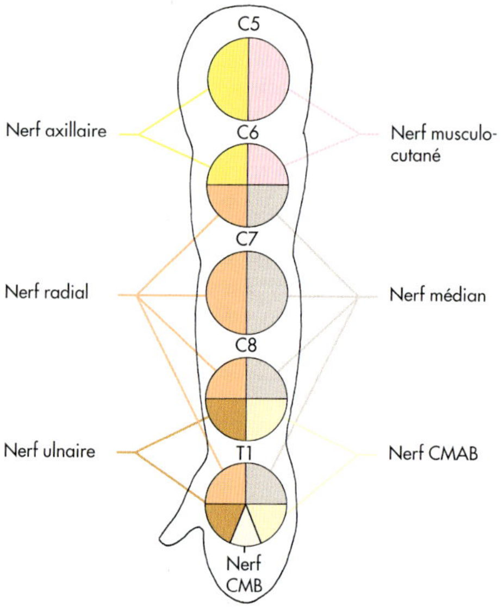

5-8

Territoires sensitifs radiculaires.

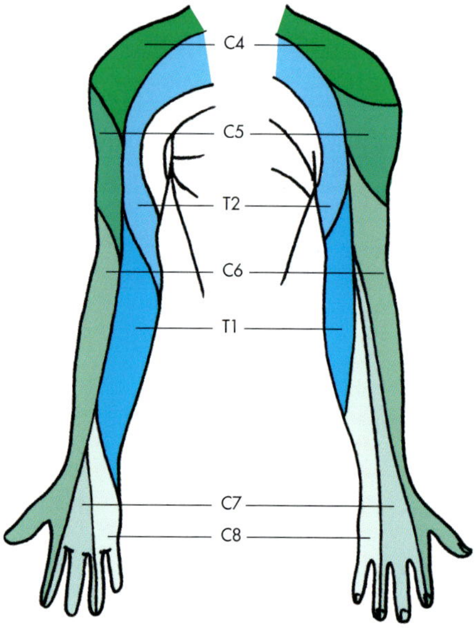

5-9

Territoires sensitifs tronculaires.
1. Nerf axillaire
2. CMB
3. CMAB
4. Nerf musculocutané
5. Nerf radial
6. Nerf ulnaire
7. Nerf médian

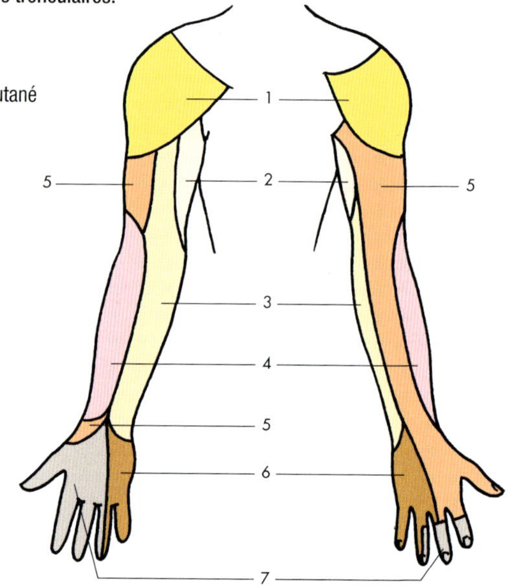

Branches terminales (fig. 5-6)[1]		
1. faisceau latéral :	– nerf musculocutané – racine lat. du nerf médian	C5, 6 C6, 7
2. faisceau médial :	– racine méd. du nerf médian – nerf ulnaire – nerf CMAB – nerf CMB	C8, T1 C8, T1 C8, T1 T1
3. faisceau postérieur :	– nerf radial – nerf axillaire	C5, C6 C6, 7, 8, T1
Il faut retenir que plus les muscles sont situés bas dans le membre, plus leurs racines sont basses dans le plexus (fig. 5-7).		

[1] Ce sont les nerfs du membre supérieur (voir chacun d'eux).

Territoires radiculaires	
sensitif (fig. 5-8 et 5-9)	
C4 C5 C6 C7 C8 T1	– moignon de l'épaule – face latérale du bras – face latérale de l'avant-bras et de la main – partie moyenne de la main – partie médiale de la main – face médiale de l'avant-bras et de la partie basse du bras
moteur	
C5-C6 C6-C7 C7-C8 C8-T1	– coiffe de l'épaule, deltoïde, loge antérieure du bras, brachioradial[1, 2, 3] – LERC, loge antérieure superficielle de l'avant-bras, supinateur – CERC, loge postérieure de l'avant-bras – loge antérieure profonde de l'avant-bras, intrinsèques de la main

[1] Si ce muscle est respecté dans une atteinte neurologique, c'est qu'elle est tronculaire (nerf musculocutané) et non radiculaire (de C6).
[2] Si le brachioradial est atteint : il ne s'agit pas d'une atteinte radiculaire de C7, mais d'une atteinte du nerf radial.
[3] S'il s'ajoute un déficit sensitif, cela permet de différencier une atteinte radiculaire d'une atteinte tronculaire.

Incidences pratiques

Les **paralysies** du plexus brachial sont fréquentes, soit en rapport avec l'accouchement, soit par élongation ou arrachement dans les accidents de 2 roues.
Les **compressions** des racines au niveau des scalènes font partie des syndromes de défilés, connues dans les troubles orthopédiques.
Ne pas confondre les territoires **radiculaires** (fig. 5-8) et **tronculaires** (fig. 5-9).

QROC sur le plexus brachial

Corrigés p. 485

1. Citez les branches collatérales antérieures du plexus.
2. Nommez les troncs et faisceaux du plexus.
3. Quelles racines spinales forment le plexus brachial ?
4. Citez les branches collatérales postérieures du plexus.
5. Qu'est-ce que l'anse des pectoraux ?

NERF AXILLAIRE

▶ 5-10

Trajet.

1. Deltoïde
2. Nerf axillaire
3. Petit pectoral
4. Nerf musculocutané
5. Faisceau lat.
6. Faisceau méd.
7. Nerf ulnaire
8. Nerf radial

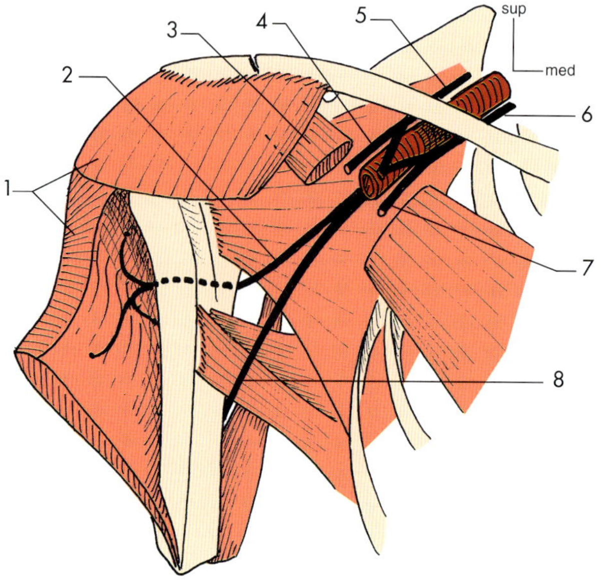

▶ 5-11

Branches.

1. Nerf du petit rond
2. Artère circonflexe post.
3. Nerf cutané lat. supérieur du bras

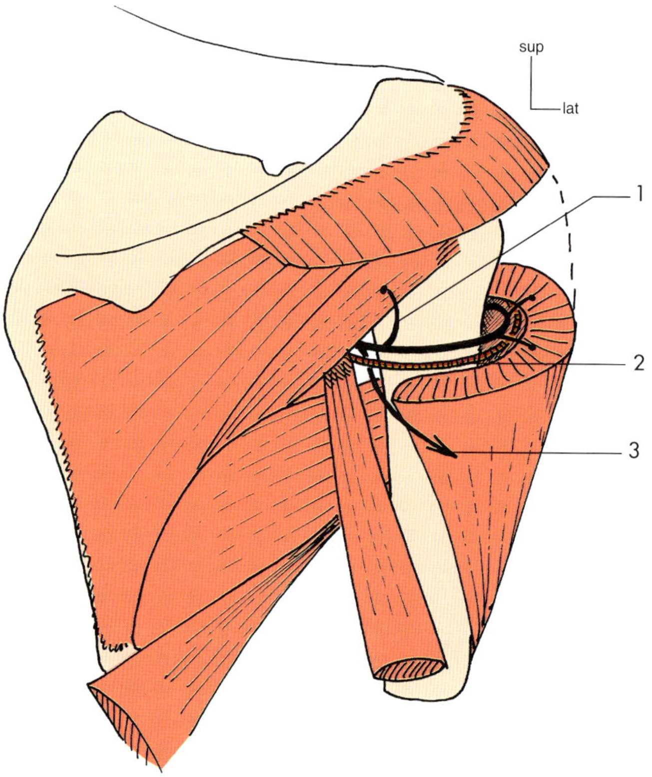

Présentation	
type	– mixte
situation	– branche terminale du plexus brachial
de/à	– fosse axillaire → moignon de l'épaule
aspect	– très court
fonction	– abduction du bras

Origine (fig. 5-10)	
où	– fosse axillaire (en arr. du petit pectoral) – partie postérosup. de la fosse
par	– bifurcation du faisceau post. en nerfs radial et axillaire – issu de **C5, C6**

Terminaison (fig. 5-10)	
où	– moignon de l'épaule – à la face profonde du deltoïde
par	– des filets pour ce muscle

Trajet (fig. 5-10 et 5-11)	
fosse axillaire	
	– il est postérieur – oblique en dh, arr., bas
quadrilatère huméro-tricipital[1]	
	– il **traverse** vers l'arr. et le dh
moignon de l'épaule	
	– il cravate le **col** chirurgical de l'humérus (dans l'aponévrose profonde du deltoïde)

[1]Ancien trou carré de Velpeau.

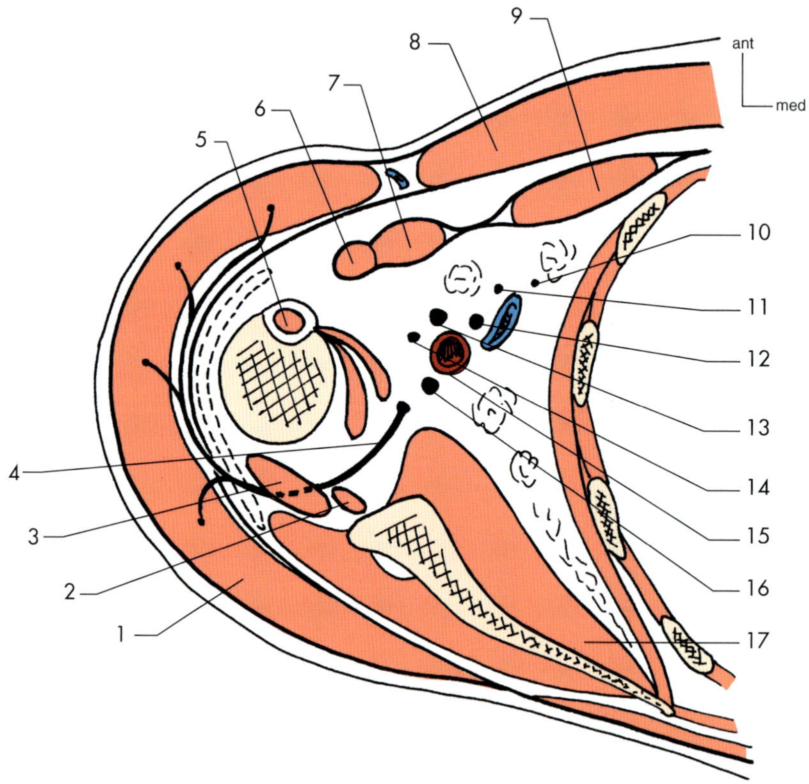

5-12

Rapports.
1. Deltoïde
2. Long triceps
3. Petit rond
4. Nerf axillaire
5. Long biceps
6. Court biceps
7. Coracobrachial
8. Grand pectoral
9. Petit pectoral
10. Nerf CMB
11. Nerf CMAB
12. Nerf ulnaire
13. Nerf médian
14. Nerf musculocutané
15. Artère axillaire
16. Nerf radial
17. Subscapulaire

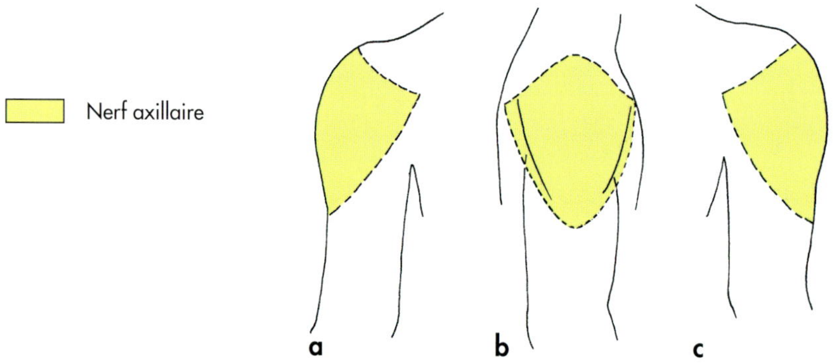

5-13

Territoire sensitif en vues ant. (a), lat. (b), post. (c).

Rapports (fig. 5-10 à 5-12)	
à l'origine	
où	– *fosse axillaire*
avec	– *nerf radial*
en avt	– PVN axillaire (nerf musculocutané et artère axillaire)
en arr.	– subscapulaire
en dd	– nerf radial
au trajet	
où	– *quadrilatère huméro-tricipital*
avec	– *artère circonflexe post.*
en haut	– bord inf. du **petit rond**
en bas	– bord sup. du **grand rond**
en dd	– **long triceps**
en dh	– **humérus** (col chirurgical)
à la terminaison	
où	– *moignon de l'épaule*
avec	– *artère circonflexe post.*
en superficie	– 3 faisceaux du deltoïde
en profondeur	– bourse synoviale – plan osseux (humérus)

Branches collatérales (fig. 5-11)

1) 1 filet pour le subscapulaire[1]
2) filets pour la capsule scapulo-humérale
3) **nerf du petit rond**
4) nerf cutané latéral supérieur du bras

[1] Innervation accessoire, pour les fibres latérales.

Branches terminales (fig. 5-11 et 5-12)

1) 1 branche post. pour le **deltoïde** post.
2) 1 branche ant. pour le **deltoïde** moy. et ant.

Territoires	
moteur	**sensitif (fig. 5-13)**
– **épaule :** deltoïde – petit rond	– **épaule :** moignon (surface triangulaire à pointe inf. descendant un peu en dessous de la tubérosité deltoïdienne)

QROC sur le nerf axillaire

Corrigés p. 486

1. Quelle est l'origine du nerf axillaire ?
2. Quels sont ses rapports à son trajet ?
3. Quelles sont ses branches collatérales ?

NERF MUSCULOCUTANÉ (MC)

▶ **5-14**

Situation du nerf musculocutané (les pointillés indiquent la limite entre plexus et nerfs du membre).

1. Veine axillaire
2. Nerf ulnaire
3. Nerf médian
4. Nerf musculocutané
5. Faisceau lat.
6. Faisceau méd.
7. Artère subclavière avec la section de la carotide commune droite

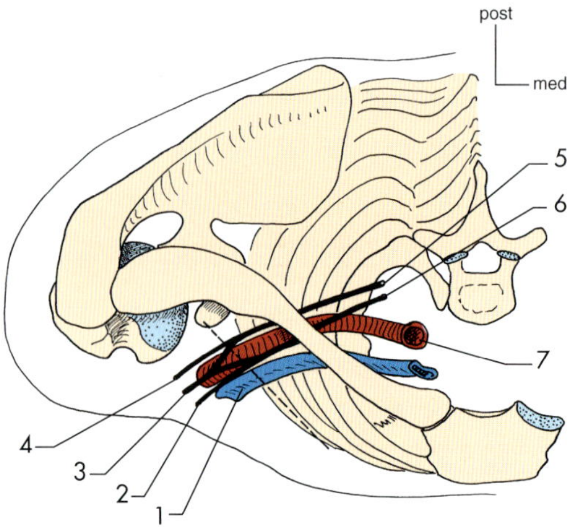

▶ **5-15**

Branches collatérales et terminales du nerf musculocutané.

1. Branche terminale ant.
2. Branche terminale post.
3. Nerfs des long et court biceps
4. Nerf inf. du coracobrachial
5. Nerf sup. du coracobrachial
6. Petit pectoral
7. Faisceau lat.
8. Long filet du brachial
9. Nerf du brachial

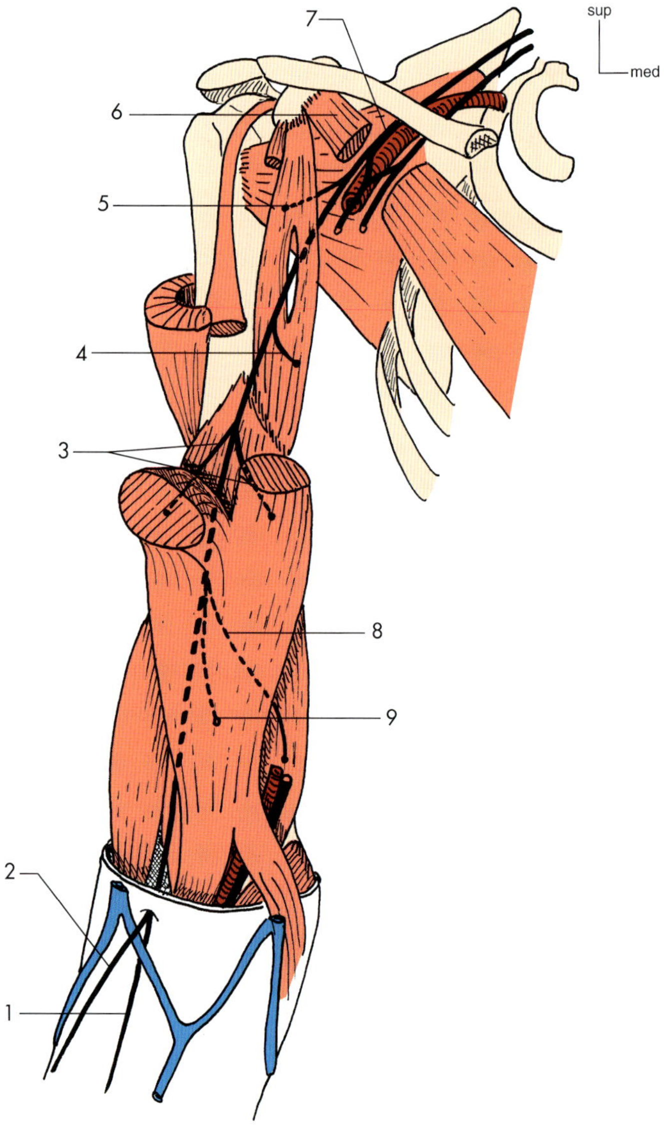

Présentation	
type	– mixte
situation	– branche terminale du plexus brachial
de/à	– fosse axillaire → coude
aspect	– volume moyen
fonction	– flexion du coude

Origine (fig. 5-14)	
où	– fosse axillaire (en arr. du petit pectoral)
par	– bifurcation du faisceau latéral en MC et racine latérale du médian – issu de **C5, C6**

Terminaison (fig. 5-15)	
où	– coude (face latérale) – après avoir perforé le fascia superficiel
par	– en 2 branches : antérieure et postérieure

Trajet (fig. 5-15)	
à l'épaule	
	– traverse la partie inférolatérale de la **fosse axillaire** – oblique en bas, avt, dh
au bras	
	– traverse la boutonnière du **coracobrachial** – puis pénètre dans la loge ant. du bras – chemine entre le biceps et le brachial, obliquement en bas et en dh
au coude	
	– sort de dessous le biceps, dans la **gouttière bicipitale latérale**

▶ 5-16

Rapports.

1. Deltoïde
2. Long biceps
3. Musculocutané
4. Court biceps
5. Brachial
6. Nerf médian
7. Vaisseaux brachiaux
8. Nerf ulnaire (avant son passage derrière le septum)
9. Coracobrachial
10. Nerf radial et artère brachiale profonde
11. Triceps

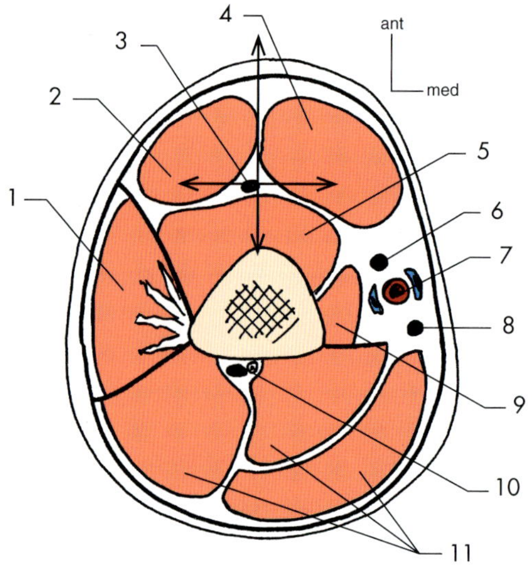

▶ 5-17

Territoire sensitif.

1. Branche terminale post.
2. Branche terminale ant.

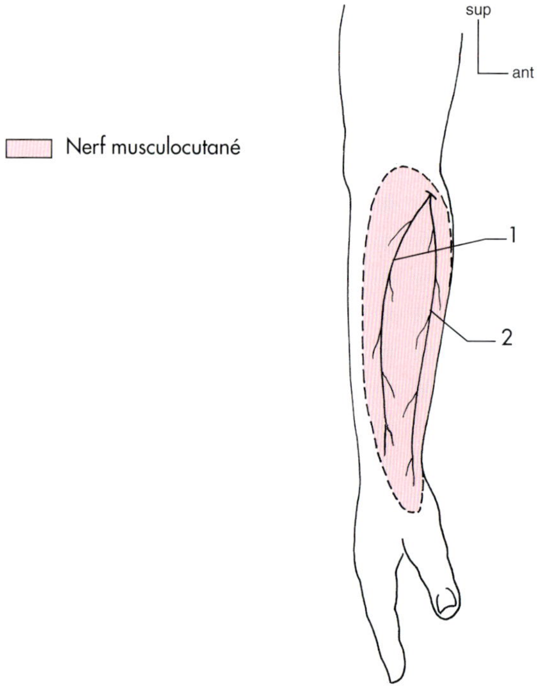

Rapports			
épaule (*cf.* fig. 7-4 et 7-5)		bras (fig. 5-16)	coude (*cf.* fig. 7-13)
où	*fosse axillaire*	*loge antérieure*	*gouttière bicipitale lat.*
avec	*PVN axillaire*	*seul* *artère récurrente radiale*	*nerf radial*
en avt	– paroi ant. fosse axillaire	– biceps brachial	– fascia superficiel (perforé)
en arr.	– subscapulaire	– brachial	– brachial
en dd	– PVN axillaire		– tendon du biceps
en dh	– coracobrachial		– brachioradial

Branches collatérales (fig. 5-15)
1) nerf diaphysaire (humérus)
2) filets vasculaires (artère brachiale)
3) **nerf sup. du coracobrachial** (avant la boutonnière)
4) **nerf inf. du coracobrachial** (après la boutonnière)
5) **nerf du biceps** (1 filet pour chaque chef)
6) **nerf du brachial**[1]
7) filets articulaires (capsule ant. du coude)
8) filets cutanés (ant.)

[1] Dont 1 filet appelé : long filet du brachial.

Branches terminales (fig. 5-15)
Le nerf musculocutané se termine par le nerf cutané latéral de l'avant-bras, qui donne 2 branches : 1) 1 branche antérieure face antérolat. de l'avant-bras → éminence thénar 2) 1 branche postérieure face postérolat. de l'avant-bras → poignet

Territoires	
moteur	sensitif (fig. 5-17)
– **loge ant. du bras**	– partie latérale de l'**avant-bras** (+ base de l'éminence thénar)

QROC sur le nerf musculocutané

Corrigés p. 486

1. De quelles racines provient le nerf musculocutané ?
2. Quel est le territoire sensitif de ce nerf ?
3. Quels sont ses rapports essentiels à l'épaule ?
4. Quels sont ses rapports essentiels au coude ?

NERF RADIAL

▶ 5-18

Situation.

1. Petit rond
2. Nerf radial
3. Supinateur
4. Branche profonde
5. Branche superficielle

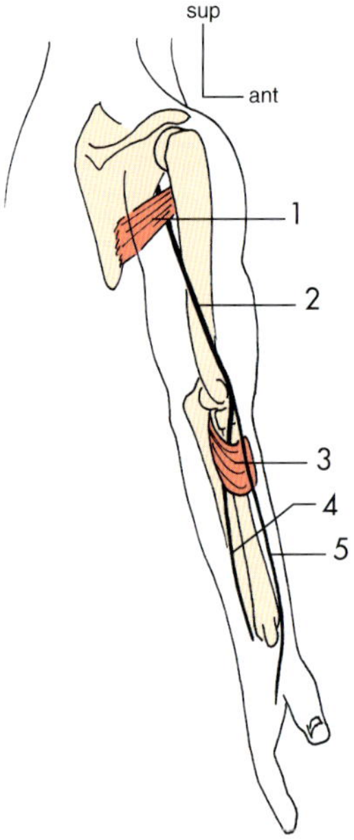

▶ 5-19

Origine.

1. Faisceau méd.
2. Faisceau lat.
3. Artère axillaire
4. Petit pectoral
5. Nerf radial

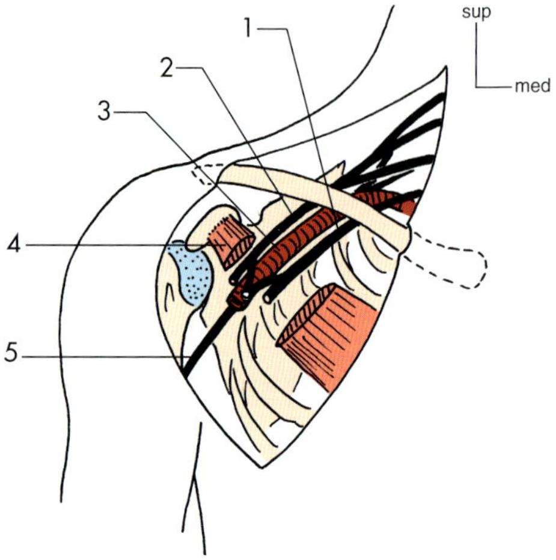

▶ 5-21

Trajet en vues post. (a) et ant. (b).

1. Long triceps
2. Grand rond
3. Grand dorsal
4. Chef médial du triceps
5. Nerf radial
6. Brachioradial
7. Épicondyliens latéraux
8. Supinateur
9. Branche profonde
10. Long abducteur du I et muscles profonds
11. Branche superficielle
12. Nerfs digitaux (sensitifs)

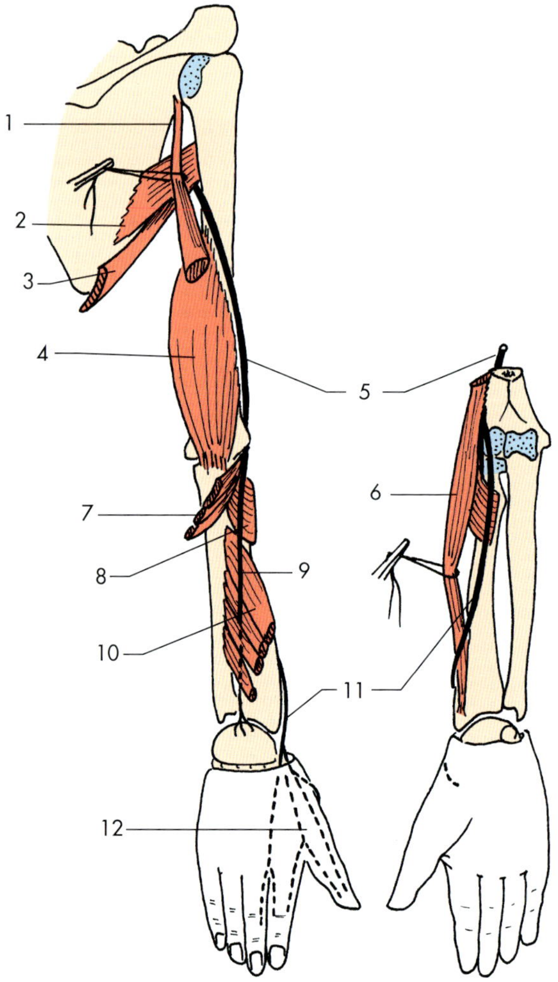

▶ 5-20

Terminaison.

1. Fascia superficiel
2. Branche profonde du nerf radial
3. Branche superficielle du nerf radial
4. Artère récurrente radiale
5. Brachioradial
6. LERC
7. SIML
8. Nerf musculocutané
9. Brachial
10. Biceps
11. Nerf médian et artère brachiale

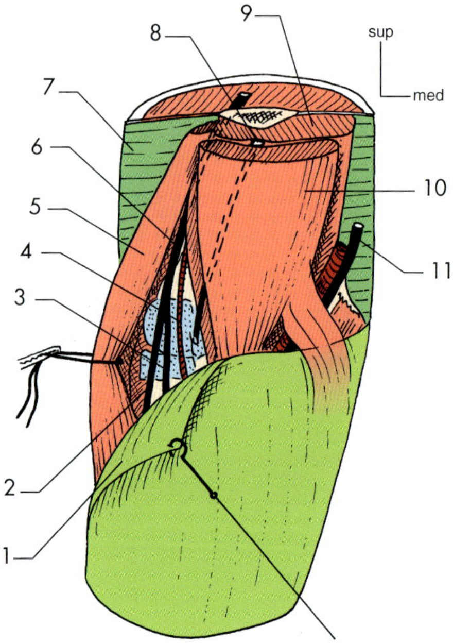

Présentation (fig. 5-18)	
type	– mixte
situation	– branche terminale du plexus brachial
de/à	– fosse axillaire → coude
aspect	– le plus volumineux du membre
fonction	– extensions du membre supérieur

Origine (fig. 5-19)	
où	– fosse axillaire (en arr. du petit pectoral)
par	– bifurcation du faisceau post. en nerfs axillaire et radial – issu de **C6, C7, C8, T1**

Terminaison (fig. 5-20)	
où	– coude – gouttière bicipitale latérale
par	– 2 branches (1 profonde + 1 superficielle)[1]

[1] Anciennement 1 postérieure et 1 antérieure (ce qui était équivoque, puisque l'antérieure innerve la face « dorsale » de la main).

Trajet (fig. 5-21)	
à l'épaule	
	– partie postéro-inférieure de la **fosse axillaire** – oblique en bas et en dh
au bras	
	– passe dans l'**espace axillaire inférieur**[1] – loge postérieure (dans le sillon du nerf radial de l'humérus) – oblique en bas et dh
au coude	
	– **gouttière bicipitale latérale** (en avant du capitulum) – se divise en 2 branches terminales – la branche profonde passe **entre les 2 chefs** du supinateur

[1] Ancienne fente huméro-tricipitale.

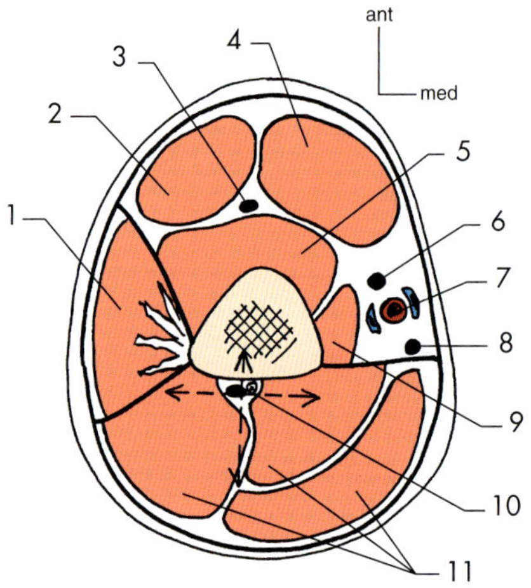

5-22

Rapports au bras.
1. Deltoïde
2. Long biceps
3. Musculocutané
4. Court biceps
5. Brachial
6. Nerf médian
7. Vaisseaux brachiaux
8. Nerf ulnaire
9. Coracobrachial
10. Nerf radial et artère brachiale profonde
11. Triceps

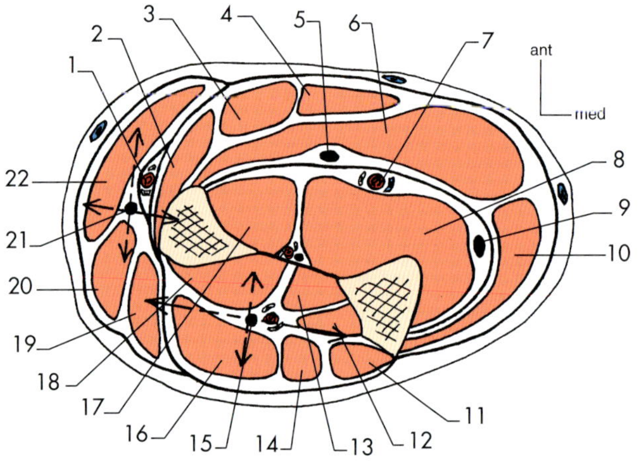

5-23

Rapports à l'avant-bras.
1. Artère radiale
2. Rond pronateur
3. FRC
4. Long palmaire
5. Nerf médian
6. FSD
7. Artère ulnaire
8. FPD
9. Nerf ulnaire
10. FUC
11. EUC
12. Long extenseur du I
13. Court extenseur du I
14. Extenseur du V
15. Branche profonde du nerf radial
16. Extenseur des doigts
17. LFP
18. Long abducteur du I
19. CERC
20. LERC
21. Branche superficielle du nerf radial
22. Brachioradial

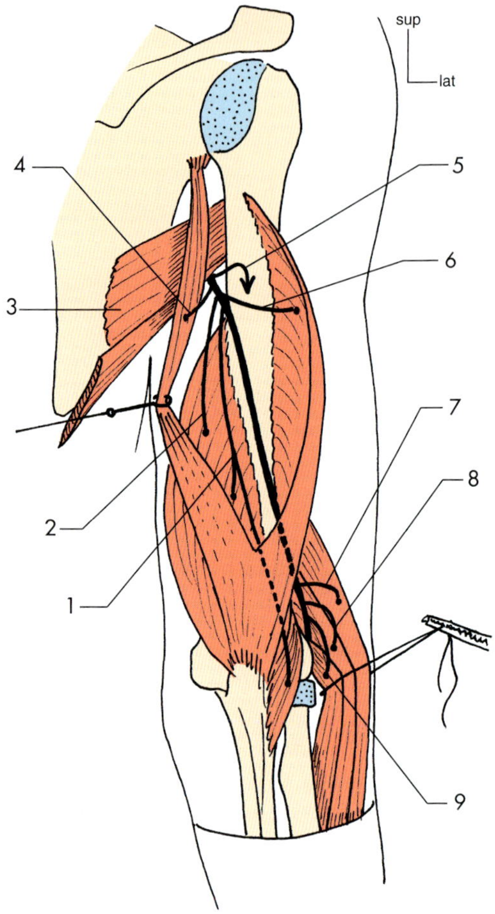

5-24

Collatérales du tronc du nerf radial.
1. Nerf inf. du chef médial et de l'anconé
2. Nerf sup. chef médial
3. Grand rond
4. Nerf de la LP
5. Nerf cutané post. du bras
6. Nerf du chef latéral
7. Nerf du brachioradial
8. Nerf du LERC
9. Nerf du CERC

Rapports			
	épaule	bras (fig. 5-22)	coude
où	*fosse axillaire*	*loge postérieure*	*gouttière bicipitale lat.*
avec	*PVN axillaire*	*artère brachiale profonde*	*nerf musculocutané* *artère récurrente radiale*
en avt	– artère axillaire – nerf médian	– humérus (sillon)	– brachioradial
en arr.	– paroi post. de la fosse	– long triceps et chef lat.	– capitulum huméral
en dd	– nerf ulnaire	– chef médial du triceps	– brachial et biceps – nerf musculocutané
en dh	– nerf axillaire	– chef latéral du triceps	– brachioradial et LERC
	avant-bras (branche profonde) (fig. 5-23)	**avant-bras (branche superficielle) (fig. 5-23)**	
où	*loge postérieure*	*loge latérale*	
avec	*artère interosseuse post.*	*artère radiale*[1]	
en avt	– muscles de la couche profonde[2]	– brachioradial	
en arr.	– muscles de la couche superficielle	– en ht : supinateur – en bas : LERC	
en dd	– artère interosseuse post.	– en ht : rond pronateur – en bas : artère radiale	
en dh	– supinateur et CERC	– LERC, puis sous cutané	

[1] Sauf à la partie basse, où le nerf passe à la face dorsale et non l'artère.
[2] Sauf en bas où le nerf passe en avant des long extenseur du I et extenseur du II.

Branches collatérales (fig. 5-24)
1) nerf cutané postérieur du bras (aisselle inf. et face postéroméd. du bras)
2) **nerf du long triceps**
3) **nerf supérieur du chef médial du triceps**
4) **nerf du chef latéral du triceps**
5) **nerf inf. du chef médial du triceps et de l'anconé**
6) rameaux pour le périoste (et pour artère brachiale profonde)
7) nerf cutané latéral inférieur du bras (face post. du membre et face lat. du bras + coude)
8) filet pour le brachial (très accessoire)
9) **nerf du brachioradial**
10) **nerf du LERC**
11) **nerf de CERC**
12) filets articulaires (coude post. et lat.)

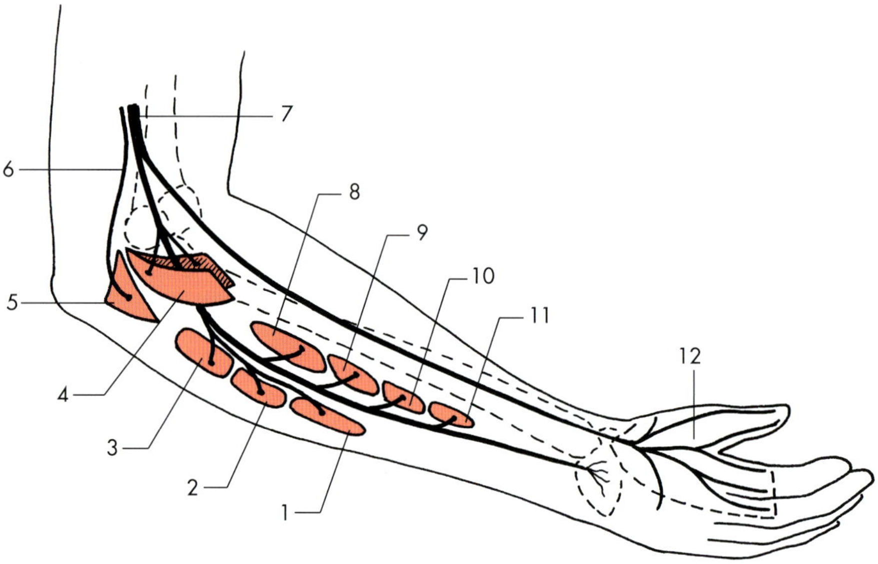

▶ **5-25**

Schématisation des territoires des terminales.

1. EUC
2. Extenseur du V
3. Extenseur des doigts
4. Supinateur
5. Anconé
6. Nerf inf. du chef médial et de l'anconé
7. Nerf radial
8. Long abducteur du I
9. Court extenseur du I
10. Long extenseur du I
11. Extenseur du II
12. Nerfs digitaux

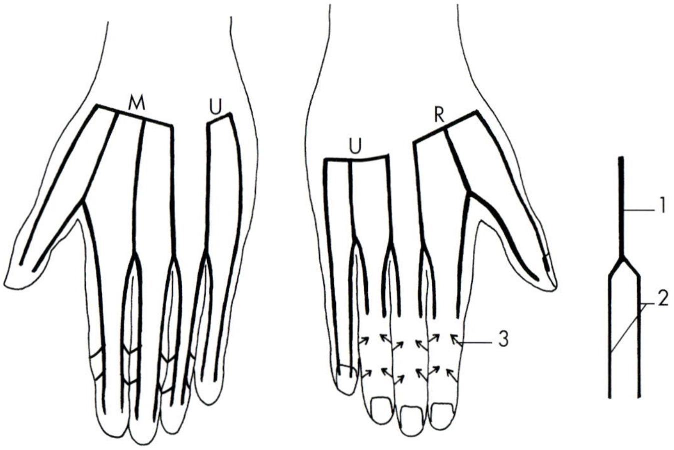

▶ **5-26**

Schématisation des terminales sensitives palmaires (a), dorsales (b), et principe général (c).

Chaque nerf donne des nerfs digitaux communs (à une commissure) palmaires ou dorsaux (1), et chacun d'entre eux se bifurque en 2 nerfs digitaux propres (à un doigt) lat. ou méd. (2) ; les nerfs palmaires peuvent donner des collatérales dorsales (3).

M Nerf médian,
U Nerf ulnaire,
R Nerf radial.

Branches terminales (fig. 5-25)	
1. branche profonde	
caractéristique	– motrice et postérieure
trajet	– naît dans la gouttière bicipitale latérale – oblique en bas, arr. – passe entre les 2 chefs du supinateur – chemine entre les 2 couches musculaires de la loge post[1].
collatérales	1) filets pour la radio-ulnaire supérieure (RUS) 2) nerfs **du supinateur (2 faisceaux)**
terminales	1) rameau pour les muscles de la couche superficielle : – nerf **de l'extenseur des doigts** – nerf **de l'extenseur du 5e doigt** – nerf **de l'extenseur ulnaire du carpe** 2) rameau pour les muscles de la couche profonde : – nerf **du long abducteur du I** – nerf **du court extenseur du I** – nerf **du long extenseur du I** – nerf **de l'extenseur du II** 3) nerf interosseux post. de l'avant-bras (capsule carpe post.)
2. branche superficielle	
caractéristique	– sensitive et antérieure (puis postérieure)
trajet	– naît dans la gouttière bicipitale latérale – descend verticalement dans l'aponévrose du brachioradial – longe latéralement l'artère radiale – au 1/4 inf. de l'avant-bras, devient dorsale et sous-cutanée
terminales	à 4 cm au-dessus du styloïde radial, se termine en 3 branches[2] : 1) **latérale :** – rameau thénarien (base de l'éminence) – nerf DDP latéral du I (fig. 5-26) 2) **moyenne :** nerf DDC du 1er espace : – nerf DDP médial du I – nerf DDP latéral du II* – nerf DDC du 2e espace : – nerf DDP médial du II* – nerf DDP latéral du III* 3) **médiale :** rameau communicant ulnaire

[1] Sauf en bas.

[2] Le principe de division des nerfs à la main est que les branches terminales (radial, ou médian, ou ulnaire) se divisent en nerfs digitaux (palmaires ou dorsaux) communs, chacun d'eux se bifurquant en 2 terminales formant une fourche de part et d'autre de la commissure entre 2 doigts, ce qui donne des nerfs digitaux (palmaires ou dorsaux) propres. Ceux-ci se situent latéralement ou médialement par rapport au doigt concerné (fig. 5-26).

* pour le II et le III, les nerfs s'arrêtent à P1[3]

[3] P2 et 3 sont innervées par des filets palmaires du nerf médian.

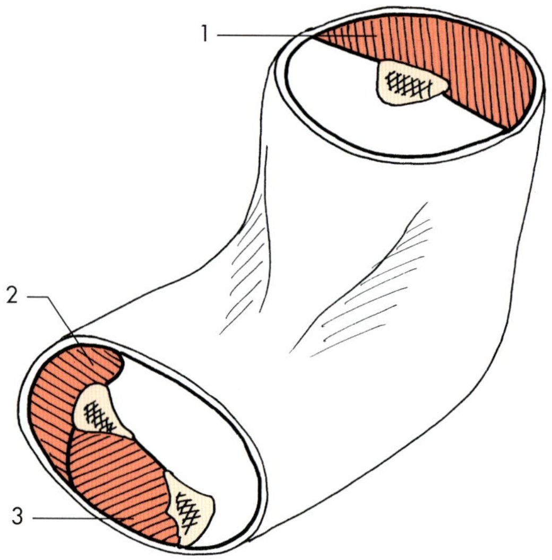

▶ 5-27
Territoire moteur : loge post. du bras (1) et loges lat. (2) et post. (3) de l'avant-bras.

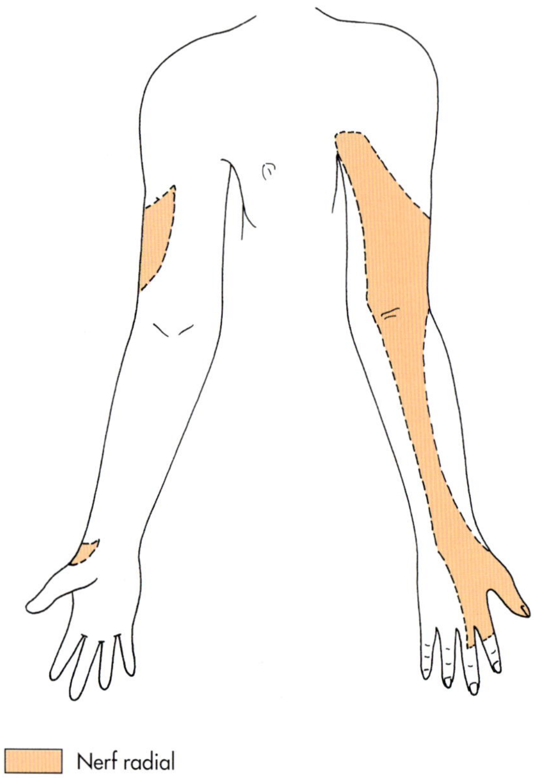

▶ 5-28
Territoire sensitif au membre.

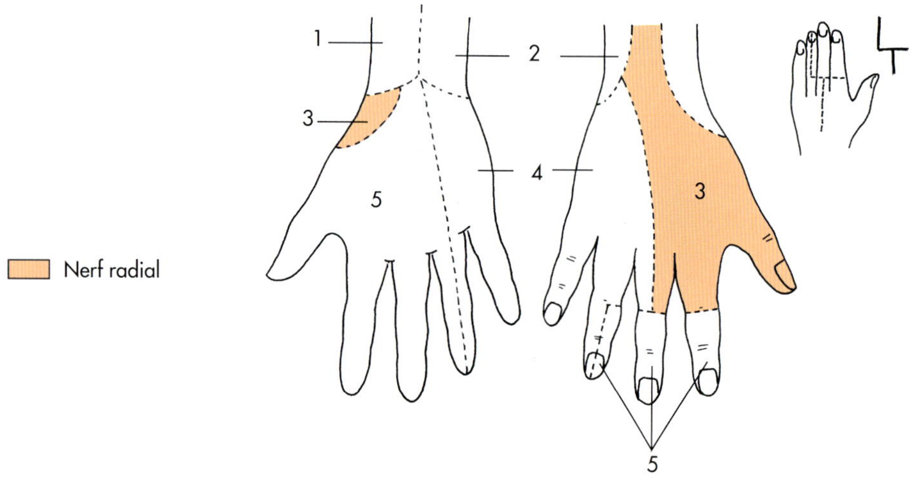

▶ 5-29
Territoire sensitif à la main palmaire (a), dorsale (b, main droite), et moyen mnémotechnique dessinant le chiffre 4 sur une main gauche (c).

1. Musculocutané
2. CMAB
3. Radial
4. Ulnaire
5. Médian

Territoires	
moteur (fig. 5-27)	**sensitif (fig. 5-28 et 5-29)**
1) **bras :** toute la loge postérieure	1) **bras :** face postérieure – face latérale de la partie inf.
2) **avant-bras :** toute la loge postérieure – toute la loge latérale	2) **coude :** face postérolatérale
3) main : *rien !*	3) **avant-bras :** face postérieure
	4) **main :** face dorsale en dh de l'axe du III (et sauf P2 et P3)

QROC sur le nerf radial

Corrigés p. 486

1. Quelles sont les caractéristiques générales du nerf radial ?
2. Quels sont les muscles innervés par le tronc du nerf radial ?
3. Quels sont les rapports essentiels du nerf radial au coude ?
4. Quel est le territoire sensitif de ce nerf ?
5. Quels sont les muscles innervés par la branche superficielle de ce nerf ?

NERF MÉDIAN

▶ 5-30

Situation. Entre A et B, le médian n'est que de passage ; entre B et C, il donne ses collatérales motrices.

1. Faisceau lat.
2. Faisceau méd.
3. Petit pectoral
4. Biceps
5. Rond pronateur
6. RMF

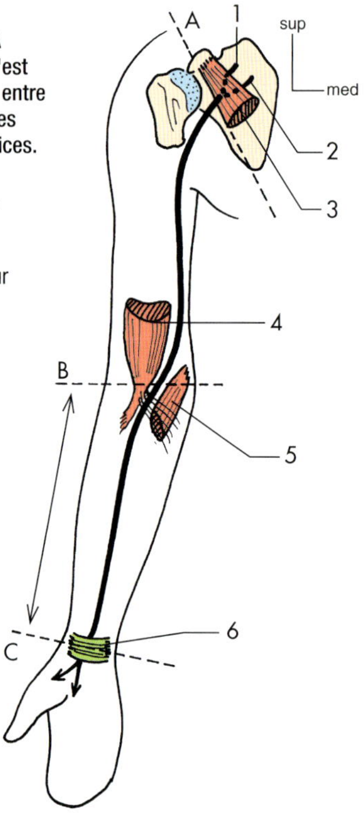

▶ 5-32

Terminaison.

1. Branche latérale
2. Nerf médian
3. FPD
4. FSD
5. Branche médiale
6. Anastomose avec le nerf ulnaire
7. Nerfs digitaux communs palmaires
8. Nerfs digitaux propres palmaires
9. Branches collatérales pour la face dorsale de P2 et P3

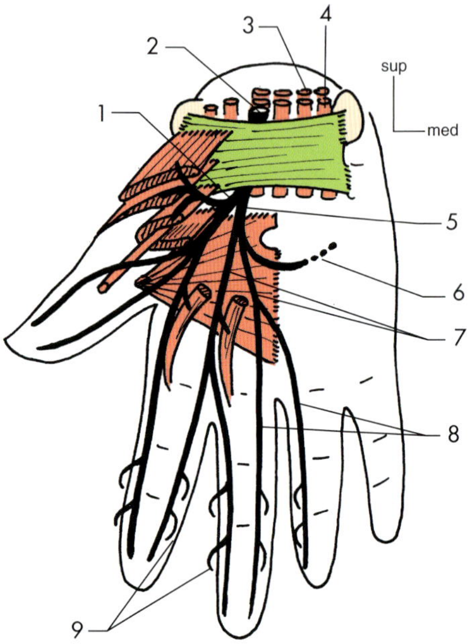

▶ 5-33

Collatérales et terminales.

1. Nerfs digitaux palmaires propres
2. Nerfs digitaux palmaires communs
3. Court abducteur, opposant et court fléchisseur superficiel du I
4. Rond pronateur
5. Nerf médian
6. Nerf musculocutané
7. Nerf ulnaire
8. SIMM
9. Muscles épicondyliens médiaux
10. FPD
11. Carré pronateur
12. Anastomose ulnaire

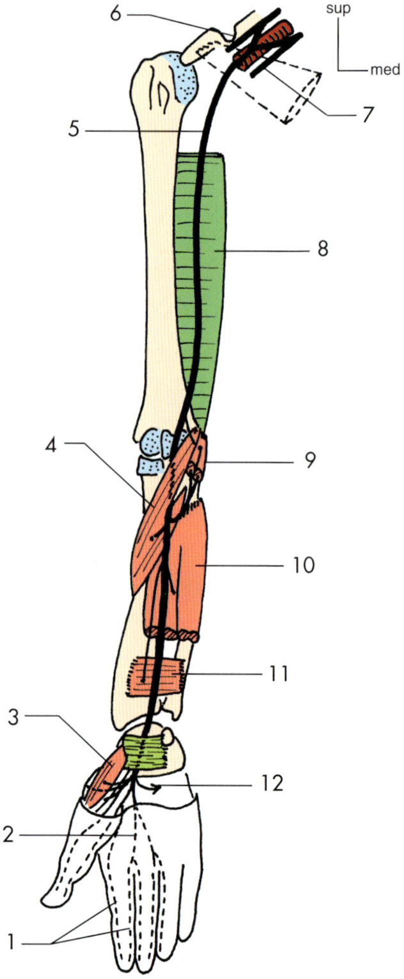

▶ 5-31

Origine.

1. Nerf médian
2. Nerf musculocutané
3. Petit pectoral
4. Faisceau lat.
5. Faisceau méd.
6. Nerf ulnaire

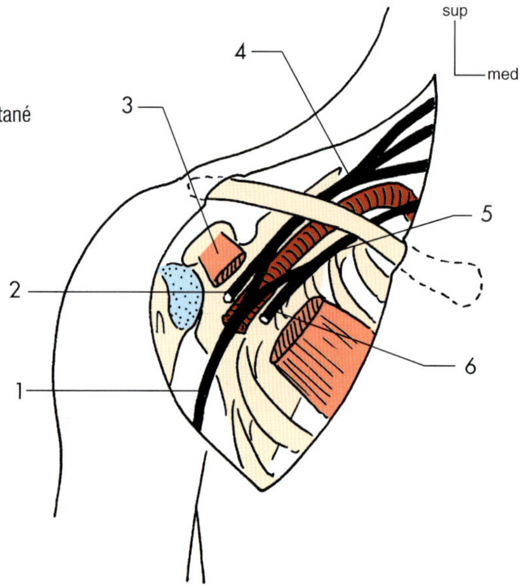

Présentation (fig. 5-30)	
type	– mixte
situation	– branche terminale du plexus brachiale
de/à	– fosse axillaire → poignet
aspect	– volumineux
fonction	– opposition et pronation

Origine (fig. 5-31)	
où	– fosse axillaire (en arr. du petit pectoral)
par	– 2 racines (1 du faisceau latérale et 1 du médial) se réunissant en avant de l'artère axillaire
	– issu de **C6, C7, C8, T1**

Terminaison (fig. 5-32)	
où	– poignet – au bord inf. du rétinaculum des muscles fléchisseurs (RMF)
par	– 2 branches (latérale et médiale)

Trajet (fig. 5-33)	
à l'épaule	
	– partie inf. de la **fosse axillaire** – oblique en bas, en dh
au bras	
	– partie médiale de la loge ant. (**canal brachial**, en avt du SIMM) – vertical
au coude	
	– **gouttière bicipitale médiale** – oblique en bas, en dh
à l'avant-bras	
	– partie **médiane** de la loge ant. – entre les plans superficiel et profond – vertical
au poignet	
	– **canal carpien**[1] – le nerf médian est juste en avt du tendon du FSD pour l'index

[1] Dans les syndromes du canal carpien, il y a un risque d'atteinte du nerf médian, jamais du nerf ulnaire (qui est externe).

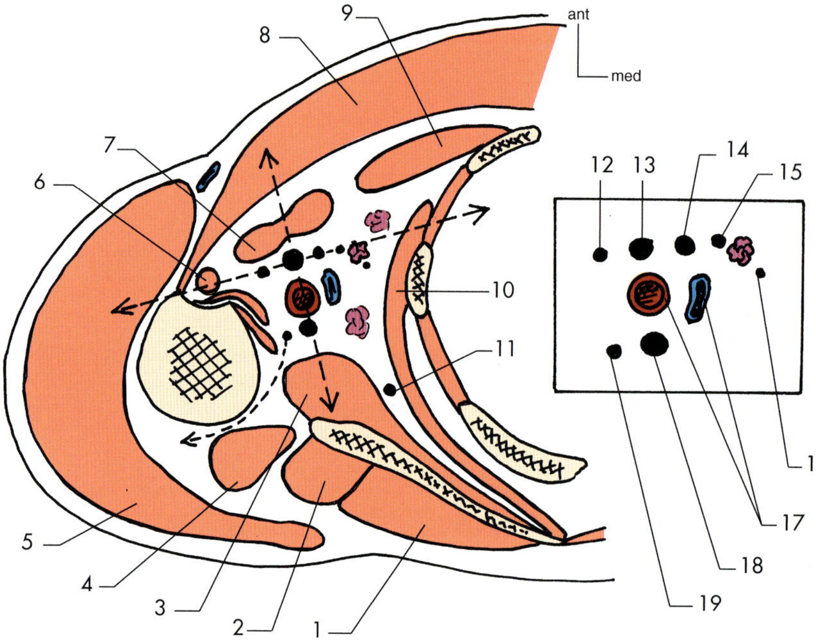

5-34

Rapports à l'épaule.

1. Infraépineux
2. Grand rond
3. Subscapulaire
4. Long triceps
5. Deltoïde
6. Long biceps
7. Court biceps
8. Grand pectoral
9. Petit pectoral
10. Dentelé ant.
11. Nerf thoracique long
12. Nerf musculocutané
13. Nerf médian
14. Nerf ulnaire
15. CMAB
16. CMB
17. Vaisseaux axillaires
18. Nerf radial
19. Nerf axillaire

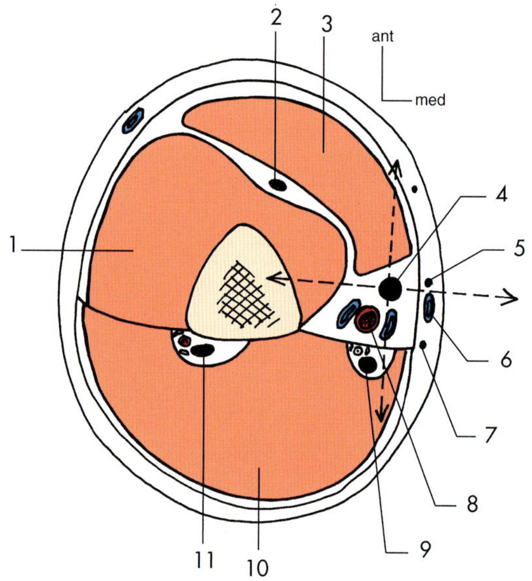

5-35

Rapports au bras.

1. Brachial
2. Nerf musculocutané
3. Biceps
4. Nerf médian
5. CMAB
6. Veine basilique
7. CMB
8. Vaisseaux brachiaux
9. Nerf ulnaire et artère récurrente ulnaire post.
10. Triceps
11. Nerf radial et artère brachiale profonde

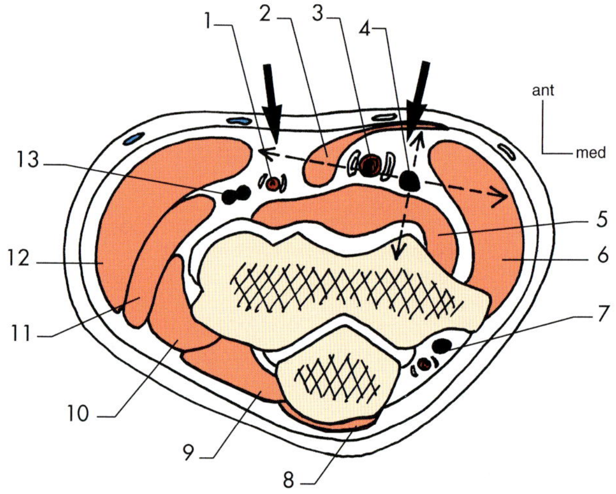

5-36

Rapports au coude (les flèches indiquent les gouttières bicipitales).

1. Artère récurrente radiale
2. Tendon du biceps et son expansion
3. Vaisseaux brachiaux
4. Nerf médian
5. Brachial
6. Rond pronateur
7. Nerf ulnaire et artère récurrente ulnaire post.
8. Fin du tendon tricipital
9. Anconé
10. CERC
11. LERC
12. Brachioradial
13. Nerf radial (se divisant)

Rapports			
	épaule (fig. 5-34)	**bras (fig. 5-35)**	**coude (fig. 5-36)**
où	*fosse axillaire*	*canal brachial*	*gouttière bicipitale méd.*
avec	*PVN axillaire*	*PVN brachial*	*division du PVN brachial*
en avt	– **paroi ant.** de la fosse	– peau – biceps brachial	– **expansion du biceps** – rond pronateur (chef huméral)
en arr.	– **artère axillaire** – nerfs radial et axillaire	– artère brachiale[1] – **SIMM** (et nerf ulnaire en arr.)	– brachial – plan ostéoarticulaire
en dd	– nerf ulnaire	– veine basilique	– épicondyliens médiaux
en dh	– nerf musculocutané	– brachial	– **tendon bicipital** – nerf musculocutané
	avant-bras (fig. 5-37)		**poignet (fig. 5-38)**
où	*loge antérieure*		*canal carpien*
avec	*seul*		*tendons fléchisseurs*
en avt	– **FSD** – puis muscles sous-cutanés		– **RMF** – terminaison du long palmaire
en arr.	– fascia profond – **FPD**		– **FSD du II** – FPD puis carpe
en dd	– PVN ulnaire		– gaine des fléchisseurs
en dh	– long fléchisseur du I – PVN radial (branche superficielle du nerf)		– long fléchisseur du I (gaine propre) – FRC

[1] Elle est d'abord en dd puis en dh du nerf.

▶ **5-37**

Rapports à l'avant-bras.

1. LERC
2. Brachioradial
3. Artère radiale et branche superficielle du nerf radial
4. Rond pronateur
5. FRC
6. Long palmaire
7. Nerf médian
8. FSD
9. Artère ulnaire
10. FUC
11. Nerf ulnaire
12. FPD
13. EUC
14. Extenseur du V
15. Long extenseur du I
16. Court extenseur du I
17. Artère interosseuse post. et branche profonde du nerf radial
18. Extenseur des doigts
19. Long abducteur du I
20. LFP
21. CERC

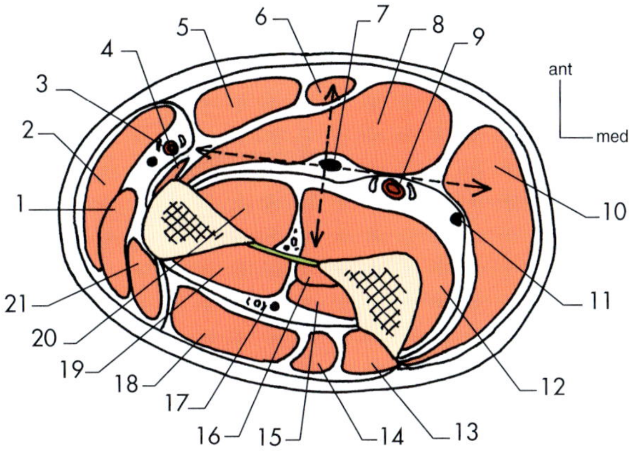

▶ **5-38**

Rapports au poignet.

1. Court abducteur du I
2. FRC
3. LFP
4. Nerf médian
5. Long palmaire
6. FPD
7. FSD
8. Canal ulnaire (PVN)
9. Abducteur du V
10. EUC
11. Extenseur du V
12. Extenseur des doigts
13. Extenseur du II
14. CERC et LERC
15. Long extenseur du I
16. Court extenseur du I
17. Artère radiale
18. Long abducteur du I

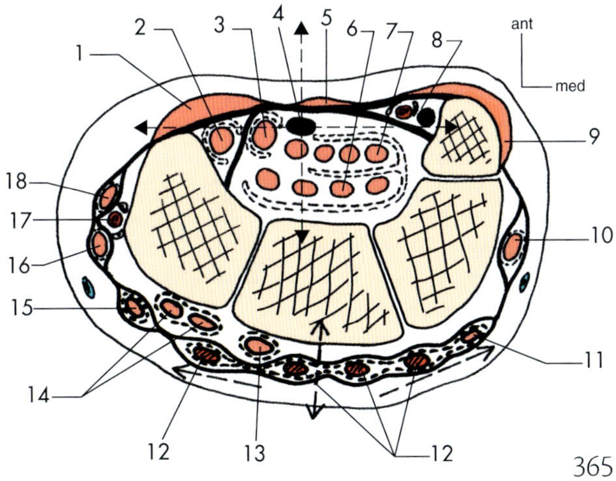

▶ **5-39**

Collatérales.

1. Nerf palmaire
2. Nerf interosseux ant.
3. Tronc des muscles de la couche profonde
4. Nerf articulaire
5. Nerf musculocutané
6. Nerf médian
7. Nerf diaphysaire
8. Anastomose avec le musculocutané
9. Nerf pour l'artère brachiale
10. Nerf sup. du rond pronateur
11. Tronc des muscles de la couche superficielle
12. Nerf pour les 2 chefs latéraux du FPD
13. Nerf du ventre inf. du II du FSD

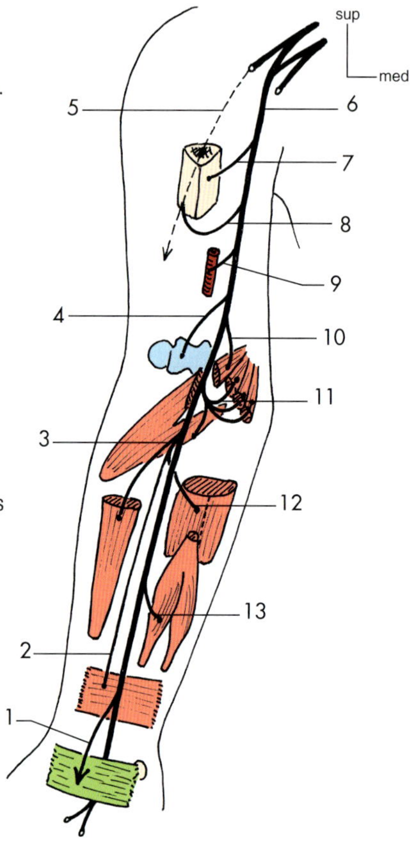

▶ **5-40**

Terminales en vues ant. (a) et lat. (b).

1. Branches collatérales dorsales pour P2 et P3
2. Nerfs digitaux palmaires propres
3. Rameau thénarien
4. Branche latérale
5. Nerf médian
6. Branche médiale
7. Anastomose ulnaire
8. Nerfs digitaux palmaires communs
9. Nerfs des 2 premiers lombricaux

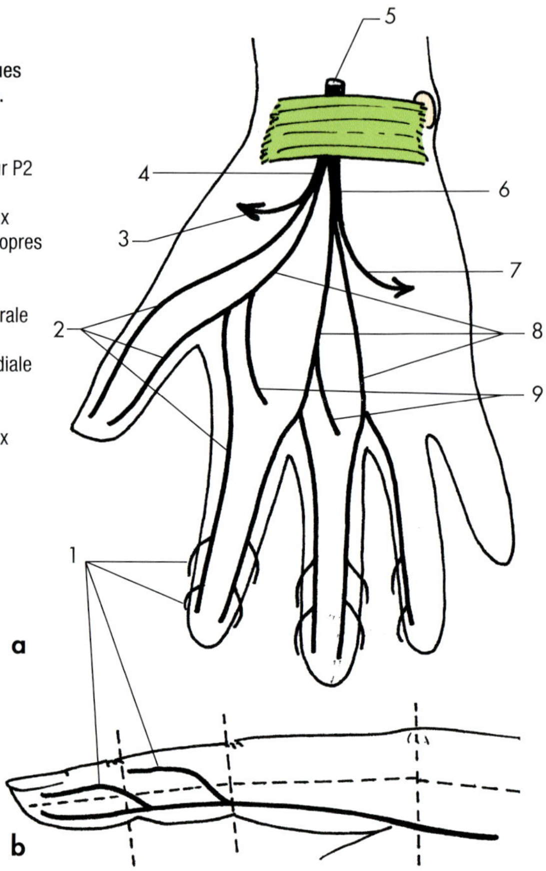

▶ **5-41**

Territoire moteur.

1. Loge ant. de l'avant-bras (sauf partie médiale)
2. Éminence thénar (sauf partie profonde)
3. 2 premiers lombricaux

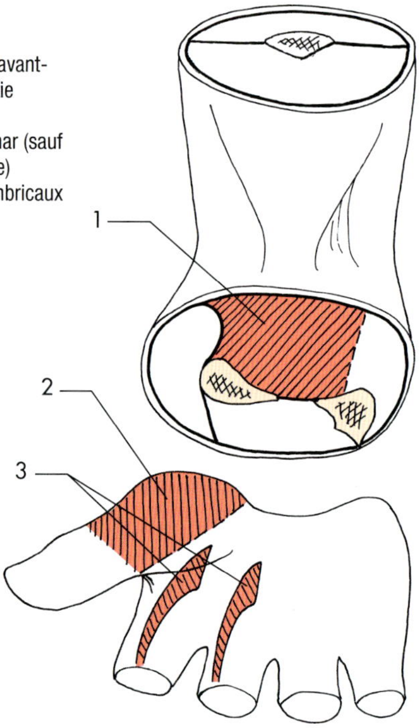

▶ **5-42**

Territoire sensitif palmaire (a), dorsal (b et c).

Rmq : la pulpe du pouce (n. médian) n'atteint, en dorsal, que la zone P2 et P3 des doigts II, III et moitié latérale du IV (= unité fonctionnelle).

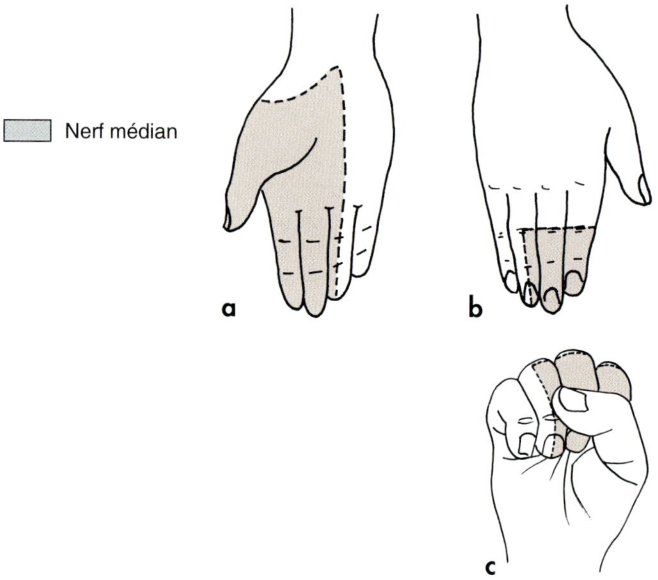

Branches collatérales (fig. 5-39)
1) nerf diaphysaire (humérus)
2) filet anastomotique (avec le musculocutané)
3) filets vasculaires (artère brachiale)
4) filets articulaires (coude médial)
5) **nerf sup. du rond pronateur**
6) tronc des muscles de la couche superficielle : **nerf inf. du rond pronateur** – **nerfs du FRC et du long palmaire** – **nerf du FSD**
7) tronc des muscles de la couche profonde : **nerf du long fléchisseur du I** – **nerf du FPD** (2 chefs latéraux) – **nerf interosseux** (carré pronateur et capsule RUI)
8) **nerf du ventre inf. de l'index du FSD**
9) nerf palmaire (sensitif ; pour la peau en avt du RMF)

Branches terminales (fig. 5-40)	
1) latérale :	– rameau thénarien : **nerf du court abd. du I** – **nerf de l'opposant du I** – **nerf du chef superficiel du court fléchisseur du I** – nerf digital palmaire propre (DPP), latéral du I – nerf digital palmaire commun (DPC) du 1er espace : – **nerf du 1er lombrical**[1] – nerf DPP, médial du I – nerf DPP, latéral du II*
2) médiale :	– nerf DPC du 2e espace : nerf du 2e lombrical – nerfs DPP, médial du II * et DPP, latéral du III* – nerf DPC du 3e espace : nerfs DPP, médial du III* et DPP, latéral du IV* – filet anastomotique pour la branche profonde du nerf ulnaire[2]

[1] C'est la seule collatérale du nerf DPC, mais elle peut venir du nerf DPP latéral du II.
[2] Ancienne anastomose de Riche et Cannieu.
* + filets dorsaux pour P2 et P3

Territoires	
moteur (fig. 5-41)	**sensitif (fig. 5-42)**
1) **avant-bras :** toute la loge antérieure *sauf FUC et 2 chefs médiaux du FPD* 2) **main :** 2 premiers lombricaux – éminence thénar *sauf court fléchisseur profond et adducteur du I*	– **main seule :** 1) *palmaire* : partie en dh de l'axe du IV – sauf base thénar[1] 2) *dorsale* : P2 et 3 des II et III – moitié latérale de P2 et 3 du IV

[1] Innervée par le nerf musculocutané, en haut, et le nerf radial, en bas.

QROC sur le nerf médian

Corrigés p. 486

1. Quel est le territoire moteur des terminales du nerf médian ?
2. Quels sont les rapports du nerf médian au coude ?
3. Quelle est l'origine de ce nerf ?
4. Quel est le territoire sensitif de ce nerf ?
5. Quels sont les muscles innervés par le tronc du nerf médian ?

NERF ULNAIRE[2]

▶ **5-43**

Situation.

1. Petit pectoral
2. Faisceau médial
3. Nerf ulnaire
4. Épicondyle médial
5. RMF

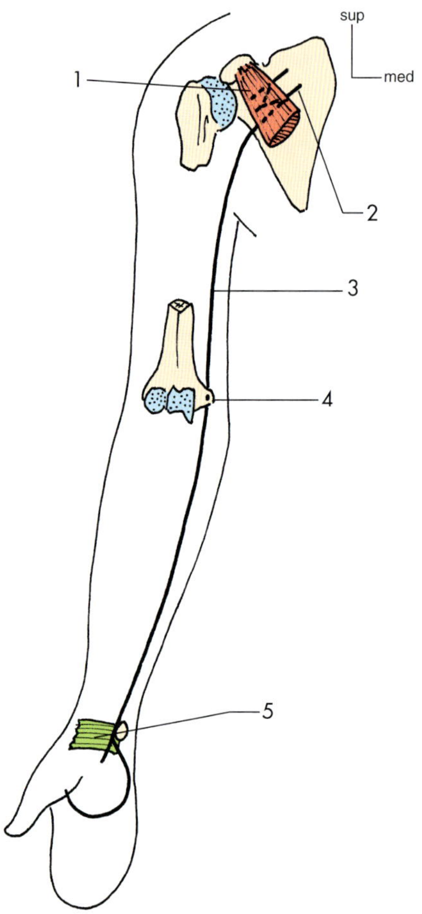

▶ **5-45**

Terminaison.

1. RMF
2. Passage des tendons fléchisseurs
3. Artère ulnaire
4. Nerf ulnaire
5. Repli du RMF
6. PVN profond
7. PVN superficiel

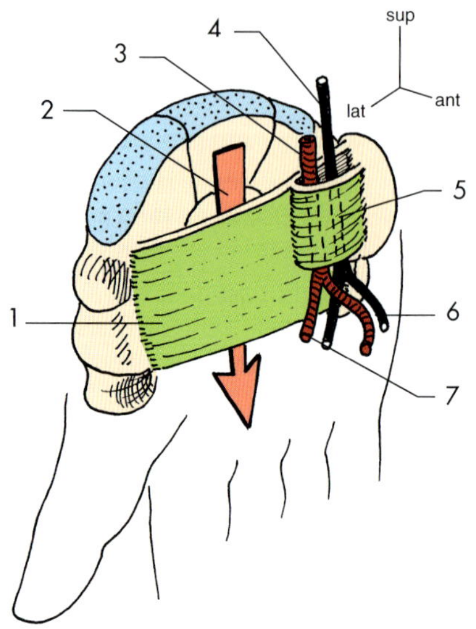

▶ **5-46**

Trajet.

1. Branche profonde
2. Branche superficielle
3. FPD
4. Faisceau méd.
5. Petit pectoral
6. SIMM
7. Nerf ulnaire
8. FUC

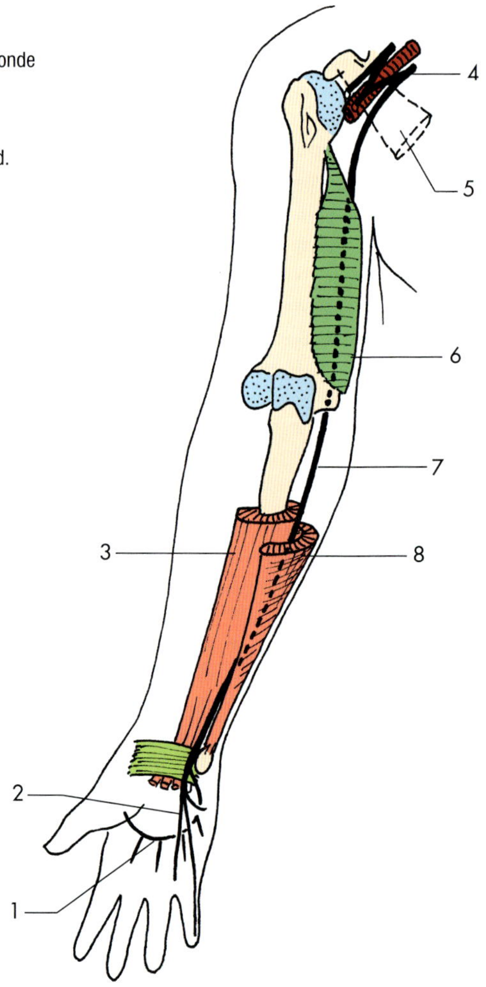

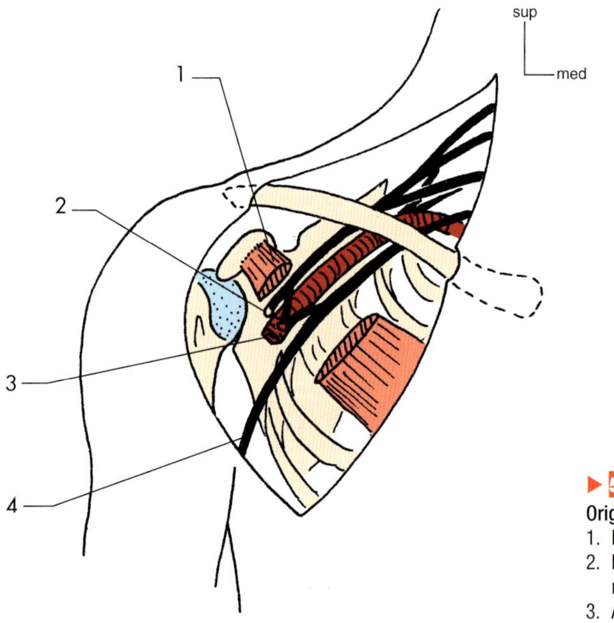

▶ **5-44**

Origine.

1. Petit pectoral
2. Nerf musculocutané
3. Artère axillaire
4. Nerf ulnaire

[2] Ancien nerf cubital.

Présentation (fig. 5-43)	
type	– mixte
situation	– branche terminale du plexus brachial
de/à	– fosse axillaire → poignet
aspect	– volumineux
fonction	– main intrinsèque

Origine (fig. 5-44)	
où	– fosse axillaire (en arr. du petit pectoral)
par	– bifurcation du faisceau médial en nerf ulnaire et racine médiale du médian – issu de **C8, T1**

Terminaison (fig. 5-45)	
où	– poignet – loge ostéofibreuse médiale[1] ou **canal ulnaire**
par	– 2 branches (1 superficielle et 1 profonde)

[1] Ancienne loge de Guyon. Elle est extérieure au canal carpien.

Trajet (fig. 5-46)	
à l'épaule	
	– partie **inférieure** de la fosse axillaire – oblique en bas, en dehors
au bras	
	– loge **postérieure** (partie médiale, en arr. du canal brachial) – vertical
au coude	
	– dans la gouttière olécrânienne médiale (vulnérable)
à l'avant-bras	
	– loge **antérieure** (partie médiale, dans la concavité du FUC, sous le fascia profond) – vertical
au poignet	
	– en avant du canal carpien (et RMF) – dans le **canal ulnaire** ou **loge ostéofibreuse médiale**, avec l'artère

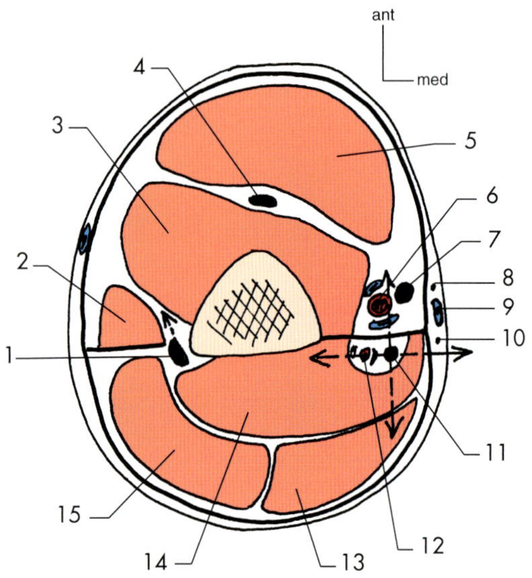

▶ **5-47**

Rapports au bras.

1. Nerf radial (pénétrant dans la gouttière bicipitale lat.)
2. Brachioradial
3. Brachial
4. Nerf musculocutané
5. Biceps
6. Vaisseaux brachiaux
7. Nerf médian
8. CMAB
9. Veine basilique
10. CMB
11. Nerf ulnaire
12. Artère récurrente ulnaire post.
13. Long triceps
14. Chef méd. du triceps
15. Chef lat. du triceps

▶ **5-49**

Collatérales.

1. Nerf ulnaire
2. Nerf sup. du FUC
3. Nerf des 2 chefs médiaux du FPD
4. Nerf inf. du FUC
5. Rameau dorsal

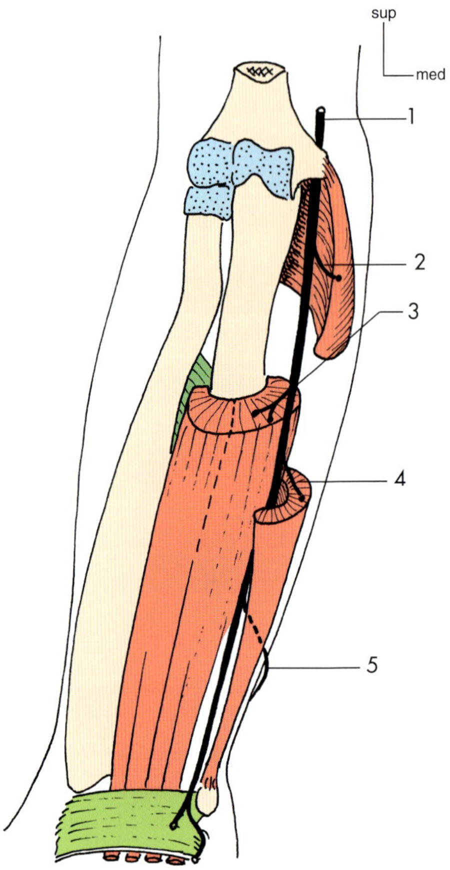

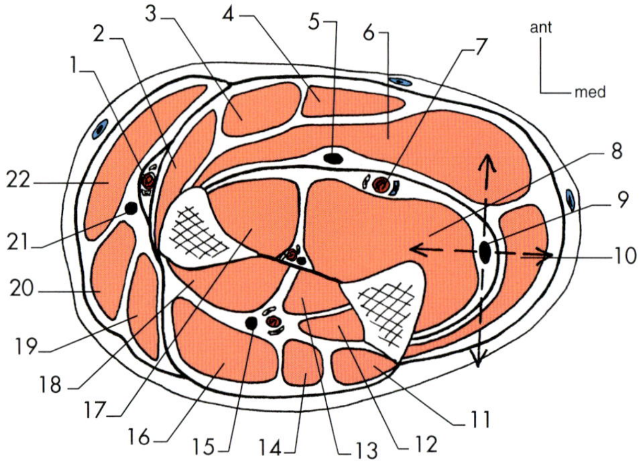

▶ **5-48**

Rapports à l'avant-bras.

1. Artère radiale
2. Rond pronateur
3. FRC
4. Long palmaire
5. Nerf médian
6. FSD
7. Artère ulnaire
8. FPD
9. Nerf ulnaire
10. FUC
11. EUC
12. Long extenseur du I
13. Court extenseur du I
14. Extenseur du V
15. Branche profonde du nerf radial
16. Extenseur des doigts
17. LFP
18. Long abducteur du I
19. CERC
20. LERC
21. Branche superficielle du nerf radial
22. Brachioradial

▶ **5-50**

Rameau dorsal.

1. Rameau dorsal
2. Nerfs digitaux dorsaux communs
3. Nerfs digitaux dorsaux propres
4. Collatérales dorsales des nerfs palmaires

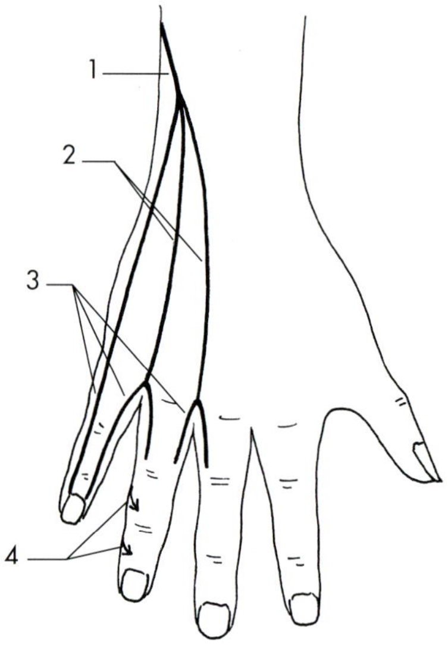

Rapports

	épaule (*cf.* fig. 5-34)	bras (fig. 5-47)
où	*fosse axillaire*	*loge postérieure*
avec	*PVN axillaire*	*artère collatérale ulnaire sup.*
en avt	– **paroi ant.** de la fosse (grand pectoral)	**SIMM** (et canal brachial)
en arr.	– **subscapulaire**	– en ht : long triceps – en bas : chef médial
en dd	– nerf cutané médial de l'avant-bras	– débordement du chef médial – fascia superficiel et nerf cutané médial du bras
en dh	– nerf médian et artère axillaire	humérus et chef médial

	coude (*cf.* fig. 5-35)	avant-bras (fig. 5-48)	poignet (fig. 5-45)
où	*gouttière olécrânienne méd.*	*loge antérieure*	*canal ulnaire*
avec	*artère récurrente ulnaire post.*	*artère ulnaire*	*artère ulnaire*
en avt	– **épicondyle médial**	– fascia profond et FSD	– **expansion** du RMF
en arr.	– arcade du FUC	– FPD	– **RMF** et pisiforme
en dd	– fascia et peau	– **FUC**	– **pisiforme** et peau
en dh	– **olécrâne**	– artère ulnaire	– **artère ulnaire** et expansion du RMF

Branches collatérales (fig. 5-49)

1) filet articulaire (coude médial)
2) **nerf supérieur du fléchisseur ulnaire du carpe**
3) **nerf du FPD (2 chefs médiaux)**
4) **nerf inférieur du fléchisseur ulnaire du carpe**
5) filet vasculaire (artère ulnaire)
6) **rameau dorsal** (fig. 5-50) :
- sensitif (partie dorsale de la main médiale)
- 3 *branches* : nerf digital dorsal propre **(DDP)**, médial du V*
- nerf digital dorsal commun **(DDC)** du 4e espace :
  - nerf DDP latéral du V*
  - nerf DDP médial du IV**
  - nerf **DDC** du 3e espace :
    - anastomose avec le nerf radial
    - nerf DDP latéral du IV***
    - nerf DDP médial du III***

* les nerfs DDP du V vont jusqu'à P3
** le nerf DDP médial du IV s'arrête à P1 (P2 et P3 par branches ant. de ce nerf)
*** les nerfs DDP latéral du IV et médial du III s'arrêtent à P1 (P2 et P3 par le nerf médian)

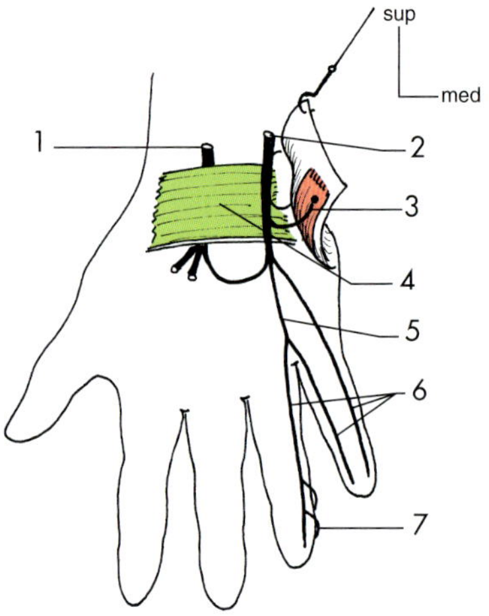

▶ 5-51

Branche terminale superficielle.

1. Nerf médian
2. Nerf ulnaire
3. Nerf du court palmaire
4. RMF
5. Nerf digital commun palmaire
6. Nerfs digitaux propres palmaires
7. Collatérales pour la face dorsale de P2 et P3

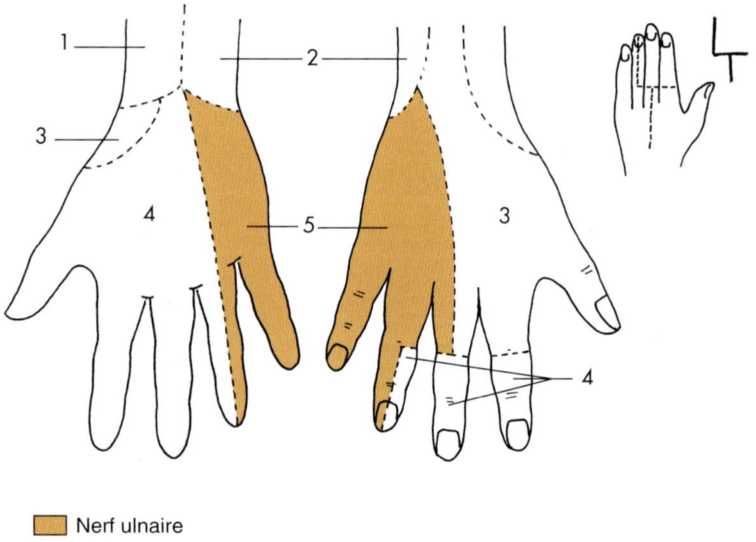

▶ 5-54

Territoire sensitif.

1. Musculocutané
2. CMAB
3. Radial
4. Médian
5. Ulnaire

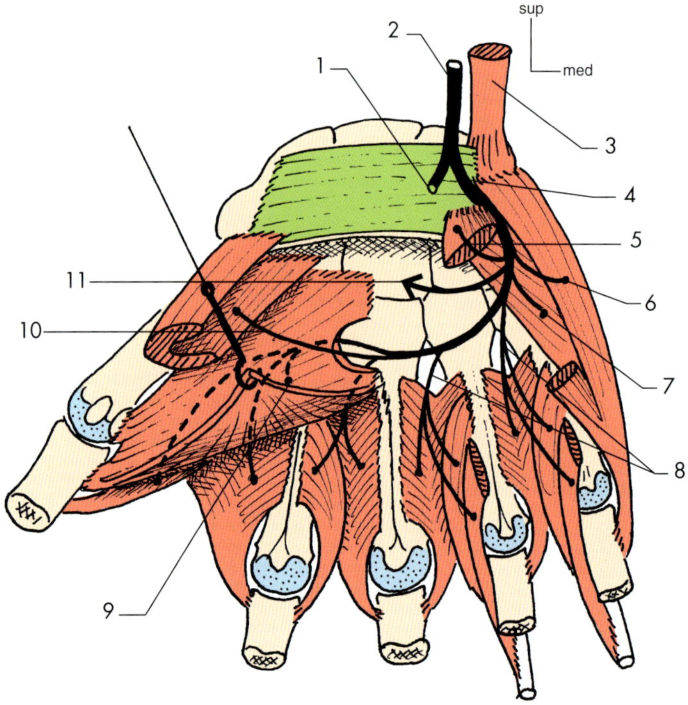

▶ 5-52

Branche terminale profonde.

1. Branche superficielle
2. Nerf ulnaire
3. FUC
4. Branche profonde
5. Nerf du court fléchisseur du V
6. Nerf de l'abducteur du V
7. Nerf de l'opposant
8. Nerfs des interosseux et des 2 derniers lombricaux
9. Nerf de l'adducteur du I
10. Nerf du court fléchisseur profond du I
11. Anastomose avec le nerf médian

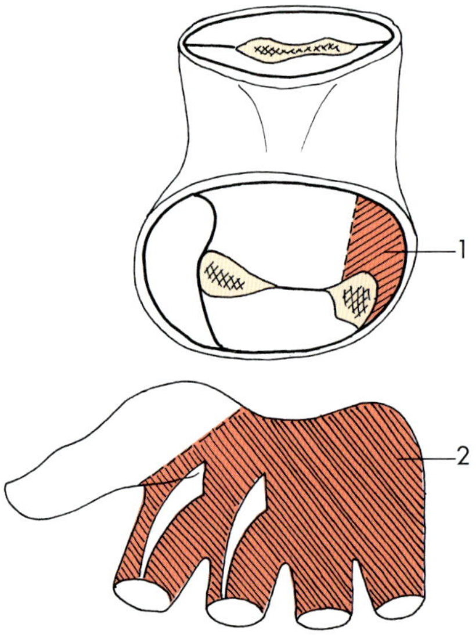

▶ 5-53

Territoire moteur.

1. Partie médiale de la loge ant. de l'avant-bras
2. Main (sauf thénar superficiel et 2 premiers lombricaux)

Branches terminales
1) branche superficielle (fig. 5-51) – sensitive pour la partie médiale de la paume et des doigts (en dd de l'axe du V) – *1 collatérale* : motrice, le nerf du **court palmaire** – *3 terminales* : rameau médial = nerf digital palmaire propre (**DPP**) médial du V – rameau moyen = nerf digital palmaire commun (**DPC**) du 4e espace : – nerf DPP lat. du V – nerf DPP méd. du IV (+ filets dorsaux pour P2 et 3)
2) branche profonde (fig. 5-52) – motrice pour les muscles intrinsèques – filets pour : – abducteur, court fléchisseur et opposant du V – tous les interosseux (IOP et IOD) – les 2 lombricaux médiaux – court fléchisseur profond et adducteur du I (après être passé sous l'arcade de l'adducteur) – rameau latéral =anastomose avec le nerf médian[1]

[1] Ancienne anastomose de Riche et Cannieu.

Territoires	
moteur (fig. 5-53)	sensitif (fig. 5-54)
1) **avant-bras** FUC – 2 chefs médiaux du FPD 2) **main** – tous les intrinsèques, SAUF : court abducteur, opposant et court fléchisseur superficiel du I et les 2 premiers lombricaux	– **main seule :** 1) **palmaire** partie en dd de l'axe du IV 2) **dorsale** partie en dd de l'axe du III, SAUF : moitié méd. de P2 et P3 du III, moitié lat. de P2 et P3 du IV

QROC sur le nerf ulnaire

Corrigés p. 486

1. Quels sont les muscles innervés par la branche profonde de ce nerf ?
2. Quels sont ses rapports essentiels au coude et au poignet ?
3. Quel est son territoire sensitif au bras et à la main ?
4. De quelles racines est-il issu ?

NERF CUTANÉ MÉDIAL DE L'AVANT-BRAS (CMAB)[3]

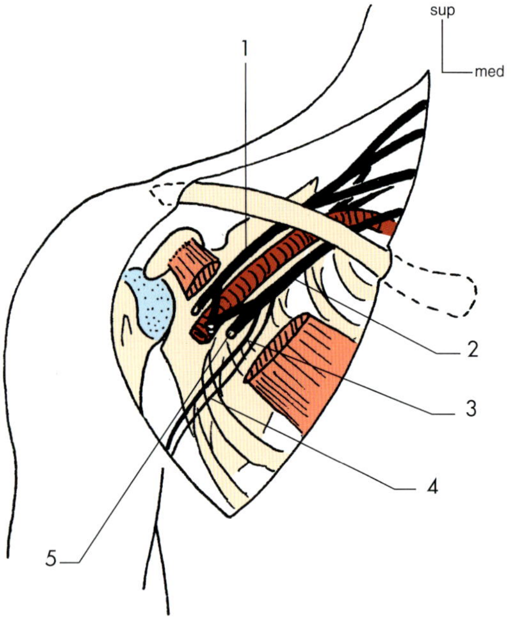

▶ 5-55

Origine.
1. Faisceau lat.
2. Faisceau méd.
3. CMB
4. CMAB
5. Nerf ulnaire

▶ 5-56

Trajet.
1. Faisceau lat.
2. Faisceau méd.
3. Fascia superficiel
4. CMAB
5. CMB
6. Veine médiane basilique

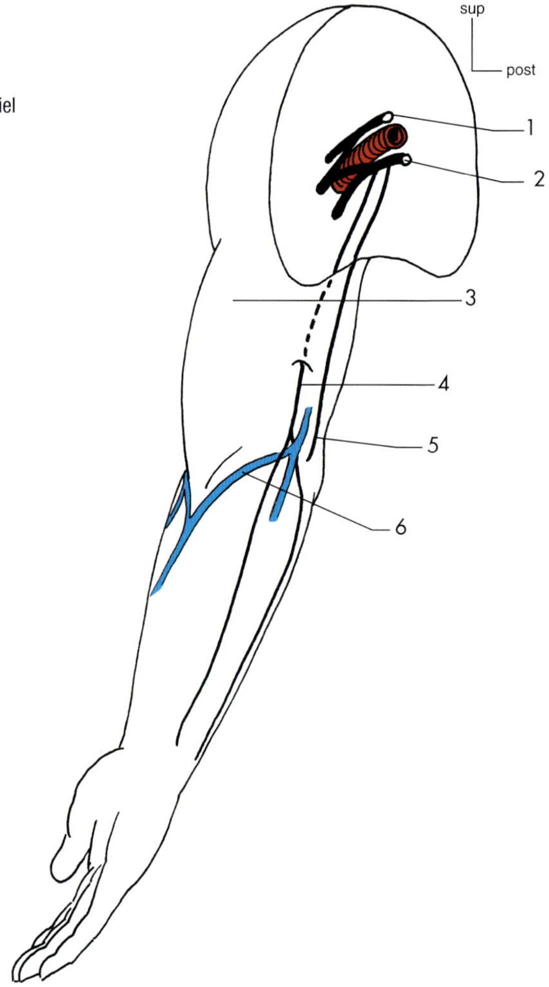

[3] Ancien brachial cutané interne.

Le nerf cutané médial du bras (ancien accessoire du BCI) est traité en fin de chapitre (p. 361).

Présentation (fig. 5-55)	
type	– sensitif
situation	– branche terminale du plexus brachial.
de/à	– fosse axillaire → coude
aspect	– très peu volumineux
fonction	– sensibilité médiale du membre supérieur

Origine (fig. 5-56)	
où	– fosse axillaire (en arr. du petit pectoral)
par	– collatérale du faisceau médial – issu de **C8, T1**

Terminaison (fig. 5-56)	
où	– Coude – en avant de l'épicondyle médial
par	– 2 branches (ant. et post.)

Trajet (fig. 5-56)	
à l'épaule	
	– partie inféromédiale de la fosse axillaire – descend en avant de la veine axillaire
au bras	
	– vertical – en dd du PVN brachial – sous-cutané à partir de la moitié inf. (perfore le fascia avec la veine basilique)

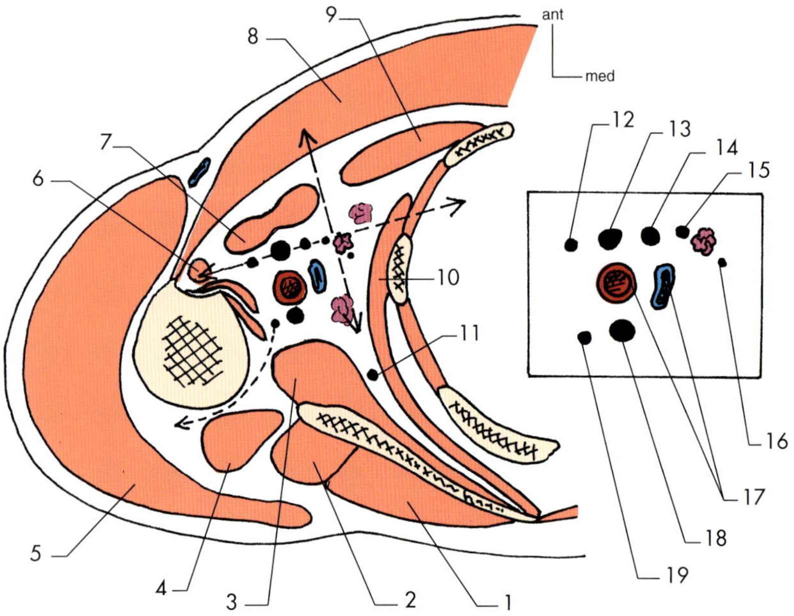

▶ 5-57

Rapports à l'épaule.

1. Infraépineux
2. Grand rond
3. Subscapulaire
4. Long triceps
5. Deltoïde
6. Long biceps
7. Court biceps
8. Grand pectoral
9. Petit pectoral
10. Dentelé ant.
11. Nerf thoracique long
12. Nerf musculocutané
13. Nerf médian
14. Nerf ulnaire
15. CMAB
16. CMB
17. Vaisseaux axillaires
18. Nerf radial
19. Nerf axillaire

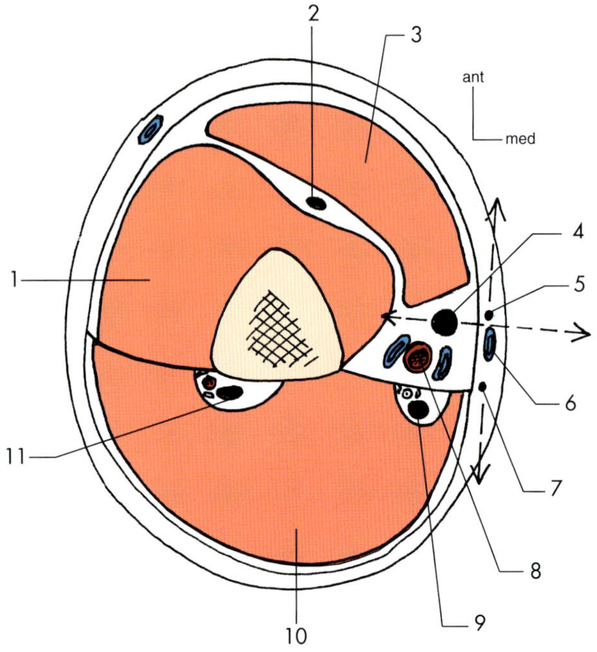

▶ 5-58

Rapports au bras.

1. Brachial
2. Nerf musculocutané
3. Biceps
4. Nerf médian
5. CMAB
6. Veine basilique
7. CMB
8. Vaisseaux brachiaux
9. Nerf ulnaire et artère récurrente ulnaire post.
10. Triceps
11. Nerf radial et artère brachiale profonde

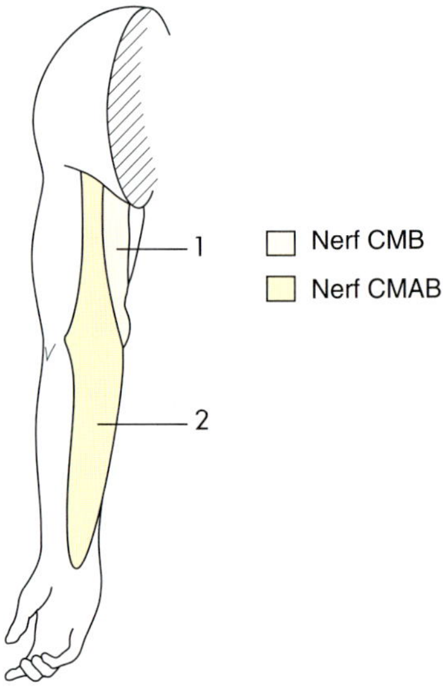

▶ 5-59

Territoires sensitifs des CMB (1) et CMAB (2).

Rapports			
épaule (fig. 5-57)		**bras (fig. 5-58)**	
où	*fosse axillaire*	où	*sous la peau*
avec	*PVN axillaire*	avec	*veine basilique*
en avt	– **paroi ant.** de la fosse (grand pectoral)	en superficie	– peau
en arr.	– veine axillaire	en profondeur	– fascia superficiel – canal brachial
en dd	– cutané médial du bras (CMB)		
en dh	– nerf ulnaire		

Branches collatérales
– filets pour la face antéromédiale du bras

Branches terminales (*cf.* fig. 5-56)
1) **branche antérieure** descend à la **face antéromédiale de l'avant-bras** 2) **branche postérieure** descend à la **face postéromédiale de l'avant-bras**

Note : nerf cutané médial du bras (CMB)	
type	– sensitif
origine	– faisceau médial (issu de **T1**)
trajet	– en dd du CMAB – anastomose avec le 2e nerf intercostal – perfore le fascia superficiel à la partie sup. du bras
terminaison	– au-dessus de l'épicondyle médial
collatérales	– rameaux pour la **base de l'aisselle** – rameaux pour la face **postéromédiale du bras**

Territoires	
moteur	sensitif (fig. 5-59)
– rien	1) **CMB** bras (postéromédial) 2) **CMAB** bras (antéromédial) et avant-bras (médial)

QROC sur les nerfs CMAB et CMB

Corrigés p. 487

1. Quel est le territoire sensitif du CMAB ?
2. Quel est le territoire moteur du CMB ?
3. Quelles sont les racines spinales dont ils sont issus ?

ANGIOLOGIE

6

ARTÈRE SUBCLAVIÈRE

▶ **6-1**

Origine des artères subclavières (l'ovale pointillé indique l'orifice sup. du thorax).

1. Veine cave inf.
2. Veine cave sup.
3. Artère pulmonaire droite
4. Veine subclavière droite
5. Artère subclavière droite
6. Artère carotide commune droite
7. Artère carotide commune gauche
8. Tronc brachiocéphalique
9. Artère subclavière gauche
10. Veine subclavière gauche
11. Crosse de l'aorte
12. Artère pulmonaire gauche
13. Aorte

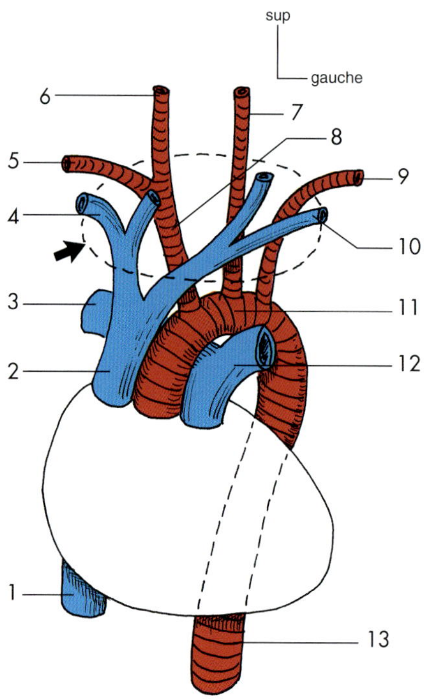

▶ **6-2**

Artère subclavière droite (entre les pointillés).

1. Veine subclavière
2. Scalène ant.
3. Artère subclavière
4. Scalène moyen
5. Artère suprascapulaire
6. Artère dorsale de la scapula
7. Artère thyroïdienne inf.
8. Artère vertébrale
9. Artère carotide commune droite
10. Artère thoracique int.

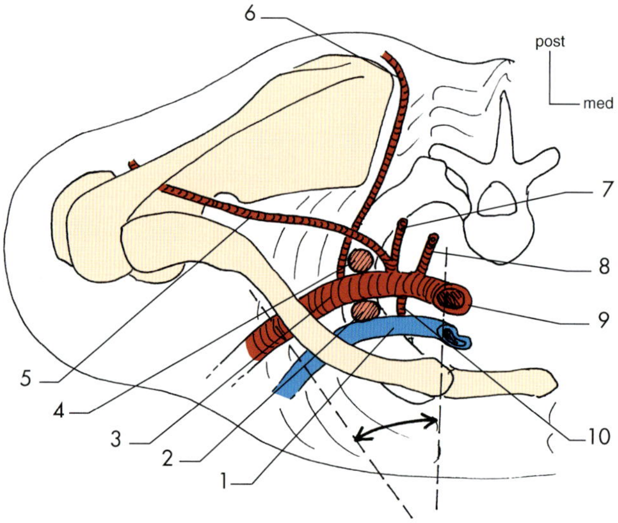

Présentation	
situation	– région claviculaire
de/à	– partie supérieure du médiastin → clavicule
aspect	– très volumineuse

Topographie (fig. 6-1 et 6-2)	
origine	
où	– **orifice sup.** du thorax
par	– collatérale de la crosse aortique pour la gauche
	– bifurcation du tronc brachiocéphalique pour la droite
trajet	
	– courbe à concavité inf.
terminaison	
où	– bord antéro-inf. de la **clavicule**
par	– artère axillaire

▶ **6-3**

Rapports aux scalènes.
1. Veine subclavière
2. Artère subclavière
3. Tronc inf.
4. Tronc moyen
5. Tronc sup.
6. Scalène moyen
7. Scalène ant.
8. Artère vertébrale
9. Artère carotide commune droite

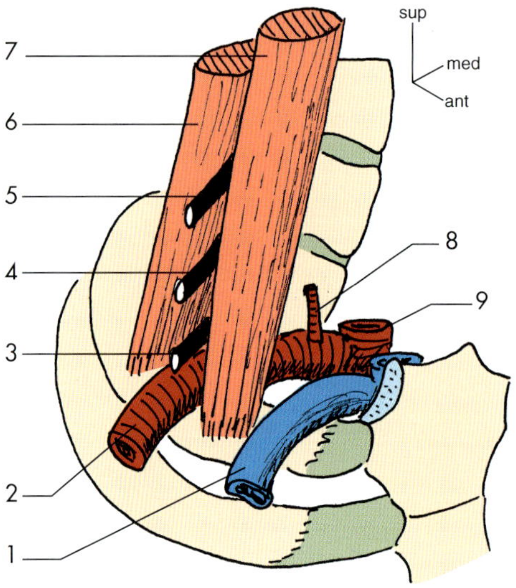

▶ **6-4**

Pince costoclaviculaire.
1. Artère subclavière
2. 1re côte
3. Artère carotide commune droite
4. Veine subclavière
5. Subclavier

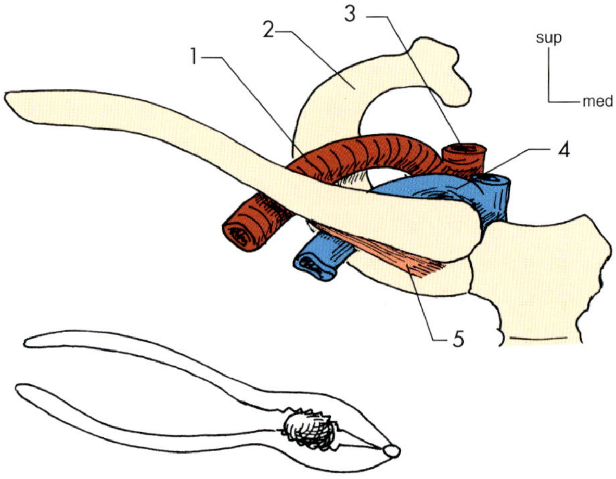

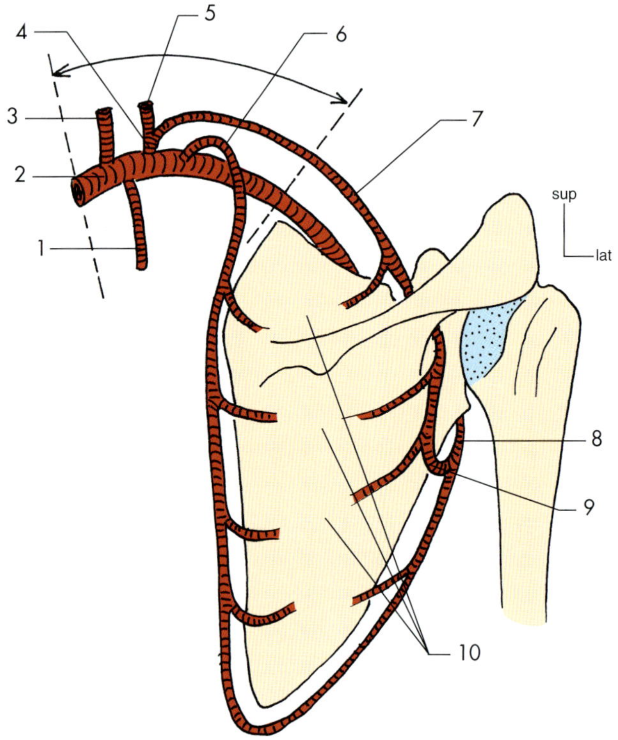

▶ **6-5**

Collatérales (entre les pointillés : l'artère subclavière).
1. Artère thoracique int.
2. Artère subclavière
3. Artère vertébrale
4. Tronc thyrocervical
5. Artère thyroïdienne inf.
6. Artère dorsale de la scapula
7. Artère suprascapulaire
8. Artère subscapulaire
9. Artère circonflexe de la scapula
10. Réseau anastomotique

Rapports		
	cou (fig. 6-3)	**clavicule (fig. 6-4)**
où	*défilé de scalènes*	*pince costoclaviculaire*
avec	*nerfs spinaux cervicaux*	*PVN subclavier*
en avt	– **scalène ant.**	en avt – scalène ant. – puis veine subclavière
en arr.	– **scalène moy.**	en arr. – scalène moy.
en ht	– racines des nerfs spinaux cervicaux (donnant les troncs du plexus brachial)	en ht – **clavicule**
en bas	– dôme pleural	en bas – **1re côte**

Vascularisation
Branches collatérales (fig. 6-5 et *cf.* 6-2)
1) **artère vertébrale** – se dirige vers le foramen transversaire de C6
2) artère thoracique interne[1] – descend à la partie ant. et interne du thorax – s'anastomose avec les artères intercostales
3) tronc thyrocervical – se divise en 2 : a) artère pour les régions thyroïdienne et cervicale ant. b) **artère suprascapulaire**, qui passe au-dessus de l'incisure scapulaire, au bord lat. de l'épine scapulaire, s'anastomose avec l'artère circonflexe de la scapula et contribue à former le cercle artériel périscapulaire
4) tronc costocervical – donne l'artère cervicale profonde et l'artère intercostale suprême
5) **artère dorsale de la scapula** – descend le long du bord médial de la scapula – s'anastomose avec l'artère subscapulaire
Anastomoses
1) artères de la scapula (suprascapulaire, circonflexe, subscapulaire) 2) artères intercostales
Territoire
1) participation à la région cranio-cervico-thoracique 2) région scapulaire

[1] Ancienne artère mammaire interne.

ARTÈRE AXILLAIRE

▶ 6-6

Situation de l'artère axillaire (entre les pointillés).

1. Artère brachiale
2. Grand pectoral
3. Petit pectoral
4. Subscapulaire
5. Artère subclavière
6. Artère axillaire
7. Grand rond
8. Grand dorsal

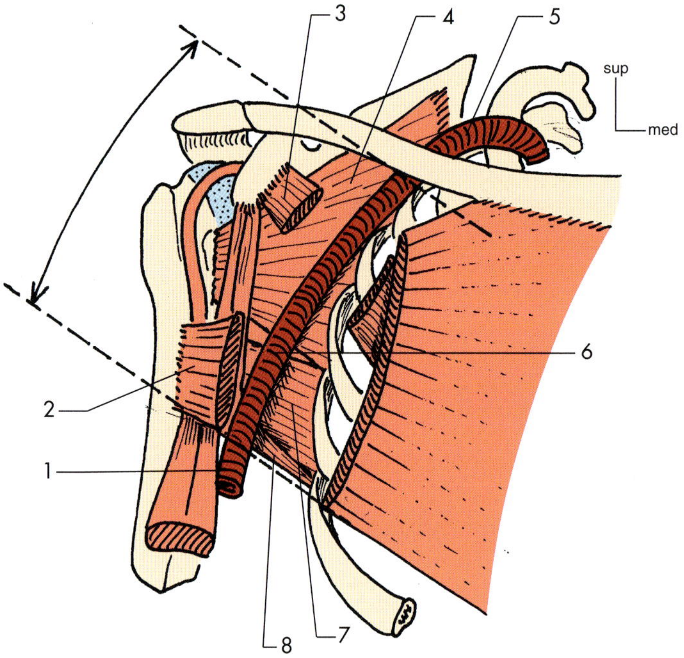

▶ 6-7

Rapports à l'épaule.

1. Nerf axillaire
2. Grand rond
3. Grand dorsal
4. Long biceps
5. Court biceps
6. Nerf musculocutané
7. Coracobrachial
8. Nerf médian
9. Nerf ulnaire
10. Petit pectoral
11. Dentelé ant.
12. Subscapulaire
13. Nerf radial

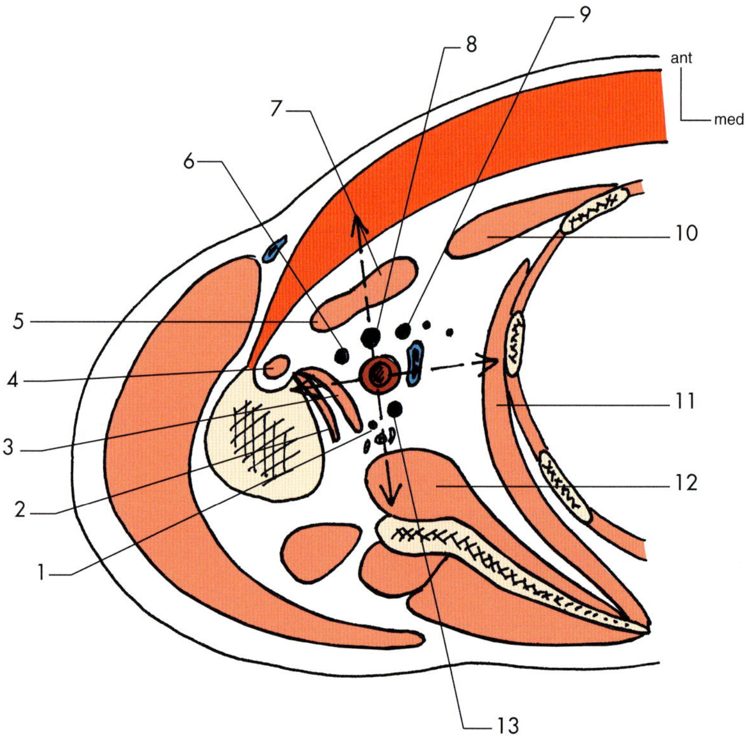

Présentation	
situation	– fosse axillaire
de/à	– région claviculaire → partie supéromédiale du bras
aspect	– très volumineuse

Topographie (fig. 6-6)	
origine	
où	– bord antéro-inf. de la **clavicule**
par	– suite de l'artère subclavière
trajet	
épaule	– oblique en bas et en dh
terminaison	
où	– bord inf. du **grand pectoral**
par	– artère brachiale

Rapports (fig. 6-7 et *cf.* fig. 5-2)	
épaule	
où	*fosse axillaire*
avec	*plexus brachial et veine axillaire*
en avt	– nerf médian – paroi ant. de la fosse (coracobiceps, **pectoraux**)
en arr.	– nerfs radial et axillaire – paroi post. de la fosse (subscapulaire)
en dd	– paroi médiale de la fosse (dentelé ant.)
en dh	– grand rond, grand dorsal – col chirurgical de l'humérus

▶ 6-8

Collatérales (le pointillé désigné par une flèche symbolise la paroi thoracique).

1. Artère thoracodorsale
2. Artère circonflexe ant.
3. Artère circonflexe post.
4. Rameaux acromial et deltoïdien
5. Artère thoraco-acromiale
6. Artère subclavière
7. Artère thoracique suprême
8. Rameau pectoral
9. Artère subscapulaire
10. Artère thoracique latérale

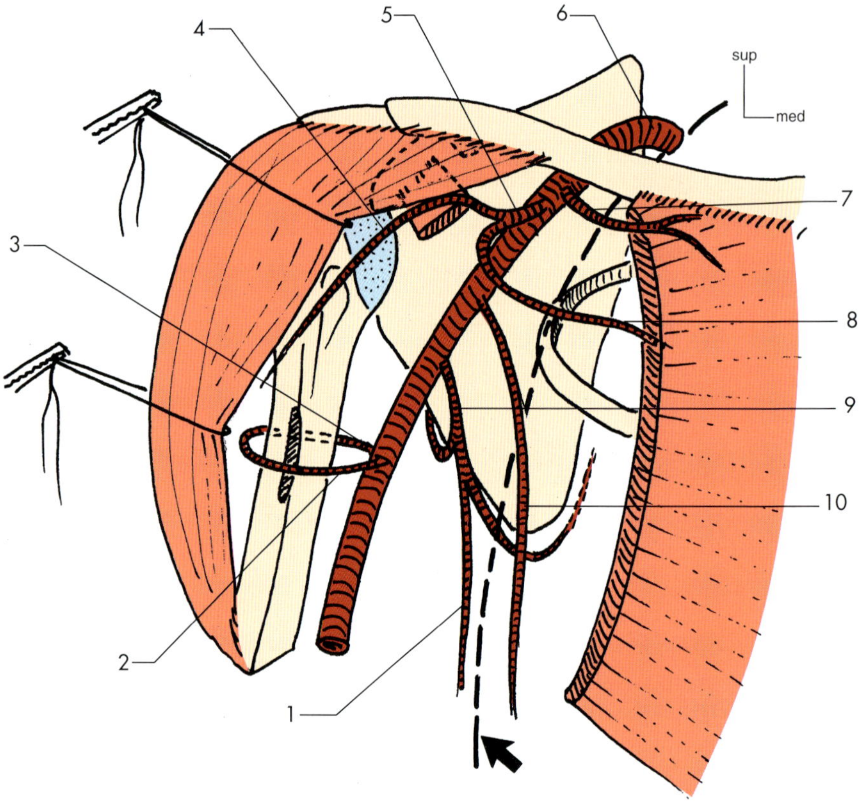

Vascularisation
Branches collatérales (fig. 6-8)
1) artère thoracique suprême – descend à la partie externe et toute ant. du thorax
2) **artère thoraco-acromiale** – donne : a) 1 rameau pectoral b) 1 rameau acromial (passe dans le sillon deltopectoral)
3) artère thoracique latérale[1] – descend vers le dentelé antérieur
4) rameaux scapulaires – pour le muscle subscapulaire
5) **artère subscapulaire** – donne : a) artère thoracodorsale (s'anastomose avec l'artère dorsale de la scapula) b) artère circonflexe de la scapula
6) **artère circonflexe ant.** – vers le deltoïde ant. et moy.
7) **artère circonflexe post.** – vers le deltoïde post. et moy.
Anastomoses
1) avec le cercle artériel de la scapula (artères suprascapulaire, subscapulaire, dorsale de la scapula, circonflexe de la scapula) (*cf.* fig. 6-5)
2) avec les artères intercostales et thoracique int.
Territoire
1) épaule
2) région pectorale

[1] Ancienne artère mammaire externe.

ARTÈRE BRACHIALE

▶ 6-9
Situation de l'artère brachiale (entre les pointillés).
1. SIML
2. Aponévrose du deltoïde
3. Artère axillaire
4. Artère brachiale
5. SIMM

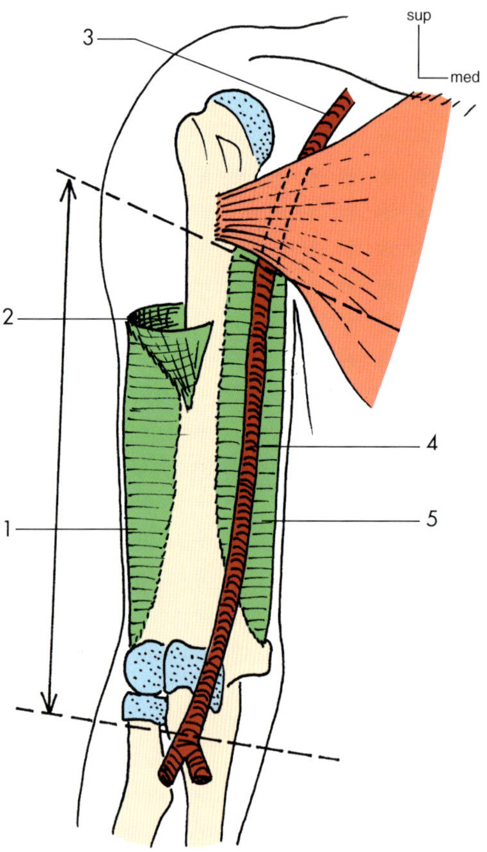

▶ 6-11
Branches.
1. Artère radiale
2. Artère récurrente radiale
3. Artère récurrente interosseuse
4. Artère brachiale profonde
5. Artère axillaire
6. Artère brachiale
7. Artère collatérale ulnaire sup.
8. Artère collatérale ulnaire inf.
9. Artère ulnaire

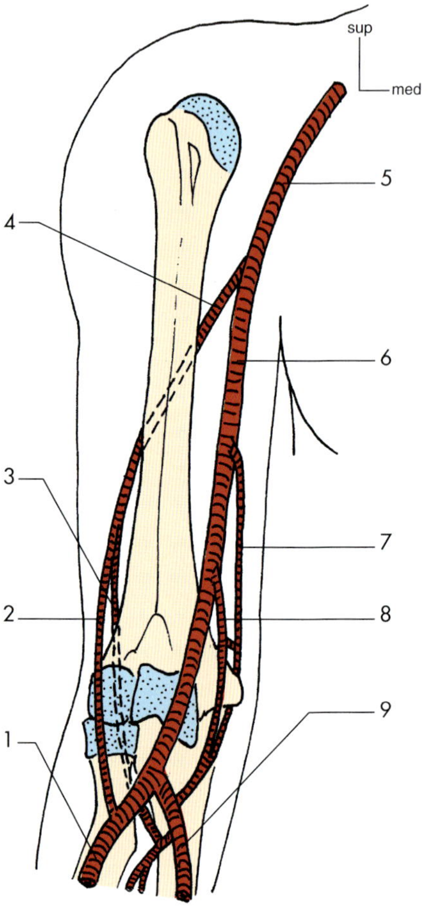

▶ 6-10
Rapports au bras.
1. Nerf radial
2. Brachial
3. Nerf musculocutané
4. Biceps brachial
5. Artère brachiale
6. Nerf médian
7. SIMM
8. Veine basilique
9. Nerf ulnaire
10. Artère brachiale profonde

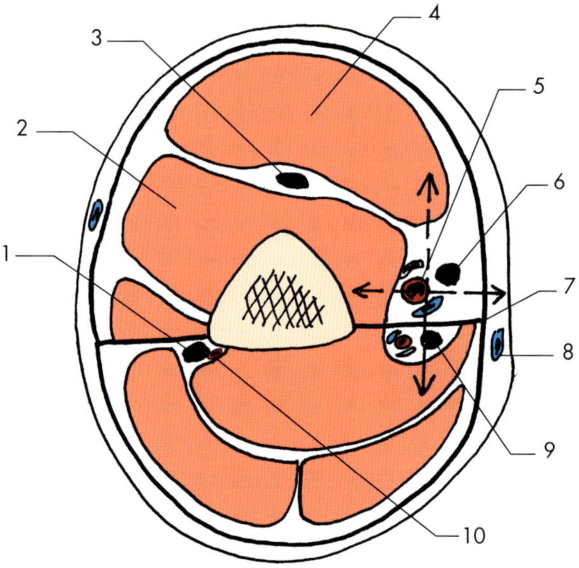

Présentation	
situation	– bras
de/à	– région axillaire → coude
aspect	– volumineuse

Topographie (fig. 6-9)	
origine	
où	– bord inf. du **grand pectoral**
par	– suite de l'artère axillaire
trajet	
bras	– loge antérieure (trajet vertical) – dans le **canal brachial**
terminaison	
où	– en dessous du pli du coude – au bord sup. du **rond pronateur**
par	– bifurcation en artères radiale et ulnaire

Rapports		
	bras (fig. 6-10)	**coude**
où	*canal brachial*	*gouttière bicipitale médiale*
avec	*nerf médian et veine brachiale*	*nerf médian et veine brachiale*
en avt	– **nerf médian** – biceps brachial et peau	– expansion du biceps – peau[1]
en arr.	– **SIMM** – nerf ulnaire (en arr. du SIMM)	– brachial – humérus
en dd	– veine brachiale – puis veine **basilique** et peau	– nerf médian – bord sup. du **rond pronateur**
en dh	– brachial	– **tendon du biceps**

[1] C'est la zone de mise du stéthoscope pour entendre les battements artériels.

Vascularisation
Branches collatérales (fig. 6-11)
1) **rameaux deltoïdiens**[1] – destinés au deltoïde
2) **artère brachiale profonde** – descend à la profondeur de la loge postérieure du bras – s'anastomose avec les artères récurrentes radiale et interosseuse
3) artère nourricière de l'humérus – au 1/3 moyen
4) artère collatérale ulnaire sup. – anastomose avec l'artère récurrente ulnaire post.
5) artère collatérale ulnaire inf. – anastomose avec les artères récurrentes ulnaires ant. et post.
Anastomoses
1) *à l'épaule* : – réseau circonflexe et rameau deltoïdien
2) *au coude* : – réseau périarticulaire du coude : – réseau latéral : artères récurrentes radiale et interosseuse – réseau médial : artères récurrentes ulnaires ant. et post.
Territoire
– bras (loge ant. par artère superficielle et loge post. par artère profonde)

[1] Les artères circonflexes ant. et post. naissent parfois de l'artère brachiale et non de l'axillaire.

ARTÈRE RADIALE

▶ **6-12**

Situation.
1. Artère radiale
2. Artère brachiale
3. Artère ulnaire

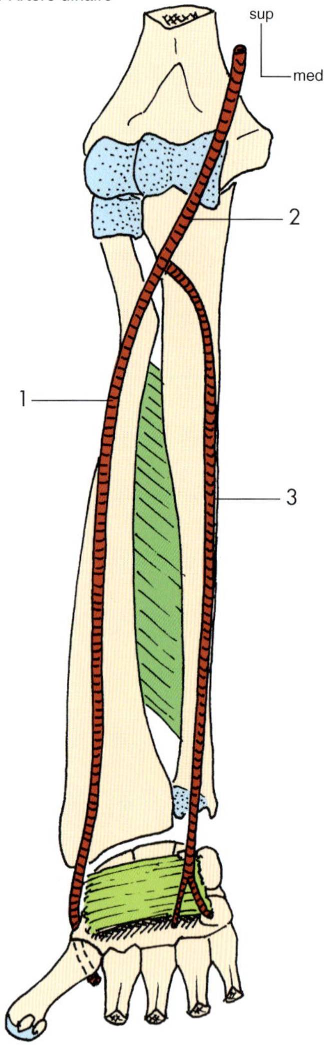

▶ **6-13**

Trajet à l'avant-bras (a) et à la tabatière anatomique (b).
1. Branche superficielle du nerf radial
2. Artère radiale
3. Brachioradial
4. Nerf radial
5. Artère brachiale
6. Artère ulnaire
7. FRC
8. Carré pronateur
9. CERC
10. LERC
11. Long abducteur du I
12. Court extenseur du I
13. Long extenseur du I

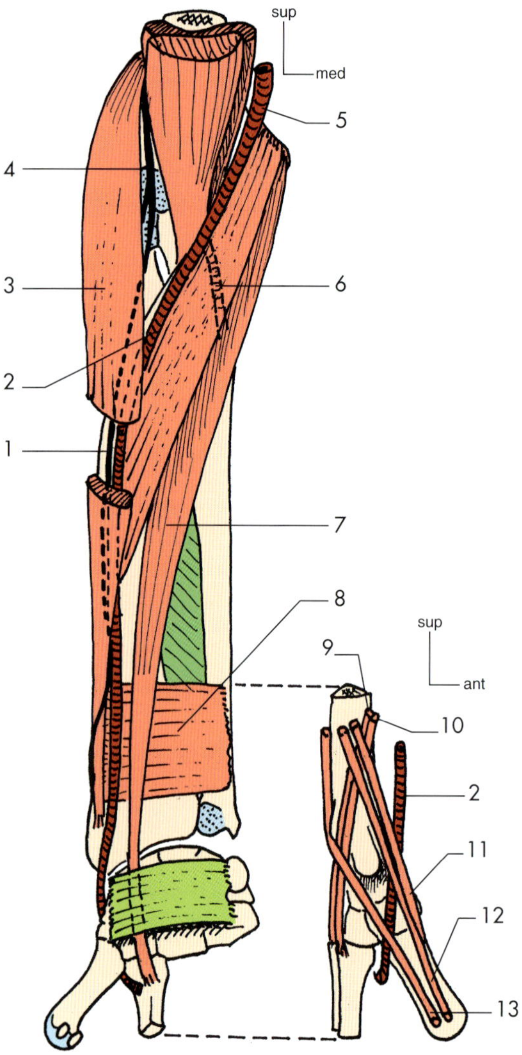

Présentation (fig. 6-12)	
situation	– avant-bras
de/à	– coude → main
aspect	– calibre moyen

Topographie (fig. 6-13)	
origine	
où	– sous l'interligne du coude – au bord sup. du rond pronateur
par	– division de l'artère brachiale
trajet	
avant-bras	– partie latérale de la loge ant. – verticale a) 2/3 sup. : en profondeur (entre loges ant. et lat.) b) 1/3 inf. : en superficie (entre brachioradial et FRC) **= gouttière du pouls**
carpe	– en avant du styloïde radial (**tabatière anatomique**) – à la face lat. du scaphoïde (sillon) – perfore la 1re commissure (entre les 2 chefs du 1er IOD)[1]
terminaison	
où	– à la face ant. de la paume – après avoir perforé la 1re commissure
par	– anastomose avec le rameau palmaire profond de l'artère ulnaire – forme avec elle l'**arcade palmaire profonde**[2]

[1] À ce niveau, l'artère porte le nom de « 1re perforante ».
[2] Elle décrit une courbe à concavité supérieure (un « U ») descendant moins bas que la pointe de l'arcade palmaire superficielle (*cf.* Artères de la main).

▶ 6-14

Rapports.

1. Artère radiale
2. Rond pronateur
3. FRC
4. Long palmaire
5. Nerf médian
6. FSD
7. Artère ulnaire
8. FPD
9. Nerf ulnaire
10. FUC
11. EUC
12. Long extenseur du I
13. Court extenseur du I
14. Extenseur du V
15. Branche profonde du nerf radial
16. Extenseur des doigts
17. LFP
18. Long abducteur du I
19. CERC
20. LERC
21. Branche superficielle du nerf radial
22. Brachioradial

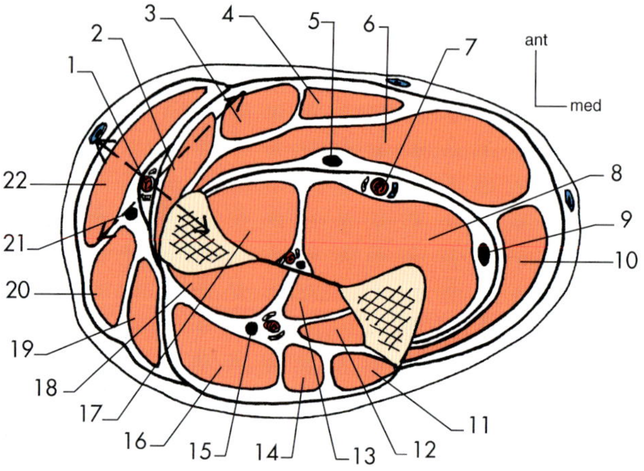

▶ 6-15

Branches.

1. Rameau carpien dorsal
2. Artère radiale
3. Artère récurrente radiale
4. Artère récurrente interosseuse
5. Artère brachiale profonde
6. Artère brachiale
7. Artère ulnaire
8. Rameau carpien palmaire
9. Arcade palmaire profonde
10. Arcade palmaire superficielle

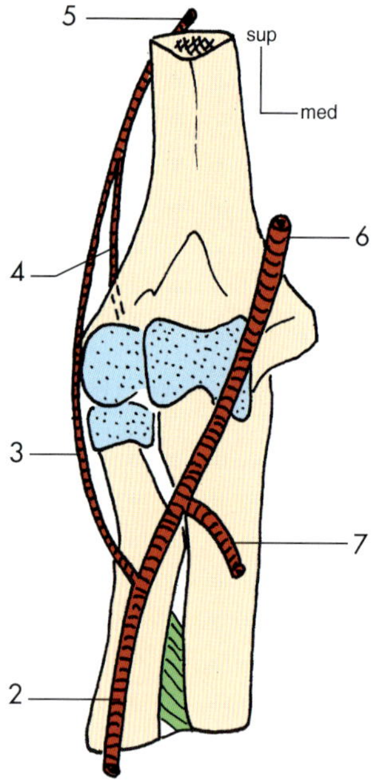

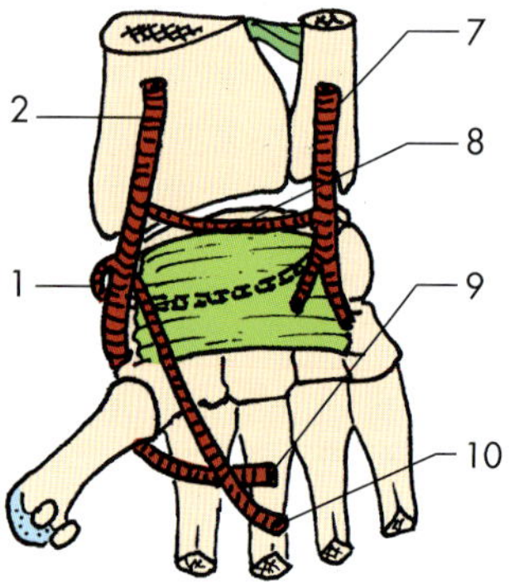

Rapports

avant-bras (fig. 6-14)		poignet	
où	*loge ant./gouttière du pouls*	où	*tabatière anatomique*
avec	*branche superficielle du nerf radial*	avec	*veine radiale*
en superficie	– partie sup. : brachioradial – partie inf. : peau	en avt	– tendon du court extenseur du I – tendon du long abducteur du I
en profondeur	– de ht en bas : rond pronateur, FSD, carré pronateur	en arr.	– tendon du long extenseur du I
en dd/avt	– **FRC**	en profondeur	– ligament **collat. radial du poignet** – face lat. du scaphoïde
en dh/arr.	– branche superficielle du nerf radial – **brachioradial et LERC**	en superficie	– fascia et peau (tabatière)
		en ht	– **styloïde du radius**
		en bas	– tubercule du scaphoïde

Vascularisation

Branches collatérales (fig. 6-15)
1) **artère récurrente radiale** – anastomose avec l'artère brachiale profonde
2) rameaux musculaires – pour les muscles voisins
3) rameau carpien palmaire lat. – rameau transversal s'anastomosant avec l'artère ulnaire – au niveau de l'articulation radio-ulnaire inf. (RUI)
4) rameau carpien dorsal lat. – s'anastomose avec le rameau carpien dorsal méd. de l'artère ulnaire – forme avec lui l'**arcade dorsale**
5) **rameau palmaire superficiel** – s'anastomose avec l'artère ulnaire – forme avec elle l'**arcade palmaire superficielle**[1]
6) artère dorsale lat. du pouce – pour la partie dorsolatérale du pouce
7) artère principale du pouce – donne les 2 artères digitales propres palmaires du I
Anastomoses
1) *au coude* : – réseau périarticulaire du coude (cercle épicondylien latéral)
2) *à la main* : – 1 anastomose transverse ant. (niveau RUI) – 2 arcades palmaires (plus importantes) – 1 arcade dorsale
Territoire
1) *avant-bras* : – partie antérolatérale
2) *main* : – partie latérale

[1] Elle décrit un « V » dont la pointe, inférieure, est plus basse que l'arcade palmaire profonde. Elle atteint la moitié de la paume (*cf.* Artères de la main).

ARTÈRE ULNAIRE

▶ 6-16

Situation.

1. Artère radiale
2. Artère brachiale
3. Artère ulnaire

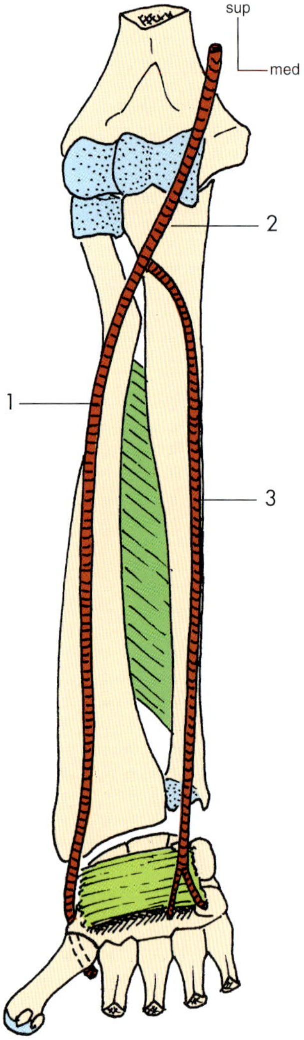

▶ 6-17

Trajet.

1. FSD
2. FPD
3. Artère interosseuse ant.
4. Artère radiale
5. Artère brachiale
6. Rond pronateur (chef ulnaire)
7. Nerf ulnaire
8. Artère ulnaire
9. FUC
10. Canal ulnaire

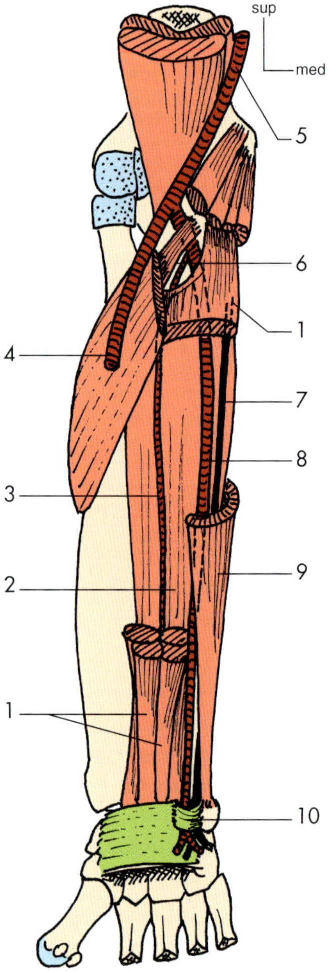

▶ 6-18

Rapports.

1. Artère radiale
2. Rond pronateur
3. FRC
4. Long palmaire
5. Nerf médian
6. FSD
7. Artère ulnaire
8. FPD
9. Nerf ulnaire
10. FUC
11. EUC
12. Long extenseur du I
13. Court extenseur du I
14. Extenseur du V
15. Branche profonde du nerf radial
16. Extenseur des doigts
17. LFP
18. Long abducteur du I
19. CERC
20. LERC
21. Branche superficielle du nerf radial
22. Brachioradial

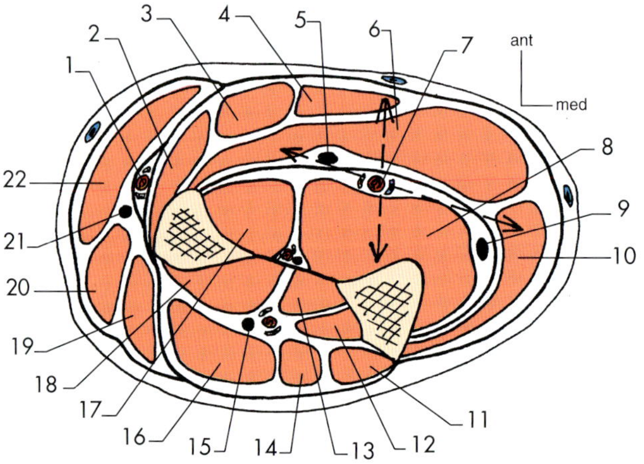

Présentation (fig. 6-16)	
situation	– avant-bras
de/à	– coude → main
aspect	– calibre moyen

Topographie (fig. 6-17)	
origine	
où	– sous l'interligne du coude – au bord sup. du rond pronateur
par	– division de l'artère brachiale
trajet	
avant-bras	– partie médiale de la loge ant. – verticale a) 1/2 sup. : – profonde (sous le fascia profond) – dans la concavité du fléchisseur ulnaire du carpe (FUC) b) 1/2 inf. : – superficielle – en dh du tendon du FUC
carpe	– partie antéromédiale – dans la « loge ostéofibreuse médiale »[1] ou **canal ulnaire**
terminaison	
où	– face ant. de la paume
par	– anastomose avec le rameau palmaire superficiel de l'artère radiale – forme avec lui l'**arcade palmaire superficielle**

[1] Ancienne loge de Guyon.

Rapports			
	avant-bras (sup.) (fig. 6-18)	**avant-bras (inf.) (*cf.* fig. 3-143)**	**poignet (*cf.* fig. 7-18)**
où	*loge antérieure*	*loge antérieure*	*canal ulnaire*
avec	*seule*	*nerf ulnaire*	*nerf ulnaire*
en avt	– FSD	– fascia et peau	– repli du RMF
en arr.	– FPD	– FPD	– RMF
en dd	– nerf ulnaire – FUC	– nerf ulnaire – **FUC**	– nerf ulnaire – **pisiforme**
en dh	– nerf médian (à distance)	– FSD – long palmaire	– repli du RMF – paume

▶ 6-19

Branches.

1. Artère radiale
2. Artère interosseuse post.
3. Artère récurrente interosseuse
4. Artère récurrente radiale
5. Artère brachiale profonde
6. Artère brachiale
7. Artère collatérale ulnaire sup.
8. Artère collatérale ulnaire inf.
9. Artère récurrente ulnaire (branche post.)
10. Artère récurrente ulnaire (branche ant.)
11. Artère récurrente ulnaire
12. Artère interosseuse commune
13. Artère interosseuse ant.
14. Artère ulnaire
15. Rameau carpien palmaire
16. Rameau carpien dorsal
17. Arcade palmaire superficielle
18. Arcade palmaire profonde

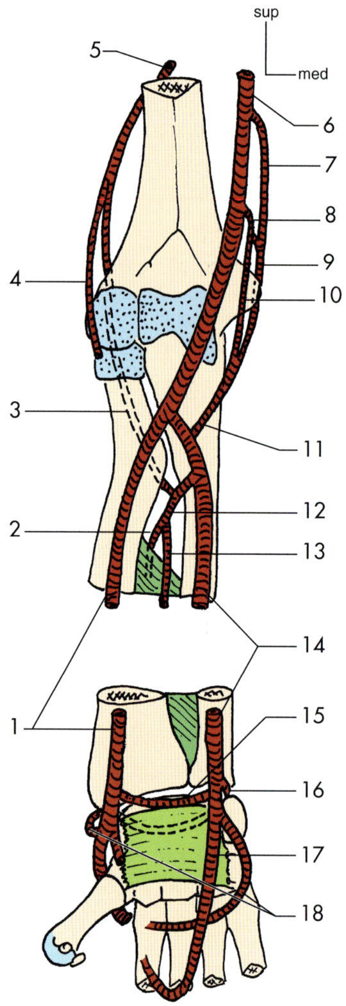

Vascularisation
Branches collatérales (fig. 6-19)
1) **artère récurrente ulnaire** – donne les artères récurrentes ulnaires ant. et post[1].
2) **artère interosseuse commune** – donne 3 branches : a) artère IO ant. : descend en avant de la MIO b) artère IO post. : descend en arrière de la MIO c) artère IO récurrente : s'anastomose avec l'artère brachiale profonde
3) rameaux musculaires – pour les muscles voisins
4) rameau carpien palmaire médial – rameau transversal s'anastomosant avec l'artère radiale
5) rameau carpien dorsal médial – s'anastomose avec le rameau carpien dorsal de l'artère radiale – forme avec lui l'arcade dorsale
6) **rameau palmaire profond** – s'anastomose avec l'artère radiale – forme avec elle l'**arcade palmaire profonde**
Anastomoses
1) *au coude :* – réseau périarticulaire du coude (cercle épicondylien médial)
2) *à la main :* – 1 transverse ant. (RUI) – 2 arcades palmaires (plus importantes) – 1 arcade dorsale
Territoire
1) *avant-bras :* – partie médiale et postérieure
2) *main :* – partie médiale

[1] L'artère antérieure s'anastomose avec l'artère collatérale ulnaire inf. et l'artère postérieure avec l'artère collatérale sup.

ARTÈRES DE LA MAIN

▶ 6-20

Arcades de la main.
1. Rameau palmaire superficiel (de la radiale)
2. Artère radiale
3. Arcade dorsale
4. Artère ulnaire
5. Rameau palmaire profond (de l'ulnaire)
6. Arcade palmaire profonde
7. Arcade palmaire superficielle

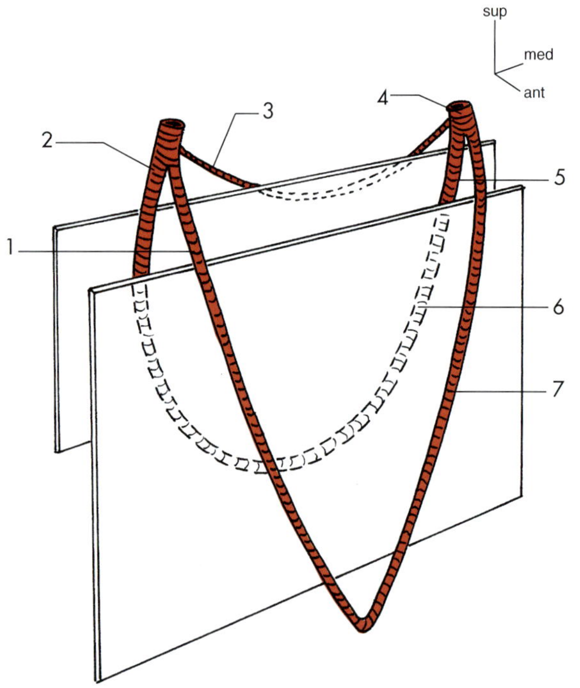

▶ 6-21

Position sagittale des 3 arcades.
1. Artères perforantes
2. Arcade dorsale
3. Artère radiale
4. Rameau palmaire superficiel
5. Arcade palmaire profonde
6. Arcade palmaire superficielle
7. Artères digitales communes
8. 1er IOD

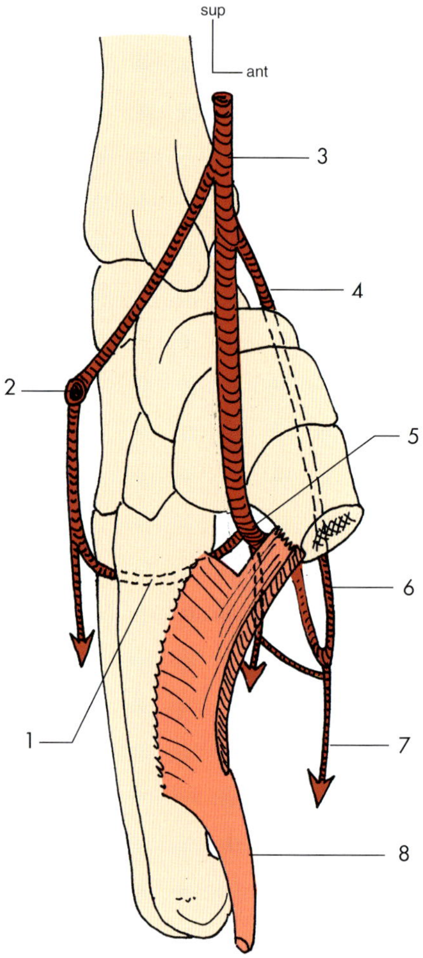

▶ 6-22

Réseau artériel palmaire (a), dorsal (b).
1. Artère principale du pouce
2. Arcade palmaire superficielle
3. Arcade palmaire profonde
4. Artères digitales palmaires communes
5. Artères digitales palmaires propres
6. Rameaux dorsaux des artères palmaires
7. Artères perforantes
8. Artères digitales communes dorsales
9. Artères digitales propres dorsales

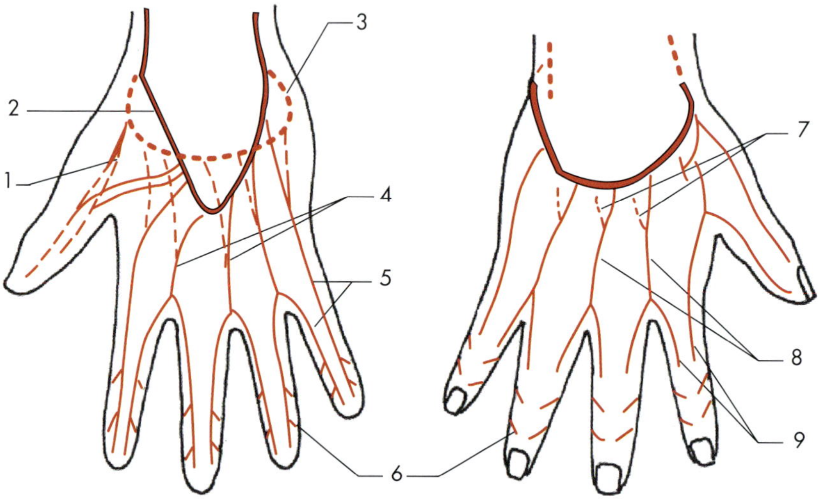

Présentation	
situation	– main (essentiellement palmaire)
de/à	– réseau anastomotique entre artère radiale et artère ulnaire
aspect	– petits calibres

Topographie	
origine (fig. 6-20)	
où	– niveau bistyloïdien
par	– par les artères radiale et ulnaire
trajet et terminaison (fig. 6-21)	
dorsal	– **arcade dorsale** reliant les artères radiale et ulnaire, en arr. du carpe
palmaire	1) **arcade palmaire profonde** → ← entre rameau palmaire profond[1] (de l'ulnaire) et artère radiale[2] – en forme de U – entre la base et la diaphyse des métacarpiens 2) **arcade palmaire superficielle** → ← entre rameau palmaire superficiel[3] (de la radiale) et artère ulnaire – en forme de V – atteint le bas de la diaphyse de M3

[1] Ancienne cubito-palmaire.
[2] L'artère radiale constitue la 1re perforante (*cf. infra*).
[3] Ancienne radio-palmaire.

Vascularisation (fig. 6-22)
Branches terminales
1) artères métacarpiennes palmaires et dorsales 2) puis artères digitales palmaires et dorsales[1], communes puis propres
Anastomoses
1) entre réseau dorsal et réseau palmaire profond (artères perforantes) 2) entre réseaux palmaires profond et superficiel
Territoire
main : – dorsale et palmaire

[1] Les dorsales s'arrêtent à P1, les palmaires vascularisent jusqu'à P3 ainsi que les parties dorsales de P2 et P3 (voir la similitude avec les nerfs).

QROC sur les artères du MS

Corrigés p. 487

1. Quelles sont les principales collatérales de l'artère axillaire ?
2. Quels sont les rapports essentiels de l'artère radiale ?
3. Quelles sont les principales artères de la main ?

VEINES DU MEMBRE SUPÉRIEUR

▶ 6-23

Réseau veineux profond du membre supérieur.

1. arcade veineuse palmaire superficielle
2. Veine interosseuse post.
3. Veine radiale
4. Veine récurrente interosseuse
5. Veine récurrente radiale
6. Veine brachiale profonde
7. Veine circonflexe ant.
8. Veine circonflexe post.
9. Veine subclavière
10. Veine thoraco-acromiale
11. Veine thoracique lat.
12. Veine brachiale
13. Veine collatérale ulnaire sup.
14. Veine collatérale ulnaire inf.
15. Veine récurrente ulnaire
16. Veine interosseuse commune
17. Veine ulnaire
18. Veine interosseuse ant.
19. Arcade veineuse palmaire profonde
20. Veine digitale commune
21. Veine digitale propre

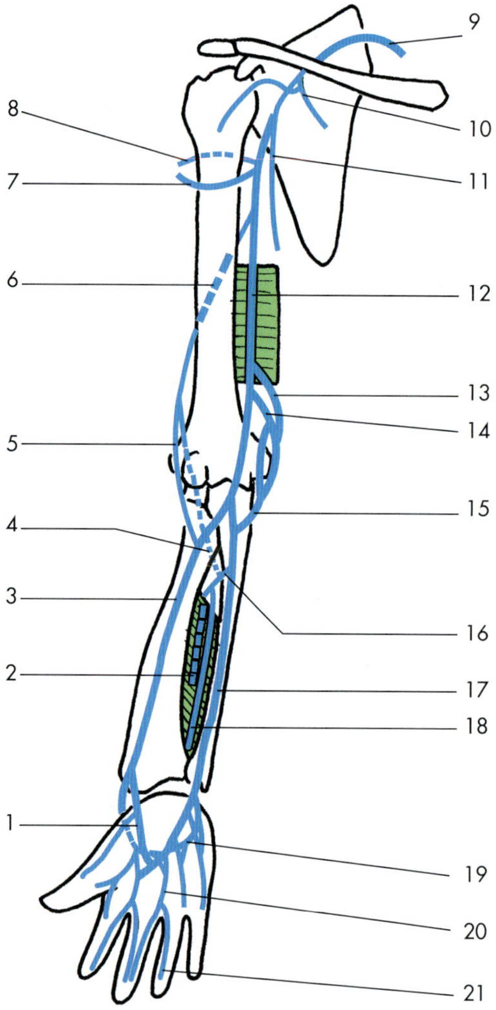

Organisation	
type	– c'est l'un des 2 systèmes de circulation de retour[1]
conformation	– divisé en 2 réseaux : 1 profond et 1 superficiel (**extrafascial**) – ces réseaux sont réunis par de nombreuses communications[2] – les variables anatomiques sont fréquentes et nombreuses
caractéristiques	– système centripète (origine distale) – système passif (activé par des forces externes)[3] – possède un tonus de paroi (fibres musculaires)

[1] L'autre étant le système lymphatique.

[2] C. Gillot distingue 2 types de veines anastomotiques : les perforantes, qui font passer le sang d'un réseau à un autre, et les communiquantes, qui le font passer entre veines d'un même réseau.

[3] Les forces latérales (*vis a latere*), de très loin les plus importantes, sont représentées par les battements artériels au sein de la gaine commune inextensible (ce qui comprime rythmiquement la veine) et par le plaquage des muscles et des fascias lors de la contraction et des mouvements. Il existe des forces poussantes (*vis a tergo*) représentant le reliquat de pression artérielle et, pour une part très minime, une aspiration dite cardiaque (*vis a fronte*), dans la proximité de cet organe. Des éléments variables interviennent : la pesanteur (selon la position) et plus faiblement la respiration (selon la position et l'inspiration ou expiration).

Réseau veineux profond du membre supérieur (fig. 6-23)	
situation	– **satellite** des artères – dans la même gaine vasculaire que l'artère
aspect	– 1 grosse ou 2 petites par artère
caractéristiques	– draine 90 % du sang veineux – même trajet et mêmes rapports que les artères – reçoit la vidange des veines superficielles

Réseau superficiel de la main (*cf.* fig. 6-24)	
réseau dorsal	
arcade dorsale	– arc de cercle concave en haut, en regard des corps métacarpiens – draine le sang veineux des doigts
réseau palmaire	
plexus veineux	– réseau fin et peu abondant

Réseau superficiel de l'avant-bras et du bras (*cf.* fig. 6-24)	
veine céphalique	*cf.* p. 413
veine basilique	*cf.* p. 413
veine médiane de l'avant-bras	– a son origine à la partie latérale du poignet – chemine médianement à la face antérieure de l'avant-bras – se divise au coude en médiane céphalique et médiane céphalique

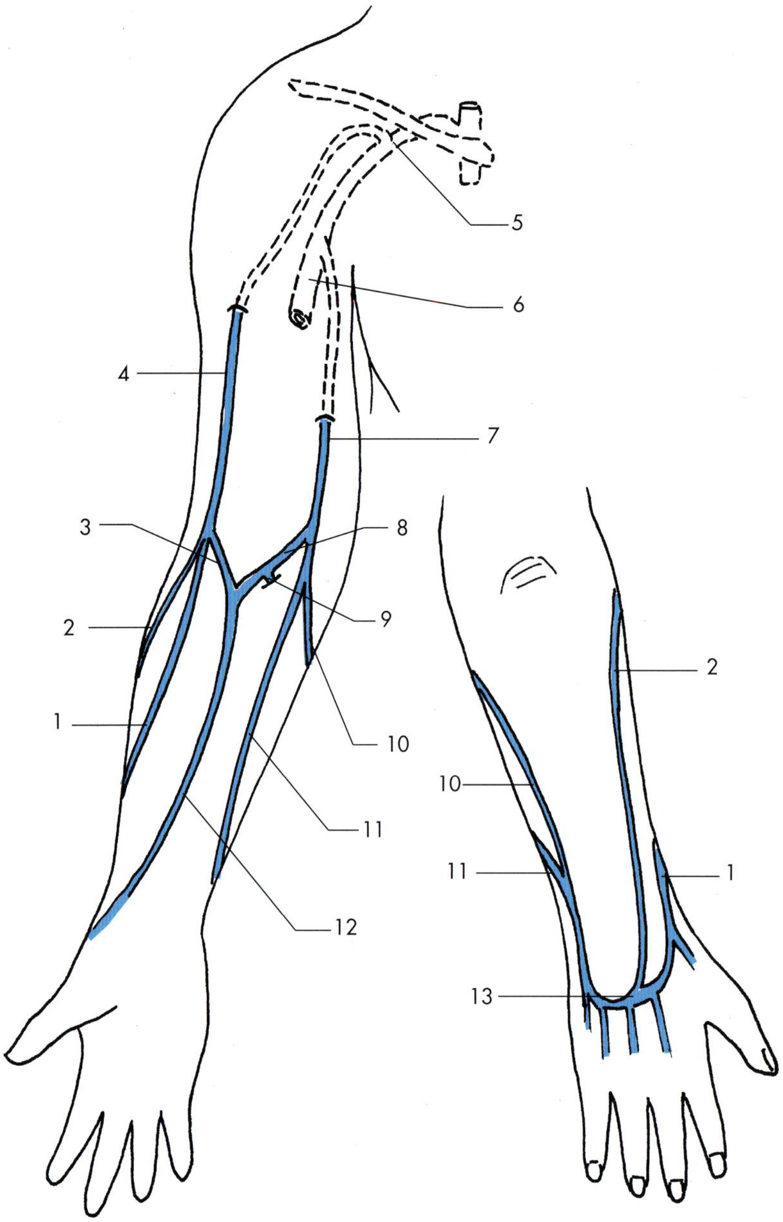

6-24

Réseau veineux superficiel.

1. Veine céphalique de l'avant-bras
2. Veine céphalique accessoire
3. Veine médiane céphalique
4. Veine céphalique du bras
5. Veine subclavière
6. Veine axillaire
7. Veine basilique du bras
8. Veine médiane basilique
9. Veine perforante vers la veine brachiale
10. Veine basilique accessoire
11. Veine basilique de l'avant-bras
12. Veine médiane de l'avant-bras
13. Arcade dorsale de la main

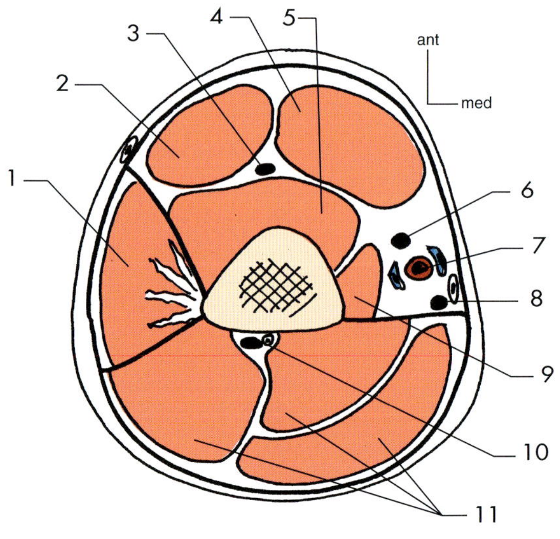

6-25

Rapports.

1. Deltoïde
2. Long biceps
3. Musculocutané
4. Court biceps
5. Brachial
6. Nerf médian
7. Vaisseaux brachiaux
8. Nerf ulnaire
9. Coracobrachial
10. Nerf radial et artère brachiale profonde
11. Triceps

Veine céphalique (fig. 6-24)	
origine	
où	– à la partie postérolatérale de la main (base du pouce)
par	– la partie latérale de l'arcade dorsale
trajet	
avant-bras	– verticale (**extrafasciale**) – à la face latérale (plus postérieure en bas et antérieure en haut) – doublée, proximalement, d'une céphalique accessoire
coude	– aborde la partie antérolatérale du coude – reçoit la médiane-céphalique[1] issue du dédoublement de la médiane de l'avant-bras – les veines superficielles du coude forment le « **M veineux** » du pli du coude[2]
bras	– verticale, à la face latérale – d'abord extrafasciale puis pénètre le fascia superficiel à la partie supérieure (fig. 6-25) et se porte en dedans pour cheminer dans le **trigone deltopectoral**
terminaison	
où	– au niveau claviculaire
par	– une crosse se jetant dans la veine subclavière
territoire	
– partie superficielle et latérale du membre supérieur	

[1] Ou céphalique intermédiaire.
[2] Mais sa forme est variable selon les sujets.

Veine basilique (fig. 6-24)	
origine	
où	– à la partie postéromédiale de la main
par	– la partie médiale de l'arcade dorsale
trajet	
avant-bras	– verticale (**extrafasciale**) – à la face médiale (plus postérieure en bas et antérieure en haut) – doublée, proximalement, d'une basilique accessoire
coude	– aborde la partie antéromédiale du coude – reçoit la médiane-basilique issue du dédoublement de la médiane de l'avant-bras[1]
bras	– verticale, à la face médiale (fig. 6-25) – d'abord extrafasciale puis pénètre le fascia superficiel à la partie moyenne – longe le canal brachial
terminaison	
où	– à la fosse axillaire
par	– une crosse se jetant dans la veine axillaire
territoire	
– partie superficielle et médiale du membre supérieur	

[1] Celle-ci envoie une perforante pour la veine brachiale (réseau profond). Elle se nomme également veine intermédiaire du coude.

LYMPHATIQUES DU MEMBRE SUPÉRIEUR

▶ **6-26**

Lymphatiques du membre supérieur.

1. Réseau lat. de l'avant-bras
2. Nœuds axillaires
3. Réseau antéromédial du bras
4. Nœuds épicondyliens médiaux
5. Réseau médian de l'avant-bras
6. Réseau médial de l'avant-bras
7. Réseau palmaire
8. Réseau dorsal

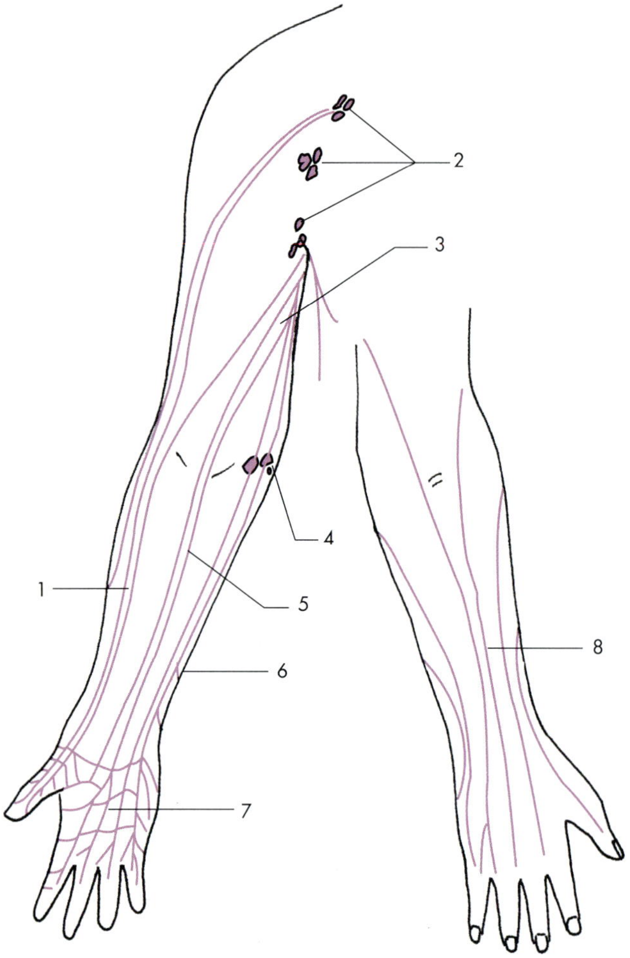

▶ **6-27**

Territoire du drainage des lymphatiques du membre supérieur.

1. Territoire du MS droit et partie supéro-droite du tronc
2. Veines subclavières
3. Territoire du reste du corps (les deux membres inférieurs et le membre supérieur gauche)

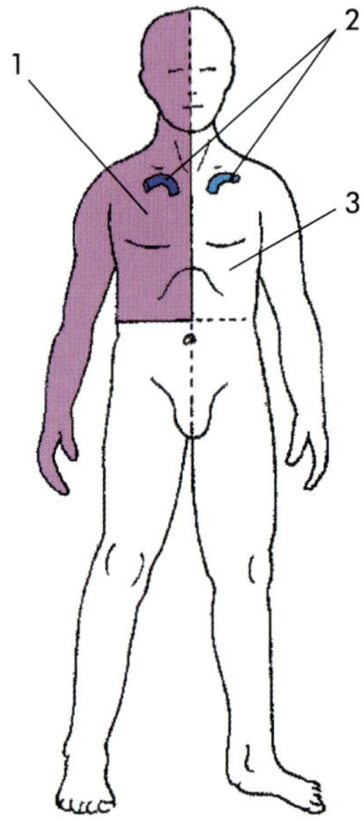

▶ **6-28**

Lymphonœuds de l'épaule.

1. Axillaires brachiaux
2. Axillaires centraux
3. Petit pectoral
4. Axillaires apicaux
5. Thoraciques latéraux
6. Interpectoraux
7. Paramammaires
8. Glande mammaire

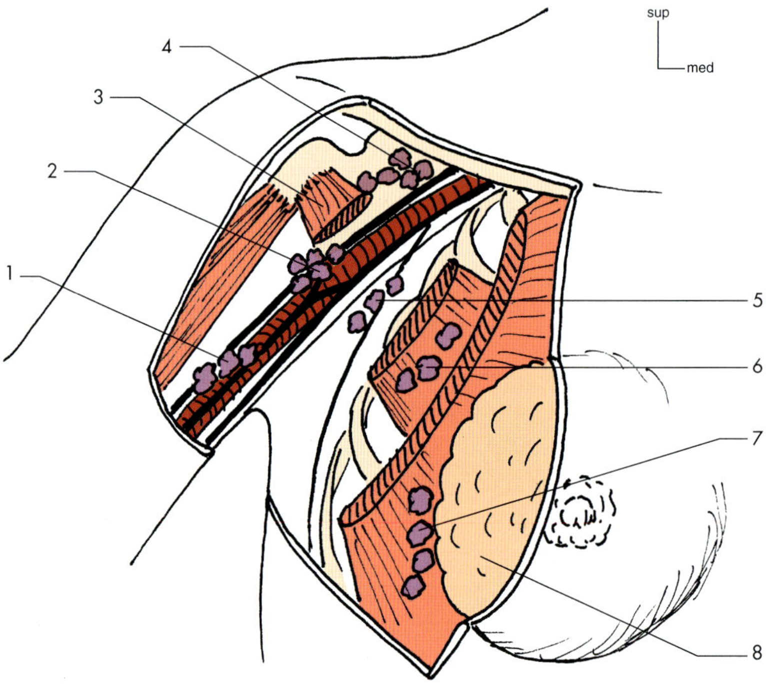

Organisation	
type	– c'est un des 2 systèmes de circulation de retour[1]
conformation	– divisé en 2 réseaux : 1 profond et 1 superficiel – les variables anatomiques sont fréquentes
caractéristiques	– système centripète (origine distale) – système passif – très petits calibres – ramifications nombreuses
territoire	– moitié supérieure du corps – regroupant toute la zone supra-ombilicale, du même côté

[1] L'autre étant le système veineux.

Lymphatiques profonds	
situation	– satellite des artères et veines (profondes)
caractéristiques	– ce réseau reçoit le drainage des nœuds lymphatiques superficiels
main, avant-bras	→ **nœuds profonds du coude**[1]
bras	→ **nœuds profonds brachiaux**[2]
épaule	→ **nœuds profonds axillaires**[3]

[1] À la terminaison des veines radiales et ulnaires.
[2] À la terminaison des veines brachiales.
[3] Ils sont divisés en nœuds brachiaux, centraux, apicaux, parammammaires, interpectoraux, subscapulaires.

Lymphatiques superficiels (fig. 6-26 et 6-27)	
situation	– satellite des veines superficielles
caractéristiques	– ce réseau se draine ensuite dans les nœuds lymphatiques profonds
main	– dorsal : peu nombreux – palmaire : réseau dense
avant-bras	– 3 courants : 1 médial, 1 médian, 1 latéral → **nœuds épicondyliens médiaux superficiels** (fig. 6-26 et 6-27)
bras	– courant essentiellement antéromédial → **nœuds axillaires** (fig. 6-28) (qui se décomposent en axillaires brachiaux, axillaires centraux et axillaires apicaux)
épaule	– réseau regroupant les vaisseaux thoraciques → **nœuds infraclaviculaires** (fig. 6-28) (qui se décomposent en paramammaires interpectoraux et thoraciques latéraux)

QROC sur les veines et lymphatiques du MS

Corrigés p. 487

1. Quelles sont les principales veines superficielles du membre supérieur ?
2. Où sont situés les nœuds lymphatiques du membre supérieur ?
3. Où se terminent les veines superficielles du membre ?
4. Quels sont les rapports essentiels de la veine basilique du bras ?

7

MORPHOLOGIE TOPOGRAPHIE

Anatomie de l'appareil locomoteur - Tome 2

TRIGONE DELTOPECTORAL

Définition (fig. 7-1)	
– c'est une zone morphologique (avec passage vasculaire)[1]	
Situation	
– face antérieure de l'épaule	
Forme	
– sillon intermusculaire à grand axe oblique en bas et en dehors – formant une dépression linéaire entre 2 masses musculaires – évasé à sa partie supérieure[2]	
Contenant	
en dh	– saillie musculaire du deltoïde antérieur (majorée par la flexion de l'épaule)
en dd	– saillie musculaire du faisceau claviculaire du grand pectoral (majorée aussi par la flexion de l'épaule)
en ht	– saillie osseuse de la clavicule – à la partie supérolatérale, ou palpe le processus coracoïde
en bas	– bord inf. du grand pectoral
Contenu	
– veine céphalique (se jette dans la veine subclavière) – artère thoraco-acromiale (puis artère deltopectorale)	

[1] C'est une voie d'abord dans la chirurgie de l'épaule.

[2] La partie haute, large, s'appelait : fossette de Mohrenheim (ou sous-claviculaire de Gerdy) et la partie effilée : sillon deltopectoral.

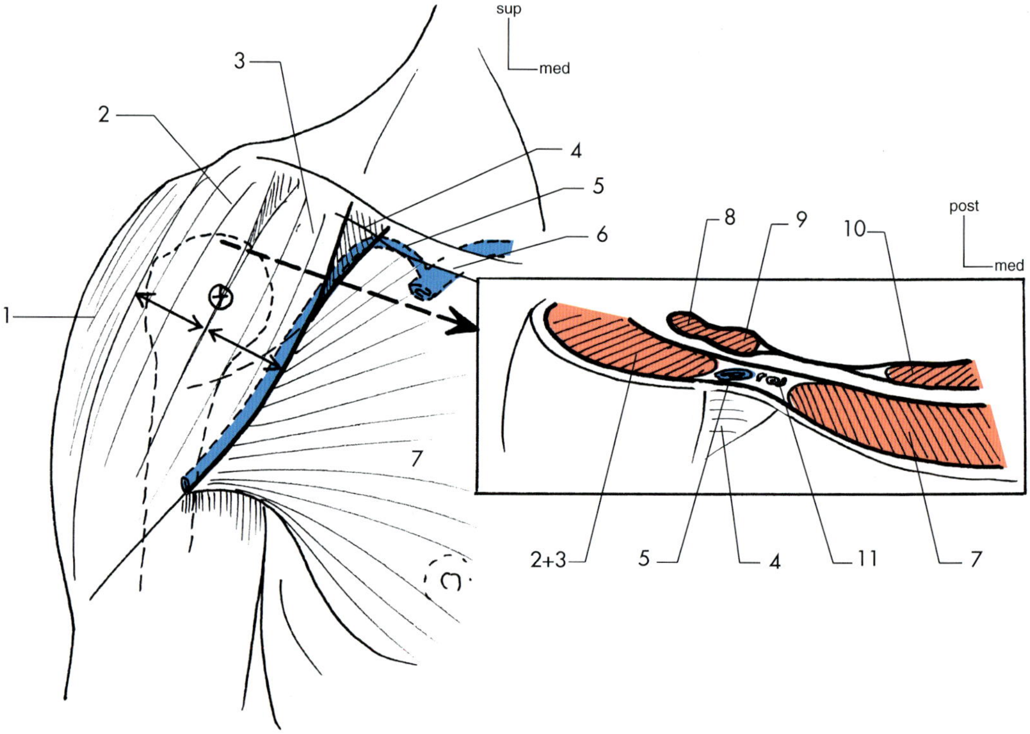

▶ **7-1**
Trigone deltopectoral.
1. Deltoïde moyen
2. Deltoïde antérolat.
3. Deltoïde antéroméd.
4. Trigone
5. Veine céphalique
6. Veine subclavière
7. Grand pectoral
8. Court biceps
9. Coracobrachial
10. Petit pectoral
11. Artère thoraco-acromiale

MOIGNON DE L'ÉPAULE

Définition (fig. 7-2)	
– c'est une zone morphologique	
Situation	
– partie latérale et superficielle de l'épaule	
Forme	
– important relief musculaire, (majoré par la contraction lors de l'abduction chez les sujets masculins et maigres)	
– triangulaire à base scapulaire, convexe en tous sens	
Description	
limites	– *sup.* : – relief osseux claviculo-acromio-spinal – *inf.* : – tubérosité deltoïdienne (le V) – *ant.* – trigone deltopectoral et grand pectoral – *post.* : – bord post. du deltoïde post. (et le relief de l'infraépineux)
relief	– masse charnue du deltoïde – divisé en 3 faisceaux (ant., moy., post.) – relief ant. : subdivisé en 2 sous-faisceaux (*cf.* Myologie)[1] – relief post. : subdivisé de la même façon, mais moins marqué – relief lat. : marqué par l'aspect multipenné de ce faisceau

[1] À noter que la palpation des fibres verticales, à la limite de ces 2 sous-faisceaux, fait souvent croire que l'on palpe le tendon du long biceps, il n'en est rien : ce dernier est plus profond, enfoui dans son sillon et recouvert par le ligament transverse et l'expansion du grand pectoral.

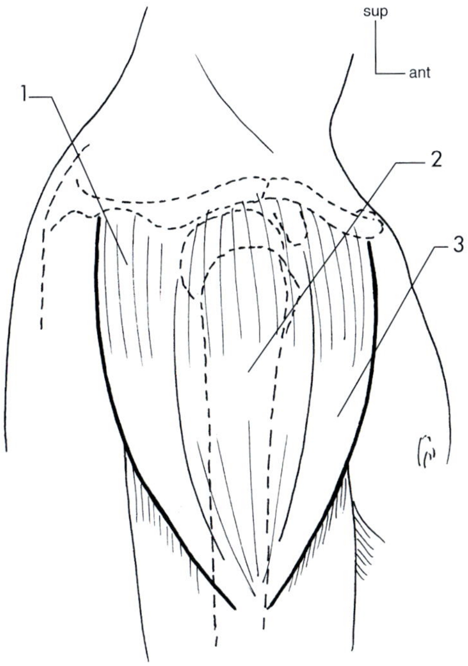

7-2
Moignon de l'épaule.
1. Deltoïde post.
2. Deltoïde moyen
3. Deltoïde ant.

FOSSE AXILLAIRE

Définition (fig. 7-3 à 7-5)
– c'est une zone topographique avec passage vasculo-nerveux
Situation
– partie inférieure de l'épaule
Forme
– pyramide quadrangulaire à sommet tronqué (donc 6 faces)

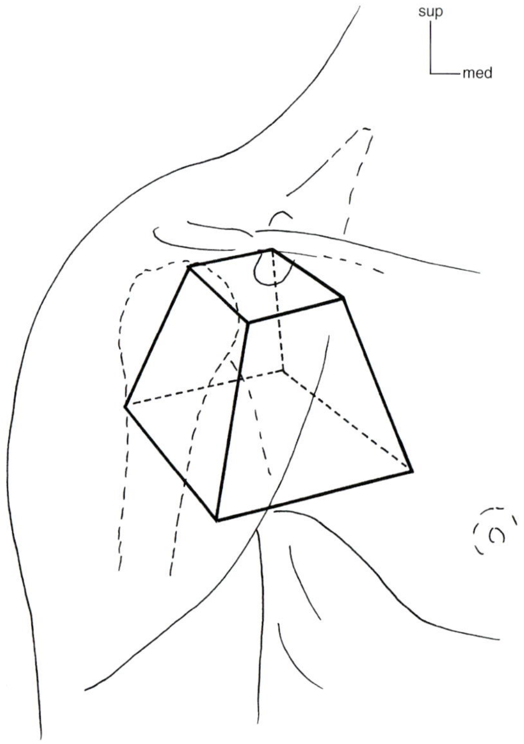

7-3
Les 6 faces schématiques de la fosse axillaire.

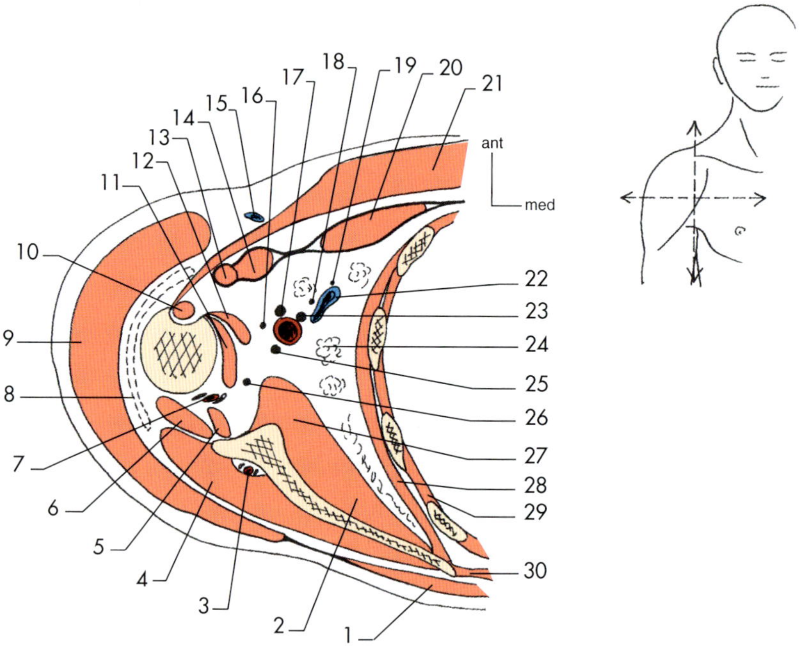

7-4
Coupe transversale (T) de la fosse axillaire.

1. Trapèze inf.
2. Subscapulaire
3. Vaisseaux suprascapulaires
4. Infraépineux
5. Long triceps
6. Petit rond
7. Vaisseaux circonflexes post.
8. Bourse synoviale subdeltoïdienne
9. Deltoïde
10. Long biceps
11. Grand rond
12. Grand dorsal
13. Court biceps
14. Coracobrachial
15. Veine céphalique
16. Nerf musculocutané
17. Nerf médian
18. Nerf cutané médial de l'avant-bras
19. Nerf cutané médial du bras
20. Petit pectoral
21. Grand pectoral
22. Veine axillaire
23. Nerf ulnaire
24. Nœuds lymphatiques
25. Nerf radial
26. Nerf axillaire
27. Subscapulaire
28. Dentelé ant.
29. Intercostaux
30. Rhomboïde

Contenant	
en avt	– *paroi antérieure* : – en dd : petit (en profondeur) et grand pectoral (en superficie) – en dh : coracobiceps
en arr.	– *paroi postérieure* : – subscapulaire – grand rond et grand dorsal
en dd	– *paroi médiale* : – dentelé antérieur – côtes et intercostaux
en dh	– *paroi latérale* : – col chirurgical de l'humérus
en ht	– *paroi supérieure* : – voûte coracoïdienne
en bas	– *paroi inférieure* : – fascias de l'aisselle (profond et superficiel)
Contenu	
– plexus brachial (partie inférieure) avec l'émergence des grands nerfs du membre supérieur – artère axillaire – veine axillaire (avec la crosse de la veine basilique) – nœuds lymphatiques – graisse	

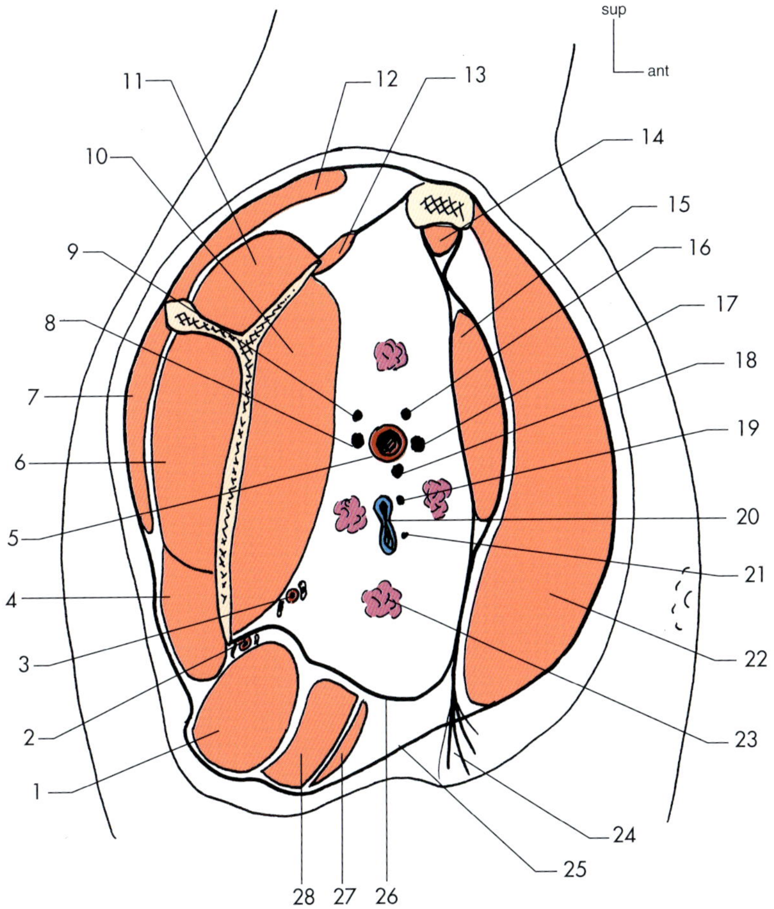

▶ **7-5**

Coupe sagittale (S) de la fosse axillaire.

1. Long triceps
2. Vaisseaux subscapulaires (branche post.)
3. Vaisseaux subscapulaires (branche ant.)
4. Petit rond
5. Artère axillaire
6. Infraépineux
7. Deltoïde post.
8. Nerf radial
9. Nerf axillaire
10. Subscapulaire
11. Supraépineux
12. Trapèze moy.
13. Omo-hyoïdien
14. Subclavier
15. Petit pectoral
16. Nerf musculocutané
17. Nerf médian
18. Nerf ulnaire
19. Nerf cutané médial de l'avant-bras
20. Veine axillaire
21. Nerf cutané médial du bras
22. Grand pectoral
23. Nœuds lymphatiques
24. Ligament suspenseur de l'aisselle
25. Fascia axillaire superficiel
26. Fascia axillaire profond
27. Grand dorsal
28. Grand rond

RÉGION ANTÉRIEURE DU BRAS

Définition (fig. 7-6)	
– c'est une zone morphologique	
Situation	
– partie antérieure du segment proximal du membre supérieur	
Forme	
– relief musculaire allongé (majoré par la contraction lors de la flexion du coude)	
Description	
limites	– *sup.* : – limite inf. du trigone deltopectoral (bord inf. du grand pectoral) et partie antéro-inf. du deltoïde – *inf.* : – région du pli du coude – *sur les côtés* : – méplats correspondant aux septums intermusculaires
relief	– l'essentiel est celui du biceps brachial (accentué par la flexion-supination du coude) – à la moitié sup., on peut dissocier les chefs long et court – à la partie inféromédiale, on note l'expansion médiale du tendon bicipital – tout en bas, on note le relief vertical et saillant du tendon (en mi-flexion active) – la partie latérale permet de situer le brachial, sous-jacent – la partie médiale est déprimée, recouverte d'une peau fine (*cf.* Canal brachial)

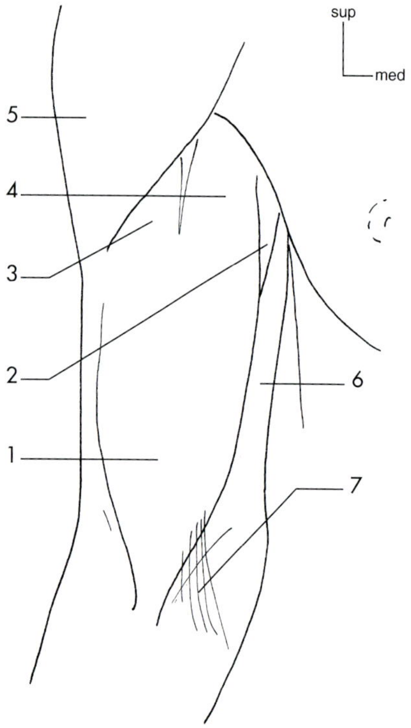

▶ **7-6**
Vue antérieure du bras.
1. Corps du biceps
2. Coracobrachial
3. Long biceps
4. Court biceps
5. Deltoïde
6. Canal brachial
7. Expansion du biceps

CANAL BRACHIAL

Définition (fig. 7-7)	
– c'est une zone topographique avec passage vasculo-nerveux[1]	
Situation	
– partie médiale du bras	
Forme	
– canal vertical grossièrement triangulaire à la coupe	
Contenant	
en superficie	– fascia brachial (perforé à la partie moy. par l'émergence de la veine basilique et le nerf CMAB)
en profondeur	– brachial et plan osseux (humérus)
en avt	– biceps brachial
en arr.	– SIMM (puis, en arr. : nerf ulnaire)
Contenu	
– nerf médian – vaisseaux brachiaux (et lymphatiques)	

[1] Anciennement canal de Cruveilhier.

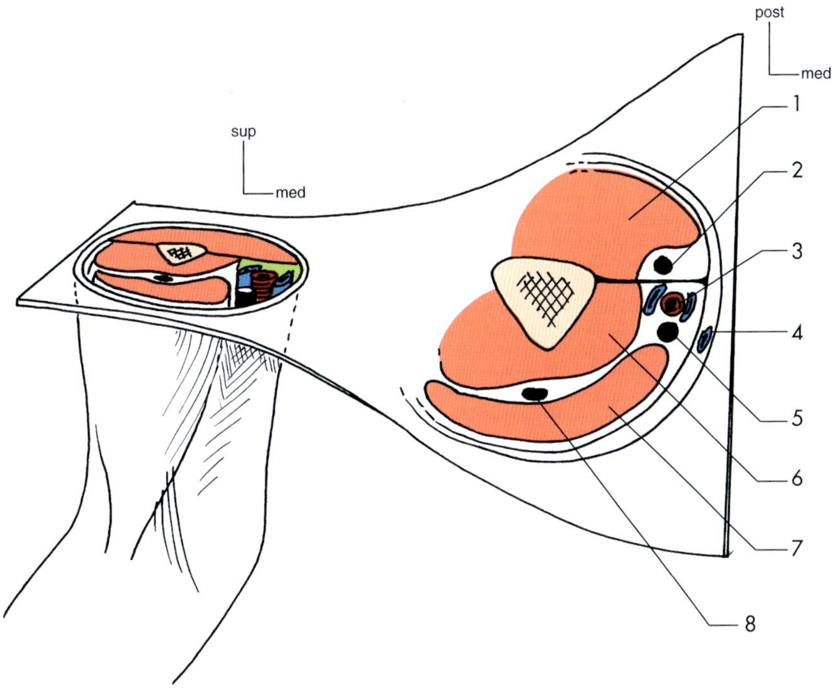

7-7
Canal brachial.
1. Triceps brachial
2. Nerf ulnaire
3. Vaisseaux brachiaux
4. Veine basilique
5. Nerf médian
6. Brachial
7. Biceps brachial
8. Nerf musculocutané

RÉGION POSTÉRIEURE DU BRAS

Définition (fig. 7-8)	
– c'est une zone morphologique	
Situation	
– partie postérieure du segment proximal du membre supérieur	
Forme	
– relief musculaire allongé verticalement, plus étroit et convexe transversalement	
– majoré par la contraction musculaire, lors de l'extension du coude	
Description	
limites	– sup. : – deltoïde post. (ligne oblique en bas et en dh) – inf. : – région olécrânienne – sur les côtés : – méplats correspondant aux septums intermusculaires
relief	– masse charnue du triceps brachial 1) moitié sup. – en dh : corps charnu étroit du chef latéral du triceps – en dd : tendon du long triceps[1] 2) moitié inf. – en dd : chef médial du triceps – au milieu : relief aplati du tendon tricipital – en dh : chefs latéral (en ht) et médial (en bas)

[1] Attention : en dedans du chef latéral, ce n'est pas le chef médial (plus bas) mais le long triceps.

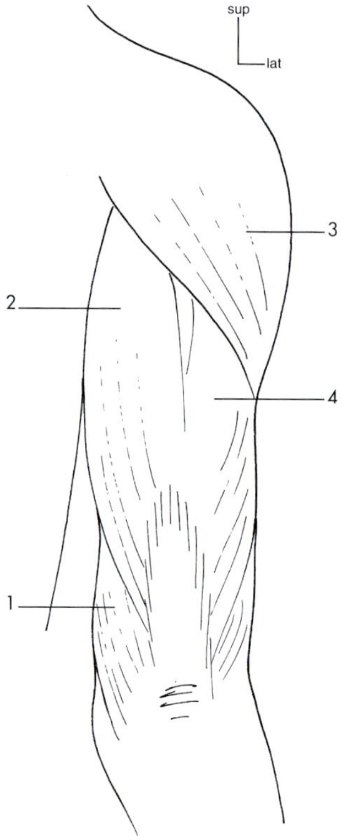

▶ 7-8
Vue postérieure du bras.
1. Chef médial du triceps
2. Long triceps
3. Deltoïde
4. Chef latéral du triceps

GOUTTIÈRE BICIPITALE LATÉRALE

Définition (fig. 7-9)	
– c'est une zone morpho-topographique avec passage vasculo-nerveux[1]	
Situation	
– partie antérolatérale du coude	
Forme	
– dépression intermusculaire, formant un sillon oblique en bas et en dd	
Contenant	
en dd	– tendon du biceps brachial
en dh	– brachioradial
en profondeur	– brachial, puis plan ostéoarticulaire du coude
en superficie	– fascia superficiel et veine médiane céphalique
Contenu	
– nerf radial (se divise en 2 en regard du capitulum) – nerf musculocutané (sort d'entre biceps et brachial puis perfore le fascia superficiel) – artère récurrente radiale (s'anastomose avec la brachiale profonde) – graisse	

[1] Comme la gouttière bicipitale médiale, elle est surtout visible en légère flexion active du coude, en raison de la saillie des masses musculaires. En flexion prononcée, le pli de flexion est transversal.

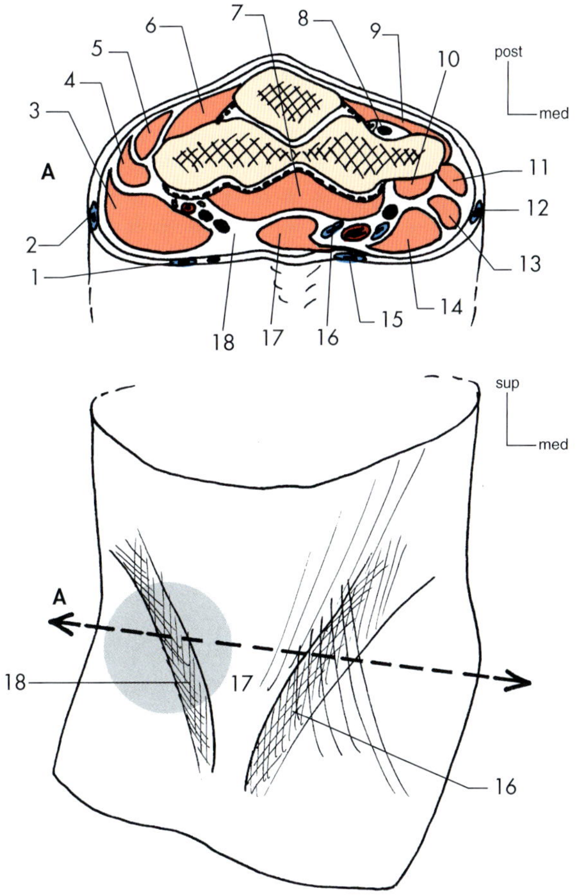

▶ 7-9

Gouttière bicipitale latérale (coupe en A).

1. Veine médiane céphalique
2. Veine céphalique
3. Brachioradial
4. LERC
5. CERC
6. Anconé
7. Brachial
8. Nerf ulnaire
9. FUC
10. FSD
11. Long palmaire
12. Veine basilique
13. FRC
14. Rond pronateur
15. Veine médiane basilique
16. Gouttière bicipitale médiale (nerf médian et vaisseaux brachiaux)
17. Tendon du biceps et son expansion
18. Gouttière bicipitale latérale (2 branches du nerf radial et artère récurrente radiale)

GOUTTIÈRE BICIPITALE MÉDIALE

Définition (fig. 7-10)	
– c'est une zone morpho-topographique avec passage vasculo-nerveux	
Situation	
– partie antéromédiale du coude	
Forme	
– dépression intermusculaire, formant un sillon oblique en bas et en dh	
Contenant	
en dd	– rond pronateur (puis autres épicondyliens médiaux)
en dh	– tendon du biceps brachial
en profondeur	– brachial, puis plan ostéoarticulaire du coude
en superficie	– expansion du biceps, fascia superficiel et veine médiane basilique
Contenu	
– nerf médian (en dd de l'artère) – vaisseaux brachiaux (la division en radiaux et ulnaires s'opère en dessous du pli du coude) – nœuds lymphatiques (et graisse)	

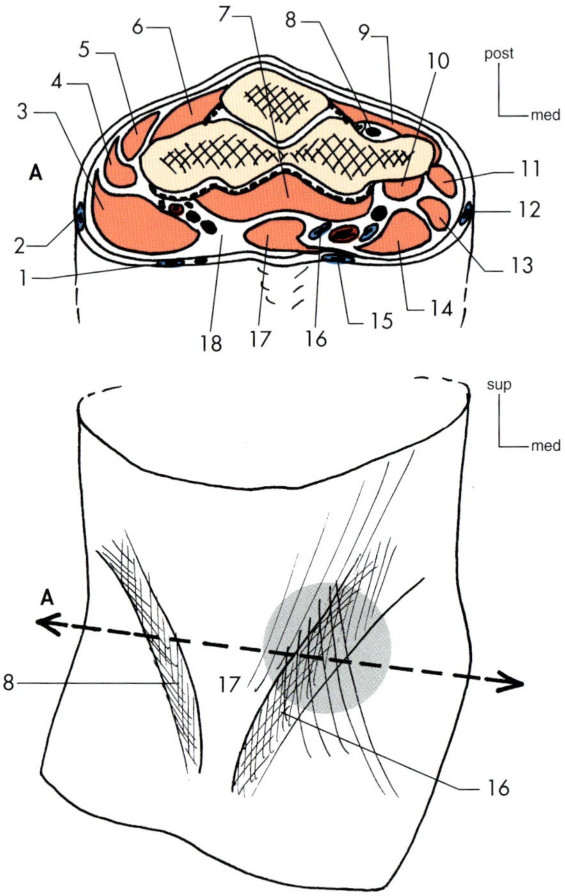

▶ **7-10**

Gouttière bicipitale médiale (coupe en A).

1. Veine médiane céphalique
2. Veine céphalique
3. Brachioradial
4. LERC
5. CERC
6. Anconé
7. Brachial
8. Nerf ulnaire
9. FUC
10. FSD
11. Long palmaire
12. Veine basilique
13. FRC
14. Rond pronateur
15. Veine médiane basilique
16. Gouttière bicipitale médiale (nerf médian et vaisseaux brachiaux)
17. Tendon du biceps et son expansion
18. Gouttière bicipitale latérale (2 branches du nerf radial et artère récurrente radiale)

RÉGION OLÉCRÂNIENNE

Définition (fig. 7-11)	
– c'est une zone morphologique	
Situation	
– partie postérieure du coude (la gouttière olécrânienne médiale est traitée à part)	
Forme	
– dominée par le relief des 3 saillies osseuses du coude	
Description	
relief	– en dd : relief médial de l'épicondyle médial, marqué (accentué par le valgus) – en dh : relief latéral de l'épicondyle latéral, moins marqué – au milieu : relief médian de l'olécrâne, plus volumineux, prolongé en bas par la crête ulnaire et en haut par le tendon tricipital. – ces 3 reliefs sont alignés sur une transversale en rectitude du coude, ils forment un triangle à sommet inférieur en flexion[1]

[1] Un alignement en flexion traduit une fracture de l'olécrâne.

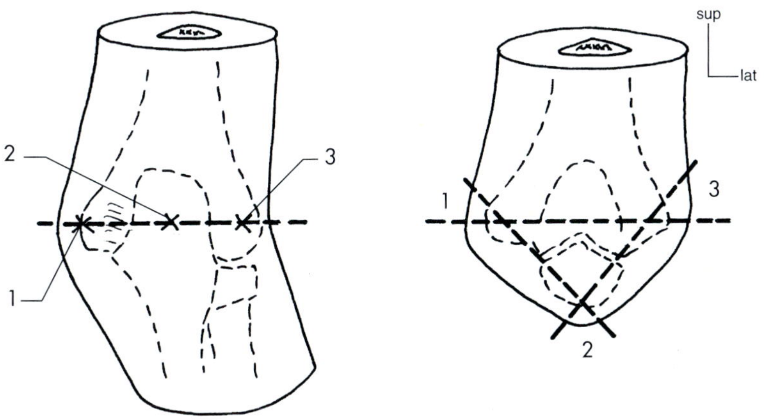

▶ 7-11
Région postérieure du coude en extension (a), en flexion (b).
1. Épicondyle médial
2. Olécrâne
3. Épicondyle latéral

GOUTTIÈRE OLÉCRÂNIENNE MÉDIALE

Définition (fig. 7-12)	
– c'est une zone topographique avec passage vasculo-nerveux	
Situation	
– partie postéromédiale du coude	
Forme	
– tunnel ostéofibreux vertical	
Contenant	
en avt	– épicondyle médial de l'humérus
en dh	– olécrâne
en arr. et dd	– arcade du fléchisseur ulnaire du carpe
Contenu	
– nerf ulnaire (facilement palpable) – artère récurrente ulnaire postérieure	

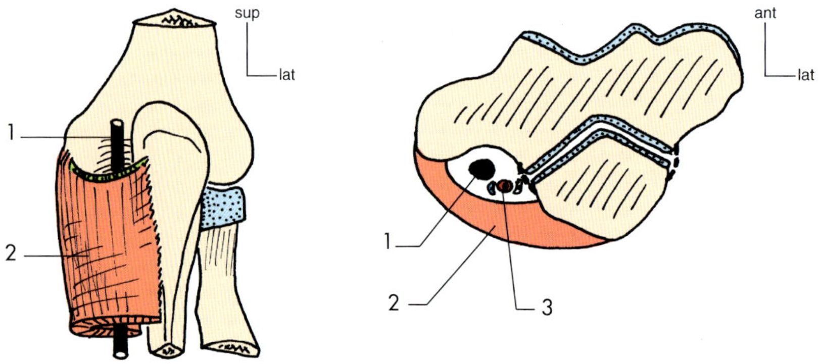

▶ 7-12

Gouttière olécrânienne médiale en vue postérieure (a), en coupe transversale (b).
1. Nerf ulnaire
2. FUC
3. Artère récurrente ulnaire post.

RÉGION ANTÉROMÉDIALE DE L'AVANT-BRAS

Définition (fig. 7-13)	
– c'est une zone morphologique	
Situation	
– partie antéromédiale du segment distal du membre supérieur (les épicondyliens latéraux sont traités avec la région postérolatérale)	
Forme	
– allongée verticalement et aplatie d'avant en arrière	
– subdivisée en 2 plans par le fascia profond de l'avant-bras	
– plus large et épaisse en haut qu'en bas	
Description	
limites	– en ht : pli du coude – en bas : ligne bistyloïdienne (pli de flexion du poignet) – en dh : loge latérale (brachioradial) – en dd et arr. : crête ulnaire
relief	1) *moitié sup.* : – large, très épaisse (reliefs charnus) – volume des épicondyliens médiaux (le rond pronateur forme le relief le plus latéral et le plus haut), majoré par la flexion du poignet et des doigts. 2) *moitié inf.* : – plus étroite et moins large (reliefs tendineux) – de dd en dh on trouve le relief des tendons du FUC, une partie du FSD, long palmaire, FRC

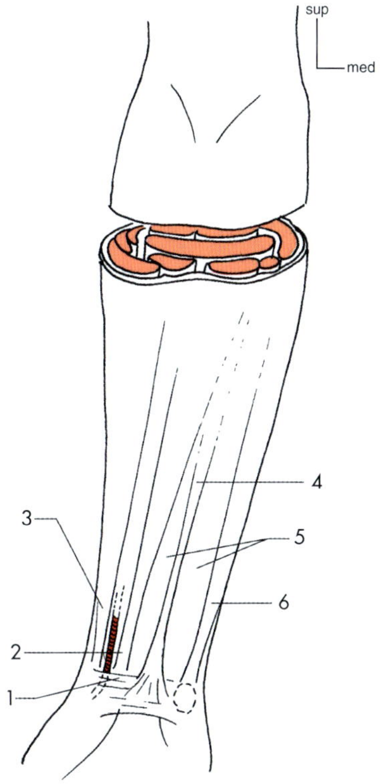

7-13
Vue antérieure de l'avant-bras.
1. RMF
2. FRC
3. Brachioradial
4. Long palmaire
5. FSD
6. FUC

GOUTTIÈRE DU POULS

Définition (fig. 7-14)	
– c'est une zone topographique avec passage vasculaire	
Situation	
– partie inférolatérale de la face antérieure de l'avant-bras	
Forme	
– sillon intertendineux vertical	
Contenant	
en dh	– tendon du brachioradial
en dd	– tendon du fléchisseur radial du carpe
en avt	– fascia superficiel et peau
en arr.	– LFP et carré pronateur
Contenu	
– artère radiale (prise du pouls radial)	

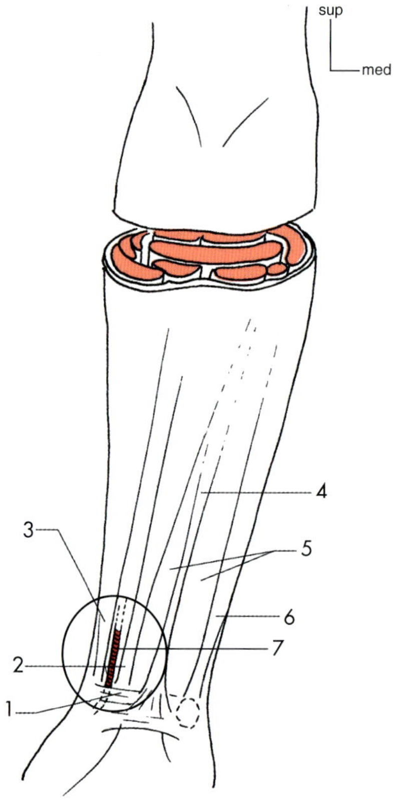

▶ 7-14
Gouttière du pouls.
1. RMF
2. FRC
3. Brachioradial
4. Long palmaire
5. FSD
6. FUC
7. Artère radiale

RÉGION POSTÉROLATÉRALE DE L'AVANT-BRAS

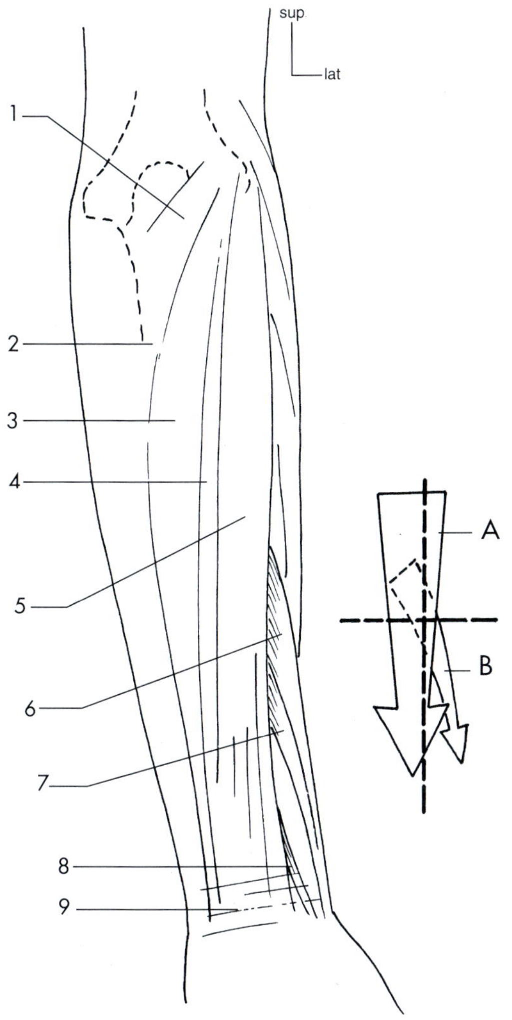

▶ 7-15

Vue postérieure de l'avant-bras : muscles superficiels (A) et profonds (B).

1. Anconé
2. Crête ulnaire
3. EUC
4. Extenseur du V
5. Extenseur des doigts
6. Long abducteur du I
7. Court extenseur du I
8. Long extenseur du I
9. RME

Définition (fig. 7-15)	
– c'est une zone morphologique	
Situation	
– englobe les loges postérieure et latérale du segment distal du membre supérieur	
Forme	
– allongée verticalement et aplatie d'arrière en avant	
– subdivisée en : 1) loge latérale : – muscles latéraux 2) loge postérieure : – 1 plan superficiel : muscles épicondyliens latéraux – 1 plan profond : muscles pour la partie latérale de la main (pouce et index)	
Description	
limites	– en ht : région épicondylienne latérale – en bas : interligne du poignet (niveau styloïde radial) – en dd : crête ulnaire – en avt et dh : bord ant. du brachioradial
relief	1) *en dh* : – d'avant en arr. : brachioradial, LERC et CERC (relief majoré par la flexion en pronosupination intermédiaire pour le 1er, et par l'extension du poignet en flexion des doigts pour les 2 autres) – moitié sup. épaisse (charnue) – moitié inf. plus mince (tendineuse) 2) *en arr.* : – **plan superficiel** – les muscles sont verticaux et parallèles (sauf l'anconé qui est court et oblique) – reliefs visibles sur toute la hauteur : charnus en haut (donc plus volumineux), tendineux en bas (donc plus étroits) – de dd en dh : anconé, EUC, extenseur du V, extenseur des doigts[1], – **plan profond** – muscles obliques en bas et dh – visibles seulement à la partie inférolatérale (du fait de l'obliquité des muscles) – de ht en bas : long abducteur du I, court puis long extenseur du I, extenseur du II

[1] Le supinateur est profond et occupe la partie supérieure, non visible.

TABATIÈRE ANATOMIQUE

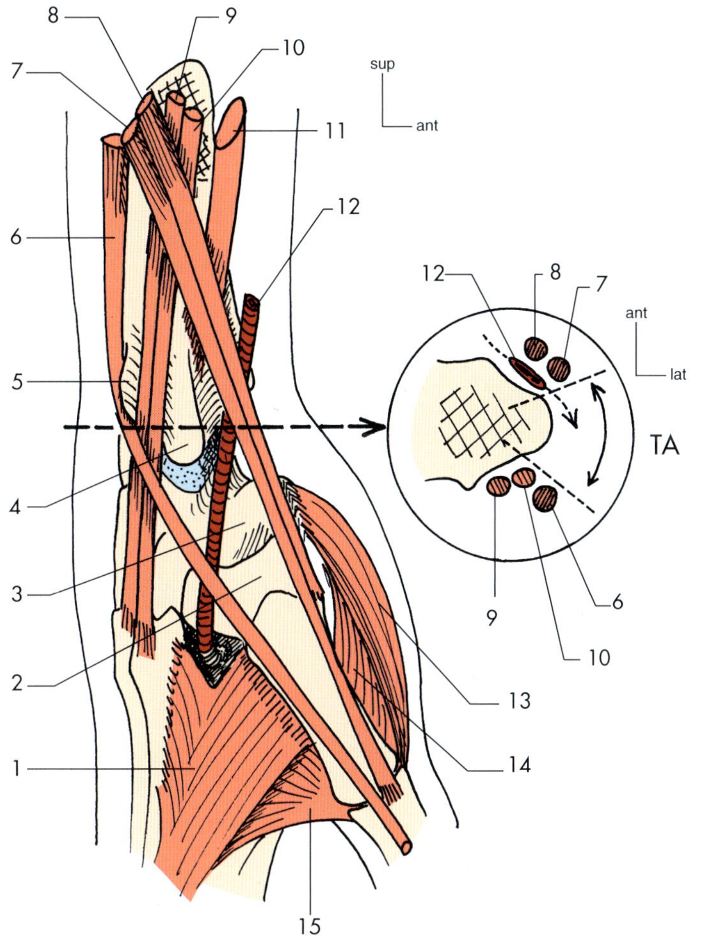

7-16

Tabatière anatomique (TA).

1. 1er IOD
2. Trapèze
3. Tubercule du scaphoïde
4. Styloïde radial
5. Bord postérieur (tubercule dorsal du radius.
6. Long extenseur du I
7. Court extenseur du I
8. Long abducteur du I
9. CERC
10. LERC
11. Brachioradial
12. Artère radiale
13. Court abducteur du I
14. Opposant du I
15. Adducteur du I

Définition (fig. 7-16)	
– c'est une zone morpho-topographique avec passage vasculaire	
Situation	
– partie postérolatérale du poignet	
Forme	
– dépression fusiforme, à grand axe orienté vers le pouce (bas, avt, dh)	
Contenant	
en dh/avt	– tendon du court extenseur du pouce (le long abducteur du I lui est accolé)
en dd/arr.	– tendon du long extenseur du pouce
en profondeur	– plan osseux avec au centre : le styloïde radial en bas : le tubercule de scaphoïde (et ligament collatéral radial)
en superficie	– fascia superficiel
Contenu	
– moitié sup. :	– LERC et CERC (obliques en bas et arr.)
– moitié inf. :	– artère radiale (légèrement oblique en bas et arr.), plus profond : LCR du poignet

CANAL CARPIEN

Définition (fig. 7-17)	
– c'est une zone topographique avec passage tendineux et nerveux	
Situation	
– partie antérieure du poignet	
Forme	
– tunnel ostéofibreux à grand axe vertical	
Contenant	
en avt	– rétinaculum des muscles fléchisseurs (RMF)
en arr.	– carpe (les 2 rangées)
en ht	– bord sup. du RMF (interligne radiocarpien) avec la terminaison du long palmaire
en bas	– bord inf. du RMF (interligne carpo-métacarpien)
en dd	– berge médiale du canal : **pisiforme** et **uncus** de l'hamatum
en dh	– berge latérale du canal : **tubercule** du scaphoïde et **crête** du trapèze
Contenu	
– tendons fléchisseurs sur 2 plans : – en arr. : long fléchisseur du I (gaine propre) et FPD (repli post. de la gaine des fléchisseurs, *cf.* fig. 3-181) – en avt : FRC (gaine propre, dans une expansion profonde du RMF) et FSD (repli ant. de la gaine des fléchisseurs) – nerf médian (en avant du tendon du FSD pour l'index)	

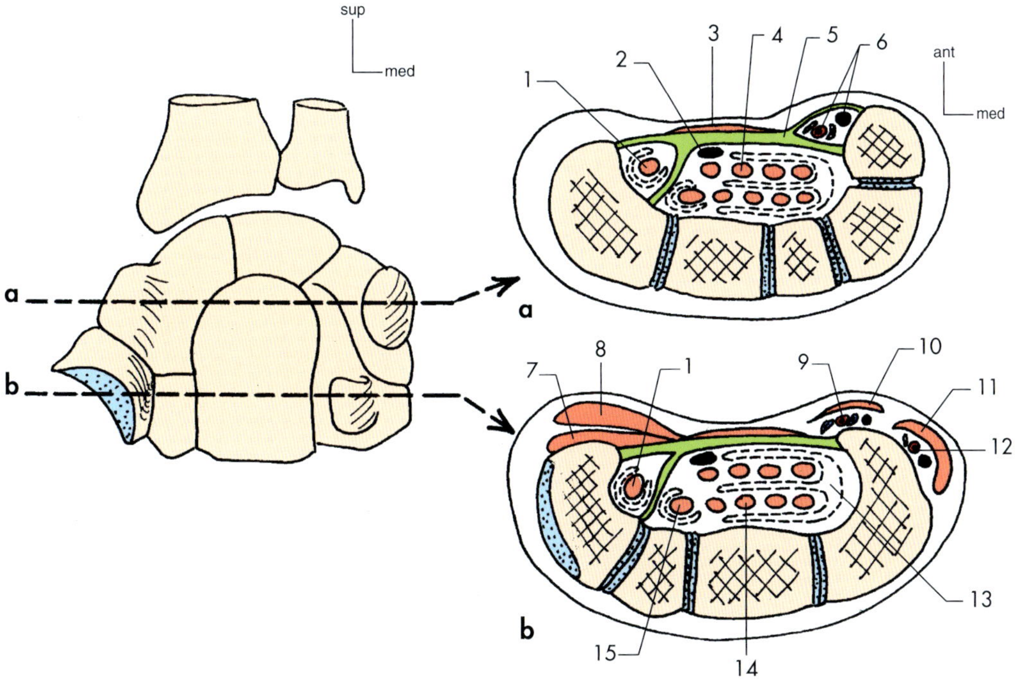

7-17
Canal carpien en coupes transversales haute (a) et basse (b).
1. FRC et sa gaine
2. Nerf médian
3. Long palmaire
4. FSD
5. RMF
6. PVN ulnaire
7. Opposant du I
8. Court abducteur du I
9. PVN ulnaire superficiel
10. Court palmaire
11. Abducteur du V
12. PVN ulnaire profond
13. Gaine des fléchisseurs
14. FPD
15. LFP et sa gaine

CANAL ULNAIRE[1]

Définition (fig. 7-17 et 7-18)	
– c'est une zone topographique avec passage vasculo-nerveux	
Situation	
– en avant et en dedans du canal carpien[1]	
Forme	
– petit tunnel ostéofibreux, à grand axe vertical	
Contenant	
en arr.	– RMF
en dd	– pisiforme
en avt	– expansion externe du RMF
Contenu	
– PVN ulnaire (avant sa division en PVN superficiel et PVN profond)	

[1] Ce PVN n'est jamais concerné dans les atteintes du canal carpien (syndrome du canal carpien).

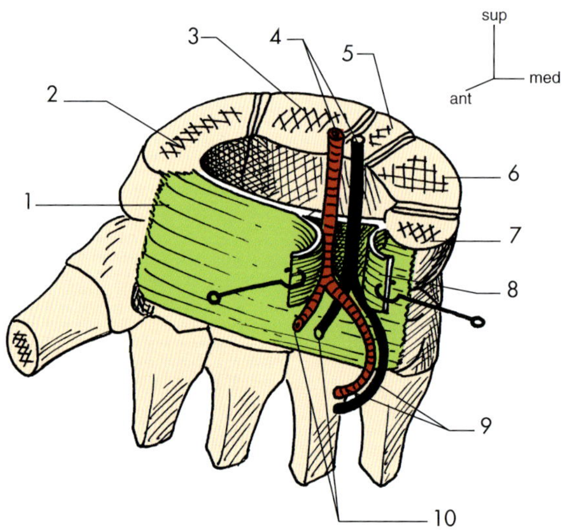

▶ 7-18
Canal ulnaire.
1. RMF
2. Scaphoïde
3. Capitatum
4. PVN ulnaire
5. Hamatum
6. Triquetrum
7. Pisiforme
8. Repli externe du RMF
9. PVN ulnaire profond
10. PVN ulnaire superficiel

[1] Ou loge ulnaire, ou loge ostéofibreuse médiale, ancienne loge de Guyon.

PAUME DE LA MAIN

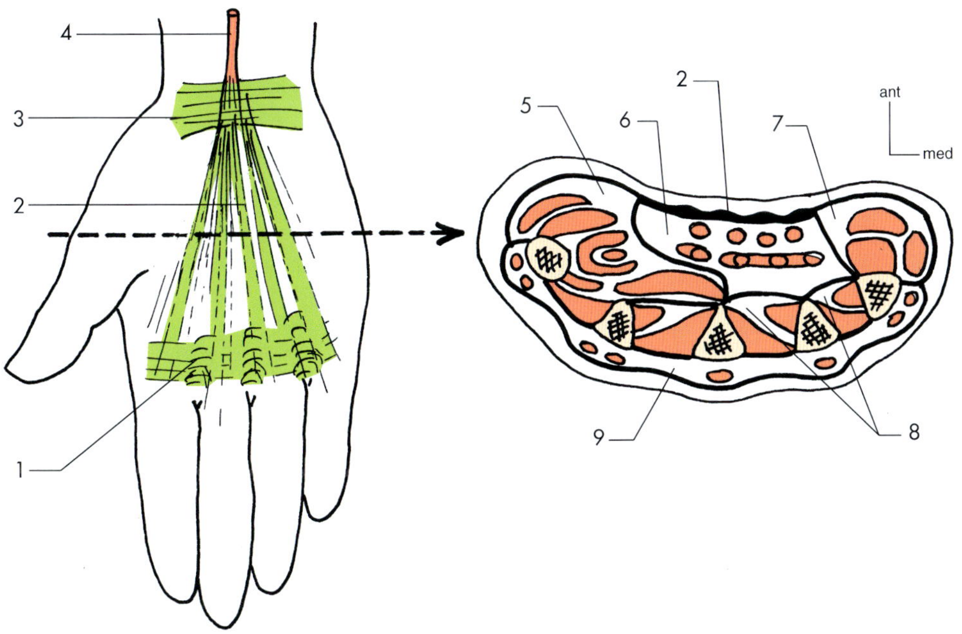

▶ **7-19**

Paume de la main.

1. Fibres transversales du fascia palmaire moyen
2. Fibres longitudinales du fascia palmaire moyen
3. RMF
4. Long palmaire
5. Loge palmaire latérale ou thénar
6. Loge palmaire moyenne
7. Loge palmaire médiale ou hypothénar
8. Loges interosseuses
9. Loge dorsale

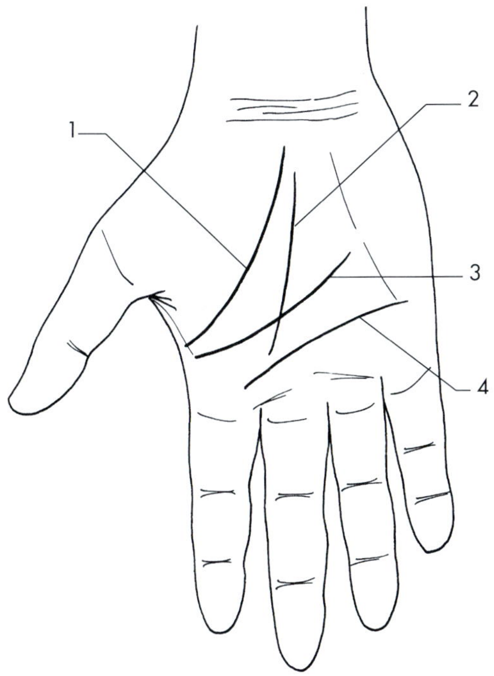

▶ **7-20**

Plis palmaires.

1. Pli d'opposition du pouce
2. Pli longitudinal médian
3. Pli palmaire proximal
4. Pli palmaire distal

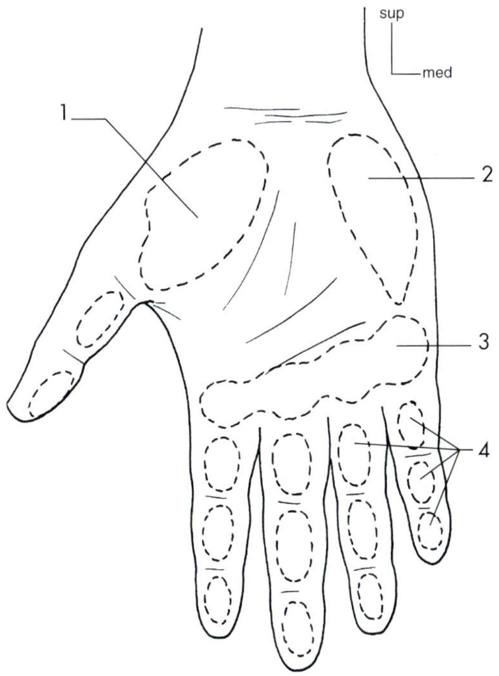

▶ **7-21**

Coussinets palmaires (zones de contact).

1. Thénarien
2. Hypothénarien
3. Digitopalmaire
4. Pulpaires

Définition (fig. 7-19 à 7-21)

– c'est une zone morphologique

Situation

– partie antérieure de la zone métacarpienne

Forme

– large, légèrement concave en tous sens (± selon la position)
– grossièrement quadrangulaire (plus ou moins large ou allongée, selon le type morphologique)
– divisée en 3 parties : partie palmaire moyenne (ou **paume** proprement dite)
  partie latérale (ou éminence **thénar**[1]
  partie médiale (ou éminence **hypothénar**)

Description

limites	– en ht : – RMF – en bas : – commissures des doigts – sur les côtés : – septums latéral et médial entre les 3 loges palmaires – en superficie : – fascia palmaire (le latéral ; le médial ; le moyen, très épais, avec les expansions longitudinales du long palmaire) – en profondeur : – fascia palmaire profond (limitant les loges interosseuses) et bord ant. de M3, M4, M5
relief	1) *partie moyenne* : – triangulaire à sommet supérieur – légèrement concave en tous sens (« creux » de la main) – contient les tendons fléchisseurs, arcades palmaires, artères et nerfs digitaux communs 2) *éminence thénar* : – volume musculaire très saillant (COCA[2]) – accentué par l'opposition du pouce 3) *éminence hypothénar* – volume musculaire peu saillant (CACO[3])
plis et coussinets	– le relief palmaire fait apparaître : 1) des **plis cutanés** (fig. 7-20) : – il existe 4 plis[4] importants : 3 obliques en dh, en bas et 1 vertical : a) de l'opposition du pouce (correspond à ce mouvement) b) pli palmaire proximal (correspond à la flexion des MP II et III) c) pli palmaire distal (correspond à la flexion des MP IV et V) d) pli longitudinal médian – il existe 2 petits plis plus discrets et sans importance : e) au niveau des têtes métacarpiennes III et IV (n'apparaissant qu'à la flexion de ces MP) f) entre l'éminence hypothénar et la paume (correspond à la limite latérale des corps charnus des hypothénariens) 2) des **coussinets** formant un matelassage cellulograisseux (fig. 7-21) : – ce sont des contacts souples améliorant la qualité des prises (leur existence est notamment visible lors de l'empreinte de la main) – ils sont répartis au pourtour du creux de la main – ce sont : – l'éminence thénar et son revêtement – l'éminence hypothénar et son revêtement – le coussinet digitopalmaire (niveau des MP des doigts longs)

[1] Le terme *thénar* signifie « paume ».
[2] COCA = de la superficie à la profondeur : court abducteur, opposant, court fléchisseur et adducteur du pouce.
[3] CACO = de la superficie à la profondeur : court palmaire, puis abducteur, court fléchisseur et opposant du 5e doigt.
[4] La culture populaire, héritière de la chiromancie, connaît ces lignes sous les vocables suivants : ligne de vie pour a), ligne de tête pour b), ligne de cœur pour c), ligne de chance pour d), délimitation des monts de Saturne et d'Apollon pour e), ligne de santé pour f).

RÉGION DU DOIGT

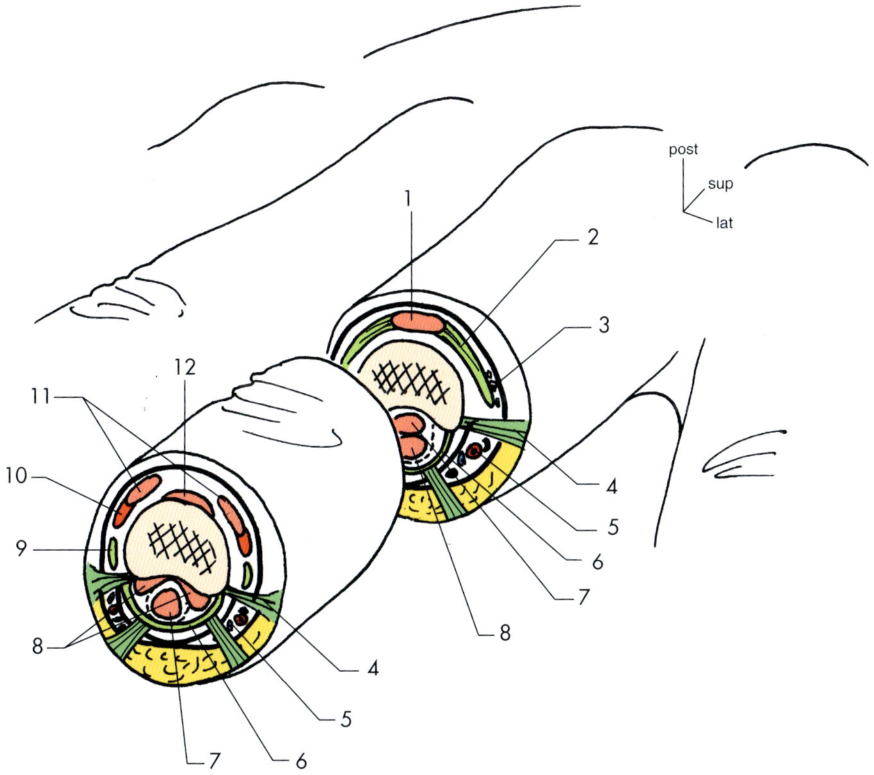

▶ **7-22**

Coupes transversales du doigt en P1 et à la partie proximale de P2.

1. Extenseur des doigts
2. Dossière des interosseux
3. PVN dorsal
4. Ligament de Cleland
5. PVN palmaire
6. Coulisse fibreuse des fléchisseurs
7. FPD
8. FSD
9. Ligament rétinaculaire oblique
10. Expansion des interosseux + lombricaux
11. Languettes latérales de l'extenseur des doigts
12. Fin de la languette médiane de l'extenseur des doigts

Définition (fig. 7-22)	
– c'est une zone morpho-topographique	
Situation	
– extrémité distale de la main	
– au nombre de 5 doigts	
Forme	
– le doigt est globalement cylindrique	
– divisé en 3 segments (2 pour le pouce)	
Description	
limites	– sup. : têtes métacarpiennes et commissure des doigts – inf. : extrémité unguéale – périphérique : les 4 faces cutanées
relief	– dorsal : – sur P1 : pilosité chez l'homme – sur P2 : pas ou peu de pilosité – sur P3 : présence de l'ongle à la moitié distale – sur les interlignes : **replis d'aisance** transversaux de la peau, qui disparaissent en flexion – palmaire : – chaque phalange présente un matelassage pulpeux, cellulograisseux et sous-cutané, favorisant un contact adapté aux prises (fig. 7-21) – entre chacune, on note un **pli de flexion**, transversal[1] – sur les côtés : – zone plane – peau de type statique[2], amarrée au plan osseux par des trousseaux fibreux transversaux formant le **ligament de Cleland** [7], ou bandelette tendineuse du doigt (en regard de chaque phalange)[3]

[1] Attention : le 1er pli (entre le métacarpien et P1) ne correspond pas à l'interligne articulaire, plus cranial !
[2] La peau dorsale est tendue en flexion et détendue en extension, pour la peau palmaire c'est l'inverse, seule la peau des côtés reste en situation neutre.
[3] Il existe aussi un ligament, dit de Grayson, qui est davantage palmaire, en regard de P1 et P2. Pour Bonola et al., il assure la stabilité du PVN digital propre palmaire.

QROC sur la morphologie topographie

Corrigés p. 472

1. Donnez le contenu du trigone deltopectoral.
2. Quelles sont les limites du canal brachial ?
3. Donnez le contenu du canal brachial.
4. Quelles sont les limites de la gouttière bicipitale médiale ?
5. Donnez le contenu de la gouttière bicipitale latérale.
6. Quelles sont les limites de la gouttière olécrânienne médiale ?
7. Quelle est la morphologie de la région postérieure de l'avant-bras ?
8. Quelles sont les limites de la tabatière anatomique ?
9. Quelles sont les limites du canal carpien ?
10. Quelles sont les limites de canal ulnaire, du carpe ?

CHRONO-QROC

8

Les chrono-QROC sont un outil d'auto-évaluation dont vous trouverez une présentation en page 8 du tome 1.

OSTÉOLOGIE

Question : l'essentiel de la clavicule ?		
30"	3'	15'
4 points à dire	**6 points à ajouter**	**11 points à ajouter**
▸ = petit os long de la ceinture scapulaire ant.	▸ arc-boutant mobile ▸ heurtoir Farabeuf en dd	▸ en S italique ▸ aplatie latéralement et triangulaire à la coupe en médial ▸ sous-cutanée ▸ sillon à la partie moy. de face inf.
▸ articulée avec scapula + sternum	▸ surface plane en dh pour acromion ▸ surface en selle pour sternum et 1re côte	▸ biseau pour acromion ▸ disque articulaire en dd ▸ orientation de chaque surface ▸ SAECH
▸ mm. = pour bras, thorax, tête et cou	▸ nommer les mm. (Δ ant., trapèze sup., SCM, subclavier, SH, sternothyroïdien)	▸ situer précisément chacun (localisation sur faces, bords)
▸ ll. = tous inf. (que ce soit pour latéral ou médial)	▸ nommer les ll. (trapézoïde, conoïde, coracoclaviculaire méd., costoclaviculaire)	▸ situer précisément chacun ▸ ajouter ll. costo-sternaux

Question : l'essentiel de la scapula ?

30″	3′	15′
5 points à dire	**5 points à ajouter**	**5 points à ajouter**
▶ = os postérieur de la ceinture scapulaire	▶ os triangulaire à base médiale et sommet supérolat. tronqué (glène)	▶ os mince, avec 2 zones épaisses : implantation de l'épine + pilier de la scapula près du bord lat. ; ces 2 zones résistantes convergent vers la glène
▶ articulé avec humérus, clavicule et thorax (scapulothoracique)	▶ fosse supraépineuse : pour 1 m. profond de la coiffe, le supraépineux	▶ bord sup. : court et mince, insertion de l'omo-hyoïdien
▶ os plat dont la face post. est divisée en 2 par une lame (épine), présentant donc 3 fosses	▶ fosse infra-épineuse : pour 1 m. profond de la coiffe, l'infraépineux et le petit rond, ainsi que pour le grand rond	▶ bord méd. : convexe, 1/4 sup. : insertion élévateur de la scapula ; en regard de l'épine : insertion petit rhomboïde ; 3/4 inf. : insertion grand rhomboïde
▶ les fosses donnent insertion aux muscles de la coiffe	▶ fosse subscapulaire : pour 1 m. profond de la coiffe, le subscapulaire	▶ bord lat. : épais, en haut : tubercule infraglénoïdien, insertion long triceps brachial
▶ angle supérolat. : glène + coracoïde, il est surplombé par l'acromion	▶ reliefs superficiels de l'os pour des muscles superficiels (épine, acromion, coracoïde)	▶ angles : – supérolat. : puissant = col + glène (sphéroïde non congruente → tête humérale) regardant en dehors, avant et légèrement en haut – supéroméd. = 90°, débordement de l'élévateur de la scapula – angle inf. : aigu, insertion postérieure du grand dorsal

Question : l'essentiel de l'angle supérolatéral de la scapula ?		
30″	3′	15′
5 points à dire	**5 points à ajouter**	**5 points à ajouter**
▸ le plus important	▸ angle = intersection bords sup. et lat.	▸ col : face ant. plane (glissement bourse synoviale du subscapulaire), face post. déprimée en sillon vertical (PVN suprascapulaire)
▸ = 3 parties : glène, col, coracoïde (pas acromion !)	▸ col libre de toute insertion	▸ segment vertical du coracoïde : glissement ant. du subscapulaire et post. du supraépineux, bord lat. avec insertion du l. coraco-huméral, bord méd. avec insertion du l. transverse sup. de la scapula
▸ glène : surface sphéroïde pour humérus	▸ coracoïde = forme de doigt fléchi vers avt, bas et dh	▸ segment horizontal du coracoïde : insertion du petit pectoral sur bord méd. débordant face sup., coracobiceps sur l'apex, ll. coraco-acromial et, en dessous, l. coraco-huméral sur bord lat.
▸ coracoïde : ancrage de ll. et mm. + butée devant la tête humérale	▸ glène : peu creusée, grand axe oblique en haut et avant, petit tubercule en son centre, bordée par limbus	▸ à l'union des segments du coracoïde : de dedans en dehors insertion des ll. coracoclaviculaire méd., conoïde, trapézoïde, coraco-glénoïdien
▸ col aplati supportant la glène, libre	▸ tubercule supra glénoïdien : insertion long biceps	▸ glène : sphéroïde non congruente et non concordante, regarde en dehors, avant et légèrement en haut, SAECH

Question : l'essentiel de la diaphyse humérale ?

30″	3′	15′
5 points à dire	**5 points à ajouter**	**5 points à ajouter**
▸ triangulaire à la coupe = 3 faces	▸ bords méd. et lat. : insertion de septums séparant les 2 loges musculaires du bras	▸ diaphyse plus circulaire à la moitié sup., plus triangulaire à la moitié inf.
▸ mm. ant. : moitié sup. → à l'épaule et, moitié inf. → coude	▸ face lat. : – 1/4 sup. : glissement bourse synoviale subdeltoïdienne – 1/4 moy.-sup. : tubérosité du deltoïde (V deltoïdien) avec les 3 chefs du deltoïde (ant. sur branche ant. du V, post. sur branche post. et moyen entre les 2 branches) – 1/2 inf. avec insertion du brachial sauf près du bord lat. (insertions du BR sur toute la partie moyenne, sur 7 à 8 cm, LERC en dessous, sur 3 à 4 cm)	▸ bord ant. : – 1/4 sup. = bord lat. du sillon bicipital (insertion grand pectoral) – 1/4 moy.-sup. = branche ant. de la tubérosité deltoïdienne (insertion deltoïde ant.) – 1/2 inf. mousse, insertion du brachial
▸ face lat. : insertion du deltoïde au milieu, du brachioradial, LERC et brachial à la moitié inf.	▸ face méd. : – 1/4 sup. = lisse, glissement (bourse synoviale) des grands dorsal et rond – 1/4 moy.-sup. = insertion coracobrachial – 1/2 inf. avec insertion du brachial	▸ bord méd. : insertion SIML jusqu'au contact du deltoïde (fusion avec son aponévrose)
▸ face méd. : sillon bicipital avec grands pectoral, dorsal et rond, en haut, coracobrachial au milieu et brachial à la moitié inf.	▸ face post. : – 1/2 sup. = insertion chef lat. du triceps le long du bord lat. (se recourbe en haut vers le dedans) – 1/2 inf. = insertion chef méd. du triceps sur toute la surface – entre les 2 moitiés = sillon oblique en bas et dehors pour n. radial et vaisseaux brachiaux profonds	▸ bord lat. : insertion SIMM jusqu'au quart moy.-sup. où l'on trouve l'arcade du septum (passage grands dorsal et rond). l'arcade se termine sur le col anatomique et l'apex coracoïdien
▸ face post. : chef lat. du triceps, en haut, son chef méd. en bas et le sillon du n. radial, au milieu	▸ l'insertion du chef lat. du triceps rejoint presque celle du long triceps, assez proche sur la scapula	▸ les insertions musculaires des bords débordent sur les septums

Question : l'essentiel de l'extrémité supérieure de l'humérus ?

30"	3'	15'
5 points à dire	**5 points à ajouter**	**5 points à ajouter**
▸ volumineuse	▸ tête : partie supéroméd., répond à la glène + labrum, sphéroïde non congruente	▸ tête : sphéroïde non congruente et non concordante, 1/3 de sphère légèrement aplatie d'avant en arrière, 5 à 6 cm de ∅, regarde en dd, ht, arr., SAECH
▸ 5 parties : tête, col, tubercules majeur et mineur, sillon intertuberculaire	▸ tubercule majeur : insertions supraépineux en haut	▸ tubercule majeur grossièrement cubique avec une arête biseautée : face sup. (insertion supraépineux), facette postérosup. (insertion infraépineux), face post. (insertion petit rond), face ant. (libre, trous vasculaires)
▸ tête = sphéroïde pour la scapula	▸ tubercule mineur : insertion subscapulaire	▸ tubercule mineur : saillie triangulaire, insertion subscapulaire
▸ tubercules : insertion des tendons des mm. de la coiffe	▸ col anatomique : mince et irrégulier	▸ col anatomique : dans un plan oblique en dedans et en bas (45°), angle cervicodiaphysaire 130°
▸ sillon intertuberculaire : passage du tendon du long biceps	▸ sillon intertuberculaire : dirigé en bas et très légèrement en dedans	▸ sillon intertuberculaire : passage du long biceps avec sa gaine synoviale, recouvert par l. transverse de l'humérus (inséré de part et d'autre)

Question : l'essentiel de l'extrémité inférieure de l'humérus ?		
30"	3'	15'
5 points à dire	**5 points à ajouter**	**5 points à ajouter**
▸ = palette humérale	▸ large, aplatie d'avant en arrière, déjetée en avant	▸ capitulum : répond à fovéa de la tête radiale, convexe en tous sens, regarde en avant et en bas, SAECH
▸ 4 parties : méd., lat., inf., centrale	▸ surface articulaire latérale = capitulum, sphéroïde, 180° d'arc (en avant et en dessous)	▸ trochlée : répond à incisure trochléaire de l'ulna, forme de poulie pleine à grand axe transversal (en dedans et légèrement en bas) avec une gorge sagittale et 2 joues (médiale plus large), la gorge est légèrement spiroïde (partie ant. : verticale ; partie post. : oblique en haut et dedans)
▸ méd. = épicondyle médial → insertions mm. épicondyliens méd.	▸ surface articulaire médiale = trochlée, ginglyme, 330° d'arc (en bas et un peu en avant)	▸ épicondyle méd. : très saillante. RP au-dessus d'une crête transversale, les autres en dessous, FSD au contact de la trochlée (l. collatéral ulnaire)
▸ lat. = épicondyle lat. → insertions mm. épicondyliens lat.	▸ épicondyle méd. : insertions RP, FRC, LP, FUC et, en dessous, le FSD (en haut en bas)	▸ épicondyle lat. : peu saillant. CERC dans le prolongement du bord latéral, anconé en face post., les autres sur l'apex
▸ inf. = 2 surfaces articulaires pour radius (en dehors), ulna (en dedans)	▸ épicondyle lat. : insertions CERC, anconé, puis EUC, extenseur du V, ED, supinateur	▸ partie centrale : os déhiscent (fosse coronoïdienne en avant et fosse olécrânienne en arr.)

Question : l'essentiel de l'humérus ?		
30″	3′	15′
5 points à dire	**5 points à ajouter**	**10 points à ajouter**
▸ os du bras	▸ *épiphyse sup. :* – 1 sphéroïde → glène – col : réduit à 1 sillon sous-capital – 2 tubercules : insertion des mm. de la coiffe	▸ tête humérale = non congruente non concordante, 1/3 de sphère de 5 à 6 cm de ∅, regarde en dd, en arr., en ht
▸ articulation scapula + 2 os avant-bras	▸ *épiphyse inf.* : 2 surf. articulaires – 1 sphéroïde → radius – 1 ginglyme → ulna ▸ épiphyse inf. : 2 épicondyles – méd. : insertion de fléchisseurs-pronateurs – lat. : insertion d'extenseurs-supinateurs	▸ *tubercule majeur :* – supraépineux (face sup.) – infraépineux (face post.-sup.) – petit rond (face post.) – *tubercule mineur :* subscapulaire
▸ 1/2 sup. = mm. épaule	▸ *diaphyse f. lat. :* deltoïde au milieu et brachial en bas (+ BR et LERC le long du bord lat.)	▸ *face lat. :* deltoïde, brachial, BR, LERC ▸ *face méd. :* les 3 grands, coracobrachial, brachial ▸ *face post. :* chefs lat. et méd. triceps
▸ 1/2 inf. = mm. avant-bras	▸ *diaphyse face méd. :* les « 3 grands » en haut, coracobrachial en dessous et brachial à la 1/2 inf.	▸ *épicondyle méd. :* RP, FRC, LP, FUC, FSD ▸ *épicondyle lat. :* anconé, CERC, EUC, extenseur du V, ED, supinateur
▸ face post. = triceps	▸ *diaphyse face post. :* triceps = chef lat. en haut, chef méd. en bas	▸ capitulum → fovéa (regarde en ht) ▸ trochlée → incisure trochléaire (regarde en avt et en ht)

Question : l'essentiel du radius ?		
30"	3'	15'
7 points à dire	**6 points à ajouter**	**8 points à ajouter**
▸ os lat. avant-bras et mobile (autour ulna)	▸ 3 types articulaires : 1 pour humérus, 1 pour ulna, 1 pour carpe	▸ *extrémité sup. (tête)* : 1 sphéroïde + 1 trochoïde ▸ *extrémité inf.* : 1 trochoïde + 1 ellipsoïde
▸ 4 surfaces articulaires (2 en ht, 2 en bas)	▸ articulation principale = radiocarpienne	▸ *extrémité sup.* : ± cylindrique (avec couple supinateur/biceps) ▸ *extrémité inf.* avec : – sillons – styloïde (+ bas et ant. qu'ulna) – tubercules dorsal et lunarien
▸ courbures pour la pronosupination	▸ face ant. = long fléchisseur du pouce	▸ *face ant.* : LFP sur 2/3 sup. (sur même plan que FPD) + carré pronateur sur 1/3 inf. ▸ *bord ant.* (moitié sup.) : FSD + supinateur superficiel
▸ tête-bêche avec ulna ▸ petite extrémité en ht, grosse en bas	▸ face post. = long abd. et court extenseur du pouce	▸ *face post.* : long abd. du I et CE du I accolés, partie moyenne (sup. = glissement supinateur/inf. = sillons)
▸ insertions mm. de la pronosupination ▸ insertions mm. pour la main	▸ face lat. = mm. de pronosupination (supinateur en ht/pronateurs en bas) ▸ courbure supinateur = biceps/ courbure pronateurs = RP	▸ *ligaments* : – pas de ll. en ht – LCR en bas + ll. ant.

Question : l'essentiel de l'extrémité inférieure du radius ?

30"	3'	15'
5 points à dire	**5 points à ajouter**	**5 points à ajouter**
▸ volumineuse	▸ face ant. : déjetée en avant, libre, lisse	▸ face ant. : débordement du carré pronateur en haut, tubercule lunarien au bord inf. (partie méd.)
▸ quadrangulaire à la coupe (donc 5 faces à décrire)	▸ face post. : irrégulière (2 sillons pour passages tendineux)	▸ face post. : – 1 sillon étroit en dehors, oblique en bas et dehors (tendon du LE du I) – séparé de la face lat. par le tubercule dorsal – 1 sillon large en dedans, vertical (tendons extenseurs des doigts)
▸ 2 surfaces articulaires	▸ face lat. : 1 processus styloïde limité par 2 sillons (passages tendineux)	▸ face lat. : styloïde (tabatière anatomique) plus bas et antérieur que le styloïde ulnaire. En avant : sillon oblique en bas et avant (tendons du CEP et long abd. du I) avec insertion du BR. En arr. : sillon vertical (tendons du LERC et CERC)
▸ des sillons pour les passages tendineux	▸ face méd. : 1 surface articulaire pour l'ulna	▸ face méd. = incisure ulnaire, trochoïde non congruente et non concordante pour le pourtour de la tête ulnaire, concave d'avant en arr. et plane verticalement, regarde en dedans, SAECH
▸ 1 processus styloïde	▸ face inf. : 1 surface articulaire pour le condyle carpien	▸ face inf. = glène radiale, triangulaire à sommet lat., regarde en bas en dedans et avant, répond au scaphoïde et partie lat. du lunatum, SAECH

Question : l'essentiel de l'extrémité supérieure de l'ulna ?		
30"	3'	15'
5 points à dire	**5 points à ajouter**	**5 points à ajouter**
▸ volumineuse	▸ incisure trochléaire = faces ant. olécrâne + sup. coronoïde, répond à la trochlée humérale	▸ incisure trochléaire : ginglyme, regarde en avant et en haut (45°), avec 1 crête sagittale et 2 joues (lat. plus étroite que méd.), SAECH (sauf ligne de jonction entre les 2 processus)
▸ formée de 2 processus : olécrâne et coronoïde	▸ incisure radiale = face lat. du coronoïde, répond au pourtour de la tête ulnaire	▸ incisure radiale : quadrangulaire, trochoïde, regarde en dehors, concave d'avant en arr. et plane verticalement, SAECH
▸ présente 2 surfaces articulaires : 1 pour l'humérus, 1 pour le radius	▸ olécrâne : insertion triceps brachial sur face sup. et débordant sur faces méd. et lat. (davantage en lat. avec insertion anconé), face post. = sous-cutanée et libre	▸ face sup. de l'olécrâne : insertion du triceps en arr., avec champs ant. pour bourse synoviale prétendineuse et bec olécrânien au milieu de son bord ant. (surplombe l'incisure trochléaire)
▸ donne insertion aux 2 puissants mm. du coude : triceps et brachial	▸ coronoïde : face ant. avec, de haut en bas et dedans en dehors : LCU, FSD, RP, brachial au centre sur un tubercule	▸ face lat. : l'insertion de l'anconé déborde plus bas sur la diaphyse
▸ donne insertion aux 2 ligaments collatéraux du coude (et non le radius)	▸ face méd. du coronoïde : débordement du FPD	▸ face ant. du coronoïde dans un plan oblique en bas et arr., bec coronoïdien à la partie moyenne de son bord sup.

Question : l'essentiel de l'ulna ?

30"	3'	15'
5 points à dire	**5 points à ajouter**	**10 points à ajouter**
▶ = os méd. de l'avant-bras	▶ 2 types articulaires : 1 pour l'humérus, 1 pour le radius + disque articulaire	▶ huméroradiale : sphéroïde ▶ huméro-ulnaire : ginglyme ▶ radio-ulnaire sup. : trochoïde
▶ grêle et grossièrement rectiligne	▶ diaphyse : 3 faces	▶ tête : trochoïde non congruente ni concordante avec 2 surfaces (1 pourtour + 1 surface inf.)
▶ 4 surfaces articulaires (2 en ht, 2 en bas)	▶ diaphyse : 3 bords (dont 1 interosseux)	▶ faces ant. + méd. : FPD (3/4 sup.) ▶ face ant. : carré pronateur (1/4 inf.) ▶ face post. : débordement de l'anconé (en ht), sillon vertical pour l'EUC et 4 insertions de ht en bas (long abd. du I, CE et LE du I, extenseur du II)
▶ tête-bêche avec le radius	▶ extrémité sup. : olécrâne + coronoïde	▶ olécrâne : insertion du triceps, débordement sur les côtés (lat. surtout, avec l'anconé) ▶ coronoïde : – latéralement : incisure radiale – antérieurement : tubercule coronoïdien, RP, FSD, brachial
▶ insertions mm. des doigts et de la pronosupination	▶ extrémité inf. : tête, col, styloïde	▶ bord interosseux : MOI + au quart sup. la fosse supinatrice (supinateur profond) et crête supinatrice en arr. (supinateur superficiel)

Question : l'essentiel du carpe ?

30″	3′	15′
5 points à dire	**6 points à ajouter**	**13 points à ajouter**
▸ assemblage de 8 os formant le canal carpien	▸ sup. = scaphoïde, lunatum, triquetrum, pisiforme ▸ inf. = trapèze, trapézoïde, capitatum, hamatum	▸ saillies (insertion RMF) : – lat. = tubercule scaphoïde, crête trapèze – méd. = pisiforme, uncus
▸ 2 rangées délimitées par 3 interlignes transversaux	▸ les 3 : – condyle carpien – médiocarpienne – carpo-métacarpienne dont TM	▸ condyle = ellipsoïde ▸ trapézo-métacarpienne = en selle ▸ reste = emboîtement réciproque
▸ ll. ant. essentiellement	▸ ll. radiocarpien, ulnocarpien, radié du carpe	▸ ll. radiocarpien et ulnocarpien convergent → 1re rangée et capitatum ▸ l. radié du carpe : capitatum → sur os voisins ▸ ll. plus faibles en arr.
▸ insertions muscles du I et du V + FUC	▸ lat. = COCA ; méd. = ACO	▸ sur scaphoïde : court abducteur du I ▸ sur crête trapèze : opposant, court fléchisseur du I superficiel ▸ sur trapézoïde et capitatum : court fléchisseur du I profond et adducteur du I ▸ sur pôle inf. pisiforme : abd. du V ▸ sur uncus hamatum : court fléchisseur du V et opposant du V
▸ partie lat. débute colonne du pouce	▸ scaphoïde et trapèze = obliques en bas, dh, avt	▸ TM côté trapèze = concave frontalement et convexe sagittalement

ARTHROLOGIE

Question : l'essentiel de l'articulation scapulo-humérale ?		
30″	3′	15′
5 points à dire	**9 points à ajouter**	**11 points à ajouter**
▸ = partie du complexe épaule	▸ articulation principale ▸ très mobile	▸ corollaire : la plus fragile (mécanique particulière, sujette aux conflits)
▸ sphéroïde non congruente	▸ non concordante	▸ glène peu creusée, grand axe (ht/avt) ▸ tête : 1/3 sphère 5 à 6 cm de ∅
▸ capsule + labrum	▸ capsule lâche ▸ labrum triangulaire à la coupe (solidaire du long biceps)	▸ freins de la capsule ▸ gaine synoviale pour long biceps ▸ faces labrum : SAECH, capsule, limbus
▸ ll. ant. et en zigzag	▸ l. coraco-huméral (2 faisceaux) ▸ l. gléno-huméral (3 faisceaux)	▸ donner les insertions, trajet ▸ + l. coraco-acromial ▸ + l. transverse
▸ coiffe (renfort des ll.)	▸ long biceps intracapsulaire ▸ les plus importants : supraépineux et subscapulaire	▸ noms des mm. de la coiffe ▸ leur situation par rapport aux ll.

Question : l'essentiel de l'articulation du coude ?		
30"	3'	15'
5 points à dire	**8 points à ajouter**	**6 points à ajouter**
▶ = intermédiaire du MS	▶ 1. sphéroïde huméroradiale ▶ 1. ginglyme huméro-ulnaire ▶ 1. trochoïde radio-ulnaire sup.	▶ *orientation des surfaces SAECH :* – capitulum : avt et un peu en bas – trochlée : bas et un peu en avt – incisure trochléaire : en avt et en haut – incisure radiale : en dh – fovéa : en ht – pourtour de la tête : à 360° autour
▶ 3 articulations en une seule capsule	▶ fibrocartilage = ligament annulaire	▶ *capsule* avec 2 culs-de-sac (ant./post.) + 1 récessus périannulaire ▶ doublée par synoviale
▶ 3 types articulaires différents	▶ capsule lâche sagittalement et tendue sur les côtés	▶ *LCU :* – épicondyle méd. → coronoïde + olécrâne – faisceau moy. : le plus solide car recouvert par FSD
▶ intègre un fibrocartilage	▶ LCR et LCU = tous les 2 huméro-ulnaires ▶ chacun est en éventail en 3 faisceaux	▶ *LCR :* – épicondyle lat. → coronoïde + olécrâne – faisceau moy. : le plus solide car recouvert par supinateur superficiel
▶ ligaments collatéraux	▶ + l. carré entre radius-ulna	▶ *l. annulaire :* – d'un bord à l'autre de l'incisure radiale – circonscrit la tête radiale – fibres inf. = plus courtes (rétention) – fibres sup. se continuent avec l. carré

Question : l'essentiel des articulations radio-ulnaires ?		
30″	3′	15′
5 points à dire	**5 points à ajouter**	**5 points à ajouter**
▸ = 2 trochoïdes inversées	▸ RUS : convexité côté radial, concavité côté ulnaire	▸ RUS : renforcée en avant et en arr. par faisceaux ant. et moy. du LCR
▸ RUS avec fibrocartilage autour de la tête radiale	▸ RUI : convexité/concavité inverses	▸ RUI : renforcée par de petits ligaments (ant. et post.)
▸ RUI avec fibrocartilage en dessous de la tête ulnaire	▸ RUS : l. annulaire encroûté de cartilage à sa face profonde, RUI : disque articulaire du poignet encroûté de cartilage sur ses 2 faces (l'inf. pour la radiocarpienne)	▸ MIO plus puissante à sa partie moy. (bande centrale) et par les insertions musculaires ant. et post.
▸ RUS congruente (du fait du fibrocartilage), RUI non congruente	▸ RUS : capsule commune avec coude	▸ = articulations de la pronosupination
▸ gros moyen d'union = MIO	▸ RUI : capsule propre (même si parfois communication avec radiocarpienne)	▸ glissements sagittaux possibles sur RUI, pas sur RUS

Question : l'essentiel de l'articulation radiocarpienne ?		
30″	3′	15′
5 points à dire	**6 points à ajouter**	**8 points à ajouter**
▸ = entre glène antébrachiale et 1re rangée du carpe (sauf pisiforme)	▸ glène : radius + disque articulaire ▸ carpe : scaphoïde + lunatum + triquetrum	▸ glène : ovalaire à grand axe frontal, concave en tous sens, bord post. descend plus bas que l'ant.
▸ ellipsoïde	▸ glène : regarde en bas, dedans, avant	▸ LCR : styloïde radial → tubercule du scaphoïde (1 faisceau ant., 1 faisceau post.) ▸ LCU : styloïde ulnaire → pisiforme et triquetrum (2 faisceaux)
▸ ll. essentiellement antérieurs	▸ système ligamentaire collatéral : 2 faisceaux divergents pour chacun	▸ LCR ant. : bord ant. face ant. du radius → 3 faisceaux en éventail sur carpe (bas et dedans) ▸ LCU ant. : bord ant. disque articulaire → 3 faisceaux en éventail sur carpe (bas et dh)
▸ les ll. les plus forts sont radiaux	▸ système ligamentaire sagittal : 1 double (1 radial + 1 ulnaire) de chaque côté – en avant et dehors : le plus fort – en arr. et dedans : le plus inexistant	▸ LCR post. : bord post. face post. radius → en éventail (dd, légèrement en bas) ▸ LCU post. : inexistant (quelques fibres verticales)
▸ liée à la RUI et médiocarpienne	▸ renfort ant. par RMF	▸ renfort par les tendons périarticulaires des mm. propres du poignet (c'est-à-dire se terminant sur les bases des métacarpiens, avec le FUC qui se termine sur le pisiforme)

Question : l'essentiel de l'articulation trapézo-métacarpienne ?		
30″	3′	15′
5 points à dire	**5 points à ajouter**	**5 points à ajouter**
▸ = en selle	▸ concave de dd en dh, convexe d'avt en arr.	▸ gorge oblique (cheval scoliotique) donnant une composante de pronation à la flexion
▸ surface trapézienne regarde en bas, avant, dehors	▸ surface métacarpienne inversement conformée (et regarde en ht, arr., dd)	▸ surface articulaire grossièrement quadrangulaire ou arrondie
▸ capsule propre	▸ capsule lâche	▸ souvent siège d'arthrose (rhizarthrose)
▸ l. postéromédial oblique et tendon du long abd. du I	▸ ll. accessoires : postérolat. et antéroméd.	▸ le long abd. du I a une composante luxante en position d'adduction
▸ la plus importante de la colonne du pouce	▸ le muscle spécifique est l'opposant du pouce (pronation-flexion)	▸ mobilisée par tous les muscles de la colonne du pouce (intrinsèques + extrinsèques)

Question : l'essentiel de l'articulation métacarpo-phalangienne ?

30"	3'	15'
5 points à dire	**5 points à ajouter**	**5 points à ajouter**
▸ = 3 éléments en présence (métacarpien, P1, fibrocartilage)	▸ pour le pouce il faut ajouter la présence des 2 sésamoïdes	▸ capsule tapissée par la synoviale
▸ ellipsoïde	▸ fibrocartilage palmaire inséré sur la base de P1	▸ un 3e degré de liberté (rotation) est conjoint (action dissociée des interosseux) ou passif
▸ capsule lâche	▸ la tête métacarpienne est convexe en tous sens et la glène de P1 concave	▸ la tête métacarpienne est plus large en palmaire qu'en dorsal (écarte et tend les ligaments lors de la flexion)
▸ système ligamentaire collatéral	▸ l. collatéral médial + collatéral latéral en 2 faisceaux (1 pour P1, 1 pour le fibrocartilage)	▸ le tubercule d'insertion métacarpien est plus dorsal que palmaire (tension ligamentaire en flexion)
▸ maintien par le nœud fibreux de Zancolli	▸ mouvements de flexion-extension et d'abd.-add.	▸ Zancolli = fibrocartilage, capsule, synoviale, ligaments collatéraux, bandelettes sagittales de l'extenseur des doigts, 1re insertion de ce muscle sur P1, tendons des interosseux sur P1, coulisse fibreuse A1 de fléchisseurs et tendons fléchisseurs dans leur gaine

Question : l'essentiel de l'articulation métacarpo-phalangienne du pouce ?		
30"	3'	15'
5 points à dire	**5 points à ajouter**	**5 points à ajouter**
▸ = 4 éléments en présence : M1, P1, fibrocartilage, sésamoïdes	▸ tête de M1 convexe en tous sens, regarde en bas, avt et dh, prolongée en palmaire par 2 cornes nettes, SAECH	▸ sésamoïde lat. : reçoit le tendon commun des court abd. et court fléchisseur du pouce
▸ ellipsoïde	▸ glène de la base de P1 : concave en tous sens, ovalaire à grand axe transversal, regarde en haut, dedans, arr., SAECH	▸ sésamoïde méd. : reçoit le tendon commun des add. du pouce et 1er IOP
▸ fibrocartilage palmaire incluant 2 sésamoïdes	▸ sésamoïdes méd. et lat. à surface cartilagineuse plane (contrairement aux sésamoïdes de l'hallux)	▸ renfort post. par l'insertion du court extenseur du pouce
▸ ligaments collatéraux	▸ capsule insérée au contact des cartilages	▸ capsule lâche en tous sens
▸ 2e articulation en importance du pouce (distribue les prises)	▸ synoviale TFPC	▸ pas de nœud de Zancolli à ce niveau (ou partiellement)

Question : l'essentiel de l'articulation interphalangienne proximale (IPP) ?		
30″	3′	15′
5 points à dire	**5 points à ajouter**	**5 points à ajouter**
▸ = 3 éléments en présence : P1, P2, fibrocartilage	▸ tête de P1 : en forme de poulie pleine (1 gorge sagittale + 2 joues), plus étendue en palmaire qu'en dorsal, regarde en bas et avant, SAECH	▸ fibrocartilage présente une fissure transversale près de son insertion sur P1 (permet la plicature de celui-ci lors de la flexion)
▸ ginglyme	▸ glène de la base de P1 : en forme de poulie creuse (1 crête sagittale + 2 joues), regarde en haut, SAECH	▸ face palmaire renforcée par le chiasma tendineux du FSD (pas d'hyperextension de l'IPP, contrairement à l'IPD ou à la MP)
▸ fibrocartilage palmaire	▸ fibrocartilage glénoïdien (ou plaque palmaire), inséré au bord ant. de la glène, de forme quadrangulaire et triangulaire à la coupe sagittale	▸ le tubercule d'insertion du l. collatéral sur P1 est centré (isométrie des ll. collatéraux)
▸ capsule lâche sagittalement et tendue sur les côtés	▸ ll. collatéraux méd. et lat. : du tubercule latérale de la tête de P1 → en éventail en 2 faisceaux : 1 vers bord correspondant de la base de P2 + 1 vers le fibrocartilage	▸ interligne est en réalité très légèrement oblique en dh et en bas (légère composante vers le dh lors de la flexion, facilitant l'opposition)
▸ ll. collatéraux	▸ synoviale TFPC	▸ renforcement sur les côtés par le l. rétinaculaire transverse

MYOLOGIE

Question : l'essentiel des muscles de la coiffe ?		
30"	3'	15'
5 points à dire	**6 points à ajouter**	**5 points à ajouter**
▸ = 4 muscles	▸ subscapulaire : fosse subscapulaire → tubercule mineur (m. avec des fibres tendineuses incluses)	▸ rapports du subscapulaire : espace de glissement scapulothoracique, fosse axillaire (plexus), capsule scapulo-humérale
▸ répartis tout autour de la tête humérale (en avt, en ht, en arr.)	▸ supraépineux : fosse supraépineuse → tubercule majeur (face sup.)	▸ rapports du supraépineux : voûte coraco-acromiale, capsule scapulo-humérale
▸ des fosses de la scapula → tubercules de l'extrémité sup. de l'humérus	▸ infraépineux : fosse infra-épineuse → tubercule majeur (face postérosup.)	▸ rapports de l'infraépineux : tendon recouvert par le deltoïde post.
▸ courts, profonds, au contact de la capsule	▸ petit rond : fosse infra-épineuse → tubercule majeur (face post.)	▸ rapports du petit rond : quadrilatère huméro-tricipital
▸ innervés par le plexus brachial (sauf 1 par une terminale), C5-C6	▸ subscapulaire, supraépineux, infraépineux = innervés par collatérales du plexus brachial ▸ petit rond = innervé par n. axillaire	▸ pathologies fréquentes : soit aiguës (ruptures), soit chroniques (conflits, dégénérescences)

Question : l'essentiel du deltoïde ?

30″	3′	15′
5 points à dire	**5 points à ajouter**	**7 points à ajouter**
▸ = m. du moignon de l'épaule	▸ Δ ant. : clavicule → tubérosité deltoïdienne de l'humérus (branche ant.)	▸ rapports du Δ ant. : trigone deltopectoral
▸ subdivisé en 3 chefs (ant., moy., post.)	▸ Δ moy. : acromion de la scapula → tubérosité deltoïdienne de l'humérus (entre les 2 branches)	▸ rapports du Δ moy. : tendon du supraépineux, bourse subdeltoïdienne (réflexion dans l'abduction)
▸ bourse subdeltoïdienne	▸ Δ post. : épine de la scapula → tubérosité deltoïdienne de l'humérus (branche post.)	▸ rapports du Δ post. : infraépineux et petit rond, quadrilatère huméro-tricipital, triangle scapulo-tricipital, espace axillaire inf.
▸ recouvre les insertions des mm. de la coiffe	▸ principal abducteur de l'épaule (surtout le moy.)	▸ le Δ ant. est subdivisable en 2 chefs ant.-méd. (proche du grand pectoral) et ant.-lat. (proche du Δ moy.)
▸ n. axillaire C5, C6	▸ le Δ moy. est multipenné (tendons et fibres charnues)	▸ Δ ant : fléchisseur + add. + rotation médiale de l'épaule ▸ Δ moy. : abducteur +++ ▸ Δ post. : ext. + rotation latérale de l'épaule (abd. horizontal)

Question : l'essentiel du biceps brachial ?		
30"	3'	15'
7 points à dire	**7 points à ajouter**	**9 points à ajouter**
▸ m. superficiel loge ant. bras	▸ fusiforme, sous-cutané	▸ palpation aisée
▸ scapula (2 chefs) ⟶ radius	▸ tubercule supra glénoïdien + coracoïde ⟶ tubérosité radiale	▸ + expansion antébrachiale
▸ LP = intracapsulaire ▸ CP avec coracobrachial	▸ LP coiffe tête dans gaine synoviale ▸ CP fusion avec coracobrachial ≠ « petit »	▸ LP : expansion labrum ▸ CP : continue étoile coracoïdienne
▸ rapports : fosse axillaire, canal brachial, gouttières bicipitales	▸ rapports : – ant. = fosse axillaire – méd. = canal brachial – méd. et lat. = gouttières bicipitales	▸ fosse axillaire – dd : coracobrachial + petit pectoral – arr. : n. MC ▸ canal brachial : PV brachial + n. médian ▸ gouttière bicipitale méd. : idem canal ▸ gouttière bicipitale lat. : nn. radial et MC
▸ surtout coude : flexion + supination ▸ n. MC	▸ + épaule : flexion ▸ LP = stabilisation tête humérale	▸ paradoxe de Lombard avec long triceps

Question : l'essentiel du triceps brachial ?		
30"	3'	15'
5 points à dire	**5 points à ajouter**	**5 points à ajouter**
▸ seul muscle de la loge post. du bras	▸ situé sur 2 plans : un superficiel avec la LP et le chef latéral, un profond pour le chef médial	▸ LP en rapport avec les : – triangle scapulo-tricipital en dd – quadrilatère huméro-tricipital en ht et dh (n. axillaire + a. circonflexe post.) – espace axillaire inf. en bas et dh (n. radial + a. brachiale profonde)
▸ divisé en 3 chefs dont biarticulaire	▸ LP : sur le tubercule infraglénoïdien de la scapula	▸ chef latéral en rapport avec la partie inf. du labrum et articulation scapulo-humérale
▸ tendu de la scapula et de l'humérus à l'ulna	▸ chef latéral : sur la moitié sup. de la face post. de l'humérus, le long du bord lat.	▸ chef médial : en rapport avec les 2 autres chefs en superficie et l'articulation du coude en profondeur
▸ innervé par le nerf radial (racines C7-C8)	▸ chef médial : sur toute la moitié inf. de la face post., sous le sillon du n. radial	▸ parfois une languette tendineuse entre LP et grand dorsal (mouvement du « coup de hache »)
▸ extenseur du coude	▸ le tendon tricipital s'insère sur l'olécrâne	▸ les filets nerveux pour les 3 chefs naissent avant que le radial s'engage dans le sillon de l'humérus

Question : l'essentiel du rond pronateur ?		
30"	3'	15'
5 points à dire	**5 points à ajouter**	**5 points à ajouter**
▸ un des 2 mm. pronateurs	▸ sur l'humérus : épicondyle méd.	▸ sur l'épicondyle méd. : face ant., au-dessus de la crête transversale (bras de levier fléchisseur)
▸ situé au coude, entre humérus et radius	▸ sur l'ulna : coronoïde	▸ sur le coronoïde : face ant., en dedans du brachial
▸ une insertion secondaire au niveau de l'ulna	▸ sur le radius : termine au tiers moy. de la face lat.	▸ sur le radius : au sommet de la courbure pronatrice (bras de levier pronateur)
▸ délimite la gouttière bicipitale médiale	▸ présente une boutonnière entre ses 2 chefs d'origine, pour le n. médian	▸ rapports principaux : gouttière bicipitale méd. (n. médian et a. brachiale), a. radiale et n. brachioradial en latéral et superficie, a. ulnaire en médial et profondeur + n. médian passant à travers lui
▸ innervé par le nerf médian	▸ bordé par les 3 artères locales : brachiale, radiale, ulnaire	▸ pronateur et fléchisseur du coude (en finesse)

Question : l'essentiel des épicondyliens latéraux ?		
30"	3'	15'
5 points à dire	**5 points à ajouter**	**5 points à ajouter**
▸ = groupe de muscles extenseurs-supinateurs de la main (les médiaux sont fléchisseurs-pronateurs)	▸ origine partie haute de l'épicondyle : anconé en face post., CERC dans le prolongement du bord lat. de l'os	▸ anconé : petit et triangulaire, dans la suite des fibres du chef médial du triceps, même innervation que ce dernier (filet issu du nerf radial)
▸ = 6 muscles : anconé, EUC, extenseur du V, ED, supinateur, CERC	▸ origine, apex épicondylien, d'arrière en avant : EUC, extenseur du V, ED, supinateur	▸ CERC : glisse entre le LERC, en avant, et l'ED, en arrière
▸ origine : épicondyle latéral de l'humérus	▸ terminaison sur avant-bras : – anconé sur ulna, face lat. de l'olécrâne et quart sup. de la face lat. de la diaphyse – supinateur sur radius, parties ant. et lat. du tiers sup. de la diaphyse débordant sur le col (en 2 faisceaux)	▸ EUC : allongé, le long de la crête ulnaire (symétriquement au FUC)
▸ terminaison : 2 sur les os de l'avant-bras (anconé, supinateur), 2 sur les métacarpiens (EUC, CERC), 2 sur les doigts (extenseur du V, ED)	▸ terminaison sur métacarpiens : – EUC : sur base post. de M5 – CERC : sur base post. de M3	▸ extenseur du V et ED : côte à côte, l'ED se divise en 4 tendons (reçoivent la dossière des interosseux à la face post. des doigts)
▸ innervation : n. radial (anconé) ou sa terminale profonde pour les autres (racines C7-C8, sauf C6-C7 pour supinateur)	▸ terminaison sur phalanges : – ED : sur base post. de P1, P2, P3 de chaque doigt long – extenseur du V : sur tendon de l'ED pour le V, au niveau métacarpien (de là : P1-P2-P3)	▸ supinateur : le seul qui ne soit pas sous-cutané, forme 2 plans concentriques qui circonscrivent la partie haute du radius d'arrière en latéral puis avant

Question : l'essentiel des épicondyliens médiaux ?		
30"	3'	15'
5 points à dire	**5 points à ajouter**	**5 points à ajouter**
▸ groupe de muscles fléchisseurs-pronateurs de la main (les latéraux sont extenseurs-supinateurs)	▸ origine sur l'épicondyle : tous antérieurs, RP au-dessus crête transversale, les autres dans l'ordre de dehors en dedans (FRC, LP, FUC) et le FSD en dessous d'eux	▸ RP : forme la limite médiale de la gouttière bicipitale médiale + boutonnière pour le passage du n. médian
▸ = 5 muscles : RP, FRC, LP, FUC, FSD	▸ terminaison : RP sur la partie moyenne de la face lat. du radius, FRC sur la base ant. de M2 (M3), LP sur le RMF, FUC sur le pisiforme, FSD sur la face ant. de la diaphyse de P2 des 4 doigts longs, près des bords	▸ FRC : forme la limite médiale de la gouttière du pouls
▸ origine : épicondyle médial de l'humérus	▸ trajet : – RP prend une insertion annexe sur le coronoïde, nettement oblique en bas et dehors – FRC légèrement oblique en bas et dehors – LP dans l'axe de l'avant-bras – FUC forme le relief médial de l'avant-bras	▸ LP : parfois absent
▸ terminaison : 1 sur le radius, 1 sur le RMF, 2 sur des métacarpiens, 1 sur les doigts	▸ charnus en haut et tendineux en bas	▸ FUC : forme la limite postérieure de la gouttière olécrânienne médiale (n. ulnaire)
▸ innervation : n. médian, sauf le FUC (n. ulnaire)	▸ innervation : rameau des muscles de la couche superficielle (+ un filet supérieur issu du médian, pour le chef huméral du RP)	▸ FSD : corps se séparant en 2 plans et le postérieur est digastrique (pour le II et le V), le tendon est perforé par le FPD au niveau de P1

Question : l'essentiel du brachioradial ?		
30"	3'	15'
5 points à dire	**5 points à ajouter**	**5 points à ajouter**
▸ fait partie des fléchisseurs du coude (ancien long supinateur)	▸ monoarticulaire	▸ humérus : tiers inf. de la face lat. près du bord lat., au-dessus du LERC (sur 7 à 8 cm de haut), déborde sur le SIML
▸ de l'humérus → radius	▸ en ht : délimite la gouttière bicipitale latérale	▸ radius : sillon ant. de la face lat. de l'extrémité inf.
▸ loge latérale	▸ au milieu : recouvre la branche superficielle du n. radial + a. radiale	▸ forme le galbe de la partie lat. de l'avant-bras, longé en arr. par le LERC puis le CERC
▸ charnu en haut et tendineux en bas	▸ en bas : limite lat. de la gouttière du pouls	▸ remarque : ce n'est pas un épicondylien latéral
▸ innervé par le n. radial	▸ racines C5-C6 (différent du triceps)	▸ fléchisseur du coude et ramène en pronosupination intermédiaire

Question : l'essentiel du FSD ?		
30"	3'	15'
5 points à dire	**5 points à ajouter**	**5 points à ajouter**
▸ m. extrinsèque des doigts	▸ fait aussi partie des épicondyliens méd.	▸ *à l'avant-bras :* – la partie méd. de l'origine forme un plan digastrique avec 1 ventre sup. et 2 ventres inf. pour les doigts II et V – toute la largeur de l'origine forme un plan superficiel pour les doigts III et IV
▸ des 3 os du membre sup. → P2	▸ origine répartie sur : épicondyle méd., faisceau moy. du LCU, coronoïde, arcade fibreuse entre ulna et radius, bord ant. du radius (1/2 sup.)	▸ *au poignet :* les tendons se placent sur 1 seul plan, dans le canal carpien (repli ant. de la gaine des fléchisseurs), le médian étant en avant du tendon du II
▸ polyarticulaire croisant le coude, le poignet et les articulations des doigts jusqu'à P2 des 4 doigts longs	▸ termine : corps de P2, face ant. 1 insertion près de chacun des 2 bords latéraux	▸ *au métacarpe :* les tendons divergent, seul le V est accompagné de la gaine qui lui devient propre
▸ son corps est réparti sur 2 plans	▸ au niveau de P1 : est perforé par le FPD	▸ *au doigt :* chaque tendon a sa gaine digitale, en avant du FPD, glisse dans les coulisses fibreuses doigts, chaque tendon bifurque (passage du FPD) et se recroise (chiasma tendineux) avant de se terminer de part et d'autre
▸ innervé par le n. médian (C8-T1)	▸ fléchisseurs de l'IPP et du poignet	▸ muscle de force

Question : l'essentiel du FPD ?

30"	3'	15'
5 points à dire	**5 points à ajouter**	**5 points à ajouter**
▸ extrinsèque de la main	▸ occupe le plan profond (recouvert par le FSD)	▸ insertion proximale sur les faces ant. et méd. de l'ulna (3/4 sup.)
▸ tendu de l'avant-bras à P3 des doigts longs	▸ corps charnu se séparant en 4 tendons à l'avant-bras (sur un seul plan)	▸ situé sur le même plan que le LFP
▸ donne naissance aux lombricaux	▸ passe dans le canal carpien	▸ insertion distale sur la partie palmaire de la base de P3
▸ perfore le tendon du FSD	▸ passe dans le repli postérieur de la gaine synoviale des fléchisseurs	▸ 2 faisceaux latéraux sont innervés par le tronc du n. médian, les 2 médiaux par celui du n. ulnaire (racine C8-T1 pour l'ensemble)
▸ innervé par le n. médian et le n. ulnaire	▸ passe dans les coulisses fibreuses des doigts	▸ lombricaux naissent au niveau métacarpien, la perforation du FSD au niveau de P1, les tendons passent dans les 7 coulisses fibreuses des doigts

Question : l'essentiel de l'extenseur des doigts ?

30"	3'	15'
5 points à dire	**5 points à ajouter**	**5 points à ajouter**
▸ m. extrinsèque des doigts	▸ *humérus* : épicondyle lat.	▸ *avant-bras* : division en 4 tendons à la partie basse et passe sous le RME juste au-dessus du poignet
▸ épicondylien lat.	▸ *terminaison par 3 languettes :* – MP : 1 sur la base dorsale de P1 – IPP : trifurque, la languette médiane sur la base dorsale de P2, les 2 autres languettes s'écartent – IPD : les 2 languettes se rejoignent pour se terminer sur la base dorsale de P3	▸ *métacarpe* : les 4 tendons divergent et sont réunis par des languettes intertendineuses
▸ superficiel et vertical	▸ *rapport en dedans* : l'extenseur du V	▸ *MP* : chaque tendon émet 2 bandelettes sagittales vers le derme palmaire (stabilisation sur la tête métacarpienne)
▸ se divise en 4 tendons pour les 3 phalanges des 4 doigts longs	▸ *rapport en dehors* : le LERC	▸ *P1* : chaque tendon reçoit la dossière des interosseux de part et d'autre
▸ innervé par le n. radial (C7-C8)	▸ *rapport en profondeur* : le supinateur en haut, les muscles du plan profond en dessous (long abd., CE, LE du I et extenseur du II)	▸ *P2* : les languettes délimitent le losange de Stack et reçoivent les expansions des interosseux et le lombrical correspondant du côté latéral uniquement

Question : l'essentiel du long extenseur du pouce ?

30″	3′	15′
5 points à dire	**5 points à ajouter**	**5 points à ajouter**
▸ 2 groupes : – extrinsèques de la main – propre du pouce	▸ situé juste en dessous du CE du I	▸ rapport inf. : extenseur du II
▸ ulna → P2 du pouce	▸ charnu en haut, tendineux en bas	▸ rapport sup. : CE du I et long abd. du I
▸ plan profond de la loge post. de l'avant-bras	▸ oblique en bas, en dehors	▸ rapport en superficie : ED
▸ m. spécifique de la contre-opposition	▸ délimite la tabatière anatomique en arr. et dedans	▸ rapport en profondeur : MIO, radius, articulations de la colonne du pouce
▸ innervé par la branche profonde du n. radial	▸ se réfléchit contre le tubercule dorsal du radius	▸ racines C7-C8

Question : l'essentiel des muscles propres du poignet ?		
30″	3′	15′
5 points à dire	**6 points à ajouter**	**6 points à ajouter**
▸ = muscles longs n'allant pas aux doigts	▸ FRC : humérus → M2	▸ FRC : épicondyle méd. → base ant. M2
▸ répartis en 5 quadrants : fléchisseur-extenseur et abd.-add.	▸ FUC : humérus + ulna → pisiforme	▸ FUC : épicondyle méd. + crête ulna → pôle sup. pisiforme
▸ origine sur l'humérus et les 2 os de l'avant-bras	▸ EUC : humérus + ulna → M5	▸ EUC : épicondyle lat. + crête ulna → base post. M5
▸ terminaison sur les bases des P1 (sauf FUC sur pisiforme et long palmaire sur le RMF)	▸ LERC-CERC : humérus → M2-M3	▸ LERC : bas du bord lat. de la diaphyse humérale → base post. M2 ▸ CERC : épicondyle lat. → base post. M3
▸ innervés par les 3 grands nerfs du MS	▸ LP : humérus → RMF ▸ Long abd. du I : 2 os avant-bras → M1	▸ Long abd. du I = à la fois m. propre du pouce et propre du poignet parce que sur base d'un métacarpien

Question : l'essentiel des muscles intrinsèques de la main ?		
30″	3′	15′
5 points à dire	**6 points à ajouter**	**5 points à ajouter**
▸ = 4 muscles pour le pouce, 4 pour l'auriculaire et 4 paires pour les doigts + 4 lombricaux	▸ origine des thénariens : berge lat. du canal carpien	▸ court abd. et court fléchisseur du I : tendon terminal commun sur P1 et sésamoïde lat.
▸ situés dans les loges thénar, hypothénar et interosseuses	▸ terminaison des thénariens : base P1 et sésamoïdes (sauf opposant : corps de M1)	▸ add. du I : tendon commun avec 1er IOP sur P1 et sésamoïde méd.
▸ terminaisons sur P1 (sauf les opposants, court palmaire et lombricaux)	▸ origine des hypothénariens : berge méd. du canal carpien	▸ thénariens superficiels + 2 lombricaux latéraux : terminales du médian
▸ innervés par les branches terminales des nn. médian et ulnaire	▸ terminaison des thénariens : base P1 du V (sauf opposant : corps de M5)	▸ tous les autres : branche profonde du n. ulnaire (superficielle pour le court palmaire)
▸ globalement, font la flexion des MP et extension des IPP-IPD	▸ IO : des métacarpiens → P1 + dossière ▸ lombricaux : FPD → ED	▸ racines C8-T1

Question : l'essentiel des muscles thénariens ?		
30"	3'	15'
5 points à dire	**5 points à ajouter**	**5 points à ajouter**
▸ = 4 mm. latéraux de la paume	▸ se superposent de superficie → profondeur : – court abd. – opposant – CF superficiel – CF profond – add.	▸ à ne pas confondre avec les termes de : – mm. intrinsèques du pouce (+ 1er IOP) – mm. sésamoïdiens (+ 1er IOP et sans l'opposant) – mm. propres du pouce (+ extrinsèques)
▸ forment gros volume à la base du pouce	▸ *court abd.* : de scaphoïde + RMF → base lat. P1 + sésamoïde lat. tendon commun avec CF)	▸ les superficiels = innervés par la terminale lat. du n. médian
▸ « COCA » : → court abd., opposant, CF, add. du I	▸ *opposant* : de crête trapèze → M1 (face ant. près du bord lat.)	▸ les profonds = innervés par la branche profonde du n. ulnaire
▸ tendus de la berge lat. du canal carpien (et base du carpe) → P1 et sésamoïdes, sauf l'opposant sur M1	▸ *CF* : superficiel (crête trapèze + RMF) et profond (trapézoïde + capitatum) → base lat. P1 + sésamoïde lat. (tendon commun avec ct abd.)	▸ innervation radiculaire = C8-T1
▸ innervés par des terminales des nn. médian et ulnaire	▸ *adducteur* : oblique (trapézoïde + capitatum + base M3) et transverse (bord ant. de M3) → base méd. P1 + sésamoïde méd. (tendon commun avec 1er IOP)	▸ vascularisés par arcades palmaires superficielle et profonde

Question : l'essentiel des lombricaux de la main ?		
30″	3′	15′
5 points à dire	**5 points à ajouter**	**5 points à ajouter**
▸ mm. intrinsèques de la main	▸ les 2 latéraux : du bord lat. du FPD des II et III, niveau métacarpien	▸ les 2 latéraux = semi-penniformes
▸ mm. sans insertion osseuse	▸ les 2 médiaux : des bords adjacents des tendons du FPD des III, IV, V, niveau métacarpien	▸ les 2 médiaux = penniformes
▸ de FPD → ED	▸ terminaison : toujours sur le bord latéral de l'ED	▸ racines C8-T1
▸ au nombre de 4 (1 par doigt long)	▸ complètent la dossière des interosseux distalement	▸ vascularisés par l'arcade palmaire profonde
▸ innervation : – les 2 latéraux : innervés par les terminales du n. médian – les 2 médiaux : innervés par la branche profonde du n. ulnaire	▸ rôle très spécifiquement cybernétique (proprioceptif), situés entre 2 mm. antagonistes actifs en permanence	▸ action mécanique insignifiante (comme les interosseux)

Question : l'essentiel des muscles interosseux (IO) de la main ?		
30″	3′	15′
5 points à dire	**6 points à ajouter**	**5 points à ajouter**
▸ mm. intrinsèques de la main	▸ origine IOD = double – 1 grande (toute la largeur) sur la face du métacarpien opposée à l'axe de la main – 1 petite (partie dorsale uniquement) sur la face qui fait face à l'axe de la main	▸ IOP : semi-penniformes ▸ IOD : penniformes
▸ 4 paires de muscles (4 IOP, 4 IOD)	▸ origine IOP = simple ▸ partie palmaire de la face qui fait face à l'axe de la main	▸ action commune : – flexion MP + extension IPP-IPD – stabilisation des MP – rôle anti-rotatoire dans les prises
▸ de corps métacarpiens → P1 + dossière et expansions	▸ *terminaison triple pour tous :* – osseuse (profonde) sur le tubercule de la base de P1 – fibreuse (superficielle) sur la dossière des IO sur l'ED au niveau de P1 – expansion fibreuse encore sur les languettes latérales de l'ED en regard de P2 ▸ *terminaison différenciée IOD-IOP :* – IOP : terminaison du côté de l'insertion d'origine – IOD : termine du côté de la grande insertion d'origine	▸ action différenciée : – IOP : rapprochent les doigts – IOD : écartent les doigts
▸ situés dans les loges interosseuses de la main, et sont symétriques par rapport à l'axe de la main (le III)	▸ charnus en haut, tendineux en bas	▸ les IOD sont complétés pour le pouce et le V par leur équivalent fléchisseur + écarteur : court fléchisseur et court abducteur pour le pouce
▸ tous innervés par la branche profonde du n. ulnaire	▸ racines C8-T1	▸ vascularisés par les 2 arcades palmaires (profonde et superficielle)

NEUROLOGIE

Question : l'essentiel du nerf médian ?		
30″	3′	15′
5 points à dire	**5 points à ajouter**	**6 points à ajouter**
▸ BTPB, mixte	▸ un des 3 grands nerfs du MS	▸ *épaule* : fosse axillaire, naît par 2 racines (lat. et méd.) en avant de l'a. axillaire
▸ issu de C6, C7, C8, T1	▸ pas de rôle à l'épaule ni au bras	▸ *bras* : descend verticalement avec l'a. brachiale dans la partie méd. de la loge ant. (canal brachial)
▸ naît au bord lat. du petit pectoral	▸ passe : fosse axillaire, canal brachial, gouttière bicipitale méd., milieu de la loge ant. de l'avant-bras, canal carpien	▸ *avant-bras* : oblique en bas et dehors avec l'a. brachiale (gouttière bicipitale méd.) puis vertical et médian dans la loge ant. de l'avant-bras (entre plans profond et superficiel)
▸ termine au bord inf. du RMF par 2 terminales	▸ *territoire moteur* : – toute la loge ant. de l'avant-bras sauf le FUC et la moitié méd. du FPD – les thénariens superficiels et les 2 premiers lombricaux	▸ *poignet* : dans le canal carpien, en avant du tendon du II du FSD
▸ moteur de la pronation et de l'opposition	▸ *territoire sensitif* : – la paume de la main en dehors de l'axe du IV (sauf base thénarienne) – le dos de P2-P3 des II et III et la moitié lat. de P2-P3 du IV	▸ *main* : se termine en : – 1 branche lat. ou thénarienne pour thénariens superficiels + 1er lombrical – 1 branche méd. pour le 2e lombrical, anastomose avec ulnaire et zones sensitives – *note* : la sensibilité dorsale des P2 et P3 provient de collatérales des nerfs digitaux palmaires

Question : l'essentiel de nerf ulnaire ?		
30"	3'	15'
5 points à dire	**5 points à ajouter**	**5 points à ajouter**
▶ BTPB, mixte	▶ un des 3 grands nerfs du MS	▶ *épaule* : fosse axillaire, naît du faisceau méd.
▶ issu de C8-T1	▶ pas de rôle à l'épaule ni au bras	▶ *bras* : descend verticalement en arrière du SIMM
▶ naît au bord lat. du petit pectoral	▶ passe : fosse axillaire, loge post. du bras, derrière l'épicondyle méd., dans la concavité du FUC, canal ulnaire	▶ *avant-bras* : vertical, à la partie médiale de la loge ant., entre le FPD et le FUC
▶ termine au bord inf. du canal ulnaire (Guyon) par 2 terminales	▶ *territoire moteur* : – avant-bras : le FUC et la moitié méd. du FPD – les hypothénariens – tous les IO – les 2 lombricaux médiaux – les thénariens profonds	▶ *poignet* : dans le canal ulnaire (Guyon), en avant du RMF, avec les vaisseaux ulnaires
▶ moteur des intrinsèques de la main	▶ *territoire sensitif* : – la paume de la main en dedans de l'axe du IV – le dos de la main en dedans de l'axe du III, sauf moitié méd. de P2-P3 du III et moitié lat. de P2-P3 du IV	▶ *main* : se termine en : – 1 branche superficielle pour le court palmaire et la sensibilité cutanée – 1 branche profonde pour tous les autres muscles

Question : l'essentiel de nerf radial ?

30"	3'	15'
5 points à dire	**5 points à ajouter**	**5 points à ajouter**
▸ BTPB, mixte	▸ le plus gros nerf du MS (équivalent du sciatique au MI)	▸ *épaule* : fosse axillaire, naît du faisceau post., puis dans l'espace axillaire post. avec l'a. brachiale profonde
▸ issu de C6, C7, C8, T1	▸ pas de rôle à l'épaule	▸ *bras* : descend obliquement dans le sillon de l'humérus
▸ naît au bord lat. du petit pectoral	▸ passe : fosse axillaire, loge post. du bras, gouttière bicipitale lat.	▸ *coude* : se divise en 2 branches terminales en avant du capitulum
▸ termine au coude, en avant du capitulum huméral	▸ *territoire moteur* : – bras : loge post. – avant-bras : loges post. et lat. – main : rien	▸ *branche superficielle* : descend verticalement le long du brachioradial avec l'a. radiale, s'en écarte latéralement à la partie inf. pour rejoindre le dos de la main
▸ nerf de toute l'extension du membre sup. (MS)	▸ *territoire sensitif* : – bande post. du bras (déborde en latéral à la partie inf. et au coude) – bande post. à l'avant-bras – main : face dorsale en dehors de l'axe du III, sauf P2 et P3	▸ *branche profonde* : passe entre les 2 chefs du supinateur, puis descend verticalement entre les 2 plans de la loge postérieure, se termine dans la capsule radiocarpienne post.

MORPHOLOGIE TOPOGRAPHIE

Question : l'essentiel de la fosse axillaire ?		
30"	3'	15'
5 points à dire	**5 points à ajouter**	**6 points à ajouter**
▸ région morpho-topographique	▸ à la jonction thoracobrachiale	▸ zone de passage vasculo-nerveux
▸ située à l'épaule	▸ pyramide quadrangulaire tronquée	▸ *limites antéro-post. :* – ant. : LB, coracobrachial, petit et grand pectoral – post. : subscapulaire, petit et grand dorsal
▸ présente 6 faces	▸ *limites périphériques :* – paroi ant. – paroi post. – paroi méd. – paroi lat.	▸ *limites latérales :* – méd. : dentelé antérieur – lat. : col chirurgical de l'humérus
▸ contenant : mm. de l'épaule	▸ *limites verticales :* – sommet – paroi inf.	▸ *limites verticales :* – sup. : voûte coracoïdienne – inf. : fascias axillaires
▸ contenu : PVN axillaire	▸ contenu : – PV axillaire – nn. = plexus brachial (partie inf.)	▸ faisceaux plexus + nn. MC, médian, ulnaire, radial, axillaire ▸ graisse + lymphonœuds

Question : l'essentiel de la gouttière bicipitale médiale ?		
30″	3′	15′
5 points à dire	**5 points à ajouter**	**5 points à ajouter**
▸ = zone morpho-topographique	▸ *limite lat.* = tendon du biceps brachial	▸ prolonge distalement le canal brachial
▸ située à la partie antéromédiale du coude	▸ *limite méd.* = rond pronateur	▸ se termine au niveau de l'arcade du FSD
▸ forme un sillon intermusculaire oblique en bas et dehors	▸ *limite ant.* = expansion du biceps et fascia superficiel	▸ forme le V du pli du coude avec son homologue latéral (gouttière bicipitale lat.)
▸ contenant : biceps + rond pronateur	▸ *limite post.* = brachial + articulation du coude	▸ zone de prise de pouls brachial
▸ contenu : PVN médial du coude	▸ *contenu* = nerf médian, a. et v. brachiales, lymphonœuds, graisse	▸ plus visible en flexion active du coude qu'en rectitude

Question : l'essentiel du canal carpien ?		
30"	3'	15'
5 points à dire	**5 points à ajouter**	**5 points à ajouter**
▸ = zone topographique	▸ *limite lat.* (berge lat.) = tubercule du scaphoïde + crête du trapèze	▸ canal ovalaire à la coupe, à grand axe transversal
▸ = TOF	▸ *limite méd.* (berge méd.) = pisiforme + uncus de l'hamatum	▸ contient 3 à 4 gaines : – la gaine des fléchisseurs, à 2 replis (1 ant. pour le FSD, 1 post. pour le FPD), ouverte en dehors – la gaine du LFP – la gaine du FRC – parfois 1 gaine pour l'index
▸ situé au niveau du pli de flexion du poignet	▸ *limite post.* = os des 2 rangées du carpe	▸ •contient le nerf médian, juste en avant du tendon du II du FSD
▸ formé par les 2 rangées de 4 os du carpe et le RMF en avant	▸ *limite ant.* = RMF et expansions musculaires qui s'y prolongent	▸ à signaler en avant et en dedans de lui le canal ulnaire (Guyon) donc non concerné dans les syndromes du canal carpien
▸ canal concave en avant et à grand axe vertical	▸ *contenu* = tendons fléchisseurs et nerf médian	▸ à signaler un repli interne en regard du trapèze, transformant le sillon de celui-ci en TOF pour le FRC

Question : l'essentiel de la colonne du pouce ?

30″	3′	15′
5 points à dire	**5 points à ajouter**	**5 points à ajouter**
▸ = P2, P1 et ses sésamoïdes, M1, trapèze et scaphoïde	▸ associe 7 os : – 2 os du carpe formant la berge lat. du canal carpien – 1 métacarpien ovalaire (et non triangulaire comme les autres) – 2 phalanges (1 proximale, 1 distale, pas de phalange intermédiaire) – 2 sésamoïdes (différents de ceux du pied)	▸ *types articulaires :* – jonction scaphoïde-trapèze : surface plane – TM : en selle avec une gorge curviligne – MP : ellipsoïde avec 2 sésamoïdes incrustés dans le fibrocartilage de P1 – IP : ginglyme
▸ située dans un axe oblique en bas, en avant et dehors	▸ comporte 4 articulations	▸ *carpe :* origine du court abd. du I (scaphoïde) et opposant + partie superficielle du court fléchisseur (trapèze)
▸ en position de pronation par rapport aux autres doigts	▸ chaque articulation est d'un type différent	▸ M1 : long abducteur du I sur la base (lat.) + opposant le long du bord lat. de la face ant.
▸ associe des mm. extrinsèques et intrinsèques	▸ chaque os a ses insertions	▸ base lat. de P1 + sésamoïde lat. : court abducteur et court fléchisseur du I ▸ base méd. de P1 + sésamoïde méd. : add. du I + 1er IOP ▸ base dorsale : CE du I
▸ orientée vers l'opposition du pouce	▸ système ligamentaire collatéral en distal, aux 4 angles pour la TM (et plutôt palmaire entre scaphoïde et trapèze)	▸ P2 : en palmaire le LFP et en dorsal le LE du I

9

CORRIGÉS DES QROC

Anatomie de l'appareil locomoteur - Tome 2

Ostéologie

Clavicule

1. À la face inférieure de l'os.
2. C'est une articulation en selle, elle présente 2 versants (vertical et horizontal).
3. Surface latérale : regarde en dehors et en bas; surface médiale : regarde en dedans et en bas.
4. Aucune.
5. Sur la partie postérieure du tiers médial de la face supérieure.
6. C'est l'ancienne dénomination du processus postéro-inférieur de l'extrémité médiale de la clavicule. Il forme une retenue osseuse lors de l'avancée de cette extrémité.

Scapula

1. De dehors en dedans : ligaments coraco-huméral, coraco-acromial, coraco-glénoïdien, trapézoïde, conoïde, coracoclaviculaire médial.
2. Elle regarde en dehors et en avant (très peu en haut).
3. Élévateur de la scapula, petit et grand rhomboïde, dentelé antérieur.
4. C'est un processus aplati surplombant la tête humérale (voûte) et donnant insertion aux muscles superficiels (deltoïde et trapèze).
5. 2 faces et 2 bords (l'acromion la prolonge en dehors, il est décrit séparément).
6. Il est globalement orienté en avant, en dehors et en bas.
7. Le supérieur ferme l'incisure scapulaire, l'inférieur est tendu entre le bord lat. de l'épine et la partie post. du col de la scapula.
8. Sur la partie moyenne du versant ant. du bord sup. de la scapula.
9. Elle regarde en avant, en bas et en dedans.
10. Dur le bord médial de la scapula, en regard de l'épine.

Humérus

1. 5 parties : tête, col, tubercules majeur et mineur, sillon intertuberculaire.
2. Elle regarde en dedans, en haut, en arrière.
3. En avant : brachial, brachioradial et LERC; en arrière : chef médial (et une petite partie du chef latéral) du triceps brachial.
4. Situé à la partie inféroméd. de l'os, très saillant. Face ant. : insertions du LCU et FSD à son contact, rond pronateur (au-dessus de la crête transversale), FRC, long palmaire et FUC.
5. C'est une surface articulaire située à la partie lat. du bord inf. de la palette humérale et seulement à sa partie ant., il répond à la fovéa radiale et forme une sphéroïde. C'est une portion de sphère aplatie transversalement. Il regarde en avant et en bas; SAECH.
6. C'est la partie déhiscente surplombant la trochlée humérale en avant. Elle reçoit le bec coronoïdien lors de la flexion du coude.
7. Elle est élargie transversalement, aplatie d'avant en arrière et déjetée en avant. Elle présente 4 parties : 2 épicondyles, un bord inf. où s'enroule une surface articulaire (en 3 parties) et une portion centrale déhiscente.
8. C'est un sillon sous-capital, étroit et irrégulier. Il donne insertion à la capsule SH. À sa partie ant. il présente une petite dépression : la fosse supra-tuberculaire (insertion du ligament gléno-huméral sup.).
9. D'avant en arrière : supraépineux, infraépineux, petit rond.
10. Le septum intermusculaire médial (SIMM).

Ulna

1. C'est une surface articulaire située à la partie antérosupérieure de l'ulna de type ginglyme. Elle répond à la trochlée de l'humérus. Elle est composée des faces ant. de l'olécrâne et sup. du coronoïde, qui sont séparées par un sillon dépourvu de cartilage. Elle a la forme d'une poulie creuse à grand axe transversal, présentant 2 joues séparées par une crête sagittale (la joue médiale est plus étendue). Elle regarde en avt et en ht. SAECH.
2. Anconé, long abducteur du I, court extenseur puis long extenseur du I, extenseur du II.
3. Elle est grêle et composée d'un col, une tête (antérolatérale), un styloïde (postéromédial). La tête est articulée latéralement avec le radius et inférieurement avec le disque articulaire du poignet.

4. Incisure trochléaire : en avt et en ht. Incisure radiale : en dh. Pourtour de la tête ulnaire : en dh et en avt. Face inf. de la tête : en bas.
5. De haut en bas et de dedans en dehors : LCU, FSD, rond pronateur, brachial, corde oblique (accessoirement quelques fibres inconstantes du LFP).
6. Celle du FPD.
7. C'est une surface articulaire pour le pourtour de la tête radiale, trochoïde. Elle est quadrangulaire à grand axe antéropostérieur, concave selon cet axe et plane verticalement. Ses bords donnent insertion aux ligaments annulaire, collatéral radial et carré.
8. Elle est située à la face inf. de la tête ulnaire; c'est une surface plane en forme de croissant à concavité postéromédiale. Elle regarde en bas. SAECH.
9. Sur le radius : sous le tubercule radial. Sur l'ulna : à la partie inférolatérale de la face ant. du coronoïde.
10. Anconé, FPD, EUC, FUC et supinateur superficiel.

Radius

1. Elle est située à l'extrémité sup. de l'os, déborde du col. C'est une surface articulaire cylindrique à grand axe vertical et composée de 2 parties. La face sup., ou fovéa, est grossièrement circulaire et concave en tous sens. C'est une sphéroïde répondant au capitulum huméral. Elle regarde en haut, SAECH. La face périphérique forme un bandeau circulaire répondant à l'incisure radiale de l'ulna et au ligament annulaire, c'est une trochoïde, SAECH.
2. Elle est volumineuse, déjetée en avt, quadrangulaire à la coupe. Sa face inf. est articulaire avec la partie latérale du condyle carpien; sa face méd. est articulaire avec le pourtour de la tête ulnaire; les faces ant., post. et lat. sont déprimées par des sillons pour les passages tendineux. Sa partie la plus basse est représentée par le styloïde de la face lat.
3. Elles sont toutes deux situées à la moitié sup. de l'os (biceps sur la tubérosité radiale et supinateur sur le col et la partie haute de la diaphyse).
4. Elles sont toutes deux situées à la partie inf. de l'os (rond pronateur à la partie moyenne et carré pronateur au tiers inférieur).
5. Elle regarde en bas, en dd et en avt.
6. Elle fait suite à la face lat. de l'os et présente 2 sillons séparés par une saillie. Celle-ci se prolonge inférieurement par le styloïde (LCR du poignet). Le sillon ant. est oblique en bas et en avt (insertion du brachioradial), le sillon post. est vertical.
7. Il s'étend du pôle inf. de la tubérosité radiale au styloïde radial. Formé de 2 parties : 1 sup. oblique en bas et en dh, saillante (insertions du FSD et, au-dessus, du supinateur superficiel); 1 inf. verticale et peu marquée.
8. Insertion du brachioradial et passage du long abducteur et court extenseur du I.
9. Sur le col.
10. C'est une saillie très marquée, située à la partie inféromédiale du col. Elle est divisée verticalement en 2 : en avt, elle est lisse (bourse synoviale), en arr. elle est rugueuse (insertion du biceps).

Carpe

1. C'est l'os le plus latéral de la 1re rangée. Allongé en forme de « barque », il pénètre la 2e rangée (os le plus fracturé). Il présente un tubercule inférolatéral (insertions du RMF, court abducteur du I et LCR).
2. C'est l'os médian de la 1re rangée (croissant sagittal), pas d'insertion musculaire et peu de ligamentaires (il est très mobile et se luxe plus facilement que les autres).
3. C'est l'os central du carpe. Il appartient à la 2e rangée mais sa tête est enchâssée dans la 1re. Il présente un tubercule ant. avec des insertions musculaires (court fléchisseur profond et adducteur du I) et ligamentaires (ligament radié et faisceaux des ligaments radio et ulnocarpiens ant.).
4. Il est placé dans l'axe du pouce et possède 2 faces particulières : l'inférieure (articulation en selle, pour M1) et l'antérieure (2 reliefs verticaux : en dd le sillon du FRC, en dh la crête formant la limite inférolatérale du canal carpien avec les insertions de : RMF, opposant et court fléchisseur superficiel du pouce).
5. Il possède un uncus qui limite inféromédialement le canal carpien (insertions : RMF, court fléchisseur et opposant du V); il est articulé avec les deux derniers métacarpiens.
6. Il n'est articulé qu'avec un seul os du carpe, situé en sésamoïde entre le FUC et l'abducteur du V.

7. Un seul muscle extrinsèque : le FUC, et les intrinsèques des 1er et 5e doigts : court abducteur, opposant, court fléchisseur et adducteur du pouce; abducteur, court fléchisseur et opposant du 5e.
8. C'est une articulation en selle, qui répond à la base de M1. Elle est grossièrement quadrangulaire, concave de dd en dh et convexe d'avt en arr., elle regarde en bas, en dh et en avt, SAECH.
9. Le scaphoïde.
10. Ils sont situés en face antérieure.

Métacarpe

1. Bord ant. : adducteur transverse du I (+ base). Faces latérales : 2e et 3e interosseux dorsaux.
2. Long abducteur du I, FRC, EUC, LERC et CERC, FUC (expansions).
3. C'est une surface articulaire située à l'épiphyse inférieure du métacarpien, de type ellipsoïde. C'est une saillie convexe en tous sens, légèrement aplatie transversalement, plus étendue et plus large en palmaire qu'en dorsal. Elle regarde en bas et en avt et est encroûtée de cartilage hyalin. Ses faces lat. présentent un tubercule, plus postérieur qu'antérieur et donnant insertion au ligament collatéral.
4. C'est une surface articulaire située à l'extrémité sup., répondant au trapèze, et de type en selle. Elle est grossièrement quadrangulaire, convexe frontalement et concave d'avt en arr. Elle regarde en ht, dd et arr., elle est encroûtée de cartilage hyalin.
5. Ce sont les interosseux palmaires et dorsaux. Il faut ajouter, pour M1 : opposant du I, pour M3 : adducteur du I, pour M5 : opposant du 5e métacarpien.

Phalanges

1. Située base de P2, répond à la tête de P1, type ginglyme. Elle a une forme de poulie creuse avec une crête médiane et 2 joues. Grossièrement ovalaire à grand axe transverse, son bord ant. donne insertion au fibrocartilage. Elle regarde en ht et est encroûtée de cartilage hyalin.
2. Sur P1 : rien. Sur P2 : FSD. Sur P3 : rien.
3. C'est une surface articulaire limitée par 2 faces comportant un tubercule pour l'insertion du ligament collatéral. La surface de la tête répond à la base de P2 et à son fibrocartilage, c'est une ginglyme. Elle est en forme de poulie pleine transversale, plus étendue en palmaire qu'en dorsal, elle présente une gorge médiane et 2 joues, regarde en bas et en avt, encroûtée de cartilage hyalin.
4. Ce n'est pas une tête, elle est spatulée, aplatie d'avt en arr.
5. Sur P1 : les interosseux et l'ED. Sur P2 : l'ED. Sur P3 : le FPD et l'ED.

Arthrologie

Articulations de l'épaule

1. En selle (sterno-claviculaire), plane (acromioclaviculaire), syssarcose (scapulothoracique), sphéroïde (scapulo-humérale), plus le plan de glissement subdeltoïdien.
2. Elle regarde en dehors, en avant et très légèrement en haut.
3. C'est une articulation en selle mettant en rapport la clavicule, le manubrium sternal, le cartilage de la 1re côte et un ménisque articulaire. Elle n'est pas congruente et stabilisée par les ligaments sterno-claviculaires, interclaviculaire et costoclaviculaire.
4. Il a une forme d'anneau triangulaire à la coupe et inséré sur le limbus glénoïdal. Sa face axiale est encroûtée de cartilage hyalin, sa face périphérique est adhérente à la capsule et la profonde insérée sur l'os.
5. Outre les épaississements capsulaires acromioclaviculaires et sterno-claviculaires, ce sont les ligaments trapézoïde, conoïde, coracoclaviculaire médial et costoclaviculaire.
6. Les 3 faisceaux du ligament gléno-huméral.
7. Les muscles de la coiffe : subscapulaire, supraépineux, infraépineux, petit rond, ainsi que le tendon du long biceps.
8. Elle ne possède ni surface cartilagineuse, ni capsule, ni ligament. C'est une syssarcose qui ne dépend que de la musculature scapulothoracique.
9. Ligaments coraco-huméral (2 faisceaux), gléno-huméral (3 faisceaux), coraco-glénoïdien.
10. Le ligament coraco-acromial.

Coude

1. Sur l'humérus et l'ulna.
2. Incisure trochléaire : en ht et en avt. Incisure radiale : en dh. Pourtour de la tête : en dh et en avt. Face inf. de la tête : en bas.
3. Humérus (capitulum, trochlée, zone capitulo-trochléaire), ulna (incisures trochléaire et radiale), radius (fovéa, biseau, pourtour de la tête), ligament annulaire.
4. Il s'insère à la partie antéro-inf. de l'épicondyle médial de l'humérus, près de la trochlée. Il se dirige verticalement, donne insertion au FSD sur sa face superficielle et se termine sur le tubercule coronoïdien de l'extrémité sup. de l'ulna, se prolongeant en dessous sur le bord médial.
5. Elle est unique pour les trois articulations, elle est lâche sagitalement (avec 2 culs-de-sac et des fibres musculaires qui les tendent) et tendue sur les côtés. Elle est présente en récessus périannulaire.
6. C'est un fibrocartilage en forme de bandeau circulaire dont la face profonde = SAECH. Il s'insère de part et d'autre de l'incisure radiale de l'ulna. Ses fibres inférieures sont circulaires et rétrécies, les supérieures se réfléchissent au contact de l'ulna et se prolongent avec les bords du ligament carré.
7. Huméroradiale : sphéroïde, huméro-ulnaire : ginglyme, radio-ulnaire supérieure : trochoïde.
8. Le FSD pour le LCU et le supinateur superficiel pour le LCR.

Poignet

1. Côté antébrachial : radius et disque articulaire. Côté carpe : scaphoïde, lunatum, triquetrum.
2. Elle regarde en bas, légèrement en dedans et en avant.
3. C'est un fibrocartilage, triangulaire à base latérale, tendu de la base du styloïde ulnaire au bord inf. de l'incisure ulnaire du radius. Il est biconcave, parfois percé, ses 2 faces sont encroûtées de cartilage hyalin.
4. LCR : tendu du styloïde radial au tubercule du scaphoïde (faces ant. et lat.). LCU : tendu du styloïde ulnaire au pisiforme (faisceau ant.) et triquetrum (faisceau post.).
5. Le faisceau moyen du ligament radiocarpien ant. (lors de la supination du radius, il entraîne le bord médial du carpe vers l'avant et le dehors).
6. Le faisceau moyen du ligament radiocarpien postérieur.

Articulations de la main

Articulations carpiennes

1. Il est grossièrement transversal : latéralement concave en haut, médialement concave en bas, médialement oblique en bas et en dedans. Il met en présence les scaphoïde, lunatum et triquetrum, en haut, avec les trapèze, trapézoïde, capitatum et hamatum, en bas.
2. Ce sont les ligaments scapho-lunatum et triquetro-lunatum ant. et post., ainsi que le scapho-triquetral ant. et post., et les ligaments radiocarpiens ant. et post. et ulnocarpien ant. Il faut ajouter 2 ligaments interosseux : le radio-scapho-lunatum et le scapholunatum.
3. C'est un ensemble de fibres ligamentaires tendues du tubercule du capitatum à tous les os voisins, sauf le lunatum.
4. C'est un épaississement du fascia superficiel, tendu entre le tubercule du scaphoïde et la crête du trapèze, en dehors, et le pisiforme et l'uncus de l'hamatum, en dedans. Il est renforcé, verticalement, par le long palmaire et ses expansions et, transversalement, par les insertions des muscles thénariens et hypothénariens.
5. Le médiocarpien postérieur.

Articulations carpo-métacarpiennes

1. C'est la trapézo-métacarpienne, elle est indépendante, de type en selle. Vers le bas, l'interligne est concave transversalement et convexe sagittalement, il regarde en bas, dehors et avant. SAECH.
2. La capsule est lâche, elle reçoit une expansion du long abducteur du pouce.
3. Avec le trapèze, le trapézoïde, le capitatum.
4. Long abducteur du I, FRC, LERC et CERC, EUC et expansions du FUC.
5. Deux : trapézo-métacarpienne et les 4 doigts longs.

Articulations métacarpo-phalangiennes

1. Ellipsoïdes.
2. Trois : tête métacarpienne, base de P1 et fibrocartilage glénoïdien.
3. Chacun des ligaments s'insère sur le tubercule situé sur le côté de la tête du métacarpien (plus dorsal que palmaire). Il se dirige, en éventail, en 2 faisceaux vers le bas et l'avant. Un faisceau osseux, vertical, s'insère le côté de la glène de P1, un faisceau oblique s'insère sur le côté du fibrocartilage.
4. Ce sont essentiellement les tendons des interosseux. On peut y ajouter la 1re languette de l'extenseur des doigts (ou du court extenseur du I pour le pouce).
5. C'est l'ensemble de l'environnement fibreux et tendineux de la MP, à savoir : capsule, synoviale, ligaments collatéraux, tendons interosseux et lombricaux, ligament métacarpien transverse profond, bandelettes sagittales de l'ED, 1re coulisse des fléchisseurs.

Articulations interphalangiennes

1. C'est une ginglyme.
2. Elle est lâche sagittalement et tendue sur les côtés, où elle est renforcée par des ligaments collatéraux.
3. La tête de P1, la glène de P2, le fibrocartilage glénoïdien.
4. La tête de P2 regarde en bas et légèrement en avant, la glène phalangienne regarde en haut.
5. Le chiasma du FSD et la coulisse A3.

Myologie

Muscles de l'épaule

Subscapulaire

1. Nerf subscapulaire (C5, C6).
2. En dedans : l'espace de glissement scapuloserratique, en dehors : la scapulo-humérale.
3. Rotation médiale, abaissement et stabilisation de la tête humérale.

Supraépineux

1. 2/3 médiaux de la fosse supraépineuse de la scapula.
2. Nerf suprascapulaire (C5, C6)
3. Au-dessus du tendon : la voûte acromiale (+ bourse), en dessous : la scapulo-humérale, en avant : le long biceps.
4. Abduction, centrage de la tête.
5. Il est renforcé, notamment à sa partie sup. (aspect de fibres entrecroisées).

Infra-épineux

1. Au tendon, en avant : scapulo-humérale, en arrière : deltoïde post.
2. Nerf suprascapulaire (C5, C6).
3. Stabilisation de la tête, abaissement, rotation latérale.

Petit rond

1. Rotation latérale, adduction, abaissement, stabilisation de la tête.
2. Aucun. Ils sont différents par leur trajet, leur terminaison, leur action, leur innervation.
3. Par le nerf axillaire (C5, C6).
4. En premier, la capsule scapulo-humérale, en second, les 2 espaces inférieurs : triangle scapulo-tricipital et quadrilatère huméro-tricipital.

Deltoïde

1. Extension, abduction horizontale.
2. Nerf axillaire (C5, C6)
3. Sa bourse synoviale, qui recouvre les insertions des muscles de la coiffe.
4. Clavicule (1/3 lat. du bord ant. et face sup.) et branche ant. de la tubérosité deltoïdienne (bord ant. de l'humérus, 1/4 moy.-sup.).

Grand rond

1. Nerf du grand rond (faisceau post. du plexus, C5, C6).
2. La fosse axillaire et les espaces : triangle scapulo-tricipital et quadrilatère huméro-tricipital.
3. Humérus, 1/4 sup. de la partie latérale de la face médiale, sur le bord méd. du sillon bicipital.
4. Rotation médiale, adduction, abaissement de la tête.

Muscles du bras

Coracobrachial

1. La traversée par le nerf musculocutané.
2. Il est commun avec celui du court biceps, sur l'apex coracoïdien.
3. Nerf musculocutané (C5, C6).
4. En bas, en dehors et légèrement en arrière.

Biceps brachial

1. Nerf musculocutané (C5, C6).
2. En arrière : le tendon du brachial et l'articulation du coude. De chaque côté : les gouttières bicipitales médiale et latérale.
3. Flexion du coude et supination.
4. À l'origine, le long biceps est intracapsulaire, le court est commun avec le coracobrachial. Au trajet, il est sous-cutané, en superficie du brachial. À la terminaison, il s'engage entre les 2 os de l'avant-bras.
5. Scapula et radius.

Brachial

1. En arrière : l'articulation du coude. En avant : le tendon du biceps. Sur les côtés : les gouttières bicipitales.
2. Nerf musculocutané (C5, C6).
3. Flexion du coude.

Triceps brachial

1. En avt : grand dorsal et grand rond. En arr. : petit rond et deltoïde. En dd : triangle scapulo-tricipital. En dh : quadrilatère huméro-tricipital.
2. Nerf radial (1 pour LP, 1 pour chef latéral, 2 pour chef médial), C7, C8.
3. Extension du coude et stabilisation (tenseur de la capsule).
4. En avt : sillon du nerf radial. En ht : capsule scapulo-humérale. En dd : la LP.

Muscles de l'avant-bras

Brachioradial

1. Flexion du coude (proximodistale) et ramène en pronosupination neutre.
2. Nerf radial (C5, C6).
3. À la partie sup., il forme la limite lat. de la gouttière bicipitale lat. (nerf radial). À la partie moy., il recouvre l'artère radiale et la branche superficielle du nerf radial. À la partie inf., il limite la gouttière du pouls latéralement.

LERC-CERC

1. Base dorsale de M2.
2. Épicondyle latéral de l'humérus, dans le prolongement du bord lat. de l'os (+ SIML).
3. Nerf radial (C6, C7).
4. En avt : brachioradial. En dd. : plan ostéoarticulaire et supinateur. En arr. : extenseur des doigts.
5. Artère récurrente radiale.
6. Extension et abduction du poignet, stabilisation latérale du coude.

Supinateur

1. Supination et stabilisation latérale du coude (coaptation des interlignes).
2. Branche profonde du nerf radial (C6, C7).
3. Plan superficiel : épicondyle lat. de l'humérus, faisceau moy. du LCR du coude, crête supinatrice de l'ulna. Plan profond : fosse supinatrice de l'ulna (dans la bifurcation du bord latéral).
4. En profondeur : plan ostéoarticulaire. En superficie : muscles latéraux (brachioradial, LERC, CERC). Entre les 2 chefs : branche prof. du nerf radial.

Anconé

1. Nerf du chef médial du triceps et de l'anconé (collatérale du nerf radial, C7, C8).
2. En dd : olécrâne. En ht : chef médial du triceps. En avt : articulation du coude. En arr. : peau.
3. Stabilisation postérolat. du coude, légère extension.

EUC

1. Épicondyle lat. de l'humérus et crête ulnaire (versant lat., 3/4 sup.), débordant sur l'olécrâne.
2. À la partie sup., en avt : muscles de la couche profonde et en arr. : peau. À la partie inf., en avt : sillon post. de la tête ulnaire et interlignes du poignet.
3. Branche profonde du nerf radial (C6, C7, C8).
4. Extension et adduction du poignet, stabilisation du coude et du poignet.

Extenseurs du V et des doigts

1. À la partie sup., en avt : muscles de la couche profonde et en arr. : peau. À la partie inf., en avt : interlignes du poignet, en arr. : peau.
2. Tous 2 sont innervés par la branche profonde du nerf radial (C7, C8).
3. Extension des doigts (surtout des MP).

Long abducteur du I

1. 4 interlignes (radio-ulnaire inférieur, radiocarpien, médiocarpien, trapézo-métacarpien).
2. Branche profonde du nerf radial (C7, C8).
3. Ulna, radius, M1 (accessoirement trapèze).
4. Plan profond de la loge post. de l'avant-bras, longe la tabatière anatomique (sillon ant. de la face lat. de l'extrémité inf. du radius).

Long et court extenseurs du I

1. Long : base dorsale de P2 du pouce. Court : idem en P1.
2. Long : extension de l'IP et contre-opposition. Court : extension de la MP (+ stabilisation).
3. Recouverts par le plan superficiel de la loge post., puis limitent la tabatière anatomique (entre eux).
4. Branche profonde du nerf radial (C7, C8).

Extenseur du II

1. En arr. : RME. En avt : 2e IOD. De part et d'autre : 2e et 3e tendons de l'extenseur des doigts.
2. Branche profonde du nerf radial (C7, C8).
3. Bord médial du tendon de l'extenseur des doigts pour le II (niveau métacarpe).
4. Entre les tendons du II et du III de l'extenseur des doigts.

Rond pronateur

1. Nerfs sup. et inf. issus du nerf médian (C6, C7).
2. Pronation et flexion du coude (en finesse).
3. En ht : c'est la limite médiale de la gouttière bicipitale médiale. Au milieu : passage du nerf médian entre ses 2 chefs. En bas : recouvert par l'artère radiale et branche superficielle du nerf radial.

FRC

1. Base palmaire de M2, expansion sur celle de M3, et expansion sur le RMF en cas d'absence de long palmaire.
2. Il est dans la partie latérale du canal, dans sa gaine et dans un repli propre du RMF. En dh : tubercule du scaphoïde et crête du trapèze, en dd : LFP.
3. Artère radiale et sa récurrente.

Long palmaire

1. Tension du RMF et flexion du poignet.
2. Nerf médian, par le tronc des muscles superficiels (C6, C7, C8).
3. Épicondyle médial de l'humérus et bord sup. et face ant. du RMF.

FUC

1. Épicondyle médial de l'humérus, crête ulnaire (versant méd. 2/3 sup.), pisiforme (pôle sup.).
2. Nerfs sup. et inf. venant du nerf ulnaire (C7, C8, T1).

3. Flexion et adduction du poignet, stabilisation médiale du coude. Tension transversale du RMF en synergie avec l'abducteur du V.
4. Il est longé, en dh, par le PVN ulnaire (qui pénètre dans le canal ulnaire).

FSD

1. Il est dans le repli ant. de la gaine des fléchisseurs. En avant de son tendon pour l'index, on trouve le nerf médian. En arr. : le FPD, en dh : le FRC (dans un repli propre).
2. Nerf médian (C7, C8, T1).
3. Origine : épicondyle médial (près de la trochlée et du LCU), faisceau moy. du LCU, coronoïde ulnaire (près du tubercule), bord ant. du radius (versant inf. de la moitié sup.). Terminaison sur le corps de P2, le long des bords latéraux.
4. Recouvert par les épicondyliens médiaux sous-cutanés (rond pronateur, FRC, long palmaire), recouvre le FPD.

FPD

1. 2 chefs lat. : nerf médian, 2 chefs méd. : nerf ulnaire (C8, T1).
2. Base palmaire de P3 des doigts longs.
3. Flexion de l'IPD, et indirectement de l'IPP et du poignet.
4. En avt : artère ulnaire, nerf médian, FSD. En arr. : os puis carré pronateur. En dd : nerf ulnaire et FUC. En dh : LFP.

LFP

1. Nerf médian (C8, T1).
2. Face ant. du radius (2/3 sup.) + MIO.
3. Flexion IP du pouce et stabilisation, pronation de la colonne du pouce.
4. En avt : FSD et artère radiale. En arr. : radius puis carré pronateur. En dd : PVN interosseux ant. et FPD.

Carré pronateur

1. Nerf interosseux ant., du nerf médian (C8).
2. En avant : toute la partie basse de la loge ant. et en arrière : la MIO.
3. Une coupe transversale.

Muscles intrinsèques de la main

1. Court abducteur du I, opposant du I, court fléchisseur du I, adducteur du I.
2. Court palmaire, abducteur du V, court fléchisseur du V, opposant du V.
3. Court abducteur du I, opposant du I, court fléchisseur du I (superficiel) : branche terminale du nerf médian. Court palmaire : branche superficielle du nerf ulnaire. Tous les autres : par la branche profonde du nerf ulnaire. Tous sont innervés par C8, T1.
4. Tous les interosseux sont innervés par la branche profonde du nerf ulnaire (C8, T1).
5. Il est formé de 2 plans (superficiel et profond) qui enveloppent le long fléchisseur du I. Il fait partie de l'appareil sésamoïdien du pouce.
6. Faisceau oblique : carpe (trapézoïde et capitatum) et base de M3. Faisceau transverse : bord ant. de M3 (expansions sur les bases de M2 et M4).
7. Base médiale de P1 du IV, expansion à la dossière du IV et à la languette latérale (côté médial) de l'extenseur des doigts pour le IV.
8. Tendons du FPD pour les 3e et 4e ainsi que 4e et 5e doigts, bords adjacents, au niveau métacarpien.
9. Il porte M5 en avant et en supination.
10. Les IOD écartent, les IOP rapprochent. Tous font la flexion MP et l'extension IPP + IPD.

Neurologie

Nerfs du membre supérieur

Plexus brachial

1. Ce sont les nerfs du subclavier, pectoral latéral et pectoral médial.
2. Il y a 3 troncs (sup., moyen et inf.), chacun se divisant en 2 branches (ant. et post.) et 3 faisceaux (lat., méd. et post.)
3. Racines de C5 à T1, avec une anastomose de la racine C4.

4. Ce sont les nerfs dorsal de la scapula, thoracique long, suprascapulaire, subscapulaire, nerf du grand rond, nerf thoracodorsal.
5. C'est l'anastomose entre les nerfs pectoraux latéral (son nerf inf. ou le nerf unique) et médial.

Nerf axillaire

1. C'est le faisceau postérieur du plexus (racines C5, C6).
2. D'abord la fosse axillaire et son contenu, qu'il laisse en avant, puis le quadrilatère humérotricipital, qu'il traverse en compagnie de l'artère circonflexe postérieure (en ht : petit rond, en bas; grand rond, en dh : humérus, en dd : long triceps), enfin la face profonde du deltoïde.
3. Il y en a une seule : le nerf du petit rond (les terminales étant destinées au deltoïde).

Nerf musculocutané

1. Racines C5-C6.
2. Partie latérale de l'avant-bras.
3. La perforation du muscle coracobrachial.
4. La gouttière bicipitale latérale (dont il sort pour devenir cutané).

Nerf radial

1. C'est le plus gros nerf du MS (équivalent du sciatique au MI), c'est le nerf de l'extension du membre, il est globalement postérieur. Né du faisceau postérieur du plexus brachial, il se termine en 2 branches au niveau du coude.
2. Les muscles triceps brachial (3 chefs), anconé, brachioradial, LERC, CERC.
3. Il est dans la gouttière bicipitale latérale (en avant : le brachioradial, en arrière : le brachial et le capitulum huméral, en dedans : le tendon du biceps, en dehors : le brachioradial et le LERC). Puis, la branche profonde passe entre les 2 chefs du supinateur, la superficielle longe le brachioradial, dans son aponévrose.
4. Longue bande longitudinale à la face postérieure du membre supérieur (débordant à la face antérolatérale du bras) et, à la main, moitié dorsale latérale, en dehors de l'axe du III (sauf P2 et P3), ainsi que la base de l'éminence thénar.
5. Aucun.

Nerf médian

1. C'est à la main : le court abducteur, l'opposant et le chef superficiel du court fléchisseur du pouce, les 2 lombricaux latéraux (1er et 2e).
2. Il est situé dans la gouttière bicipitale médiale, avec les vaisseaux brachiaux. On trouve : en avant l'expansion du biceps et le fascia superficiel, en arrière le brachial et le plan ostéoarticulaire, en dehors le tendon du biceps, en dedans le rond pronateur (sous lequel il va s'engager).
3. Il naît par 2 racines : une latérale provenant du faisceau latéral du plexus brachial, une médiale provenant du faisceau médial. L'ensemble est issu des racines spinales C6 à T1.
4. C'est à la main : face palmaire en dehors de l'axe du 3e doigt, face dorsale des phalanges P2 et P3 des 2e et 3e doigts ainsi que la moitié latérale du 4e.
5. Ce sont tous les muscles de la loge antérieure de l'avant-bras, sauf le FUC et la moitié médiale du FPD (c'est-à-dire : rond pronateur, FRC, long palmaire, FSD, 2 chefs latéraux du FPD, long fléchisseur du pouce, carré pronateur).

Nerf ulnaire

1. Ce sont les hypothénariens sauf le court palmaire (soit : abducteur, court fléchisseur et opposant du V), tous les interosseux, les 2 lombricaux médiaux (3e et 4e), plus l'adducteur et le faisceau profond du court fléchisseur du I.
2. Au coude, il est situé dans la gouttière olécrânienne médiale, entre le plan ostéoarticulaire en profondeur et l'arcade du FUC en superficie. Au poignet, il est situé dans le canal ulnaire, formé par un repli du RMF externe au canal carpien. On trouve : en avant le repli du RMF et la peau, en arrière le canal carpien, en dedans le pisiforme, en dehors les vaisseaux ulnaires et le repli du RMF et la paume.
3. C'est seulement à la main : face palmaire (en dedans de l'axe du 4e doigt), face dorsale (en dedans de l'axe du 3e doigt, excluant P2 et P3 du 3e doigt et la moitié latérale de P2 et P3 du 4e doigt.
4. C'est le faisceau médial du plexus brachial, issu des racines C8 et T1.

Nerfs CMAB et CMB

1. Face antéromédiale du bras et médiale de l'avant-bras.
2. Aucun.
3. CMAB : C8, T1 ; CMB : T1.

Angiologie

Artères du membre supérieur

1. Ce sont les artères thoraco-acromiale, subscapulaire et circonflexes ant. et post. de l'humérus.
2. À la partie haute de l'avant-bras, elle est entre le brachioradial (en avant) et le rond pronateur (en arrière). À sa partie basse de l'avant-bras, elle est superficielle, entre le brachioradial (en dehors) et le FRC (en dedans). Au poignet, elle croise la tabatière anatomique en profondeur et aborde postérieurement la 1re commissure entre le plan osseux (M1 et M2) en haut, et le 1er IOD (en bas).
3. Ce sont les arcades palmaires superficielle et profonde (accessoirement une petite arcade dorsale).

Veines et lymphatiques du membre supérieur

1. À la main : l'arcade dorsale superficielle. À l'avant-bras : les veines céphalique et basilique avec leurs accessoires et la veine médiane de l'avant-bras. Au bras : les veines céphalique et basilique.
2. À la partie antéromédiale du coude (nœuds épicondyliens médiaux), à la fosse axillaire et en situation infra et supraclaviculaire.
3. Veine céphalique, dans la veine subclavière ; veine basilique, dans la veine axillaire.
4. En superficie, la peau ; en profondeur, le canal brachial (elle y chemine juste à la partie haute avant de se jeter dans la veine axillaire).

Morphologie Topographie

1. Veine céphalique, artère thoraco-acromiale.
2. En arr. : SIMM, en avt : biceps, en dh. : brachial, en dd. : fascia superficiel
3. Le nerf médian, les vaisseaux brachiaux, les lymphatiques. À la partie sup., en plus : le nerf ulnaire et la veine basilique.
4. En dh : tendon du biceps, en dd : rond pronateur, en avt : expansion du biceps et fascia superficiel, en arr. : brachial et interligne du coude.
5. Le nerf radial (se divisant en 2 terminales), l'artère récurrente radiale, le nerf musculocutané (qui émergence entre brachial et biceps, puis va perforer le fascia superficiel).
6. En avt : l'épicondyle médial, en arr. et en dd : l'arcade du FUC, en dh : l'olécrâne.
7. C'est une région musculaire, limitée en ht par l'olécrâne, en bas par l'interligne post. du poignet, en dd par la crête ulnaire, en dh par la loge latérale. C'est un relief musculaire axial, charnu en haut (donc plus marqué) et tendineux en bas (donc plus étroit et plat), majoré par l'extension des doigts. Le cadran inférolatéral de cette région montre un faible volume musculaire enroulant le radius, c'est l'émergence des long abducteur du I et court extenseur du I.
8. En avt et dh : court extenseur du I (et long abducteur du I), en arr. et dd : long extenseur du I, en superficie : fascia et peau, en profondeur : plan ostéoarticulaire (styloïde radial et tubercule du scaphoïde).
9. En arr. : carpe, en avt : RMF, en dd : pisiforme (en ht) et uncus de l'hamatum (en bas), en dh : tubercule du scaphoïde (en ht), crête du trapèze (en bas).
10. En arr. : RMF, en avt : un repli du RMF, en dd : pisiforme.

ANNEXES

TERRITOIRES SENSITIFS

▶ **Annexe-1**

Territoires sensitifs radiculaires.

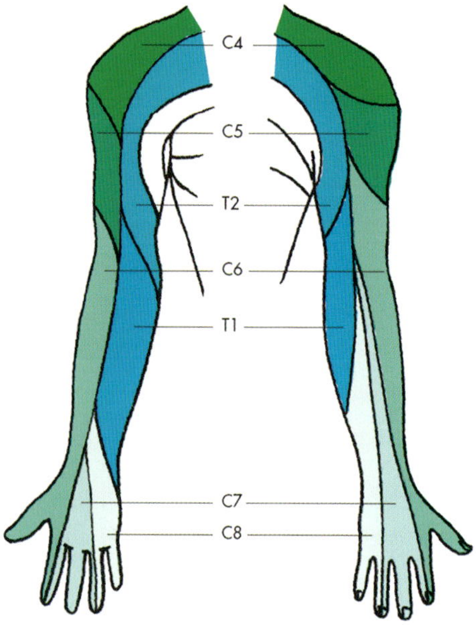

▶ **Annexe-2**

Territoires sensitifs tronculaires.

1. N. axillaire
2. N. CMB
3. N. CMAB
4. N. musculocutané
5. N. ulnaire
6. N. médian
7. N. radial

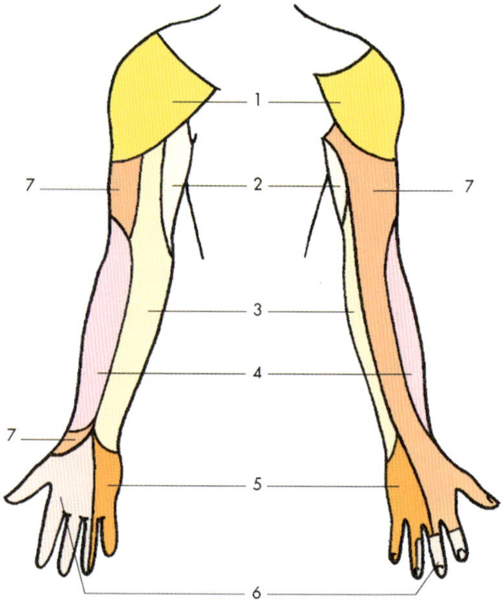

▶ **Annexe-3**

Rapports de niveau entre les numéros de racines et (les racines des nerfs CMB et CMAB sont placées inférieurement dans ce diagramme, les nerfs n'étant évidemment pas à ce niveau mais plus haut situés).

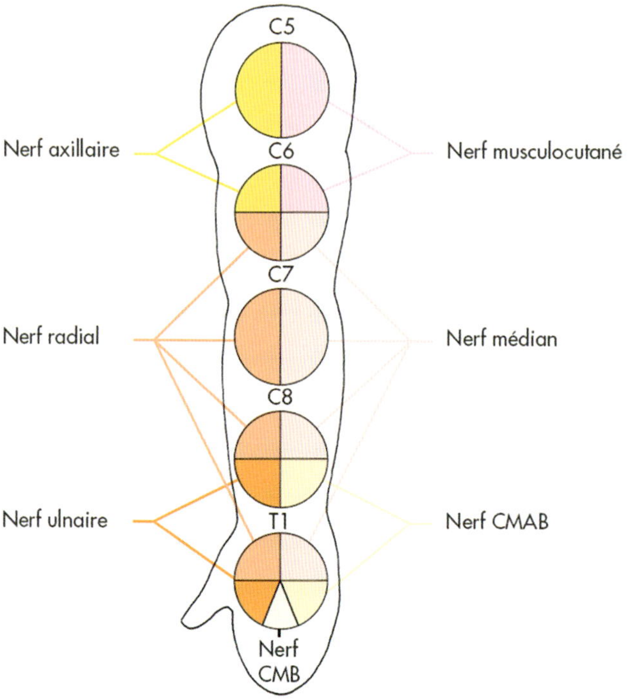

INNERVATION RADICULAIRE

- plexus brachial
- nerf axillaire
- nerf musculocutané
- nerf radial
- nerf médian
- nerf ulnaire

	Muscle	Nerf	C5	C6	C7	C8	T1
ÉPAULE	subscapulaire	plexus brachial	x	x			
	supraépineux	plexus brachial	x	x			
	infraépineux	plexus brachial	x	x			
	grand rond	plexus brachial	x	x			
	petit rond	nerf axillaire	x	x			
	deltoïde	nerf axillaire	x	x			
BRAS	coracobrachial	nerf musculocutané	x	x			
	biceps brachial	nerf musculocutané	x	x			
	brachial	nerf musculocutané	x	x			
	triceps brachial	nerf radial			x	x	
AVANT-BRAS	anconé	nerf radial			x	x	
	brachio-radial	nerf radial	±	x			
	LERC	nerf radial		x	x		
	CERC	nerf radial		±	x	x	
	supinateur	nerf radial		x	x		
	long abducteur du I	nerf radial			x	x	
	court extenseur du I	nerf radial			x	x	
	long extenseur du I	nerf radial			x	x	
	extenseur du II	nerf radial			x	x	
	extenseur des doigts	nerf radial			x	x	
	extenseur du V	nerf radial			x	x	
	EUC	nerf radial		x	x	x	
	rond pronateur	nerf médian		x	x		
	FRC	nerf médian		x	x		
	long palmaire	nerf médian		x	x	x	
	FSD	nerf médian			x	x	x
	FUC	nerf ulnaire			x	x	x
	carré pronateur	nerf médian				x	±
	FPD	nerf médian / nerf ulnaire				x	x
	LFP	nerf médian				x	x
MAIN	court abducteur du I	nerf médian				x	x
	opposant du I	nerf médian				x	x
	court fléchisseur du I	nerf médian / nerf ulnaire				x	x
	lombricaux	nerf médian / nerf ulnaire				x	x
	IOD-IOP	nerf ulnaire				x	x
	adducteur du I	nerf ulnaire				x	x
	court palmaire	nerf ulnaire				x	x
	abducteur du V	nerf ulnaire				x	x
	court fléchisseur du V	nerf ulnaire				x	x
	opposant du V	nerf ulnaire				x	x

DISSECTION

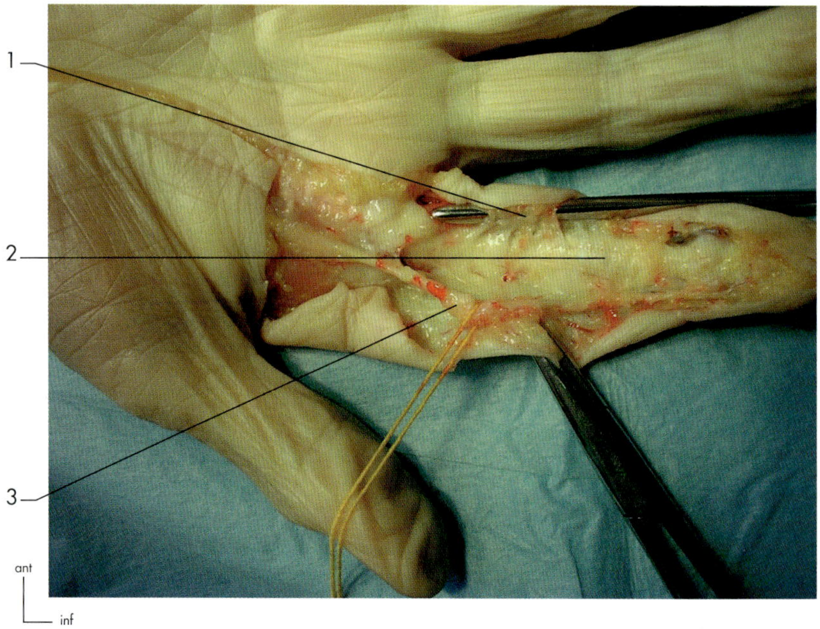

▶ Annexe-4

Abord palmaire, sous-cutané, d'un doigt.

1. Ligament de Cleland
2. Coulisses fibreuses des fléchisseurs
3. PVN digital propre

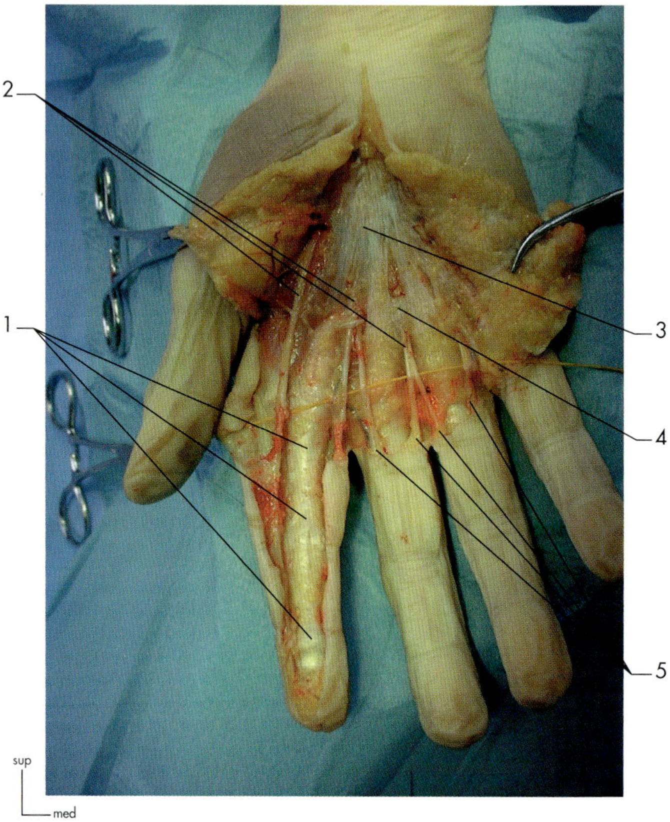

▶ Annexe-5

Nerfs digitaux palmaires en plan superficiel.

1. Coulisses fibreuses des fléchisseurs
2. Nerfs digitaux communs (du médian)
3. Fibres longitudinales du fascia palmaire moyen
4. Fibres transversales du fascia palmaire moyen
5. Nerfs digitaux propres

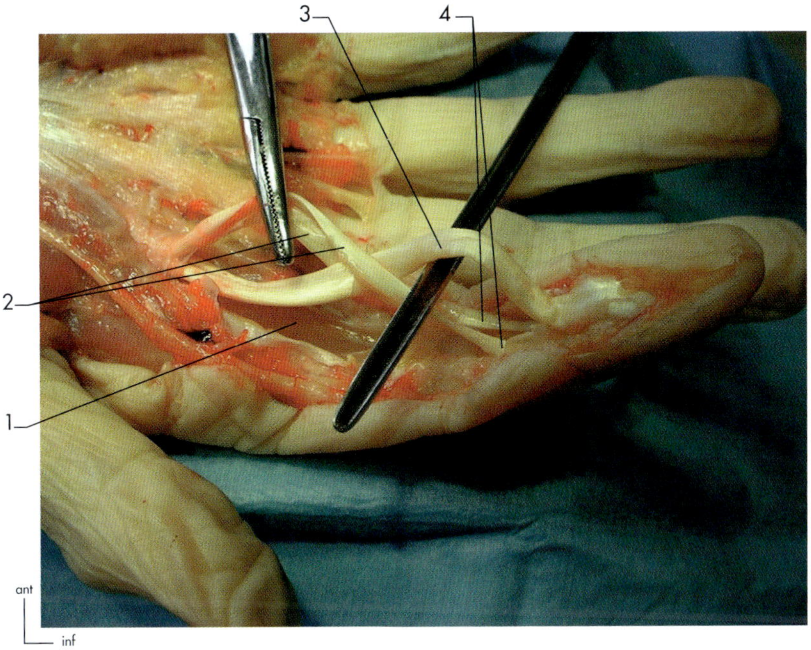

Annexe-6

Tendons fléchisseurs du doigt.

1. Coulisse fibreuse ouverte
2. Languette du FSD
3. FPD (perforant)
4. Terminaison du FSD

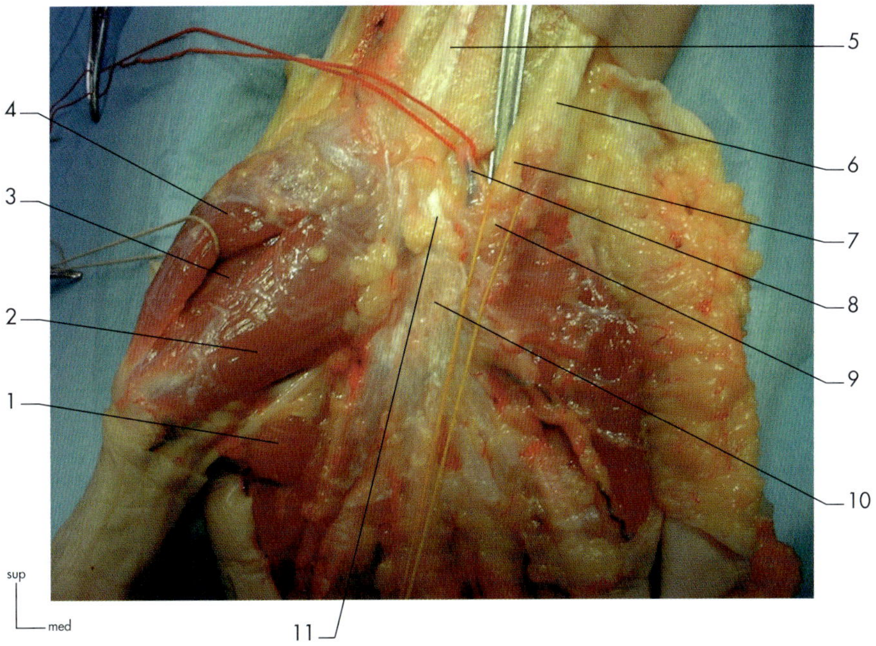

Annexe-7

Plan palmaire superficiel du poignet et muscles thénariens.

1. Adducteur du I
2. Court fléchisseur du I
3. Opposant du I
4. Court abducteur du I
5. Long palmaire
6. FUC
7. Nerf ulnaire
8. Artère ulnaire
9. Canal ulnaire
10. Fascia palmaire moyen
11. RMF

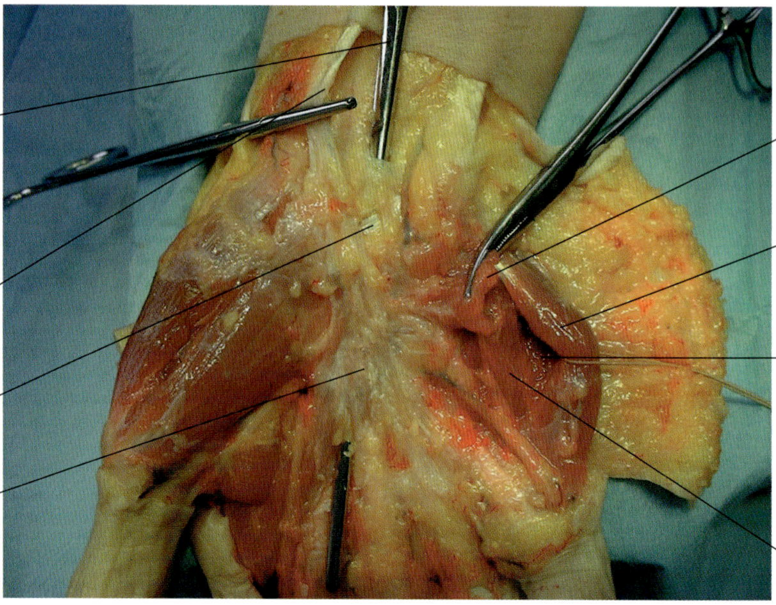

▶ **Annexe-8**

Plan palmaire superficiel du poignet et muscles hypothénariens.

1. Fascia palmaire
2. RMF
3. Long palmaire
4. Sonde passant dans le canal carpien
5. Court palmaire (sectionné)
6. Abducteur du V
7. Opposant du V
8. Court fléchisseur du V

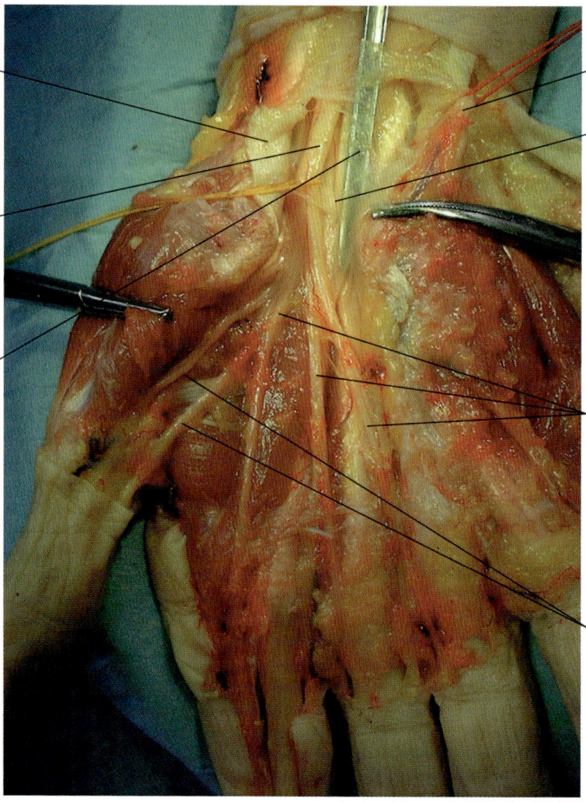

▶ **Annexe-9**

Canal carpien ouvert.

1. Gaine des fléchisseurs
2. Nerf médian
3. RMF (ouvert)
4. PVN ulnaire
5. FSD
6. Nerfs digitaux communs du nerf médian
7. Nerfs digitaux propres du pouce (lat. et méd.)

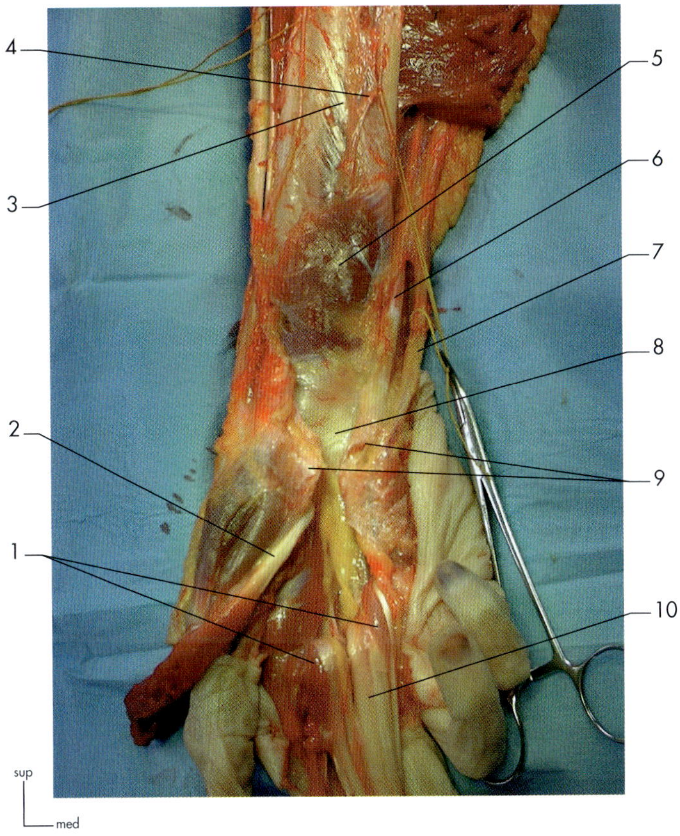

▶ **Annexe-10**

Poignet (canal carpien évidé).

1. Lombricaux
2. LFP (récliné en bas)
3. MIO
4. PVN interosseux ant.
5. Carré pronateur
6. FUC
7. PVN ulnaire
8. Canal carpien (évidé)
9. RMF ouvert
10. FPD (récliné en bas)

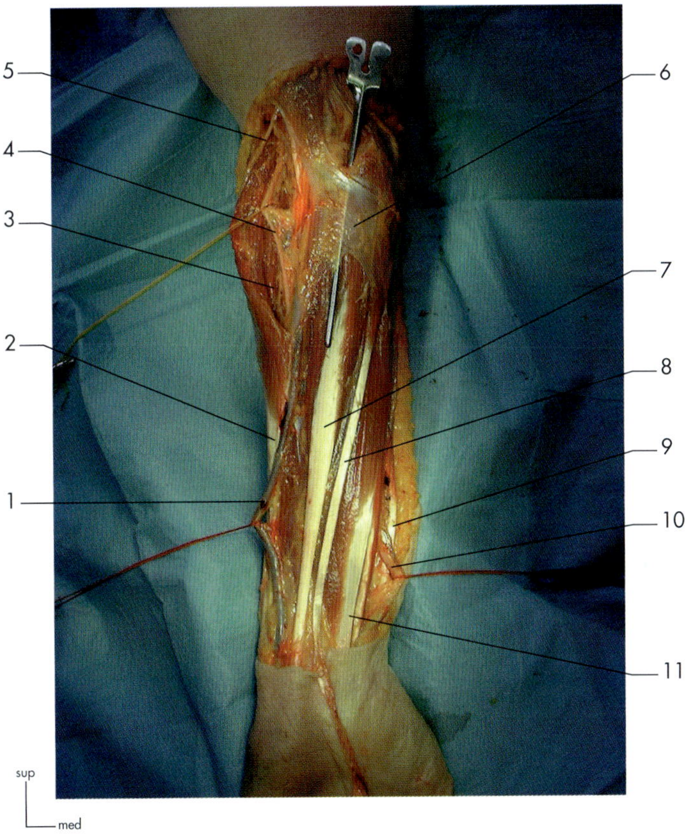

▶ **Annexe-11**

Loge antérieure de l'avant-bras (abord superficiel).

1. Artère radiale
2. Brachioradial
3. LERC
4. Branche superficielle du nerf radial
5. Nerf musculocutané
6. Expansion du biceps
7. FRC
8. Long palmaire
9. FUC
10. PVN ulnaire
11. FSD

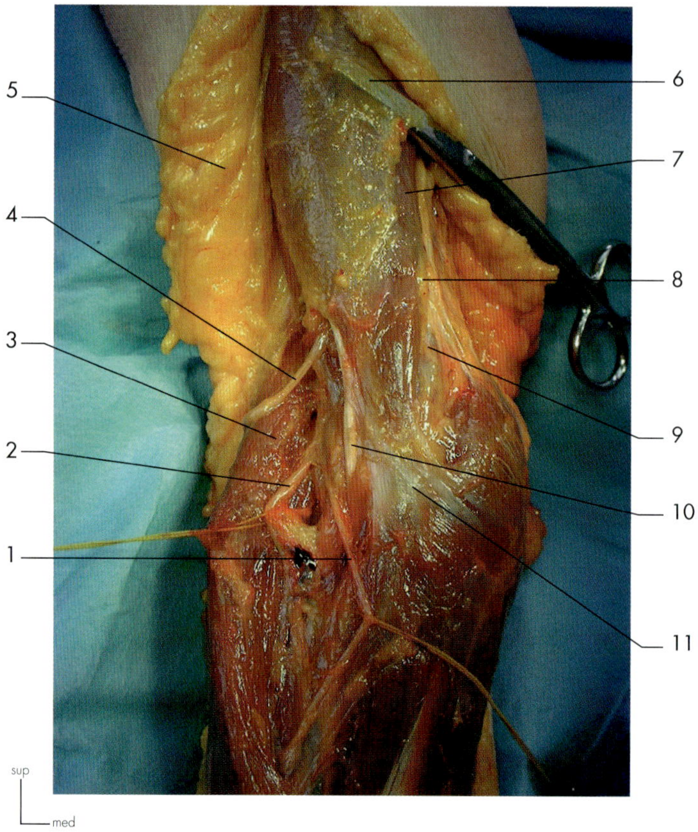

▶ **Annexe-12**

Face antérieure du coude : gouttières bicipitales.

1. Branche superficielle du nerf radial
2. Branche profonde du nerf radial
3. Brachioradial
4. Nerf musculocutané
5. Plan cellulograisseux
6. Fascia superficiel
7. Biceps
8. Nerf médian
9. Artère brachiale
10. Tendon du biceps
11. Expansion du biceps

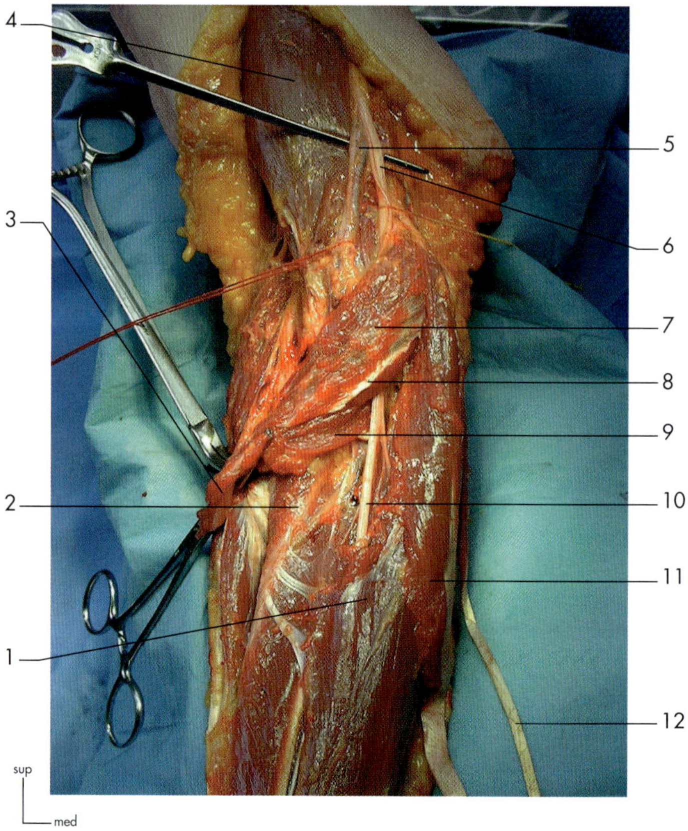

▶ **Annexe-13**

Partie antéro-supéro-médiale de l'avant-bras (muscles sous-cutanés réclinés sur les côtés).

1. FSD
2. Supinateur
3. Rond pronateur (terminaison sectionnée et relevée)
4. Biceps
5. Artère brachiale
6. Nerf médian
7. Rond pronateur : chef huméral
8. SIMM (sectionné entre rond pronateur et FRC)
9. Rond pronateur : chef ulnaire
10. Nerf médian
11. FRC (écarté)
12. Long palmaire (écarté)

▶ **Annexe-14**

Face antérieure du coude (muscles épicondyliens médiaux en partie sectionnés et réclinés transversalement en dehors pour le rond pronateur et le FRC, et en dedans pour le FSD).

1. Sonde canelée au contact du LCU
2. Nerf radial (branche superficielle)
3. Nerf radial (branche profonde)
4. Artère récurrente radiale
5. Brachial
6. Relief du bord médial de la trochlée
7. Rond pronateur (rabattu transversalement)
8. FRC (rabattu transversalement)
9. Épicondyle médial
10. Long palmaire (rabattu en dd.)
11. Chef huméral du FSD
12. FUC
13. Nerf ulnaire

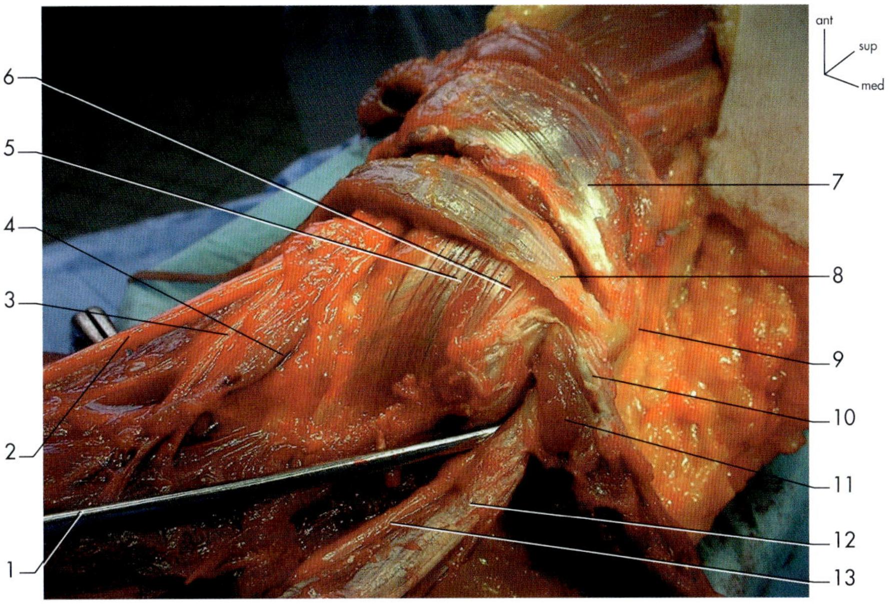

▶ **Annexe-15**

Face antérieure de l'articulation du coude (ouvert).

1. Face profonde du ligament annulaire
2. Capsule
3. Capitulum
4. Fosse coronoïdienne
5. Trochlée
6. Capsule
7. Bec coronoïdien
8. Capsule

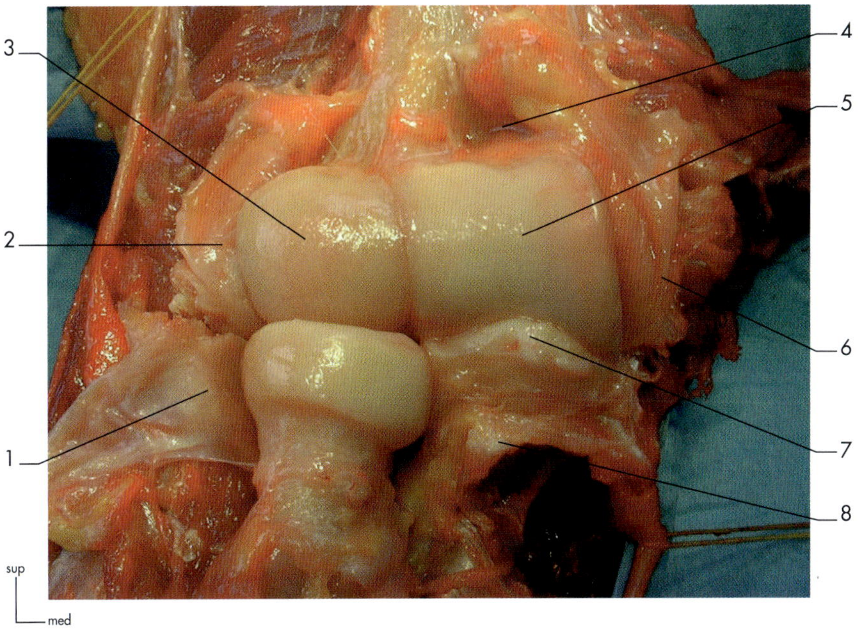

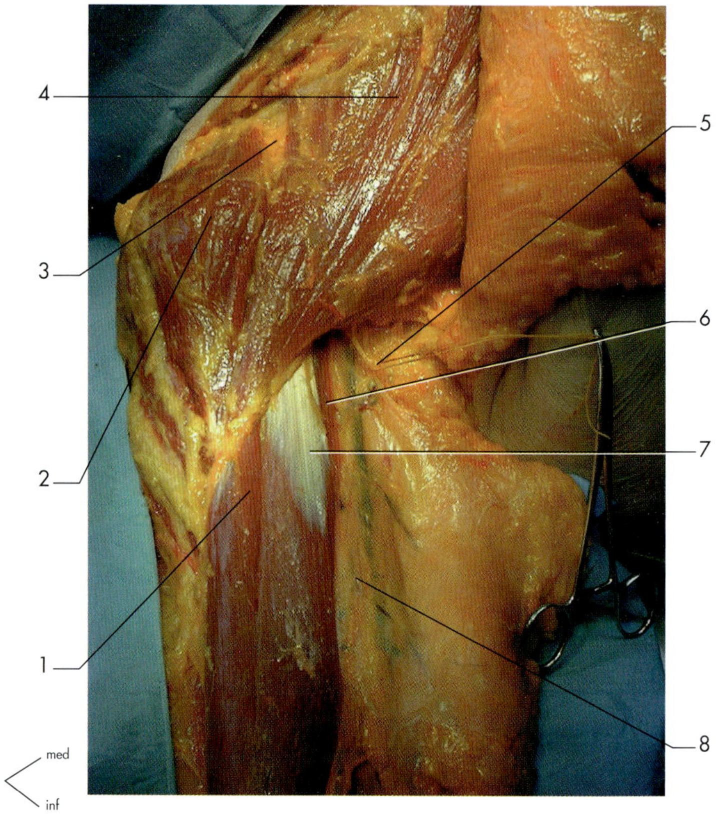

▶ **Annexe-16**

Face antérieure de l'épaule (abord superficiel).

1. Long biceps
2. Deltoïde ant.
3. Trigone deltopectoral
4. Grand pectoral
5. Nerf CMB
6. Coracobrachial
7. Court biceps
8. Canal brachial

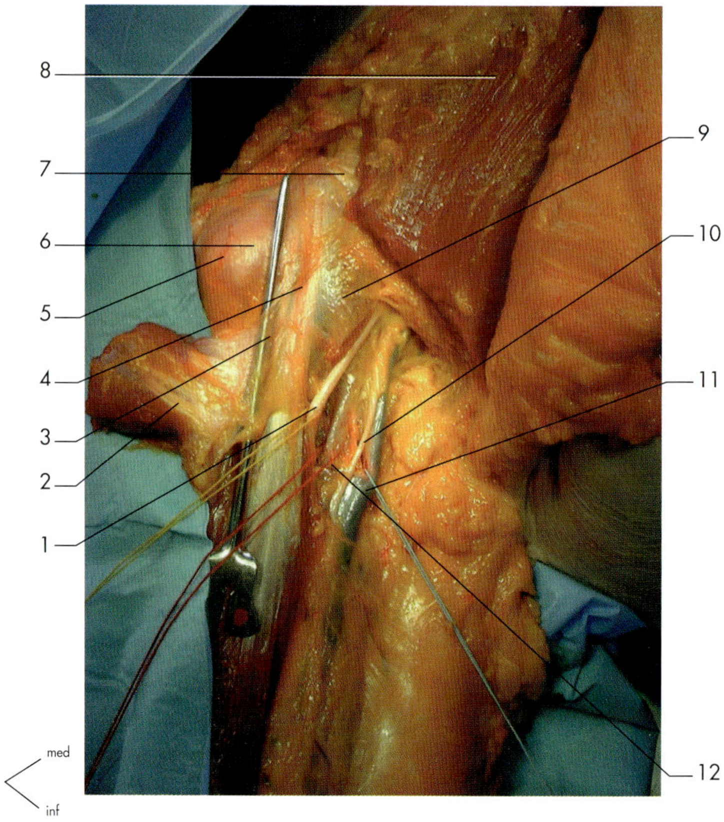

▶ **Annexe-17**

Face antérieure de l'épaule (plan superficiel récliné).

1. Nerf médian
2. Tendon du grand pectoral
3. Expansion profonde du grand pectoral
4. Coracobiceps
5. Sillon intertuberculaire (recouvert)
6. Tubercule mineur
7. Petit pectoral
8. Grand pectoral (sectionné)
9. Subscapulaire
10. Veine brachiale
11. Nerf CMAB
12. Artère brachiale

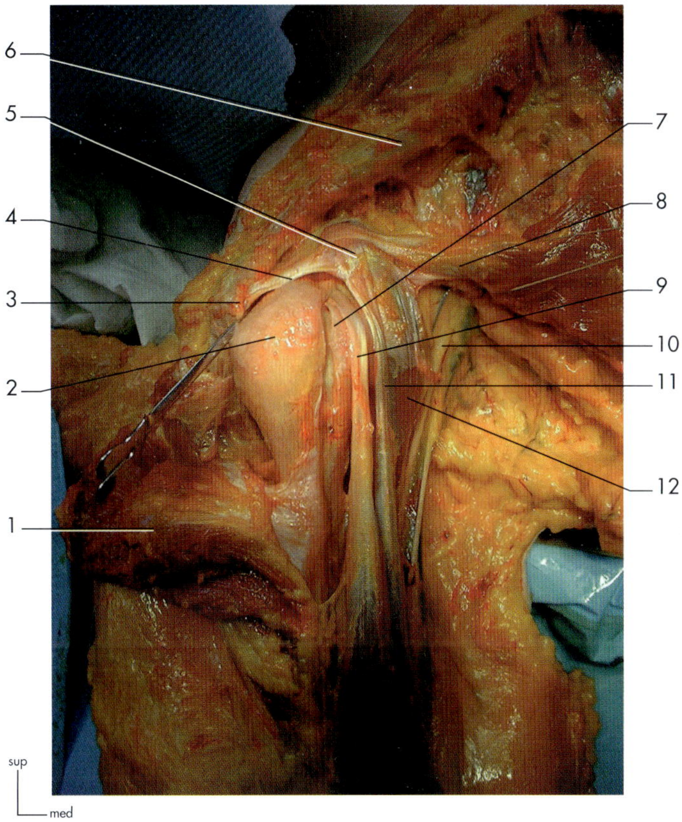

▶ **Annexe-18**

Face antérieure de l'épaule (au contact des tendons du biceps).

1. Tendon du grand pectoral (récliné latéralement)
2. Tubercule majeur
3. Acromion
4. Ligament coraco-acromial
5. Coracoïde
6. Clavicule
7. Sillon intertuberculaire
8. Petit pectoral
9. Long biceps (récliné hors du sillon)
10. PVN axillaire
11. Court biceps
12. Coracobrachial

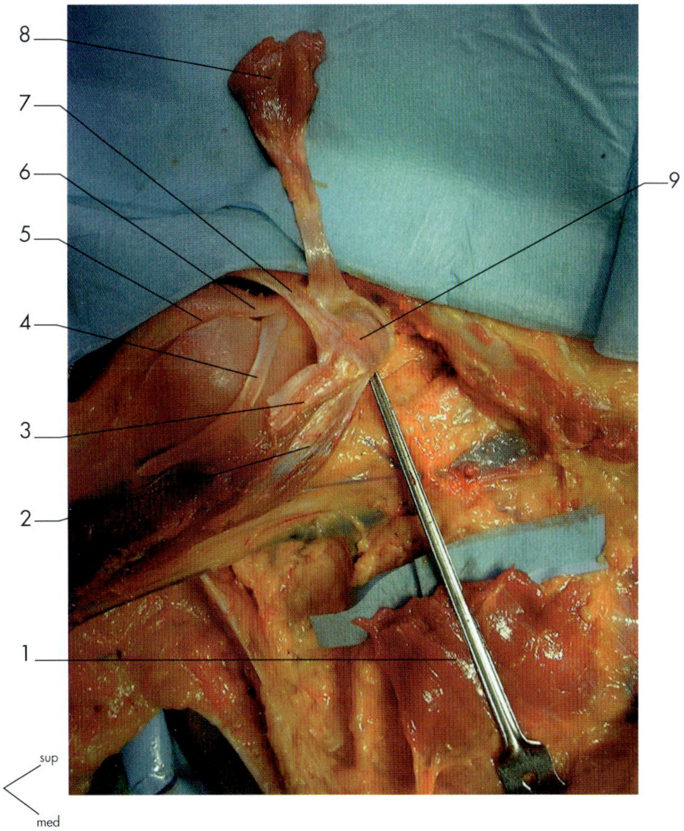

▶ **Annexe-19**

Zone coracoïdienne.

1. Petit pectoral (sectionné) – noter qu'ici le tendon ne s'insère que partiellement sur le coracoïde et se prolonge sur le ligament coraco-huméral
2. Coracobrachial
3. Court biceps (sectionné)
4. Long biceps (hors du sillon)
5. Sillon intertuberculaire (ouvert)
6. Capsule
7. Ligament coraco-acromial et voûte
8. Tendon du petit pectoral (récliné en dh)
9. Coracoïde

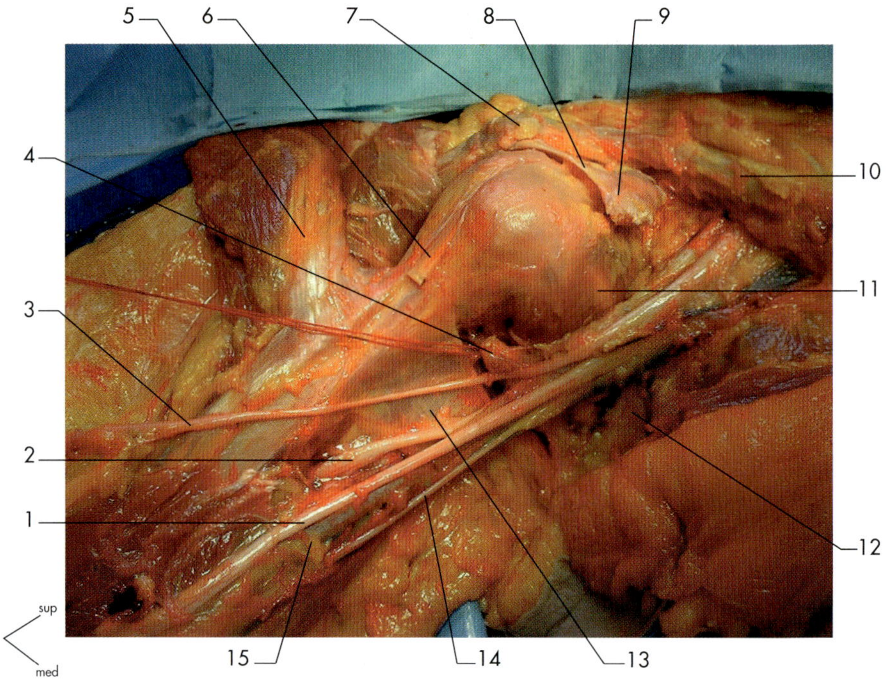

▶ **Annexe-20**

Face antérieure de l'épaule et fosse axillaire.

1. Nerf médian
2. Nerf radial
3. Nerf musculocutané
4. Vaisseaux circonflexes post.
5. Tendon du grand pectoral récliné en dh
6. Tendon du long biceps sectionné et son sillon ouvert
7. Acromion
8. Ligament coraco-acromial et voûte
9. Coracoïde
10. Clavicule
11. Subscapulaire
12. Fosse axillaire
13. Grand dorsal
14. Nerf ulnaire
15. Artère axillaire

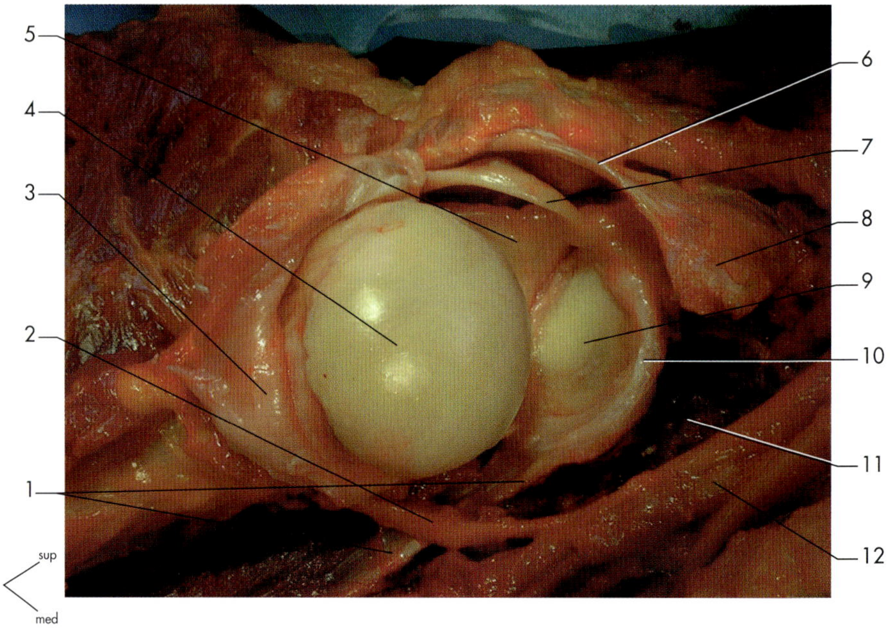

▶ **Annexe-21**

Articulation scapulo-humérale (ouverte).

1. Tendon du long triceps
2. Nerf axillaire
3. Capsule
4. Tête humérale
5. Capsule
6. Ligament coraco-acromial
7. Tendon du long biceps
8. Coracoïde
9. Glène
10. Labrum
11. Subscapulaire (sectionné)
12. Artère axillaire

SCAPULO-HUMÉRALE

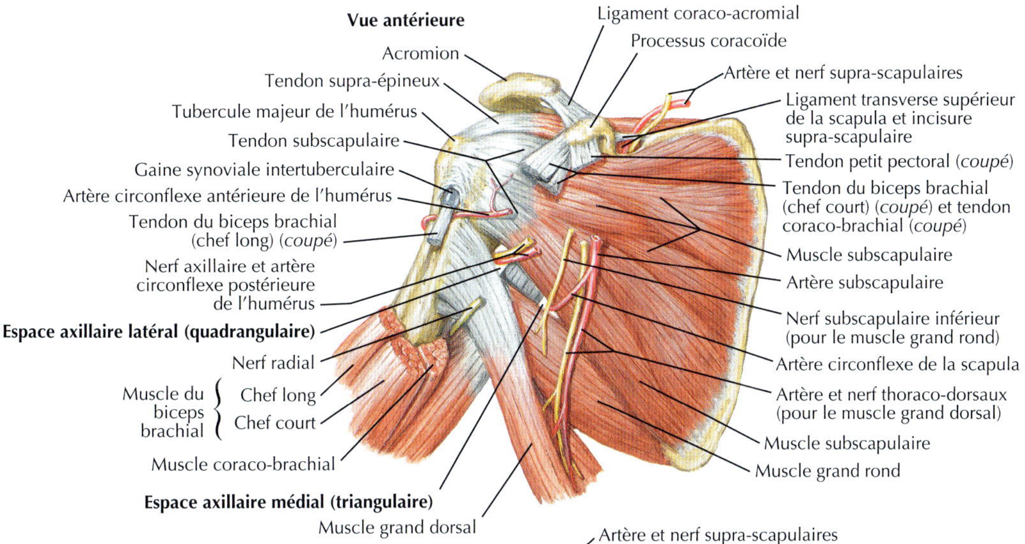

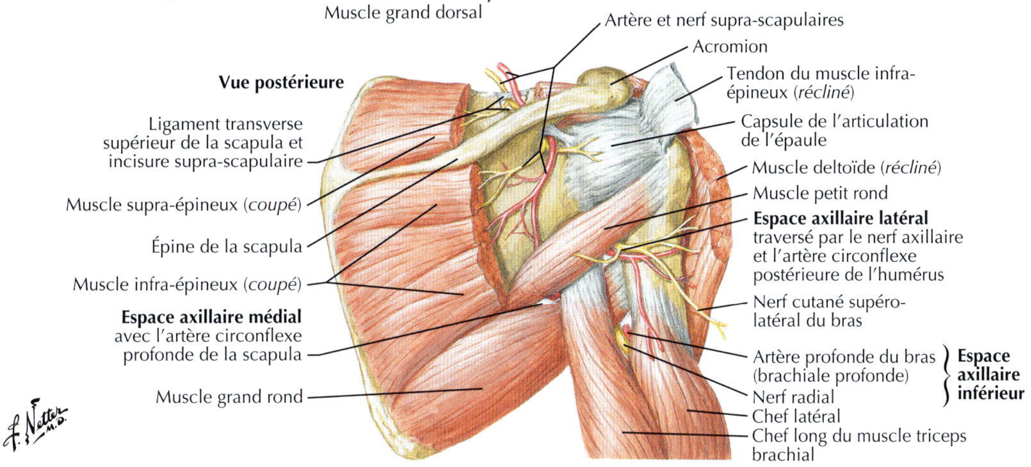

FOSSE AXILLAIRE : VUE ANTÉRIEURE

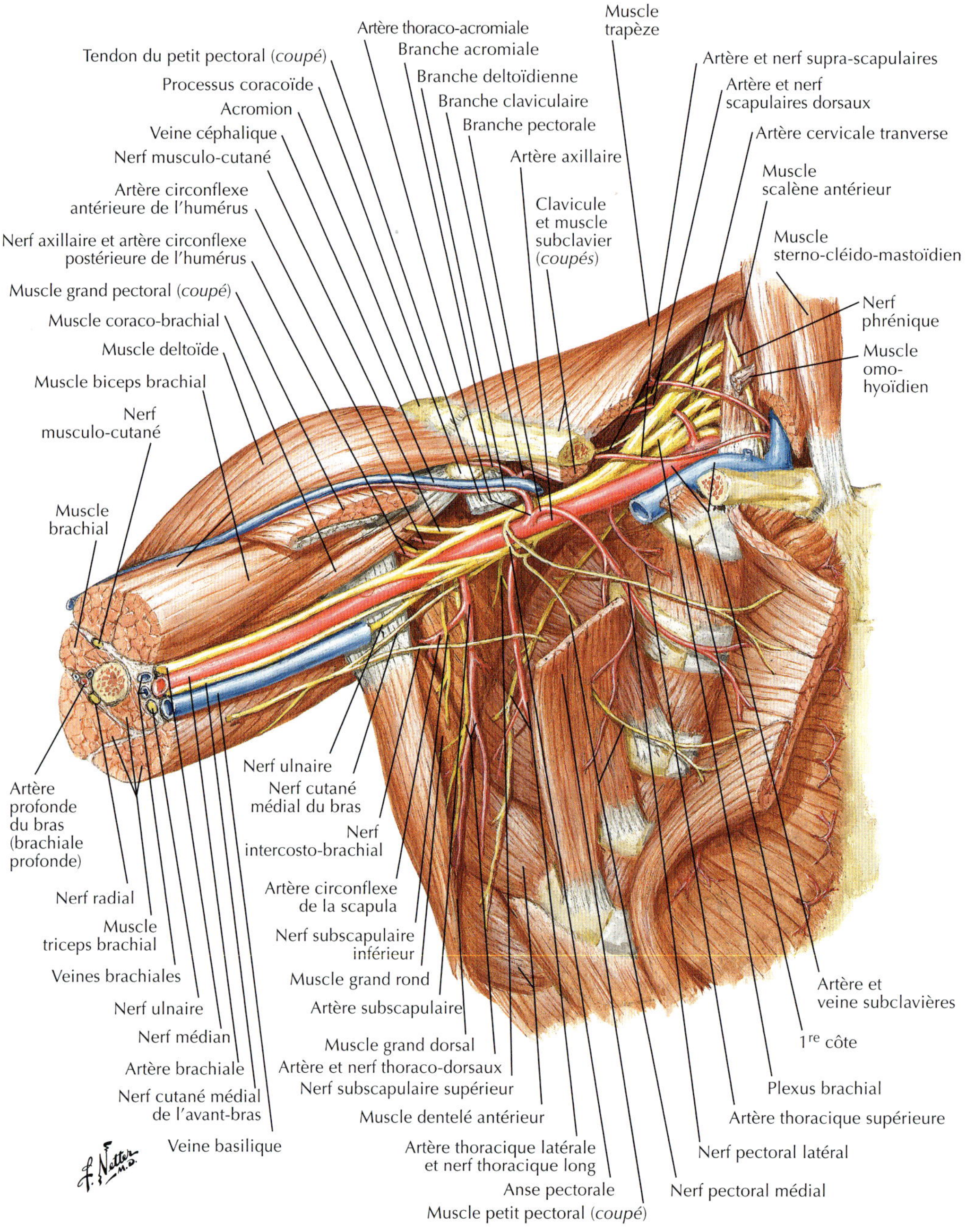

ARTÈRE BRACHIALE *IN SITU*

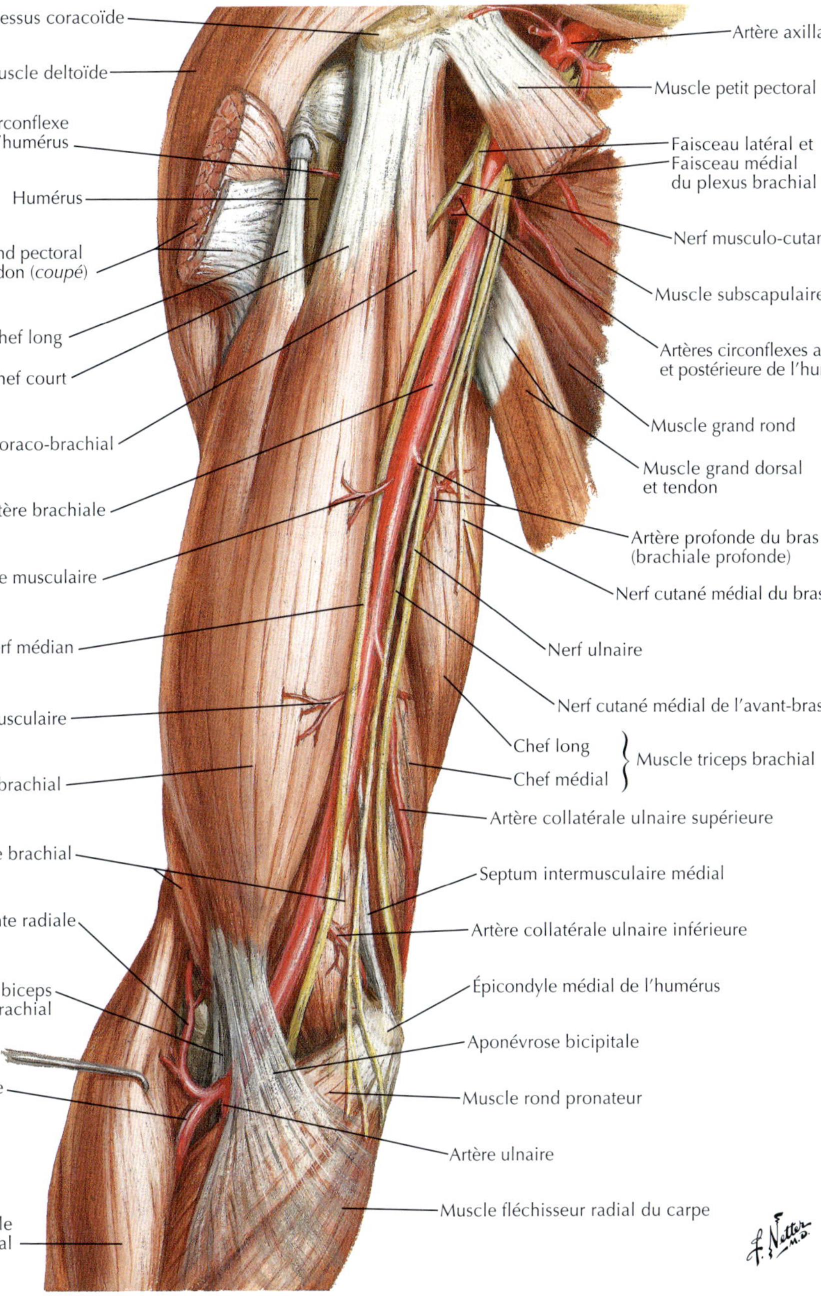

MUSCLES DU BRAS : VUES POSTÉRIEURES

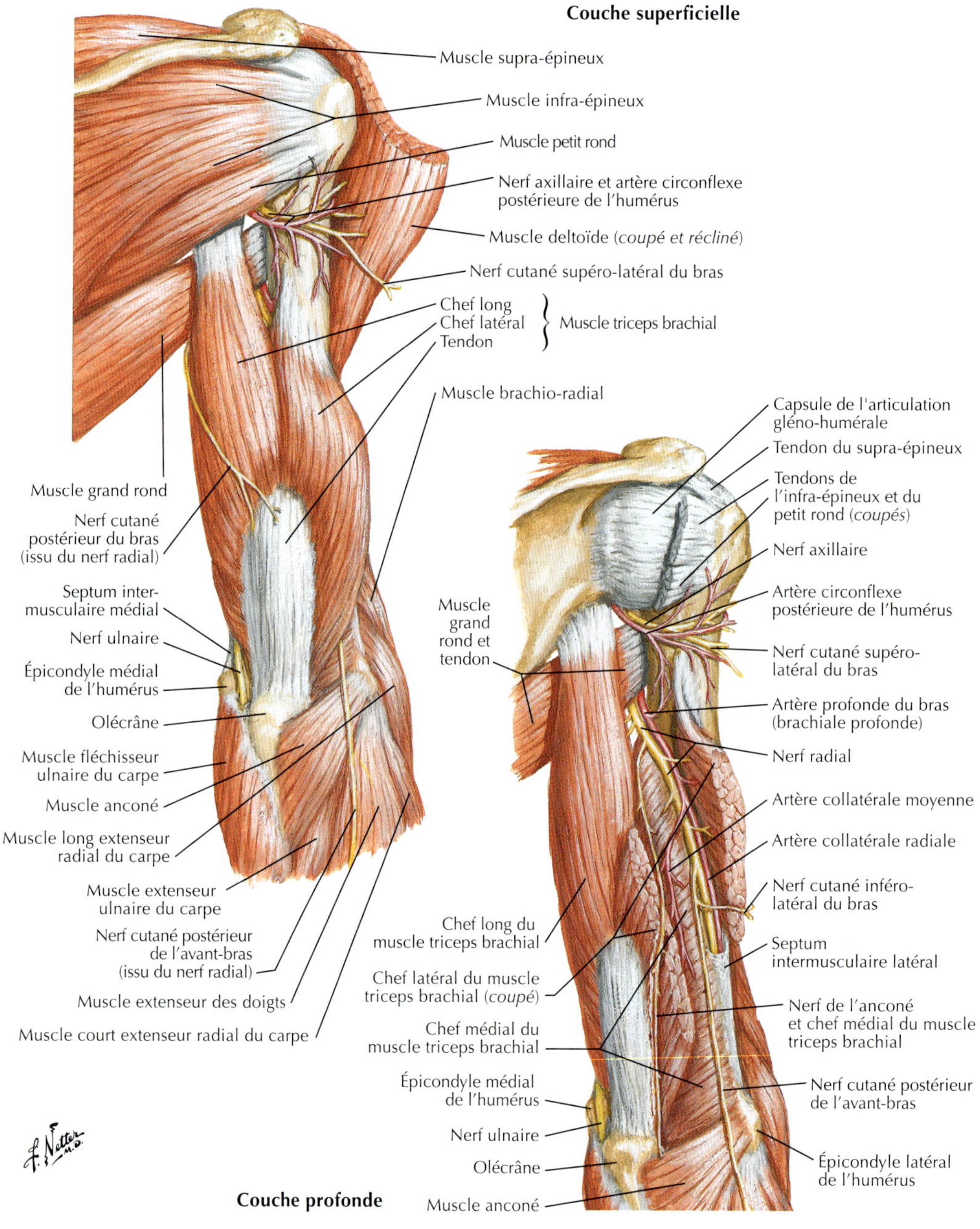

MUSCLES DE L'AVANT-BRAS (COUCHE SUPERFICIELLE) : VUE ANTÉRIEURE

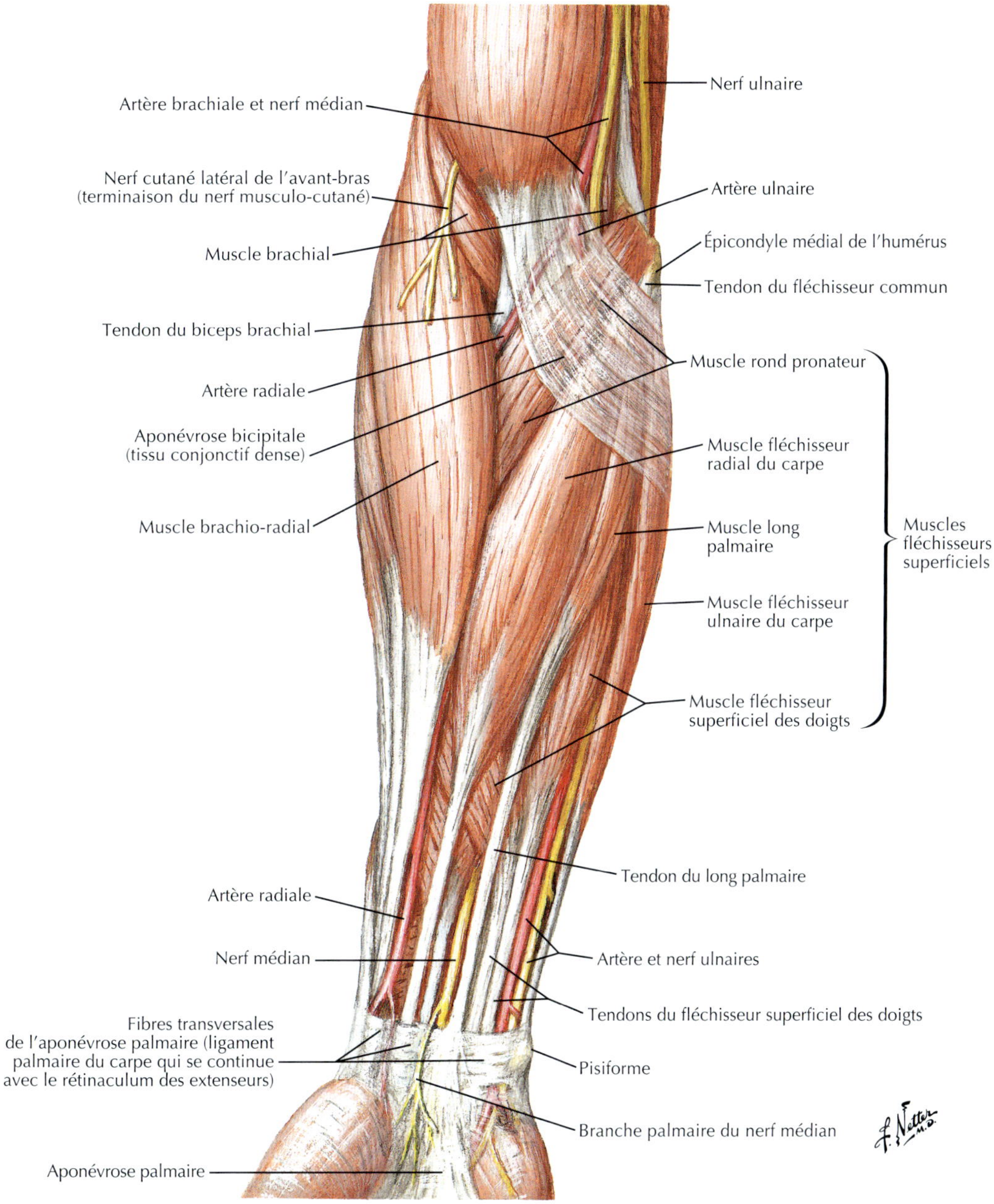

MUSCLES DE L'AVANT-BRAS (COUCHE INTERMÉDIAIRE) : VUE ANTÉRIEURE

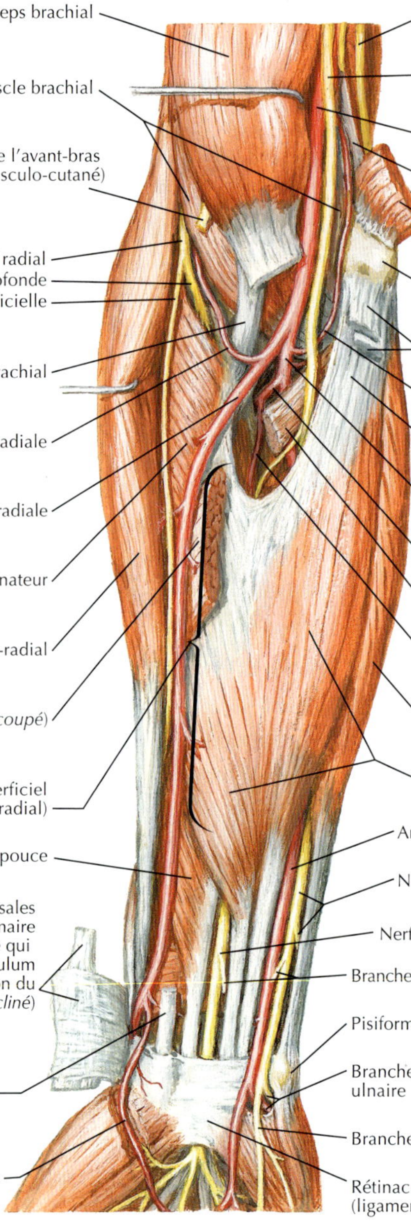

MUSCLES DE L'AVANT-BRAS (COUCHE SUPERFICIELLE) : VUE POSTÉRIEURE

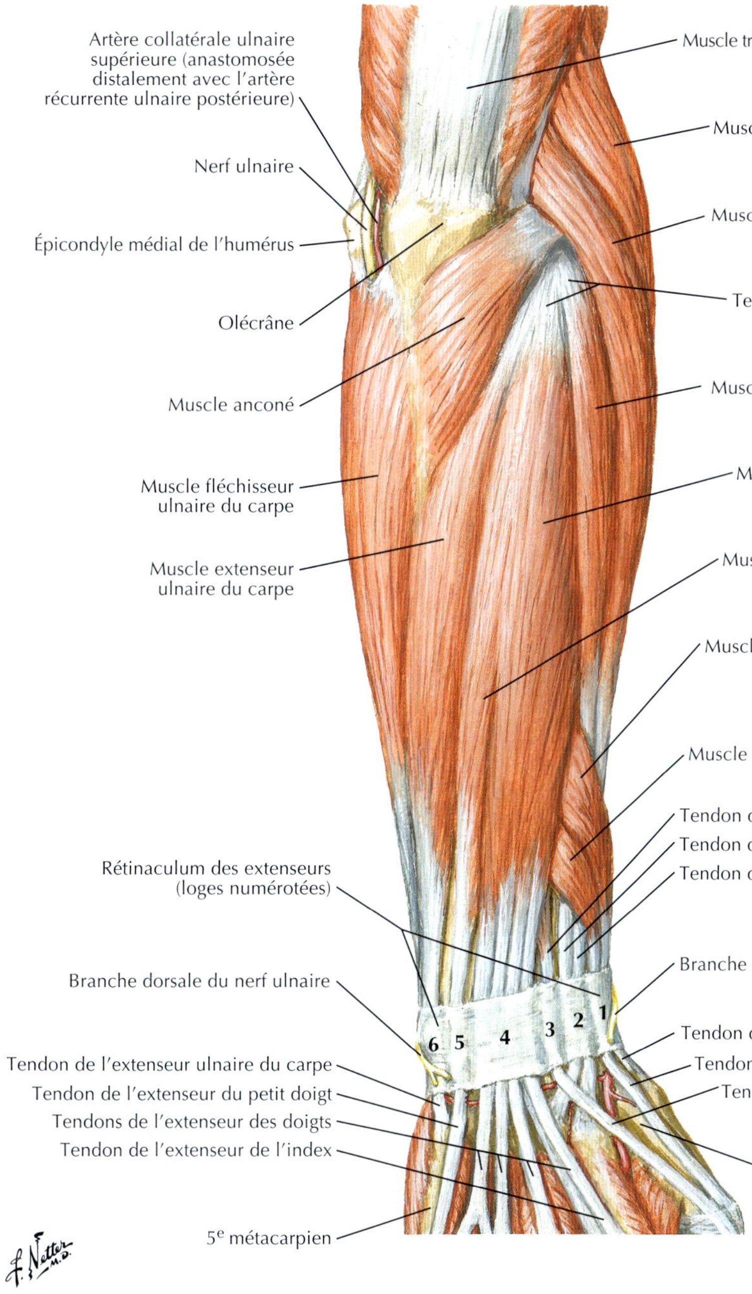

MUSCLES DE L'AVANT-BRAS (COUCHE PROFONDE) : VUE POSTÉRIEURE

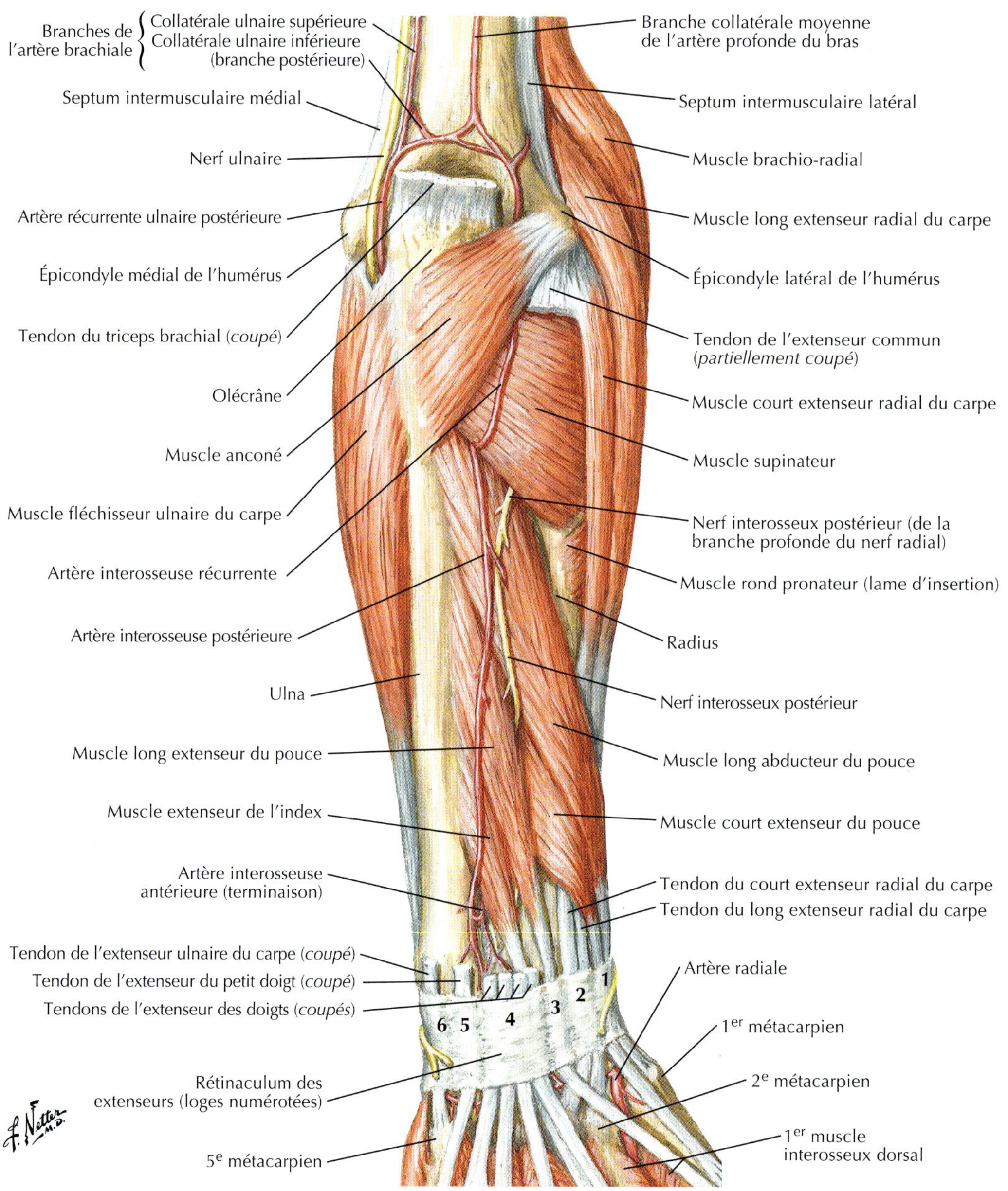

POIGNET ET MAIN : RÉGIONS PALMAIRES PROFONDES

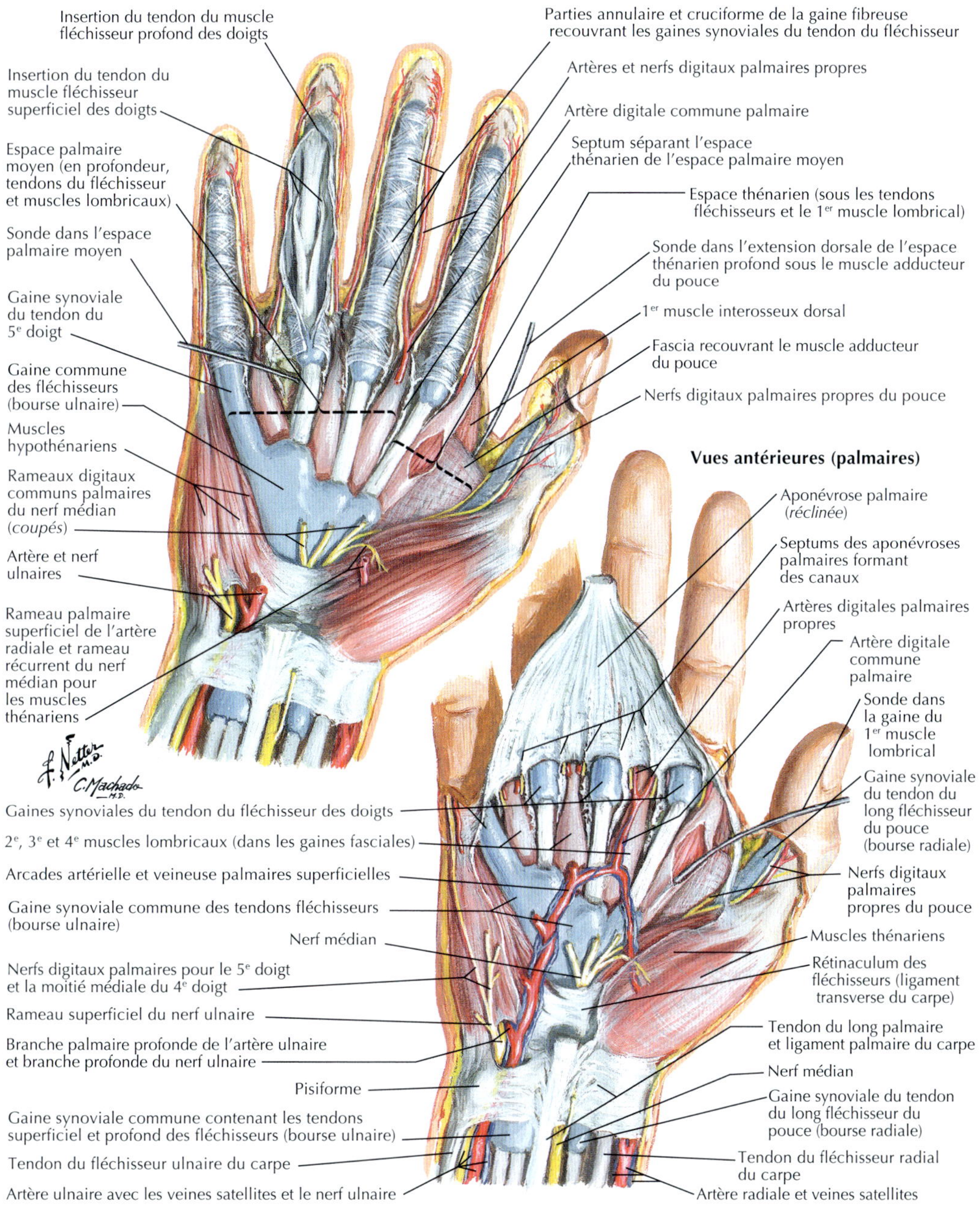

BOURSES, ESPACES ET GAINES DES TENDONS DE LA MAIN

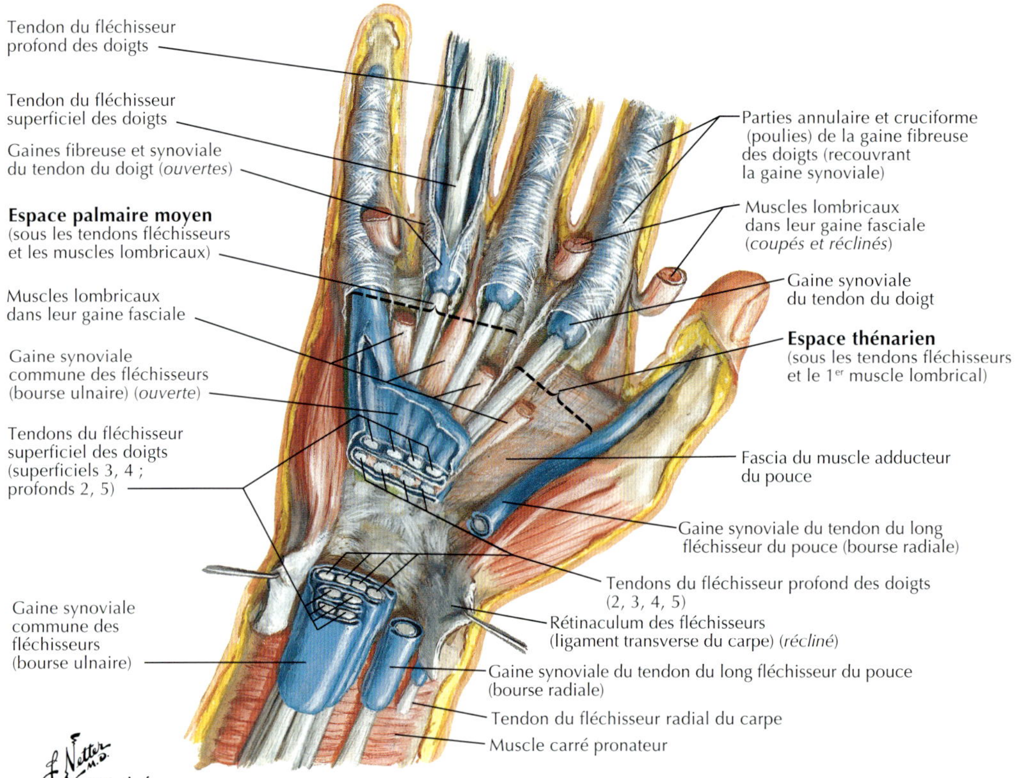

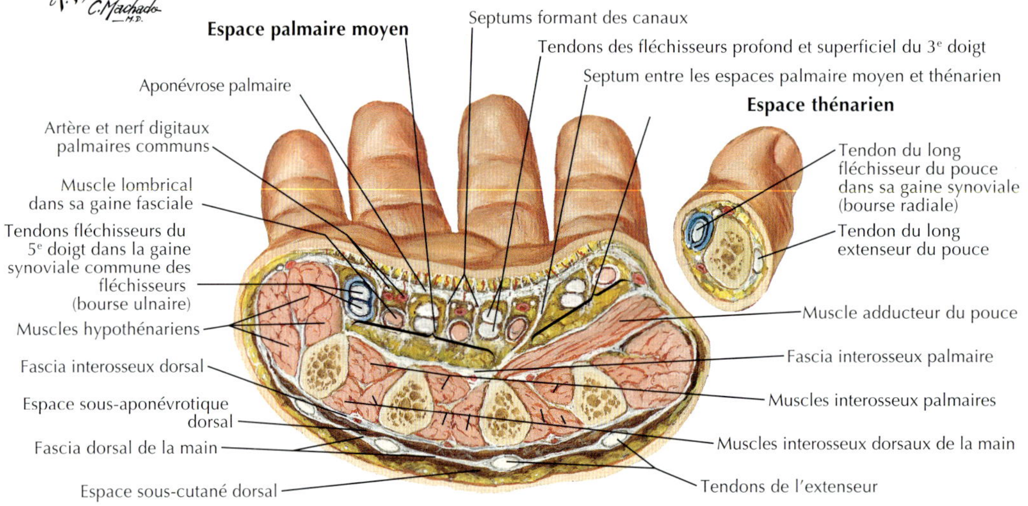

TENDONS FLÉCHISSEURS ET EXTENSEURS DES DOIGTS

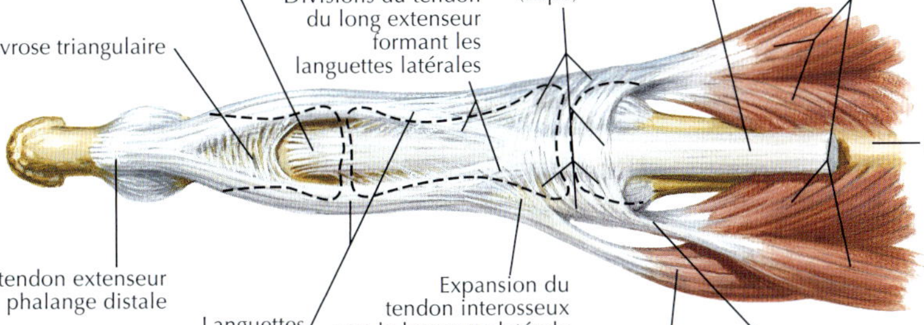

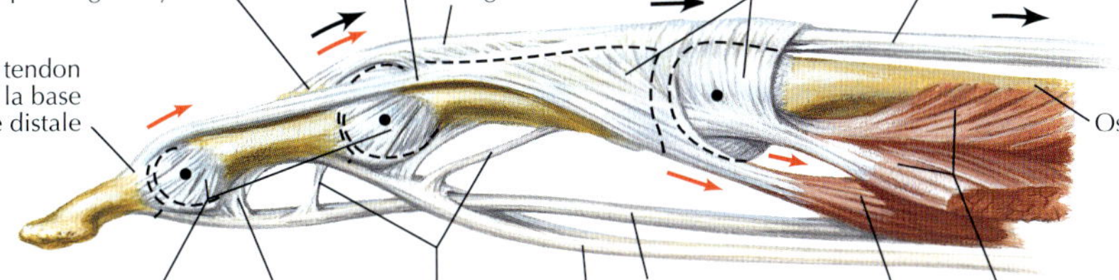

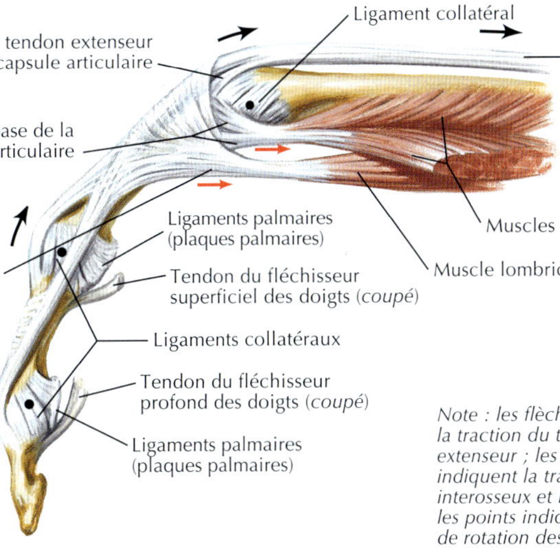

Note : les flèches noires indiquent la traction du tendon du long extenseur ; les flèches rouges indiquent la traction des muscles interosseux et lombricaux ; les points indiquent le centre de rotation des articulations.

BIBLIOGRAPHIE

Références

[1] Hernandez-Parada HA. Les muscles brachio-radialis et latissimo-condiloideus (dorso-épitrochléen) chez le perodicticus. Arch Anat Pathol 1962 ; 10(3) : 183–9.

[2] Hernigou P, Duparc F, Filali C. Rétroversion humérale et prothèse d'épaule. Rev Chir Orthop Reparatrice Appar Mot 1995 ; 81 : 419–27.

[3] Abrassart S, Hoffmeyer P. Supraspinatus, acromion et ligament acromio-claviculaire : amis ou ennemis ? Communication à la Société Anatomique de Paris, novembre. 2012.

[4] Dufour M, Pillu M. Biomécanique fonctionnelle. Membres – Tête – Tronc. Paris : Masson ; 2007.

[5] Morin A, Neidhardt JH, Marsan C, Guelpa G, Febvey M. Considérations anatomiques et fonctionnelles sur l'articulation trapézo-métacarpienne. À propos des fractures de l'os trapèze. Journal de Médecine de Lyon 1966 ; 1275–81.

[6] Bonola A, Carolli A, Celli L. La main (phylogenèse, embryologie, anatomie descriptive et fonctionnelle, anatomie topographique et chirurgicale, anatomie radiologique). Piccin : Padoue (Italie) ; 1988.

[7] Tubiana R. Traité de chirurgie de la main. Tome 1 anatomie, physiologie, biologie, méthodes d'examen. Paris : Masson ; 1980. p. 65(Zancolli) p. 267-9 (Cleland).

[8] Rivalan B, Rogez JM, Armstrong O, Robert R, Leborgne J, Lardoux MC. Le muscle supra-spinatus. Communication à la Société Anatomique de Paris. avril 1997.

[9] Travell JG, Simons DG. Douleurs et troubles fonctionnels myofasciaux. Tome 1 membre supérieur. Bruxelles : Haug ; 1993.

[10] Duparc F, Bocquet G, Muller JM, Freger P, Biga N. Variations anatomiques de l'espace axillaire latéral au cours des mouvements de l'épaule et conséquences sur le nerf du teres minor. Communication à la Société Anatomique de Paris. novembre 2000.

[11] Travill AA. Electromyographic study of the extensor apparatus of the forearm. Anat Rec 1962 ; 144 : 373–6.

[12] Ledouble AF. Traité des variations du système musculaire de l'homme. Paris : Schleider frères ; 1897.

[13] Boutan M. Rôle du couple opposant-1er interosseux dorsal dans la stabilité de l'articulation trapézo-métacarpienne. Ann Kinésither 2000 ; 27(7) : 316–24.

Références fondamentales

Chevrel JP. Anatomie clinique. Collection des membres du Collège Médical Français des Professeurs d'Anatomie, tomes 1, 2, 3 et 4. Paris : Springer-Verlag ; 1991.

Paturet G. Traité d'anatomie humaine. Les membres (tome 1) et la tête et le tronc (tome 2). Paris : Masson ; 1951.

Rouvière H. Anatomie humaine, descriptive et topographique. Paris : Masson 2007.

Planches de synthèse

Netter F. Atlas d'anatomie humaine. In : 6e édition Paris : Masson ; 2015.

Généralités anatomiques

Kenesi C. Atlas d'anatomie clinique. Paris : Masson ; 1981.

Terminologie

Feneis H. Répertoire illustré d'anatomie humaine (basé sur la nomenclature internationale). Paris : MEDSI ; 1986.

Kamina P. Petit dictionnaire d'anatomie, d'embryologie et d'histologie (nomina anatomica). Paris : Maloine ; 1990.

Olivier G. Les nouveaux termes anatomiques (lexique conforme à la PNA). Paris : Vigot ; 1959.

Aide aux croquis

Moreaux A. Cours élémentaire de dessin d'anatomie du squelette. 3e édition Paris : Doin ; 1960.

Documents de dissection

Thiell W. Photographic atlas of practical anatomy. Berlin, Heidelberg, New-York : Springer ; 1997.

Documents pédagogiques

Chevallier JM. Anatomie de l'appareil locomoteur. Paris : Médecine-Sciences Flammarion ; 1998.

Kamina P. Collection d'anatomie (tomes 1 à 11). Paris : Maloine ; 1990.

Nouveaux dossiers d'anatomie PCEM. Thoiry : Heures de France ; 1994.

Index

Elsevier Masson S.A.S - 62, rue Camille-Desmoulins
92442 Issy-les-Moulineaux Cedex
Dépôt Légal : mai 2016

Retirage mars 2018

Imprimé en Italie par Printer Trento